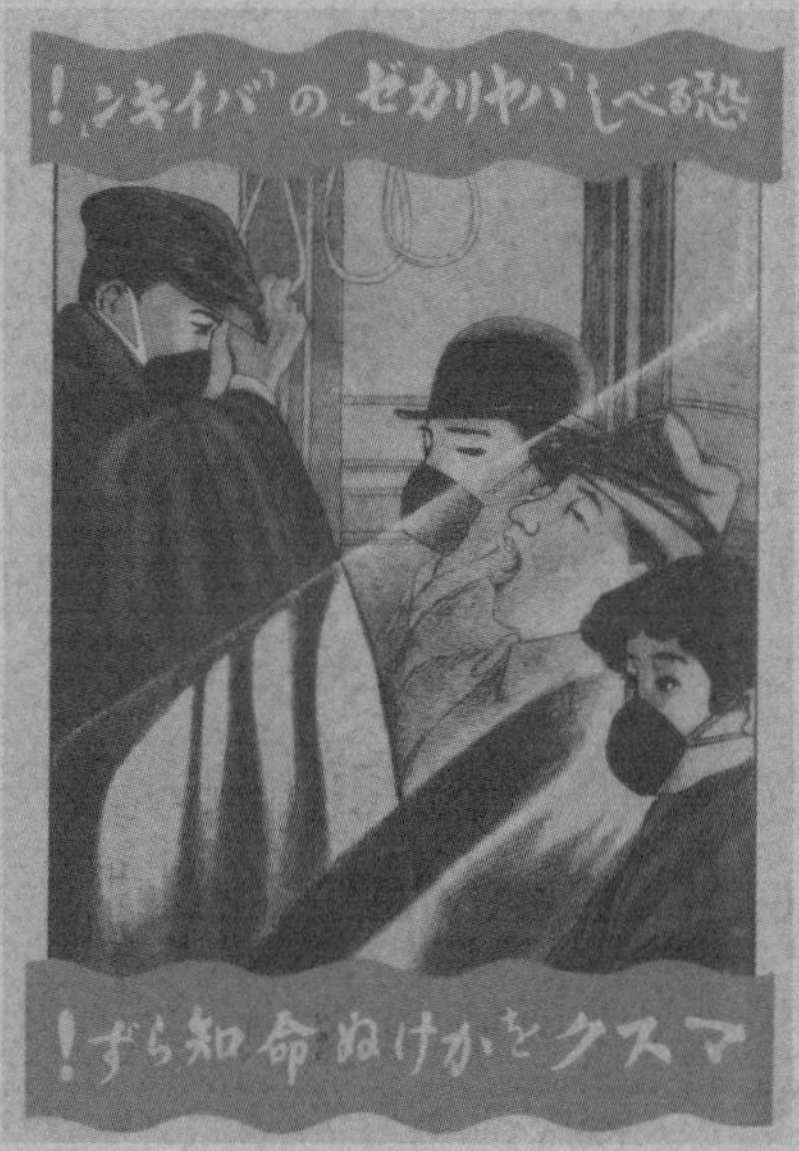

日本を襲ったスペイン・インフルエンザ

人類とウイルスの第一次世界戦争

速水　融

藤原書店

日本を襲ったスペイン・インフルエンザ／目　次

序章　〝忘れられた〟史上最悪のインフルエンザ　011

第1章　スペイン・インフルエンザとウイルス　021

なぜ「スペイン・インフルエンザ」か？　022
インフルエンザ・ウイルスの構造と種類　023
ウイルス感染・増殖のしくみ　026
ウイルス発見をめぐるドラマ　028
ワクチンも「タミフル」も万能ではない　030

第2章　インフルエンザ発生――一九一八（大正七）年春―夏　037

三月　アメリカ　038
記録に残る最初の患者　038／第一次世界大戦の戦況とインフルエンザの発生　039／無視された「春の先触れ」　041

四月―七月　日本　042
台湾巡業中の力士の罹患　042／ウイルスはどこから来たか？　045／軍隊での罹患者の増大　046

五月―六月　スペイン　048
八〇〇万人が罹患　048／「スペイン・インフルエンザ」という名称の誕生　049

七月―八月　西部戦線　050
西部戦線の異状　050／『京城日日新聞』のスクープ　053／両軍の動きを鈍らせたインフルエンザ　054／軍隊から市民への感染拡大　056

「先触れ」は何だったのか？　057
アメリカ西部の兵営を起点に拡散　057／予防接種的な役割を演じる　058／三週間で世界中に　059

第3章　変異した新型ウイルスの襲来——一九一八(大正七)年八月末以後　065

アメリカ　066
港町で変異したウイルス　066／欧州派兵とウイルス　066／ディベンズ基地で猛威をふるったウイルス　067／米軍戦没者の八割はインフルエンザによる病死か？　068／当時の状況を描写した詩文　069／文学に記されたインフルエンザと体制への憎悪　071／アメリカ国内での感染の拡がり　072／流行は一九一八年に限らない　075／少なめに算出された死亡者数　076／パニックに陥ったアメリカ社会　078／戦勝気分に酔うその足元で　078／貧富の違いによる被害の違い　080

イギリス　081
最大の被害をもたらした第二波は六週間でイングランド全土に　081／突出した壮年層の死亡者数　082／三つの流行拡大のパターン　084

フランス　086
アメリカ軍、フランス軍、イギリス軍の順に感染拡大　086／「アポリネール症候群」　087

補　遺　089

第4章　前流行——大正七(一九一八)年秋—大正八(一九一九)年春　097

本格的流行始まる　098
前流行と後流行　098／従来の記録よりも多い実際の死亡者数　098／スペイン・インフルエンザ・ウイルスはいつ日本に襲来したか？　099／軍隊・学校が流行の起点に　101／三週間のうちに全国に拡大　103

九州地方　104
初期の報道——「ブタ・コレラ」、海外の状況　104／罹患者の急増　109／死者の急増　110／都市から周辺部への感染拡大　112

中国・四国地方 117

一〇月末以降、死亡記事が急増 117／「予防心得」、氷の欠乏、医療体制の不備、新兵の罹患 120／比較的軽かった中国地方での被害？ 123

近畿地方 125

被害の大きかった京都・大阪・神戸 125／地域によって異なる流行の再発 129

中部地方 133

大都市より中小都市・郡部で蔓延 133／一一月に入り、死者増加 133／後になるほど悪性を発揮 135／被害が大きかったのは製糸業地帯 136／「鶏の流行感冒」 142／人口一〇〇〇名中、九七〇名罹患、七〇名死亡の村も 145／生命保険加入推進のチャンス 146

関東地方 148

新聞は意図的に報じなかった？ 148／初発以来数十万人が罹患 152／インフルエンザと鶏卵の不足 154／記録に残された五味淵医師の奮闘 156／前年秋を乗り切った人々が罹患 159／東京府・東京市の対応 163／報道にみる被害の実態 164

北海道・奥羽地方 166

他地方より遅れた初発、その後の状況の悪化 166／鉄道が伝染経路に 168／郡部で長引く流行 170／被害が比較的軽かったと言われる北海道 172／一村全滅の例も 175

小　括 177

第5章　後流行――大正八（一九一九）年暮―大正九（一九二〇）年春 181

後流行は別種のインフルエンザか？ 182

前流行と後流行の症状の違い 182／前流行と後流行の間の状況 184

九州地方 187

後流行の初発 187／「予防の手なし」 188

中国・四国地方　191
罹患者の二割が死亡　191／地獄絵を見るような一〇日間　192／軍隊内での流行　194
近畿地方　194
最大の死亡者を出した地域　194／年が改まり、死者がさらに増大　196
中部地方　201
抗体をもたない初年兵に多い罹患　201／二月に死者増大のピーク　203／郡部で猛威をふるう　206
関東地方　210
初めは軍隊から　210／地獄の三週間　211／一割強の死者　215／鉱山町での大きな被害　218
北海道・奥羽地方　220
軍隊が流行の発生源　220／秋田県で最小、福島県で最大の被害　224／交通の要衝地での感染拡大　225／北海道での惨状　228
小　括　230

第6章　統計の語るインフルエンザの猖獗　233
国内の罹患者数と死亡者数　234
低く見積もられた『流行性感冒』における患者数と死亡者数　234／超過死亡(excess death)による試算　236
全国の状況　239
死亡者数の合計　239／月別の死亡者数　240／死亡率の男女差　241／年齢別死亡率　242
地方ごとの状況　243
地方ごとの月別インフルエンザ死亡率　243／都市のインフルエンザ死亡率　248／府県別インフルエンザ死亡者数　251／府県別インフルエンザ死亡率　255

第7章　インフルエンザと軍隊　263

「矢矧(やはぎ)」事件　264

最高級の資料　264／上陸許可後に直ちに罹患　265／緩慢な病勢進行と急速な感染拡大　267／すでに罹患していた「明石」の乗組員　268／マニラ到着直後の安堵　270／死者続出の惨状　271／階級による差　273／症状に関する克明な記録　277／同じように襲われた他の軍艦・商船　278／「矢矧」の帰還　279／ピーク後も未感染者に活動場所を見出すウイルス　281

海外におけるインフルエンザと軍隊　283

地中海派遣艦隊を襲ったインフルエンザ　283／シベリア出兵とインフルエンザ　284

国内におけるインフルエンザと軍隊　294

陸軍病院の状況　294／各師団の死亡者数　299／海軍病院の状況　301／新聞報道　306

小　括　319

第8章　国内における流行の諸相　327

神奈川県　328

豊富な資料　328／流行の時期　328／流行の初発　329／死者の増大　330／いったん終息、その後再発　331／後流行の猛威　332／与謝野晶子が感じた「死の恐怖」　334／二つの貴重な統計　336／僻地で高い罹患率　338／都市部と農村部の違い　342／郡部で罹患者死亡率の高かった後流行　343／前流行と後流行の相関関係　344／一九二〇年一月における死者の激増　345

三井物産　347

『社報』も語る死者の増大　347／社員家族を襲った悲劇　350

三菱各社　350

流行期に上昇している社員の死亡者数　350／鉱山など生産現場に多い犠牲者　353

東京市電気局 355
罹患者の多かった「春の先触れ」 355
大角力協会 357
「角力風邪」 357／「先触れ」で免疫を得た力士 359
慶應義塾大学 360
民間における青年・壮年層の被害の実態 360
帝国学士院 361
罹患と外出忌避による欠席者の増加 361
文芸界 364
犠牲者 365／文学作品 366
日記にみる流行 368
原敬日記 369／秋田雨雀日記 370／善治日誌 371

第9章 外地における流行 377

樺　太 378
漁期に流行 378／最も高い対人口死亡率 386／先住民にも多くの死者 387
朝　鮮 388
内地と同時に流行 389／死亡率の高い後流行 391／行政は何をしたのか? 392／免疫現象の確認 394／統計資料の問題 395／朝鮮での前流行の犠牲者は約一三万人 398／朝鮮での死者の累計は約二三万人 402／三・一運動とスペイン・インフルエンザ 404

関東州 *405*
本地人により大きな被害 *405*／関東州でも死亡率の高かった後流行 *408*
台　湾 *409*
台湾中に拡がり先住民も罹患 *409*／台湾でも軍隊を起点に流行 *411*／本地人と内地人（日本人）の間の被害の差 *412*／死者は多いが、短期間で過ぎ去った流行 *414*／先住民の被害 *420*
小　括 *420*

終　章　**総括・対策・教訓** *425*

総　括 *426*
内地四五・三万人、外地二八・七万人、合計七四万人の死者 *426*／日本内地の総人口は減少せず *428*／流行終息後の第一次「ベビーブーム」 *429*／なぜ忘却されたか？ *429*
対　策 *432*
人々はインフルエンザにどう対したか？ *432*／謎だった病原体 *433*
教　訓 *435*

あとがき *438*

資料1　**五味淵伊次郎の見聞記** *445*
資料2　**軍艦「矢矧（やはぎ）」の日誌** *455*
新聞一覧 *470*
図表一覧 *474*

日本を襲ったスペイン・インフルエンザ

人類とウイルスの第一次世界戦争

序章　〝忘れられた〟史上最悪のインフルエンザ

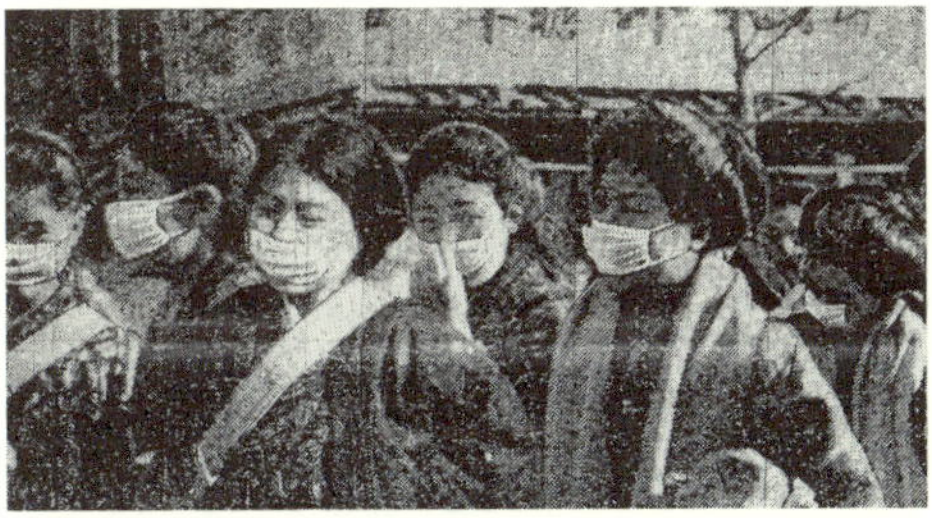

「口覆（マスク）をつけて」（第一高女学生の登校）
（『東京朝日新聞』1920年1月11日付より）

二一世紀は混乱のうちに始まった。中近東における戦乱・内戦に加えて、新型肺炎ウイルス（SARS）が世界を脅かし、スマトラ大津波では数十万の人々の生命が失われた。日本に限っても、大雨・洪水・地震と自然災害があいついで襲い、この世紀の前途に暗雲が立ち込めている感すらある。

自然の猛威は、人間どうしの戦い、殺戮がいかに愚行であるかを、あざ笑っているようにさえ見える。すでに、トリ・インフルエンザ・ウイルスの感染が近辺に拡がり、何百万羽、何千万羽のニワトリが殺され、日本では養鶏業者夫婦の自殺という痛ましい事件さえ起こっている。抗インフルエンザ・ウイルス薬の「タミフル」備蓄が、新聞の第一面をかざるようになった。通常ではヒトには感染しないトリ・インフルエンザ・ウイルスがヒトにとりつき、何人かの死亡者が出たという報告もされている。そのことを含め、人類に、いつ新型インフルエンザ・ウイルスが襲って来ても不思議ではない、という状況にあることが警告されるようになった。

著者はもちろんそういうことのないよう願うものであるが、やはり最悪の事態に備えて、準備を怠らないことがいかに重要かを、二〇〇四年末のスマトラ大津波で家々が破壊され、人々が流されてゆく映像を見て強く感じた。地震にせよ、新型ウイルスの発生にせよ、自然現象に対して人間はそれらを未然に防ぐ術を持っていない。しかし、いったん生じた自然の破壊的現象に対し、被害を最小限に食い止めようとしなければならない。「減災」という言葉が使われるようになったが、いまわれわれの取り得るのは、まさにいかに被害を最小で食い止めるか、である。

そもそも歴史には、「人間のいる歴史」と「人間のいない歴史」があって、両者は時に深く交差したり、ある時はお互いに背中合わせのような状態になったりする。筆者は、われわれが書く「歴史」は、人間不在であっていい、とは毛頭思っていない。しかし、人間もまた一生物であり、環境や自然と無関係でいることはできない、と考えている。とくに、流行病の歴史は、人間と人間以外の微生物の歴史が直接交錯する場面であり、その結果、ある場合は人間の歴史を大きく動かした。

本書では、そのような意識のもとに、今から九〇年近く前、世界を襲い、人々を震撼させたスペイン・インフルエンザについて、日本を中心に、流行の状況、被災の状況をなるべく詳細に書こうと思う。スペイン・インフルエンザによる死亡者は、世界全体で二〇〇〇万から四五〇〇万、日本では内地だけでも筆者の計算では五〇万人近くに達する。当時の世界の人口は二〇億たらず、日本内地が五五〇〇万人であったことを思うと、約一―二パーセントである。同じ率で死亡者が出るとすると、現在では死亡者は世界で六〇〇〇万から一億二〇〇〇万、日本で一二〇〇万人に相当するから、いかに被害が大きかったかが分かるだろう。

まさに同じ頃戦われた第一次世界大戦の戦死者は約一〇〇〇万人といわれている。スペイン・インフルエンザは、実にその数倍の命を奪ったのである。これは二〇世紀最悪の人的被害であり、記録のある限り人類の歴史始まって以来最大でもある。日本においても、このインフルエンザによる死者を含めて、大正七（一九一八）年と大正九（一九二〇）年は内地だけで、だいたい一五〇万人の死亡者を出している。これは平時において最高の値であり、今後、高齢化社会が進み、二〇二一年以降これ以上の死者の出ることが予測されているが[1]、戦争末期の死亡者数不明の期間を除くと、それまでの最高値なのである。

ところが、驚くべきことに、このスペイン・インフルエンザについて、日本ではそれをタイトルとした一冊の著書もなく、論文すらごく少数あるに過ぎない。医学関係の方が、インフルエンザについて書かれた著書には、そのほとんどすべてにスペイン・インフルエンザについての記述があるが、数頁が充てられているに過ぎない。医学の立場からすれば、日進月歩の分子生物学やウイルス学のなかで、不十分な状況証拠しか得ることのできないスペイン・インフルエンザの研究にエネルギーを割きたくないという気持ちは十分理解できる。とするなら、その著述は、歴史を追う者の仕事なのかもしれない。

筆者は、二〇〇四年一月、『大正デモグラフィ』（文春新書）というタイトルの小著を刊行した（共著者・小嶋美代子）。大正デモクラシィをもじったその題名に自己満足していたが、読んで下さった方から、その第六章「スペイン・インフルエンザ」について、邦語で書かれたほとんど唯一の文献という指摘をいただき[2]、本書執筆の勇気を与えられた。インフルエンザを語るのには、医学・公衆衛生・微生物学の知識は不可欠であるが、筆者は全くの素人なので、それらの部分は既存の文献を通じて理解したところに従っている。しかし、間違いがあれば、一にかかって筆者の理解の浅さからに他ならない。

ところで、スペイン・インフルエンザは日本でほとんど忘れられている、と書いたが、事情は日本だけではない。この主題に関し、最もよく書かれた著書は、アメリカの歴史家アルフレッド・W・クロスビー（Alfred W. Crosby）の『史上最悪のインフルエンザ――忘れられたパンデミック』（訳書名）である。[3] この書が動機となって、インフルエンザによる死亡者の発掘が行なわれ、そのことも手伝って、スペイン・インフルエンザ・ウイルスの遺伝子が発見されたし、現在ではこのテーマは国際的に取り上げられ、国際学会も開かれるようになったのだから、この一冊の著書の意義は大きい。しかし、アメリカでもクロスビーはその著書に〝忘れられた Forgotten〟を入れねばならなかった。

また、このインフルエンザ・ウイルスを追う人々の努力を軸に、ノンフィクション『インフルエンザウイルスを追う』[4] を書いた科学ジャーナリスト、ジーナ・コラータ (Gina Kolata) は、プロローグにおいて、自分がスペイン・インフルエンザについていかに知らなかったかを述べている。彼女は「歴史の謎のひとつ」として、「一九一八年のインフルエンザは歴史家の意識から外れてしまった」こと、そして、歴史家が「疫病の流行を見落としたのは珍しい」としている。

さらに、批判はあるが、アメリカでは教養番組として、「PBSホームビデオ」の「アメリカの経験 *The American Experience*」シリーズの一つとして、ビデオ「インフルエンザ　一九一八」とそのテキストが発売されている。[5] このほか、アメリカとカナダでの生存者へのインタビューを行なった二冊の著書、[6] さらには、最近の国際学会における報告論文を集成した二冊の著書の刊行[7] は、最近におけるこのテーマへの国際的・学問的関心の盛り上がりを物語っている。そして、二〇〇四年と二〇〇五年、スペイン・インフルエンザを主題に、立て続けに二冊の著書が刊行された。[8] とくに、バイアリ (Carol R. Byerly) の著書は、一つの見方から、学位論文を基にした本格的な研究書で、書簡・日記等の第一次資料を駆使した好著である。

ただ一つ、日本はその圏外にあるように見える。スペイン・インフルエンザについて、知っていると答えてくれる方は年配の方で、若い人々はほとんど知らない。そのすべてに眼を通したわけではないが、歴史教科書に全くとり上げられず、いくつも刊行される日本の歴史、近代日本の歴史といったシリーズものにも登場しない。それらを開いてもスペイン・インフルエンザは全く出て来ない。詳しい年表にようやく一行を見出すのみである。

『大正デモグラフィ』を書いたとき、日本におけるスペイン・インフルエンザについては、日本語では地理学研究者が発表した専門論文が一つと[9]、ニュージーランドの研究者が英文で発表したもの[10]しか見つからなかった。その後、専門研究として、そのニュージーランドの研究者が、インフルエンザへの対応について、流行当時に栃木県のある医師が行った治療行為を、英文の医学史専門誌に紹介した論文と、流行に際しての政府の対応に関する日本とニュージーランドの比較を行なった論文の所在を知った[11]。本書執筆の時点で、日本におけるスペイン・インフルエンザをテーマとする文献（文学作品を除いて）は他にないのではなかろうか。とすれば、なぜ日本ではかくもスペイン・インフルエンザは〝忘れられて〟しまったのだろうか。その被害たるや、やや誇張すれば、有史以来最大で、しかも統計資料・記述資料ともにかなり豊富に残されているのだから誰も採り上げないのは不思議でさえある。

本書で用いた資料は以下のごとくである。数量資料としては、関係する年の『日本帝国人口動態統計』、静態人口については、大正九（一九二〇）年一〇月一日調査の『国勢調査報告書』、死亡統計については関連年の『日本帝国死因統計』、他に必要とする府県統計書。記述資料としては、内地各道府県の新聞記事、外地の日本語新聞、若干の英字新聞、日記、医者の記録。中間資料として、内務省衛生局編『流行性感冒』、神奈川県警察部『大正七・八年、八・九年　流行性感冒誌』等の調査報告書である。中心となる資料は、前著『大正デモグラフィ』執筆に際して収集したものだが、本書では、その後収集した各地のインフルエンザ流行期の新聞記事を多く用いた。

新聞にすべて真実が書かれているとは限らないが、多数収集し整理を進めると、インフルエンザ伝播の経緯や意外な同時性が分かってくる。収集に協力いただいた国立国会図書館、東京大学明治新聞雑誌文庫、関西大学図書館、慶應義塾大学図書館、國學院大学図書館、早稲田大学図書館ならびに同大学現代政治経済研究所、新聞ライブラリー（在横浜市）に御礼申し上げたい。一府県最低一紙の方針で収集に努め、ほぼ七〇パーセントの府県の新聞記事を集めることができたが、集め切れなかった県もある。新聞以外の資料を含め、準備は一〇〇パーセント整ったとはいえない。しかし、この種の作業はどこかで資料収集を打ち切り、執筆に入らないと、出版の機会を逸することは何度か経験してきた。残りは別の機会に譲り、ともかく今までの収集資料に基づいて本書を刊行することにした。

国内外の文献については、慶應義塾大学図書館レファレンス担当の方々に、文献資料の所在情報やその収集に尽力していただいた。国内のみならず、国際間の文献貸与も可能になった。資料収集に費やす時間も大いに短縮できるようになった。一昔前なら考えられなかったことである。

また、防衛庁防衛研修所戦史部、三井文庫、三菱重工業長崎造船所、相撲博物館、慶應義塾大学、日本学士院所蔵資料の利用ができた。また最近発見され、国立国際医療センターで保管されている旧陸軍病院関係資料も見ることができた。利用を認めていただいた各位に御礼申し上げたい。

序章の最後に、巻末に付した二つの資料について説明しておきたい。

資料1の五味淵伊次郎による『大正七・八年流行性感冒見聞記』は、栃木県矢板町に住む五味淵伊次郎医師が、矢板町に襲来したスペイン・インフルエンザを医師の立場から観察記録したもので、自身自宅でのみならず、附近を自転車で駆け回って治療に努めた貴重な記録である。南江堂発行の印本であるが、おそらく少部数であったろうし、現在その所在が分かるのは、国立国会図書館所蔵のもののみである。原本は二六頁からなるが、ここに収録したのは前半の一四頁あまりである。この医師が行なった患者に対するジフテリア血清注射に関する部分は省略した。

資料2は、大正七（一九一八）年一二月に、軍艦「矢矧（やはぎ）」がシンガポールから帰港の途中、乗組員に多数のインフルエンザ患者を出し、四八名の死者を出した事件に関するもので、関係文書から、インフルエンザ関係の報告書を選んで掲載した。

いずれも、他では得がたいスペイン・インフルエンザの直接記録であり、本書に資料として収録した。収録に当っては、なるべく原文のままとしたが、漢字は現在使われている文字を使い、句点を付し、外国地名の漢字表現はカタカナ書きとした。

注

（1）国立社会保障・人口問題研究所編集『人口の動向　日本と世界　人口統計資料集　二〇〇四』二〇〇五年、四二頁の表3―2より。

（2）科学史研究者の本間栄男氏。

（3）西村秀一訳、みすず書房、二〇〇四年。なお本書は、一九七六年、*Epidemic and Peace, 1918*. West Port and London, Greenwood Press. として刊行されたものを、Cambridge University Press が版権を買い取り、一九八九年、*America's Forgotten Pandemic The Influenza of 1918*. として再刊行された（訳書の「訳者あとがき」による）。なお、英文原著 Cambridge University Press 版は、Preface to New Edition を除き、Greenwood Press 版から写真版で造ったもので、やや活字を大きくしたが、偶数頁の上にある書名ももとのまま、Epidemic and Peace, 1918となっている。いずれにしても、クロスビーのこの著書は、「忘れられていた」研究テーマを呼び起こし、国際的に研究の展開をもたらした。本書も、クロスビーの著作がなかったら、書かれなかっただろう。

（4）Gina Kolata, *Flu: The Story of the Great Influenza Pandemic of 1918 and the Search for the Virus That Caused It*, New York, 1999. なお訳書は『インフルエンザウイルスを追う』淵脇耕一他訳、ニュートンプレス、二〇〇〇年。

（5）ビデオは一九九八年。テキストは、Lynette Iezzoni, *Influenza 1918*, TV Books, New York, 1999.

（6）Richard Collier, *The Plague of the Spanish Lady. The Influenza Pandemic of 1918-1919*, a&b, London, 1996 (1st, 1974)（邦訳、リチャード・コリヤー『インフルエンザ・ウイルス　スペインの貴婦人』中村定訳、清流出版、二〇〇五年）. Eileen Pettigrew, *The Silent Enemy. Canada and the Deadly Influenza of 1918*, Saskatoon, 1983.

（7）Fred R. van Hartesveldt (ed.), *The 1918-1919 Pandemic of Influenza. The Urban Impact in the Western World*, The Edwin Mellen Press, 1992. および、H. Phillips and D. Killingray (eds.), *The Spanish Influenza Pandemic of 1918-19. New Perspective*, London/New York, 2003.

（8）John M. Barry, *The Great Influenza. The Epic Story of the DeadliestPlague in History*, New York, 2004. 邦訳、ジョン・バリー『グレート・インフルエンザ』平澤正夫訳、共同通信社、二〇〇五年（ただし、全訳ではない）。Carol

R. Byerly, *Fever of War. The Influenza Epidemic in the U. S. Army during World War I*, New York, 2005.

（9）杉浦芳夫「わが国における〃スペインかぜ〃の空間的拡散に関する一考察」『地理学評論』五〇—四、一九七七年。

（10）Geoffrey W. Rice and Edwina Palmer, "Pandemic Influenza in Japan. 1918-19: Mortality Patterns and Official Responses. " *Journal of Japanese Studies*, Vol. 19, No. 2, 1993. E. Palmer and G. W. Rice, "Divine Wind versus Devil Wind : Popular Responses to Pandemic Influenza in Japan, 1918-19. " *Japan Forum*, Vol. 4, No. 2, 1992.（なお、この二篇の論文については、一橋大学教授斎藤修氏のご教示により知ることができた。）

（11）Edwina Palmer and Geoffrey Rice, "Japanese physician's response to pandemic influenza : Ijiro Gomibuchi and the 'Spanish Flu' in Yaita-cho, 1918-19," *Bulletin of the History of Medicine*, 66,4,1992. pp. 560-77. Geoffrey Rice, "Japan and New Zealand in the 1918 influenza pandemic : comparative perspectives on official responses and crisis management,"in Howard Phillips and David Killingray（eds.）, *op. cit.*, 2003. pp. 73-85.

第1章　スペイン・インフルエンザとウイルス

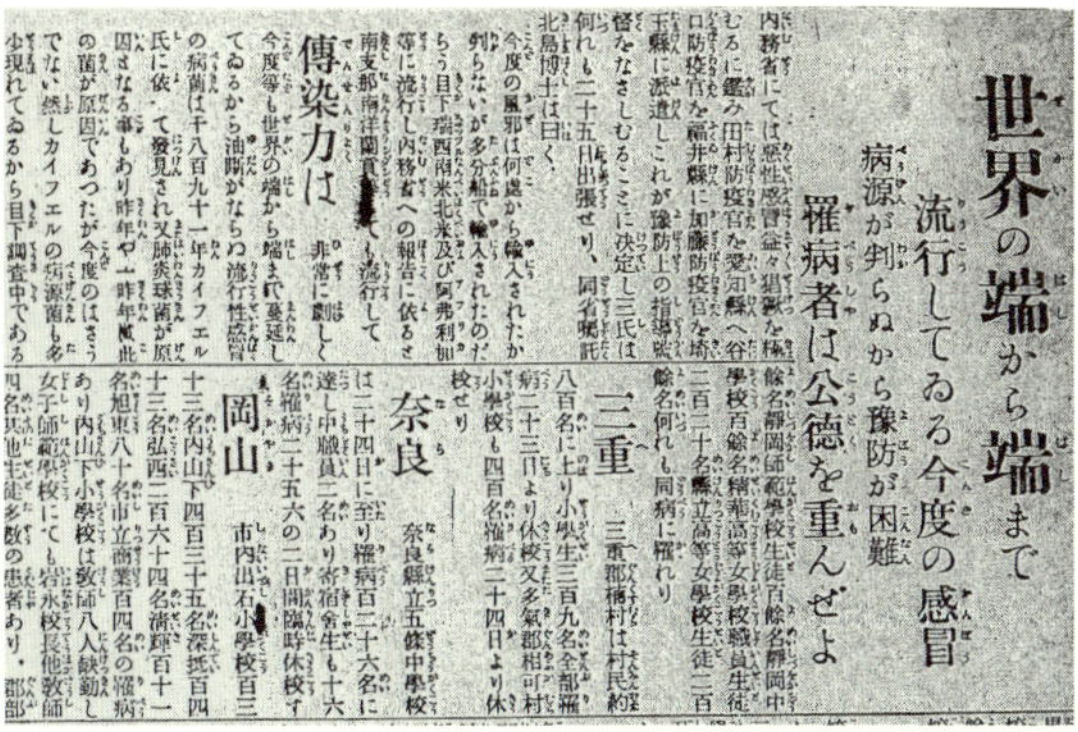

世界の端から端まで
流行してゐる今度の感冒
病源が判らぬから豫防が困難
罹病者は公徳を重んぜよ

内務省にては悪性感冒益々猖獗を極むるに鑑み田村防疫官を愛知縣へ谷口防疫官を福井縣に加藤防疫官を埼玉縣に派遣しこれが豫防上の指導監督をなさしむることに決定し三氏は何れも二十五日出張せり、同省嘱託北島博士は曰く、

今度の風邪は何處から輸入されたか判らないが多分船で輸入されたのだらう目下瑞西南米北米及び阿弗利加等に流行し内務省への報告に依ると南支那南洋[illegible]も流行して

傳染力は

非常に劇しく今度等も世界の端から端まで蔓延してゐるから油斷がならぬ流行性感冒の病菌は千八百九十一年カイフエル氏に依つて發見され又肺炎球菌が原因さなる事もあり昨年や一昨年[illegible]此の菌が原因であつたが今度のはさうでない然しカイフエルの病源菌も多少現れてゐるから目下調査中である

餘名靜岡師範學校生徒百餘名靜岡中學校百餘名精華高等女學校職員生徒二百二十名縣立高等女學校生徒二百餘名何れも同病に罹れり

三重

三重郡楠村は村民約八百名に上り小學生三百九名全部罹病二十三日より休校又多氣郡相可村小學校も四百名罹病二十四日より休校せり

奈良

奈良縣立五條中學校は二十四日に至り罹病百二十六名に達し中職員二名あり寄宿舍生も十六名罹病二十五六の二日間臨時休校す

岡山

市内出石小學校百三十三名内山下四百三十五名深柢百四十三名弘西二百六十四名清輝百十一名旭東八十名市立商業百四名の罹病あり内山下小學校は教師八人缺勤し女子師範學校にても岩永校長他教師四名其他生徒多數の患者あり・郡部

「世界の端から端まで流行してゐる今度の感冒」
「病源が判らぬから豫防が困難」
（『大阪毎日新聞』1918年10月26日付より）

なぜ「スペイン・インフルエンザ」か？

まず、中心となる用語とその表記について述べておきたい。

第一に、この著書の表題もそうなっているが、「スペイン・インフルエンザ」である。日本でしばしば使われている「スペイン風邪」という語句は国際的には通用しない。この場合、まずインフルエンザの修飾語として、「スペイン」は、英語なら形容詞の Spanish としなければならない。したがって、カタカナ表記をすれば、「スパニッシュ……」とするのが正しい。しかし、Spanish Civil War を誰も「スパニッシュ内戦」とは訳さず、「スペイン内戦」であるし、French Revolution は「フレンチ革命」ではなく、「フランス革命」なので、この件に関しては慣用に従い「スペイン・インフルエンザ」とした[1]。

次に「インフルエンザ」である。しばしばこのことを話題にすると、「ああ、あのスペイン風邪ですか……」という答えが返ってくる。しかし、風邪とインフルエンザは全く異なっている。英語では前者は flu，後者は cold と異なる言葉であって、区別は明瞭である。日本語では、インフルエンザを訳すと、流行性感冒となるが、感冒と風邪は同義語であるから混乱が生じた。実際に流行当時、この感染症の呼び名は、世界感冒、異性感冒、悪風邪、西班牙（スペイン）風邪、疾風、颶風病、ふうじゃ（風邪の読み）、奇病、大正病、大正熱、力士病、等多種多様であった。また、脳脊髄膜炎、心臓麻痺と間違った記載をされる場合さえある。

インフルエンザは、インフルエンザ・ウイルスが媒介する感染症で、一種の症候群である風邪または感冒とは全く異なっている。したがって本書では「スペイン風邪」という語句を筆者の言葉としては用いない。風邪というと、どうしても軽く見られ勝ちだが、インフルエンザは罹患率が高く、罹患者が多くなると、死亡者が多数出るので、単なる風邪とは全く異なっている。そこで本書では、一部を除いてまだ日本語に溶け込んではいないが、敢えて「スペイン・インフルエンザ」という英語名のカタカナ表記を使った。

最後に「ウイルス」。これもも う変えようもないほど日本語のなかに定着している。しかし、「ウイルス」と言って通ずる国はほかにはない。正しい英語読みは「ヴァイアラス」が近いが、今度は日本語として通じ難くなる。古典語の「毒」・「病原」から来た由緒あるこの文字を「ウイルス」とは読みたくないのだが、大勢には抗しがたく、「ウイルス」と示すことにする。

さらに後に述べるように、この病気の発生はスペインと何の関係もないことから、最近では"Spanish Influenza"という呼び方をやめ、"1918-19 Influenza Pandemic"と呼ぶべきである、とする意見も出ている。しかし、ここでは通常用いられている「スペイン・インフルエンザ」に統一する。

インフルエンザ・ウイルスの構造と種類

インフルエンザの特徴は、何といってもそれがインフルエンザ・ウイルスによって感染することである。インフルエンザ・ウイルスは、トリ（渡り鳥、カモ・アヒル等の水禽類、ニワトリ等）・ブタ（厳密には哺乳類で馬やフェレット）・ヒトの細胞を宿主にする。ウイルスは自分の細胞を持たず、このことから生物ではない、という意見もあるほどだが、他の動物の生きている細胞にとりつき、その細胞を破壊して増殖する。ウイルスの毒性は、フグやキノコ、あるいはサリンのような「毒」ではなく、強い増殖力で細胞、とくに呼吸器系の細胞を破壊し、死に追いやるのと同時に、他に伝染することによって「毒」となる。すべてのウイルス、あるいはインフルエンザ・ウイルスでさえ、このように凶暴なわけではないが、ウイルスは「変異」することによって、毒性の強いものが現れる。

インフルエンザ・ウイルスは、直径一〇〇ナノメートル（一ミリの一万分の一）程度なので、もちろん肉眼では見えず、光学顕微鏡でもみえない。これをみることができるようになったのは、一九三〇年代に開発された電子顕微鏡によってである。電子顕微鏡に映ったインフルエンザ・ウイルスは、表面に二種類のタンパク突起を持ち、内部に八つのRNA遺伝子の分節を持っている。古い人体の組織片（剖検）から、スペイン・インフルエンザ・ウイルスが分離されるようになったのは一九九〇年代のことであり[2]、流行後七〇年以上を経てからであった。したがって、スペイン・インフルエンザ流行当時はもちろん、その後数十年間にわたって、世界の誰もその病原体について正確な知識、予防や治療の方法について知らなかったのである。

最近における、インフルエンザ・ウイルス研究によって、それにはA型・B型・C型の三種があることが分かった。この「型」は、インフルエンザ・ウイルスを構成する基質タンパクの種類による。このうち、最も感染力が強く、人類を含む動物にとって脅威となるのはA型である。二〇〇五年初頭に日本で最も広く流行したのは、B型という幸い致死率の低い（変異の少ない）ものであった。それぞれ

図1―1　インフルエンザ・ウイルスの構造

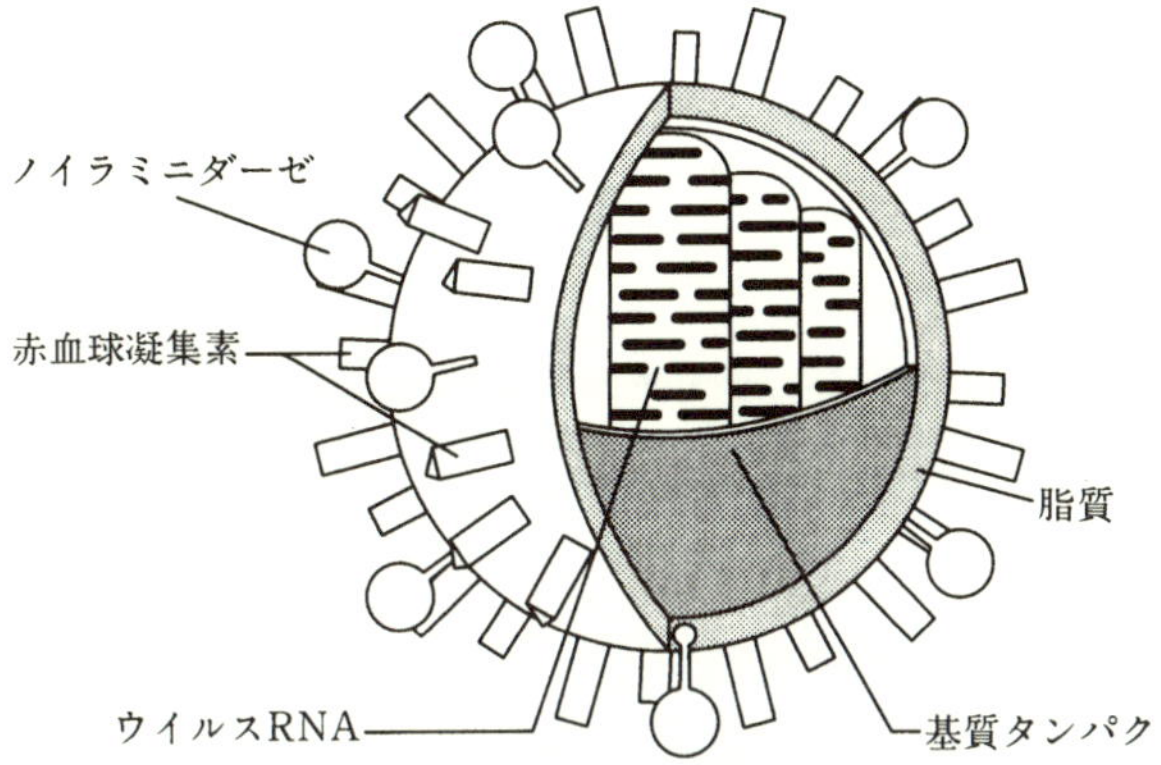

出典：菅谷憲夫『インフルエンザ――新型ウイルスの脅威』（丸善ライブラリー）27頁。

の「型」は、いくつかの亜種に分かれる。図1―1に示したように、ウイルスの表面には二種類の突起がある。赤血球凝集素（Hemagglutinin）タンパクとノイラミニダーゼ（Neuraminidase）タンパクで、前者は一六種類、後者は九種類ある。ウイルスがどのような突起を持つかによって亜種が分類される。理論的には、この二つのタンパクの組み合わせは一四四種類あることになるが、実際にはヒト・インフルエンザ・ウイルスには三種類のHタンパクと二種類のNタンパクを持つウイルス（したがって合計六種類）が見られる。しかし、トリ・インフルエンザ・ウイルスにはすべての種類があるし、ブタ、ウマ等もそれぞれ特有の亜種を持っている。

　この特性から、ウイルスは、H1N1型、H3N2型、H5N1型というような亜種に分類されている。H1N1型はスペイン・インフルエンザ・ウイルス、H3N2型は一九六八年流行の香港インフルエンザ・ウイルス、H5N1型は二〇〇五年以降、世界各地で流行中のトリ・インフルエンザ・ウイルスである。

インフルエンザ・ウイルスの変異であるが、これにはいくつかある。[3] 同じ亜種のなかで、ヒトにとって毒性の高いもの（低いものもあり得るだろう）への変化を「不連続抗原変異（antigenetic shift）」と呼んでいる。また、二種類以上のウイルスが、細胞のなかでH突起とN突起を交換し、新しいウイルスを作るという離れ業をやってのける。たとえば、H1N1型とH3N2型からH1N2型やH3N1型が作られる。この作用を「遺伝子再集合」と呼んでいる。

「連続抗原変異」（antigenetic drift）は、ウイルスの抗原性の変異が徐々に起こり、それが蓄積されて突然変異に至る過程である。

なぜインフルエンザ・ウイルスは変異を起こすのか。それは、インフルエンザ・ウイルスの遺伝子が、通常の生物のDNAではなくRNAで、非常に不安定だからである（ヒトなどのDNAに比べて一億倍の速さで変異するといわれる）。それが表皮外のH、N突起の性質を変え、ワクチンなどの効果を低下もしくは無効にしてしまう。[4] 現在恐れられているのは、このように変異したインフルエンザ・ウイルスが出現し、人類を襲うことである。これに対して、われわれは有効な対抗手段を持っていない。

ウイルス感染・増殖のしくみ

ごく最近、東南アジアで、何人もの人が、トリ・インフルエンザによって死亡することが報じられている。おそらくこのウイルスはH5N1型と思われるが、普通の状態ならばヒトがこのウイルスを吸い込んでも無害である。トリ・インフルエンザH5N1型の持っているH突起は、人間の細胞の受け手（レセプター）とマッチしない。いわば、雄ネジと雌ネジが合わないとネジを組み合わせることができないのと同様である。ところが変異の頻度が多くなったり、いったんブタに感染したりすると、トリ・インフルエンザH5N1型は変異して、ヒトの細胞レセプターに適合した性格を持つようになる。そうすると、このインフルエンザH5N1型ウイルスは、ヒトからヒトに感染する恐ろしい存在になる。今のところ、各地で流行しているトリ・インフルエンザは、トリからブタまたは人間に感染し、罹患者の数こそ少ないが、その死亡率は非常に高い。

そういうことから、トリ・インフルエンザ・ウイルスでも、変異していつヒトを襲うかもしれないので、ここ数年にもあったように、ニワトリを何百万・何千万羽も処分する必要が出てくる。

ところで、インフルエンザ・ウイルスの住みやすい場所は、動物によって違っている。同じトリ類でも、アヒルやカモは消化器が好まれる。この場合、そのアヒルやカモはウイルスを持っているか否かを判別できない場合が多い。しかしヒトの場合は呼吸器の上気道（鼻腔から咽頭部）が最適な住処となるし、身体の内部にまで達することもできる。ウイルスは、単独では生息しえず、必ず宿主となる生きた動物の細胞のなかに入り込んで生殖する。ウイルスは、せきやくしゃみで吐き出された、組織や飛沫に何分間か何時間も生き延びる。それを吸った者が感染する。誤解を招きやすいが、俗に言う「空気感染」である。

インフルエンザ・ウイルスの場合、状況によっては、一日に一〇〇万倍にも増殖する。つまり宿主自身の他の細胞や、宿主となる他者への感染力が強くなる。しかも、他のウイルスと違って、インフルエンザ・ウイルスは、子ども、老人のみならず、身体強壮な青年層を好んで襲う場合もある。そのため多数の兵士、生徒たちが目標となる。スペイン・インフルエンザ・ウイルスの特徴は、まさにこの点にあり、多くの若者が罹患し、生命を絶たれた。

ウイルス発見をめぐるドラマ

かくして、スペイン・インフルエンザが、一九一八―二〇年に世界中を駆け巡り、少なくとも二〇〇〇万、多く見積もれば四五〇〇万の人命を奪った。これは記録のあるかぎり人類の経験した最大の被害であった。ところで、われわれはそれが感染症であり、同じ病原体(現在ではスペイン・インフルエンザ・ウイルスと呼ばれる)によるものだ、と当たり前のように考えている。しかし、厳密にいえば、それは一種の状況証拠によるのであり、科学的に証明されたのは一九九〇年代のこと、すなわち今から一〇年前のことであった。

真相はこうである。全世界に伝播したウイルスが、同種のものであることを科学的に証明するためには、各地の犠牲者に残るウイルスの痕跡、より厳密にはウイルス遺伝子の分節が、同じものであることが発見されなければならない。全世界中というわけにはいかないが、アメリカ、イギリス、アラスカの三カ所については、遺伝子レヴェルで、ウイルスが同一であることが一九九〇年代半ばになって見出された。したがって、スペイン・インフルエンザは、H1N1型のインフルエンザ・ウイルスの「不連続抗原変異」によって、マイルドなものから凶悪なものに変異し、何千万の人々をなぎ倒した、といえるのである。

スペイン・インフルエンザ・ウイルスの同定には長い歴史、科学者の追究があった。アメリカでは、J・K・タウベンバーガー（Jeffery K. Taubenberger）等が勤務するアメリカ陸軍病理研究所において、同研究所が保管する一八六二年以来、数百万に及ぶ病理剖検組織から、スペイン・インフルエンザで死亡した者の肺臓に存在した遺伝子片を分離し、一九九五年、世界で初めて「スペイン・インフルエンザ・ウイルス」の中核である遺伝子が発見された。その前提として、このチームにより、古い組織から、ウイルスの遺伝子を分離する方法が見出されていたことが決定的に重要である。

アラスカでは、スウェーデン出身の医学者ハルティン（J. Hultin）が、一九四九年の早くに、スペイン・インフルエンザに罹患して死亡し、凍土に埋葬されたイヌイットの遺体からインフルエンザ・ウイルスが見つかるのではないか、と考え、発掘を行なった。しかし、当時はまだ古い組織からウイルスを分離する方法がなかったので、発見には至らなかった。しかし、一九九七年、すでに引退していたハルティンは、陸軍病理研究所でのインフルエンザ・ウイルス分離を知り、半世紀近く前に行なったところで、再び遺体を発掘し、今度はその遺伝子情報解読に成功した。

イギリスでも、アメリカ陸軍病理研究所のメンバーが英国人研究者と協力し、王立ロンドン病院に保管されていたスペイン・インフルエンザによる死亡者の剖検組織からウイルス遺伝子を分離した。

これら三つのケースは、すべてがスペイン・インフルエンザによる死亡であり、余病や他の病気を併発したからではなかった。

この三つの異なった場所から得られたスペイン・インフルエンザ・ウイルスの遺伝子は、すべて同一だったのである！　かくして、世界を駆けめぐったスペイン・インフルエンザは、同一のウイルスがもたらしたものだ、ということが、初めて科学的に証明されたのである。

こういったことは、スペイン・インフルエンザ流行当時、もちろん何も知られていなかった。知られていなかったから、流行に対して、どの国も手の打ち様がなかった。せいぜい患者の隔離、肺炎・気管支炎等の合併症の手当てを行なう程度でしかなかった。

現在では、インフルエンザ・ウイルスが発見されたし、[5]それどころか、人工的にスペイン・インフルエンザ・ウイルスと同一のH１N１型のウイルスを作ることにも成功した。[6]

ワクチンも「タミフル」も万能ではない

予防ワクチン注射が実行されるようになり、患者に対してインフルエンザであるか否かを数十分で判定できる診断キットも用いられるようになった。それにごく最近になって治療薬も開発された。それでは、予防・診断・治療手段の発展によって、われわれはインフルエンザ・ウイルスの脅威から解放されたのであろうか。決してそうではない。

第一に、予防ワクチン注射であるが、毎年二月にＷＨＯは、前年の状況、南半球の状況等を考慮し、その年に流行すると思われるインフルエンザの種類を決める。例えば今年の流行はA型ではH1N1型、H3N2型、およびB型であろうと予測し、そのワクチンを作るよう各国に要請する。ワクチン作りは、鶏卵を使うが、大量生産が効かないので、日本でいえば一一・一二月の予防接種期にようやく間に合う状態である。それも、日本では接種は任意なので、全員に対してだったら製薬会社を総動員しても間に合うかどうか、といったところである。

しかし、実際に、インフルエンザが流行し始めた時、それが予防接種のワクチンとは違う種類だったら全く効き目がない。たとえば上記のワクチンを打っておいても、もしH3N8型が来たら、無力なのである。それからワクチンを作っていたのでは到底間に合わない。

第二に、ウイルスが細胞内に入りこんで増殖を行なうとき、重要な働きをするのが赤血球凝集素とノイラミニダーゼである。これらを効力の弱いうちにたたくのが抗インフルエンザ薬である[7]。ウイルスの増殖は、細胞に吸着し、内部にもぐりこんだウイルスが遺伝子（ウイルスの場合はRNA）を脱核し、同じ遺伝子のコピーを造ることから始まる。それがノイラミニダーゼの作用によって細胞から外界に送り出される。人間でいえばあたかも臍の緒を切るような役目である。その作用を阻害するために脱核させない薬品が「タミフル」であり[8]、いわば、細胞の出口を閉じ、新しいウイルスを外に出さないようにする。しかし、この薬品は決して万能ではない。決定的なのは、「タミフル」は、インフルエンザに罹患してから四八時間以内でないと効力がない。新しいウイルスが大量に発生してからでは効き目がない。したがって、いつ罹患したかが問題となるが、果たしてわれわれは、いつ罹患したかを自覚できるだろうか。

現在開発された「タミフル」は、従来の薬品と異なり、経口服用薬であり、A型・B型いずれにも効く。しかし投薬のタイミングが決定的に重要で、早すぎれば効かないまま、薬効が衰えてしまうし、遅すぎれば薬が対応できないほどウイルスは増殖する。したがって投与のタイミングが重要で、どうしても専門医の判断が必要になる。

第三には、副作用である。ごく最近になって、「タミフル」を服用した患者が異常行動を起こした例が報じられている。日本の厚生労働省は、これはインフルエンザ患者の脳へウイルスが侵入したからで、「タミフル」のせいではないとしているが果たしてどうか。まだその因果関係について科学的に説明されているわけではないが、「タミフル」が最も多く利用されている日本でそういった事例が多いことには留意する必要がある。

日本のインフルエンザ対策は、アジア諸国のなかでは唯一実行されているといわれるが[9]、専らこれら治療薬の用意に注がれており、投薬について必要な専門医のネットワークができているとは言いがたい[10]。いくら薬品を用意しても、投薬のタイミングを効果的に判断する専門医がいなければ、インフルエンザを阻止することはできない。カナダのように、専門医のネットワークづくりが必要である。

さらに、喧伝されるように、新型インフルエンザの襲来は、もはや「もし」の段階から「いつ」の段階へ来ている。ちょうど地震と同じで、東海地震、東南海地震、はては東京直下型地震さえいつ起きても不思議ではない、といわれている。地震の発生も、新型インフルエンザ・ウイルスの発生も、人類が食い止めることのできない「天災」である。とすれば、われわれにできるのは「減災」であり、そうした発生を前提とした上で、これに対してハード・ソフト両面で準備することがいかに重要であるかが分かる。

インフルエンザに限ったことではないが、ウイルスの遺伝子は不安定なRNAで、細菌以上の生物が持っているDNAさえろくに揃えていないウイルスは、あたかも意志を持った生きもののように、変異し、抵抗力のないヒト、トリ、ブタを襲い、取りつき、すさまじい勢いで増殖し、相手をなぎ倒す。しかし、必ずといっていいほど相手を全滅させない。全滅させれば、自分たちの生きる場所がなくなるからである。そして、どこか別の動物に移ったりして何十年間か身を潜め、抗体を持たない相手が出現するのを静かに待つのである。

スペイン・インフルエンザも、どこからか姿を現し、変異し、毒性を高め、凶暴性を発揮したのち、どこかへ去って行った。あとに述べるように、出現も消滅も変異も、すべて謎に包まれている。しかも、その襲来は第一次世界大戦の終息と軌を一にし、戦線で劣悪な環境にある兵士を襲い、また、人々の動きの激しい時を待っていたかのごとくである。二〇〇三年の三月、人々の関心が、フセイン政権に対するアメリカの態度に注がれているときに、東南アジアの一隅で蠢動を始めたSARSウイルスの場合と酷似している。

ともに、人間どうしの争いをあざ笑うかのように出現し、とくにスペイン・インフルエンザの場合は、正確な計算はできていないが、数千万という、第一次世界大戦の戦死者一〇〇〇万の数倍に達する二十世紀最大の人的被害を与えた。おそらく、十四世紀の黒死病以来の人的損害であろう。ヒトとウイルスの戦いは、いわば「未知との遭遇」であり、人間どうしの争いに比べて底知れない恐ろしさを持っている。自然の怒りの前では、人間どうしの争いがいかに小さなことなのか、二〇〇四年暮のスマトラ島沖地震とそれにより発生した津波の猛威は、ともかくインドネシアにおけるアチェ州とインドネシア政府との敵対関係、スリランカの内紛を一時的かもしれないが鎮めた。スペイン・インフルエンザも、考え方によっては、第一次世界大戦を終結に導いたといえなくもないが、それも数千万の人命を奪った上でのことである。

しかし、日本でもどこでも、スペイン・インフルエンザは「忘れられた」存在である。アルフレッド・W・クロスビーによる名著『史上最悪のインフルエンザ』も、邦訳の副題に「忘れられたパンデミック」が付せられているが、そもそも原著名は"*America's Forgotten Pandemic: The Influenza of 1918*"である。「史上最悪の」死者を出した事件がなぜ忘れられてしまったのか。その答えは本書の終章で述べることにしよう。

注

（1）邦語文献で「スパニッシュ・インフルエンザ」を用いているのは、クロスビーの *America's Forgotten Pandemic* の訳書（西村秀一訳）のみで、あとは「スペイン・インフルエンザ」、甚だしくは「スペイン風邪」と訳されている。「スペイン・インフルエンザ」を筆者も本書の表題にするか否か迷ったが、少なくも「スペイン風邪」は誤解を招くので、その使用を避けた（引用の場合を除く）。

（2）スペイン・インフルエンザ・ウイルスの分離については、邦語では次の文献が最も優れている。J・K・タウベンバーガー（Jeffery K. Taubenberger）、A・H・リード（Ann H. Reid）、T・G・ファニング（Thomas G. Fanning）「一九一八年の殺人ウイルスを追う」『日経サイエンス』二〇〇五年三月号所収、一八—二九頁。なお、原文は、Jeffery K. Taubenberger, Ann H. Reid and Thomas G. Fanning, "Capturing a Killer Flu Virus." in *Scientific American*, January 2005. この論文の著者三人は、それぞれ若干専門領域は異なるが、アメリカ陸軍病理研究所に勤務する研究者で、この分野で目覚しい業績を発表している。

（3）加地正郎編『インフルエンザとかぜ症候群』改訂二版、南山堂、二〇〇三年、三三—三六頁。

（4）菅谷憲夫『インフルエンザ——新型ウイルスの脅威』丸善ライブラリー308、一九九九年、第四章。

（5）スペイン・インフルエンザ・ウイルスの発見は、それ自体、壮大なドラマであった。凍土に埋もれた一九一八年当時のインフルエンザによる死亡者の発掘や、アメリカ陸軍病理研究所に保管されている何十万という病死者の内臓からの探索といった作業を通じて実現したのである。しかし本書では、ウイルス発見以前のことが主題なので、詳細については以下の著書にゆずりたい。ピート・デイヴィス『四千万人を殺したインフルエンザ——スペイン風邪の正体を追って』高橋健次訳、文藝春秋、一九九九年（原書は Pete Davis, *The Devil's Flu*, New York, 2000.）。

（6）*Nature*, 437, 6 Oct, 2005, pp. 794-795. 所収の News "Special Report The 1918 flu virus is resurrected."

（7）このあたりについては、加地正郎編『インフルエンザとかぜ症候群』による。

（8）ひと頃は、英国で開発された「ザナミビル」が有効とされたが、スプレーによって鼻腔や口腔から気道に吸入させねばならなかった。そこで、服用する抗インフルエンザ薬として、スイスのロッシュ社が「タミフル」を製造・販売し始めた。現在、この薬品は世界中で奪い合いになっている。薬品については、菅谷憲夫『インフルエンザ——新型ウイルスの脅威』および、生田哲『ウイルスと感染のしくみ』日本実業出版社、二〇〇一年版、一二二—一二三頁。

（9）Bryan Walsh, "The Threat That Knows No Boundaries: A flu pandemic could kill tens of millions, why aren't we preparing for it?" *Time.* (Asia edition), December 13, 2004, p. 64. なおこの論文に掲載されている写真は、スペイン・インフルエンザ流行時、マスクを付けて登下校する日本の女学生と思われる。

(10) 二〇〇四年一二月二日放映のＮＨＫ総合テレビ・クローズアップ現代「新型インフルエンザ」による。

第2章　インフルエンザ発生——一九一八（大正七）年春—夏⑴

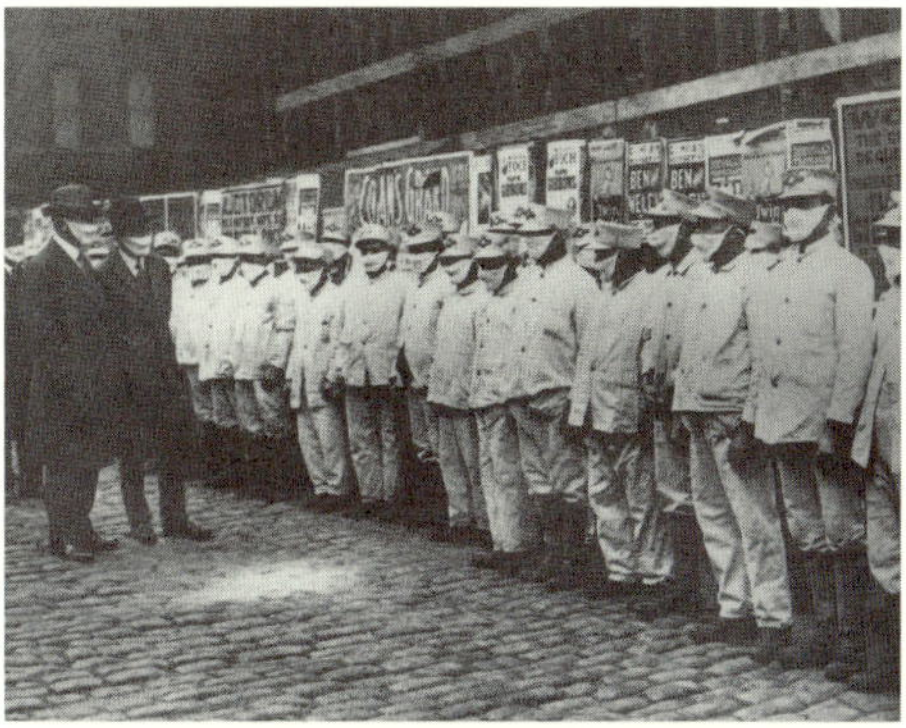

清掃員のマスク着用を査察する担当官（米国・シカゴ）
（『日録20世紀』講談社刊より）

三月　アメリカ[2]

記録に残る最初の患者

一九一八年春、アメリカの各兵営はどこでも、徴集され、訓練を受けてヨーロッパ戦線に送られる兵隊でごった返していた。アメリカは、ドイツがUボートによる船舶の無制限撃沈を表明し、少なからぬアメリカ人が死亡したことに堪えかね、前年の四月、ウイルソン大統領はドイツに宣戦布告し、緊急に動員令が下り、平時は二〇万人にも達しなかったアメリカ軍は、一年間でその一〇倍にも膨れ上がっていた。ひどい準備不足だったが、召集され、兵舎に缶詰にされ、訓練を受けたアメリカ兵は、一九一七年七月以降、大西洋を渡って続々とフランスの港に上陸し、一九一八年三月には六個師団、二五万人を越え、本国には一三八万の兵力が大西洋を渡るべく待機していた。

しかし、師団の編成はあまりに急であり、俄かごしらえの兵営の状態は決して満足のいくものではなかった。ゴーガス（W. C. Gorgas）軍医総監は、年頭に、密集する状態の持つ危険について注意を促していたほどである。果たして三月四日の月曜日、カンザス州ファンストン基地（Camp Funston）の病院に発熱・頭痛を訴える兵隊が押し寄せたのが、記録されているインフルエンザ症状をもった最初の患者出現である[3]。

また、同じカンザス州ライリー駐屯地（Fort Riley）では、三月一一日月曜日、その前、数日間の大荒れの天候の後、炊事番のアルバート・ギッチェル二等兵が、朝食前に熱、喉の痛み、頭痛を訴え出た。

すぐさま別の患者が出て、昼までにその病院では一〇七名の患者が、週末には五二二名が病院に殺到し、四月中に患者数は一〇〇〇人を越えた。[4]

しかし、これらカンザス州駐屯地における兵士の病気――ファンストン基地では、春の間に死者四八名を数えていたが――は、報道されることもなく、大部分は数日で症状も消えてしまったので、なんら注目されることはなかった。そのことから、この病気は「三日熱（three day's fever）」と名付けられたほどである。

この時期、同じような症状は、軍隊の多くの基地ばかりでなく、同じ三月に、カンザス州ハスケル郡のハスケル学院（Institute of Haskel）[5]で発生し、デトロイトのフォード自動車工場で多数の病欠者（一〇〇〇人以上）を出し、四月から五月にかけては、サンフランシスコ北方のサン・クェンティン刑務所で、一九〇〇人の囚人のうち、五〇〇人が罹患し、三人が死亡している。[6]

さらに、バイアリの著書によれば、ライリー基地以外にも、ゴーガス軍医総監は、四月に、ニュージャージーのディックス基地の第七八師団長のH・スコット（Hugh Scott）から一通の書簡を受け取った。[7]スコットは基地における病気について「肺炎と猩紅熱を憂えている……」と述べている。

第一次世界大戦の戦況とインフルエンザの発生

一方、この年の三月は、ヨーロッパの西部戦線――すでに前年のロシア革命により、帝政ロシアは消滅し、新しくソ連邦が誕生したがまだ不安定であった。一九一七年一二月には、レーニン率いるソヴィエト政府とドイツとの間で休戦協定が調停され、翌年三月には、ブレスト・リトフスク講和条約が調印された。東部戦線はなくなり、ドイツ軍は西部戦線に移されつつあった——において、ドイツ軍最後の反撃が始まり、三月二一日、サン・クァンタン（フランス・ピカルディー地方）とカンブレー（同）西方の戦線は突破され、三年にわたり膠着状態にあった戦場がにわかに騒がしくなった。ドイツ軍は射程距離に入ったパリに長距離砲（ベルタ砲）で射撃を開始し、数百発の砲弾がパリに打ち込まれ、建物は破壊され、疎開騒ぎまで起こった。三月三〇日には、ドイツ軍はアミアン近くにまで迫り、四月に入ってフランダース方面に対しても突撃し、戦線に大きな穴を開けた。東部戦線からの兵力の転用がなかったら、こういう展開はなかったであろう。フランス軍、英軍は大きな打撃を受け、多数の捕虜と遺棄兵器を出した。

さらにドイツ軍は五月末には第二次マルヌの戦いを挑み、ランスから大きく前進して、パリに一〇〇キロ以内に迫り、欧州戦線はどうなるか分からない状況になってきた。(8) 欧州派遣アメリカ軍（AEF）が本格的に戦闘に参加するのは、もう少し先のことになるが、ヨーロッパでは、大戦の最終局面となる血みどろの戦いが繰り広げられていたのである。

そういった時期に、カンザスという、五〇年前にはカスター将軍がインディアンとの戦いで戦死したアメリカの僻地で、新兵が数千人入院し、そのうち数十人が死亡したとしても、誰の注意も引かず、それが恐ろしい惨事の始まりだと考える者が一人もいなかったことも不思議ではない。アメリカは、一方で戦時景気に沸き、他方で建国以来初めて大勢の若者を海外に送ることで、一種の興奮状態にあった。

無視された「春の先触れ」

ところで、ファンストン兵営（現在ライリー基地）で死亡した四八人の死亡原因は、肺炎となっている。兵営の軍医長シュライナー大佐（Edward R. Schreiner）は、死体からプファイフェル菌を見つけたが、それがこれらの死亡をもたらした病気の原因か否かは分からなかった。現在でもなぜその時にそこで、ということは分かっていない。そのことから、ウイルスは渡り鳥によって持ち込まれたのだ、とする考え方が有力である。しかし、そうこうするうちに病気は消え、死亡者もなくなってしまった。罹患者数や、兵営滞在者数が分からないので、死亡率の計算はできないが、戦闘が行われていないにもかかわらず、一つの兵営の病院でこれだけの若者が死亡するのは異常な事態である。しかし、興奮状態にあったアメリカでは、このことは大きな問題とはならず、ごく一部の軍の医務部の間で話題となる程度であった。

カリフォルニア、フロリダ、ヴァージニア、アラバマ、サウス・カロライナ、ジョージア諸州の兵営でもインフルエンザ患者が出たことが、ゴーガス軍医総監のもとに報告されている。しかし、注意を払う者は誰もいなかった。当時、アメリカでは、インフルエンザは報告の義務のある法定伝染病ではなかったこともあり、第一、当時アメリカのいくつかの州では、死亡者の原因別報告をワシントンに送る義務さえなかった。それに戦争における流行病は、戦場でおこるものと考えられていた。このときまさにアメリカ軍は全力を挙げてAEF司令官パーシング将軍（General John Pershing）のもとに兵力を増強し、ドイツ軍に攻勢をかけようとしていた。

一九一八年当時のアメリカは、大きな時代の変化の只中にあり、近代的生活の象徴としての洗濯機、電気冷蔵庫、蓄音機、それに自動車が家庭に入りつつあった。人々は陽気で、連邦政府の発行する戦時公債宣伝のパレードが鳴り物入りで街頭に繰り出し、ドイツ皇帝カイゼルは、悪玉の人形扱いにされ、ニューヨーク・フィルの人気指揮者レオポルド・ストコフスキーは、バッハやベートーヴェンは「敵国音楽」だから演奏すべきでない、と檄をとばしていた。そういう雰囲気のなかで、この「春の先触れ」が無視されたとしても仕方のないことであろう。

この「春の先触れ」が、インフルエンザであったことは、罹患者の病状が肺臓の出血と浮腫を特徴としていたこと、死亡診断書に「肺炎」と書かれているにもかかわらず、死亡者は最も死亡率の低いはずの若者であったことから明らかである。[9]

インフルエンザは、兵営内に留まらず、一般市民にも拡がったが、誰も一瞥も加えなかった。症状も軽かったし、要するに、ほとんど無視されたのである。

四月―七月　日本

台湾巡業中の力士の罹患

他の国でも、この春、あるいはその前の冬にインフルエンザの罹患者の出たことが報道されている。

たとえば、日本では大正七（一九一八）年一月二九日の『読売新聞』婦人欄の記事に、「今流行中のインフルエンザ」に関する記事がある。しかし、インフルエンザはどこでも毎年流行するものであり、ある程度の死亡者を出すことは異常ではなかった。日本の統計をみても、スペイン・インフルエンザ流行以前の大正五（一九一六）年には四四一二人、大正六（一九一七）年には二三九〇人が死亡している。[10]しかし、これらは、何十万人の命を奪う悪性の大流行にはならなかった。

しかし、大正七（一九一八）年の四月には、日本統治下の台湾で折から巡業中の大相撲（当時は「角力」と表記）力士が病気に罹り、三人が命を落とし、ほか数名が入院するという事件が発生した。[11]当時、大相撲は東京大相撲と大阪大相撲に分かれていたが、それぞれから力士が加わり、合同地方巡業が行われていた。台湾巡業もその一つで、三月、日本を発って台湾に向かい、台北、台中、台南、打狗（高雄）の四カ所で取組を行なったが、東京大相撲で人気の高かった三役候補の「真砂石」（尾車部屋）が発病、四月五日、台中の病院で死亡している。病名は「大腸破裂」とあるものが多いが、「気管支と肺炎とを併発」という記事もあり、断定できない。「真砂石」以外にも、東京方の「長洲洋」、大阪方の「若木山」を喪い、東京方の前頭「柏戸」ほか「逆鉾」、「獅子ヶ嶽」、大阪方の力士数名は入院して他の力士と帰路をともにできなかった。このように病人が多発したのは、かってなかったことで、以上のほかにも病人が多く、二〇人以上が病気に罹ったという報道もある。これらのことを考えてみると、台湾における力士の病死・病気に、確たる証拠があるわけではないが、インフルエンザだった可能性はないとは言い切れない。

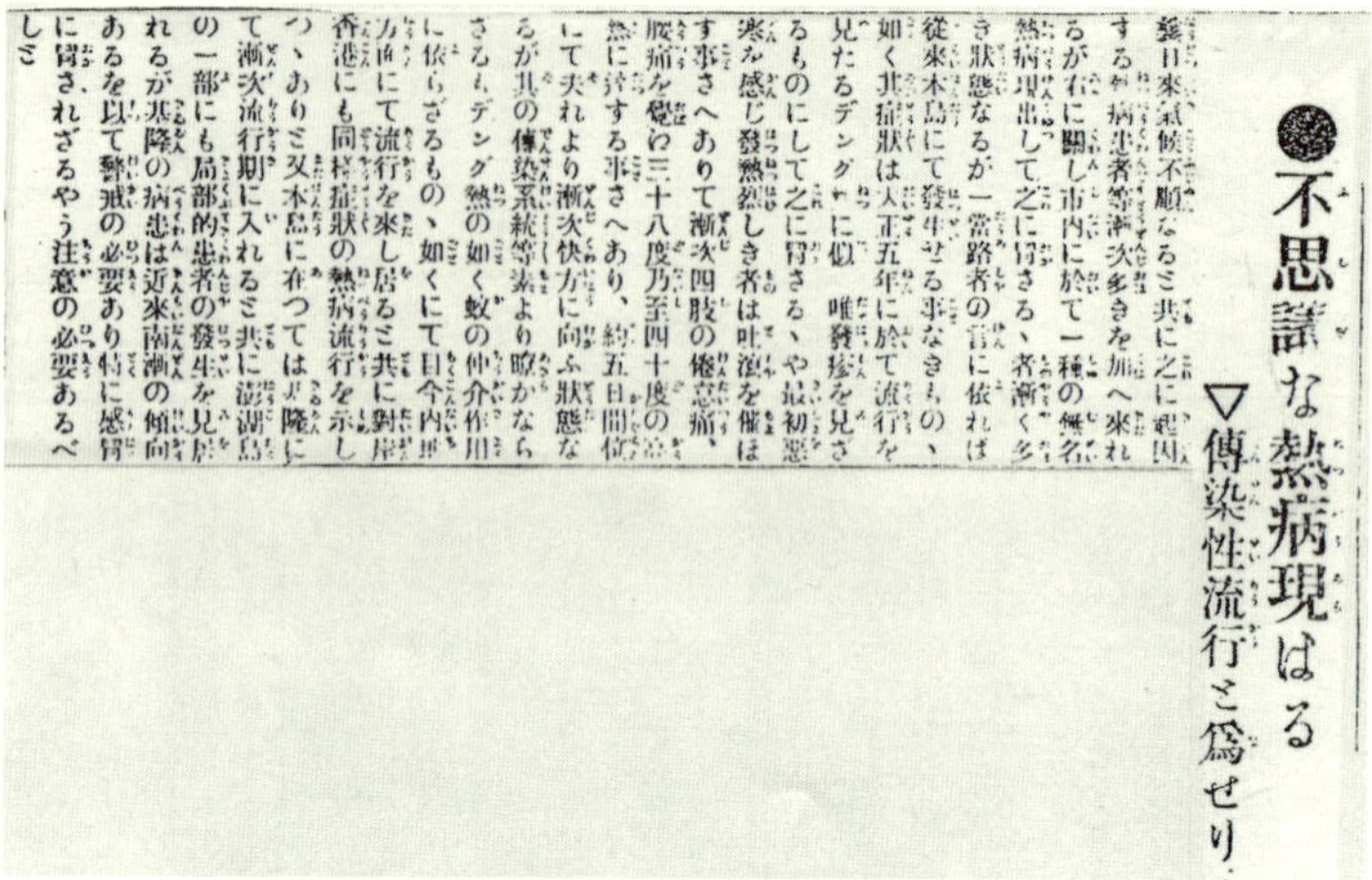

●不思議な熱病現はる
▽傳染性流行と爲せり

幾日來氣候不順なると共に之に起因する病患者等漸次多きを加へ來れるが右に關し市内に於て一種の無名熱病現出して之に冒さるゝ者漸く多き狀態なるが一當路者の言に依れば從來本島にて發生せる事なきもの、如く其症狀は大正五年に於て流行を見たるデングに似 唯發疹を見ざるものにして之に冒さるゝや最初惡寒を感じ發熱烈しき者は吐瀉を催はす事さへありて漸次四肢の倦怠痛、腰痛を覺ね三十八度乃至四十度の高熱に持する事さへあり、約五日間位にて夫れより漸次快方に向ふ狀態なるが其の傳染系統等素より瞭かならざるも、デング熱の如く蚊の仲介作用に依らざるもの、如くにて目今内地方面にて流行を來し居ると共に對岸香港にも同樣症狀の熱病流行を示しつゝありと又本島に在つては基隆に於て漸次流行期に入れると共に澎湖島の一部にも局部的患者の發生を見居れるが基隆の病患は近來南漸の傾向あるを以て警戒の必要あり特に感冒に冒されざるやう注意の必要あるべしと

写真2—1　『台湾日日新聞』1918年6月20日付

その後の台湾の状況を一瞥しておくと、『台湾日日新聞』（一九一八年六月二〇日付）[12]によれば、「不思議な熱病現はる　伝染性流行となせり」という見出しで、悪寒から始まり、発熱、四肢の倦怠痛、腰痛、三八度から四〇度に達する高熱、約五日間で快方に向かう、としている（**写真2—1**）。そして、この病気は大正五（一九一六）年に流行したデング熱ではなく、発疹を伴わず、伝染性で、現在は基隆（キールン）（台湾北部の都市）に多いが漸次南下の兆候のあること、そして重要な情報として、対岸の香港にも同様の熱病が流行している、と伝えている。また、同紙に加えられている中国語版の頁（六月二一日付）は、この熱病が澎湖島に流行しているとしている。状況証拠にすぎないが、これらは間違いなくインフルエンザの症状であり、まだ死亡者が続出するほどではなかったとしても、「春の先触れ」だったとしていい。

ウイルスはどこから来たか？

インフルエンザだとすれば、いったいどこからウイルスが来たのだろうか。発生地として先にアメリカ・カンザス州ハスケル郡の名を挙げたが、他に、台湾対岸の香港、中国南部の可能性もある。ヒト・ブタ・トリが一つの屋根のもとに暮らすこの地域は、インフルエンザ・ウイルスにとって格好の住処であり、渡り鳥がやってきてインフルエンザ・ウイルスを撒き、他のトリ類に感染させ、それからヒトに移るという伝播は十分可能である。このことから中国南部は最近に至るまで何度かインフルエンザの発生地となった。スペイン・インフルエンザの発生についても、中国南部とする説もある。しかし、いまのところ、患者発生は記録のある限り三月のアメリカが最も早い。

しかし筆者は、インフルエンザ・ウイルスがトリのウイルスであることに注目し、渡り鳥によって世界各地に同時的に運ばれた可能性についても考えるべきではないかと思う。そうだとすれば、ヨーロッパ発生説もあるほどなので、世界各地におけるインフルエンザ同時発生の説明がつく。ただし、このことを証明するのは不可能に近い至難のわざである。いずれにしても、現段階で発生地を特定することはできない。

ところで日本内地に目を向けると、五月初旬、横須賀軍港で軍艦「周防」にインフルエンザ様疾病患者一五〇名余の出たことが報告されている。[13] インフルエンザは、他の軍艦乗組員、海兵団から一般市民にも拡がり、中旬には神奈川県保土ヶ谷にある富士瓦斯紡績工場の工員に患者多数を出した。東京市内にも患者を出している。

この時の流行を有名にしたのが「角力風邪」である。東京大相撲大正七（一九一八）年夏場所は、両国国技館が前年の一一月、館内で行われていた菊花大会の節、全焼し、臨時に靖国神社に土俵とテント張りの席を作って行なわれた。雨がひどいと漏水のため取組ができず、明治四十二（一九〇九）年、両国国技館ができる前のように「晴天一〇日」興行であった。当時は、スポーツというと大相撲と六大学野球が有名で、とくに相撲は「栃木山」の全盛時代を向かえ、全国的な人気を有していた。その大相撲が、テント張りで興行され、しかも休場者が多かったことが、人々を驚かせた。後に詳しく触れるが（第8章）、多くの力士が流行性感冒で熱を出したり、充分な稽古ができなかったりしたので、このとき「角力風邪」の名前が付けられた。休場者は高熱のため寝込んだのだが、しかし死亡者は出なかった。

軍隊での罹患者の増大

ついで六月から七月になると、あちこちの聯隊で患者の出たことが報告されている。たとえば『福岡日日新聞』（**写真2―2**）は、大正七（一九一八）年六月一九日の紙面で、第一二師団（久留米）軍医部長の談話として、軍隊の流行性感冒は各師団ごとに、近衛（東京）一五〇〇名、第一（東京）一三〇〇名、第二（仙台）八六〇名、第九（金沢）六七〇名と師団兵員の一割内外が罹患していることを報道している。『信濃毎日新聞』（一九一八年七月一〇日付）には、松本歩兵第五〇聯隊で「目下百九十六名の現患者を有し……初発以来の患者数は実に四百七十九名を算し」とある。弘前各聯隊の状況を伝える『岩手日

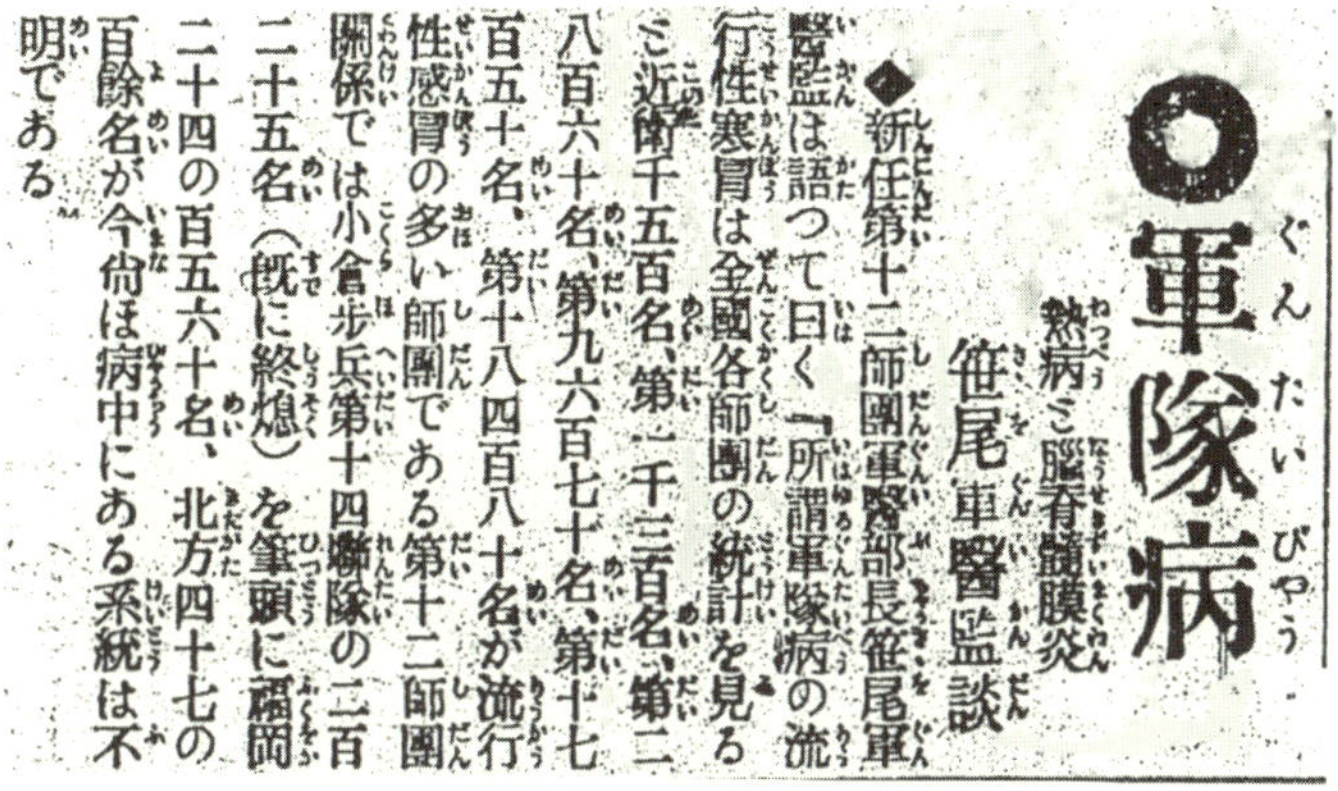
◎軍隊病
熱病と脳脊髄膜炎
笹尾軍醫監談
◆新任第十二師團軍醫部長笹尾軍醫監は語つて曰く『所謂軍隊病の流行性寒冒は全國各師團の統計を見ると近衛千五百名、第一千三百名、第二八百六十名、第九六百七十名、第十七百五十名、第十八四百八十名が流行性感冒の多い師團である第十二師團關係では小倉歩兵第十四聯隊の二百二十五名（既に終熄）を筆頭に福岡二十四の百五六十名、北方四十七の百餘名が今尙ほ病中にある系統は不明である

写真２―２　『福岡日日新聞』1918年6月19日付

報』は、歩兵第五二聯隊にて約一〇〇〇名、同三一聯隊七〇〇名、野砲兵聯隊一〇〇名、秋田聯隊七〇〇名、青森聯隊四〇〇名、初発以来、罹患者は約四千名に達すること、ただし約一週間で快癒することを報じている。一聯隊の兵員数は一〇〇〇名から二〇〇〇名であることを考えると、かなりの罹患率で、いかに兵営内の感染が激しかったかが分かる。しかし、死亡者に関する報道は、この段階にはなく、多くの罹患者は出すものの、死に至るほど激しいものではないというインフルエンザ第一波の特徴を示している。この点、アメリカ中西部の基地での第一波発生の状況と類似している。

　統計によれば、陸軍内地部隊の衛戍病院（陸軍病院の旧称）患者数は、大正七（一九一八）年四月までは例年通りであったが、五月になると増大し、六月・七月と増え続け、同様の傾向にあった外地部隊（台湾守備隊・朝鮮駐屯部隊・関東州駐屯部隊・支那駐屯部隊・青島守備隊）の患者を加えると、六月・七月は例年の二倍以上の患者が病院で手当を受けた。[14]その病名は、分類上「その他」に集中しているが、これは当時、インフルエンザが軍病院の統計分類上の病名となっていなかったからであろう。六月の数字では、総計四万三二八九人の患者のなかで、「その他」が四分の三以上の三万二二三四名を数えている。海軍も同様で、病院患者は五月・六月に急増している。

しかし、この時のインフルエンザは、それ以上の流行はなく、七月下旬には小康状態を得るにいたった。

五月―六月　スペイン

八〇〇万人が罹患

第一次世界大戦は、ヨーロッパ各国を交戦国として巻き込んだ。しかし、北欧各国、スイス、オランダ、アイルランド、スペインは中立国であった。そのスペインでは、すでに二月頃からビスケー湾に面し、フランス国境に近い保養地のサン・セバスチャン市でインフルエンザが流行していた。市当局は、来る夏のシーズンにこの地に来ないよう警告を発したが、この時の流行は局所的であり、長期にわたるものではなかったようである[15]。しかし、五月から六月にかけて、スペイン政府は、「フランスからやってきた」インフルエンザの第一波がスペインを襲っていることを伝えている。これに対してフランスは、「インフルエンザはスペインから入ったのだ」と反論した。ともかく、スペインでは五月―六月の間に、約八〇〇万人が罹患し、国王アルフォンソ一三世や大臣たちも病臥した。政府の機能は麻痺し、市街電車は運転を止めてしまった。誰もその原因が分からなかった。しかし病状は罹患者数に比べて軽く、マドリッド（人口約六五万人）での死亡者は、五月に五六人、六月に二二〇人であった。当時、スペインの人々は、この病気を「ナポリの兵士」と呼んでいた。[16] これは当時上演されていたオペレッタからそう命名されたらしい。

「スペイン・インフルエンザ」という名称の誕生

スペインにとって不運だったのは、他のヨーロッパ主要国が交戦中で、どの政府も自国でインフルエンザが流行していることを発表しなかったのに、中立国なるが故に、流行の状態が世界に知れ渡ったことである。日本の新聞にもこのことはかなり大きく採り上げられている。大正七（一九一八）年六月六日『大阪毎日新聞』（**写真2—3**）には、「西班牙（スペイン）に奇病流行　国王を始め内閣員も感染　奇病患者人口の三割を占む」という大見出しで、高熱、腹部の痛み、下痢の症状を訴える「奇病」に国民の三割が罹患し、劇場等も閉鎖されてい

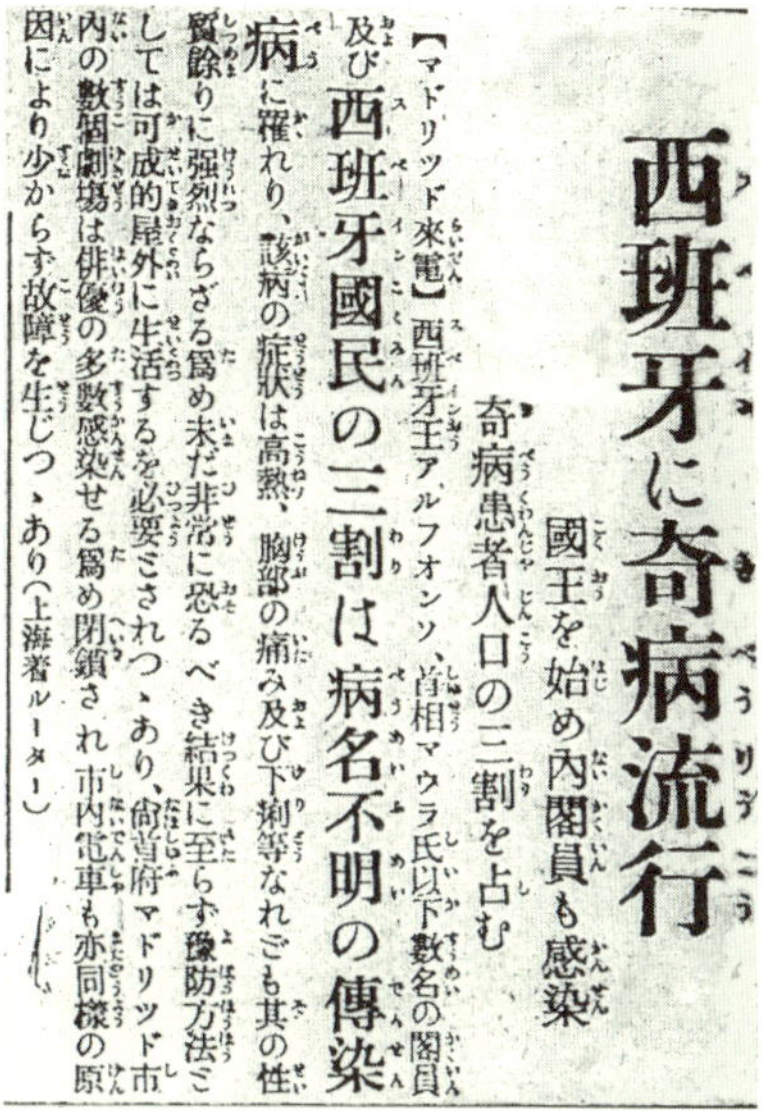

西班牙に奇病流行

國王を始め内閣員も感染

奇病患者人口の三割を占む

【マドリッド來電】西班牙王アルフオンソ、首相マウラ氏以下數名の閣員及び西班牙國民の三割は病名不明の傳染病に罹れり、該病の症狀は高熱、胸部の痛み及び下痢等なれども其の性質餘りに強烈ならざる爲め未だ非常に恐るべき結果に至らず豫防方法としては可成的屋外に生活するを必要とされつゝあり、尚當府マドリッド市内の數個劇場は俳優の多數感染せる爲め閉鎖され市内電車も亦同様の原因により少からず故障を生じつゝあり（上海着ルーター）

写真2—3　『大阪毎日新聞』1918年6月6日付

ると伝えている（上海着ルーター＝ロイター）。そのため、このインフルエンザは、この頃から世界的に「スペイン・インフルエンザ」と呼ばれる破目になった。そのことの裏には、ヨーロッパでは、何でも悪いことはスペインのせいにするという悪弊も手伝っていた[17]。

スペインに何の関係もないこの時のインフルエンザを「スペイン・インフルエンザ」と呼ぶのは間違いであり、そのことを止めよう、とする声もあるが、このインフルエンザの発生地は、スペインでなかったことは、ほとんどの人が知っており、またそう名付けられた歴史的事実まで含めて、このインフルエンザの猖獗とこれを人々がどう受け止めたのかを「歴史」として扱うのが本書の目的なので、本書ではこの名を用いることにする。

スペインにおける「春の先触れ」による死亡者は少なく、七月、八月には消えてしまった。

七月―八月　西部戦線

西部戦線の異状

西部戦線は、開戦とともに始まったドイツ軍の進撃がフランス北部で食い止められ、長期の塹壕戦になり、両側で多数の死者を出したことから始まる。戦線の膠着状態は、開戦後約二カ月でドイツ軍がベルギー国境から約一〇〇キロまで進んだところで生じ、以後小競り合いはあったが、大きな動きはなく、三年半続いた。この間毒ガスの使用、タンクの出現等があり、これらの「新兵器」の前にさらされた生身の兵士は、何百万という単位で「ソーセージ製造機」にかかったように死んでいった。

一九一七年になると、前述のごとく、ロシアとの休戦によって東部戦線に張り付いていたドイツ軍が西部戦線に送られるようになり、また、同年、新しくアメリカ軍が加わることによって、底をついていた英仏軍が増強され、膠着状態が融け、にわかに慌しくなった。

一九一八年三月、ドイツ軍は、戦争を事実上指導していたルーデンドルフ（Erich von Ludendorff）の作戦で、最後ともいえる攻勢に出て、第二次マルヌの戦いを挑んだ。一時的には戦線を突破し、パリに迫ったドイツ軍は、長距離砲（ベルタ砲）を鉄道で持ち込み、パリ砲撃を開始する。こういった状況下で、連合軍側は、増強を待たずに予定を早め、アメリカ軍を戦線に投入し、反撃に出る。ドイツ軍は余勢をかってフランダース地方にも出ようとする。このように、西部戦線の状況は全く予断を許さない状況になってきた。

連合国軍は、主にフランス、イギリス、アメリカ三カ国の軍隊からなっていたが、総司令官をフランスのフォッシュ元帥とし、指揮系統の統一を行い、反撃に出た。ところが、七月になると、ドイツ軍の攻勢、反撃の勢いが明らかに低下した。両軍とも明らかにはしなかったが、インフルエンザ・ウイルスが戦線の両側にいる兵士を痛めつけていたのである。とくにドイツ軍は長引く戦争により、物資の欠乏を来たし、兵士の栄養状態も悪化していたので、その影響は大きかった。将校が「突貫！」を命じても、兵は立ち上がらなかった、というより立ち上がることができなかった。インフルエンザによる高熱・衰弱によって立ち上がる力を肉体的に失っていた。西部戦線に異状が生じたのである。

ルーデンドルフは『ルーデンドルフは語る』[18]の第二巻で五カ所インフルエンザについて触れている。

事後的な叙述とはいえ、彼がいかにインフルエンザを呪っていたかが分かる。最初は、時期は明らかでないが、おそらく一九一八年の四月か五月、「最初のインフルエンザ患者が出たが、軍医はそれを軽いものとみなした。」（p. 252）二番目は、五月中旬以来、英軍の攻撃が激しくなった頃で、「インフルエンザが猖獗を極め、特に皇太子軍がひどくやられた。」そして有名な文句が来る。「参謀長がインフルエンザの患者数を報告し、自分たちの部隊の弱さについてこぼすのを、毎朝聞かなければならないというのは、まことに嘆かわしいことだ。[19]」（p. 277）三番目は、ドイツ本国での継戦意思の後退、前線兵士の戦意喪失が目立ち始めた頃で、「西部戦線の軍隊の意思は、すでにインフルエンザによって痛めつけられていた。」（p. 282）四番目は、七月一五日のランス攻撃の頃で、「インフルエンザが流行していたが、前線もどこも同じだった。」（p. 308）最後は七月一八・一九日のソワソンの戦闘に失敗した頃で、「各師団の兵力が弱体化したのは、一つはインフルエンザの、もう一つは単調な食事のせいだった。」（p. 317）

ルーデンドルフは後に「ドイツ軍が西部戦線のマルヌの戦いで敗れたのは、新しく参戦してきたアメリカ軍のせいではなく、ドイツ陸軍の戦力を弱めたあのいまいましいインフルエンザのせいなのだ」と述べている。[20] 負け惜しみともとれるが、インフルエンザが戦力に大きなダメージを与えたことは確かである。

『京城日日新聞』のスクープ

こういった西部戦線の異状に関する報道は、六月後半、『ニューヨーク・タイムズ』紙に現れ[21]、ついで日本にも伝えられた。『東京朝日新聞』は、大正七（一九一八）年七月一七日の紙面で「独軍攻勢遅延理由」について、確定的ではないが、強襲の準備ができないからではなく、何か他の理由があるに違いない、としている（ワシントン発国際）。

なかでもドイツ軍の攻撃遅延とインフルエンザの関係を報じた、大スクープとでもいうべき記事が、大正七（一九一八）年七月一五日の『京城日日新聞』（**写真2―4**）に掲載されている。見出しは「独攻勢遅延原因　長期の軍事会議の関係か」となっているが、記事のなかに、「或向にては其の原因を以って兵員の不足とインフルエンザの流行にありとし居れり」という箇所がある。この記事はロンドン電報であるが、他紙には見当たらない。『京城日日新聞』がなぜこの記事を紙面に載せたのかも分からない。自社が海外に特派員を出すのが当たり前になった現在とは違って、国外の事情については、すべて国際的な通信社によって配給されるもの

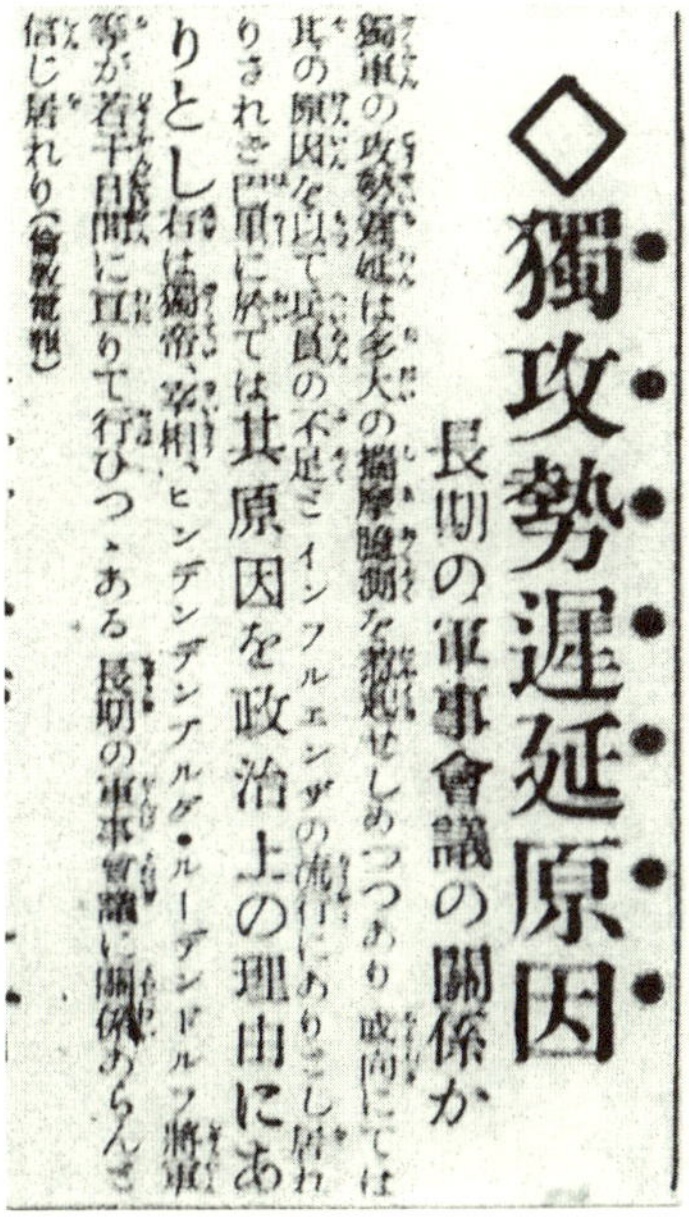

◇獨攻勢遅延原因

長期の軍事會議の關係か

獨軍の攻勢遅延は多大の揣摩臆測を惹起せしめつゝあり或向にては其の原因を以て兵員の不足とインフルエンザの流行にありとし居れりされど獨軍に於ては其原因を政治上の理由にありとし右は獨帝、宰相、ヒンデンブルグ・ルーデンドルフ將軍等が若干日間に亘りて行ひつゝある長期の軍事會議に關係あらんと信じ居れり（倫敦電報）

写真2―4
『京城日日新聞』1918年7月15日付

のなかから選別するのが当時の国内の新聞社の役目で、そういった意味では『京城日日新聞』の編集部は、当時どこまで意識していたかは別として、今にして思えば、すぐれた感覚を持っていたとするべきであろう。もっとも、『京城日日新聞』を内地で読む人は少なかっただろうから、当時どれだけの日本人がこの記事を知っていたかは問題であるが。

両軍の動きを鈍らせたインフルエンザ

インフルエンザはドイツ軍だけを悩ましたわけではなかった。情報管制の結果、ほとんど知られていないが、フランス軍の状況について、以下のような研究がなされている。「西部戦線におけるインフルエンザは、まず一九一八年四月に第六軍（シャトー・ティリ、ソワソン）、ついで第三軍（モンディディエ）に到達し、戦闘地帯を席巻し、五月から一〇月の間に一三万九八五〇人の患者と、七四〇一人の死者を出した。[22]」

西部戦線のイギリス軍も手ひどい打撃を受けた。英国は約二〇〇万の大軍を送り出していたが、六月一日から八月一日の間に、一二〇万人がインフルエンザに罹り、戦闘どころではなかった。[23]

欧州派遣アメリカ軍（AEF）は、この時期は増強中で、まだ戦闘には参加していなかったが、ボルドーの陸軍病院のある軍医は、四月一五日、伝染力の強い熱病の出現について報告し、その北方にあるアメリカ軍の主要上陸港、サン・ナザールでは、五月の一〇日間に、五四人の軽いインフルエンザ患者を扱ったことが報じられている。また、ソンム地区（アミアン付近）近くで救急車の運転をしていたあるアメリカ兵の日記には、五月二八日の項に、六〇人の「流行性感冒（grippe）」患者を輸送するので多忙を極めた旨記されている。[24] このほかにも、フランスにおけるＡＥＦのインフルエンザ罹患に関する記録はいくつかあるが、これらの大西洋両岸におけるインフルエンザ第一波による死亡者は多くはなく、深刻には受け止められなかった。

このように、インフルエンザ第一波は死亡者こそ少なかったが、西部戦線の両側で兵士の間に拡がった。戦線の動きが、進出にせよ、追撃・退却にせよ両軍とも遅くなったのは、おそらくこのことが影響しているのであろう。勝負の分かれ目は、この年の八月八日、ドイツ陸軍の「暗黒の木曜日」といわれる戦いであった。この日、連合国軍は周到な準備や陽動作戦、偵察の後、アミアン（フランスのピカルディ県の中心都市）東方で奇襲作戦に出た。[25] 数日間でドイツ軍は捕虜二万人を出した。これは一つの作戦の結果としてはそれほど大きなものではなかったが、ドイツ軍はこれを機に戦意を喪失し、皇帝やルーデンドルフの継戦意思に影響を与えることになる。一方の連合国軍は、総司令官フランスのフォッシュ元帥のもと、さらに増強されたアメリカ軍を戦線に投入し、疲労したドイツ軍に圧迫を加えていった。しかし、公平にみて、西部戦線の崩壊はもっと早くてもよかった筈である。ドイツ軍の退却作戦が上手かったのかもしれないが、やはりインフルエンザの流行が両軍の動きを鈍らせたのではないだろうか。

軍隊から市民への感染拡大

重要なことは、ヨーロッパにおいて、インフルエンザが軍隊から市民へと拡がっていったことである。北欧やスイスでは、インフルエンザは法的に報告義務のある伝染病だったが、七月末に流行の第一波がデンマークを襲い、コペンハーゲン（人口五三万九〇〇〇人）では、七月の最終週だけで八五一四人が罹患、その前後三週間のうちに、合計患者数は一万八五二三人、市人口の三パーセント強に達した[26]。この率は、コペンハーゲン市における流行のピーク、一〇月上旬の罹患率の約六〇パーセントに相当する。

ノルウェーのオスロ（当時はクリスチャニアと呼ばれていた——人口二五万九六二七人）におけるインフルエンザ罹患者数は、七月の第二・三週が最も多く、計一万四四二五人に達している。これは、同市のインフルエンザによる死亡者が最も多かった一〇月の最終週・一一月第一週の罹患者数三九九九人を遥かに凌いでいる。第二の都市ベルゲンにおいても、七月に罹患者のピークがあった[27]。

ロンドンの場合をクロスビーは、「七月の三週間のうちにインフルエンザで七〇〇人、肺炎で四七五人が亡くなっている」とする。また、インフルエンザが法定伝染病に指定されていたスイスでは、七月に五万三〇〇〇人が罹患したとしている[28]。

「先触れ」は何だったのか?

アメリカ西部の兵営を起点に拡散

「先触れ」は、このように各地で発生し、蔓延した。同時多発というより、いまのところアメリカ中西部の兵営で発生したインフルエンザが、世界に拡がったものと見られている。そして、インフルエンザはヨーロッパやアメリカから世界中に拡がった。戦時なので、強制をともなって移動する軍隊もあったし、輸送船はUボートを怖れながらもあちこち航海していた。混乱したロシアへは、六月にムルマンスクに向け、インフルエンザ病原体を持った将兵が出発し、上陸後、インフルエンザ・ウイルスを撒き散らしながら内陸に向かって行進した。アジアでは、日本・中国以外に特にインドがこの第一波によって甚大な被害を受け、フィリピンではマニラの港湾労働者が動けなくなった。

この「春の先触れ」の世界での拡散状況を地図に示した研究成果[29]を**図2―1**に示そう。

このように、「先触れ」インフルエンザは、どこからともなく現れ、世界各地に拡がり、一旦は消えてしまった。しかし、アメリカやヨーロッパだけでなく、アジアにおける流行も報告され、若干の死亡者を出している。もっとも、いかなるインフルエンザであれ、死亡者は出るのであり、とくにこの時期には、まだウイルス自身、知られておらず、治療法や治療薬は確立されていなかった。それに、多くの国でインフルエンザは法定伝染病ではなく、報告義務もなかったから、「春の先触れ」がどの程度拡がったのか、罹患率や死亡率について統計的に正しく知ることはできない。ただ、記述資料から、

図2—1　「春の先触れ」の伝播〔1918年春〕

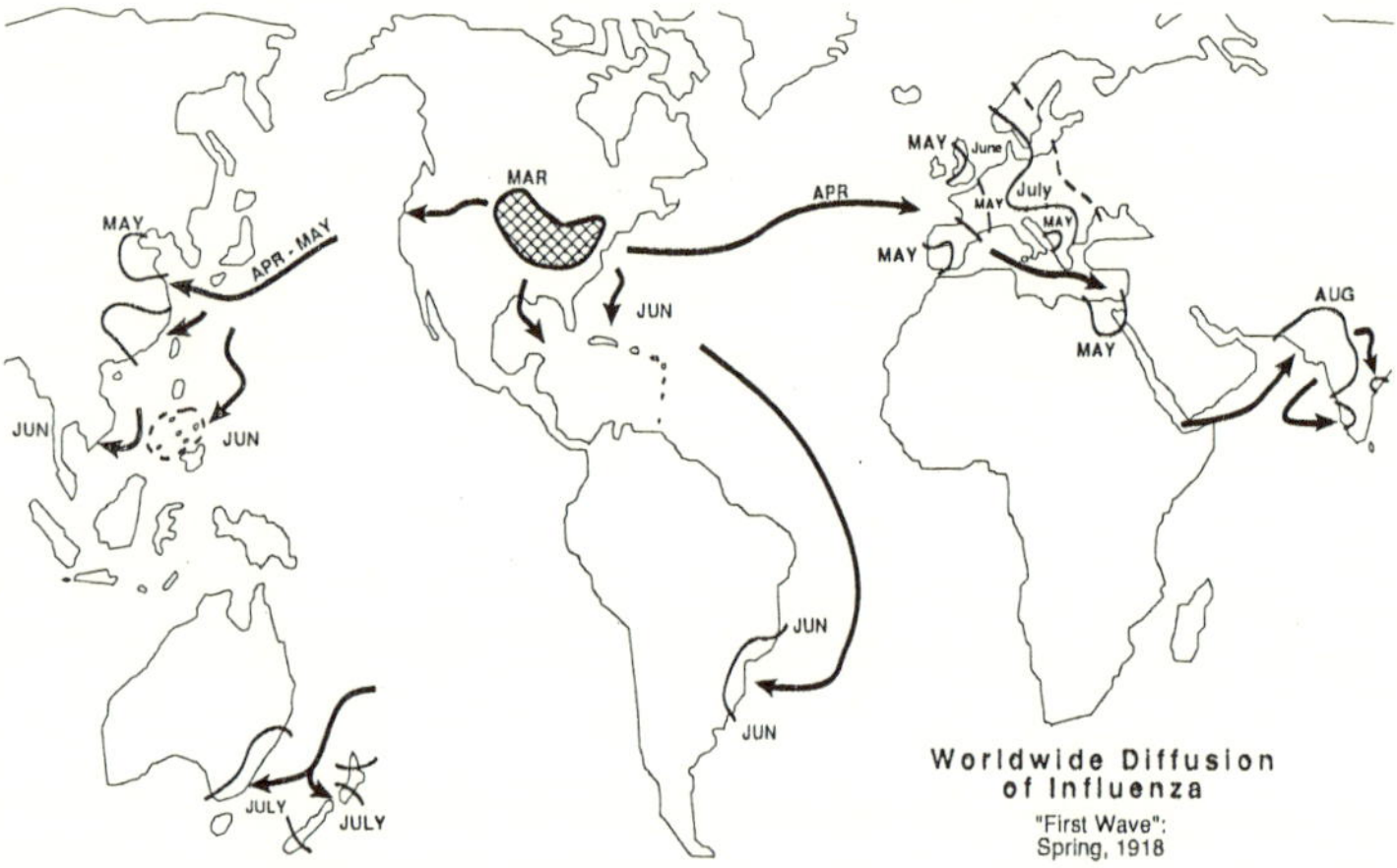

出典：K.David Patterson and Gerald F.Pyle,"The geography and mortality of the 1918 influenza pandemic", in *Bulletin of the History of Medicine*.65,1,1991,fig.1,p.6.

どの場所で流行があったかを知るのみである。

予防接種的な役割を演じる

ところが、死亡者が少ない、あるいは資料がないからといって、この「春の先触れ」を軽視することはできない。というのは、この「先触れ」は、致死性こそ低かったが、本格的な流行に際しては、一種の「予防接種的な役割」を演じた可能性が高い。つまり、「先触れ」に際して、インフルエンザに罹患した人は、そこでインフルエンザ・ウイルスH1N1型（スペイン・インフルエンザ・ウイルス）に対し抗体をもつことになり、秋以降の本格的流行に抵抗力を持つことができたからである。しかし、こう断言するには、「春の先触れ」インフルエンザと、秋以降の感染率・致死率の高い変異したインフルエンザ・ウイルスが、同じH1N1型であることが科学的に証明されていなければならない。しかし、現段階でいえることは、われわれが知っているのは、秋以降の凶暴化したインフルエンザ・ウイルスの正体であり、「春の先触れ」に際してのウイルスに関しては何も知らない。極端に言えば、H1N1型であったか否かも分かっていない。ただ、状況証拠からすれば、たとえば春のときの病状が肺炎に近かかったこと、若い成人に感染が多かったこと、時間的に流行がほとんど連続していることから、この二つは同じH1N1型ウイルスによるものと考えられる。

三週間で世界中に

そもそも、この「春の先触れ」がどこからやってきたのか、本書では、記録のクロノロジィにしたがって、一九一八年三月のアメリカ・カンザス州から始めたが、それは決してそこが発生地だったことを意味しているのではない。たしかにカンザスには養豚場や養鶏場が多く、ブタ・インフルエンザ・ウイルスまたはトリ・インフルエンザ・ウイルスがヒトに感染したことを可能性として考えることはできる。しかし、養豚場はアメリカのどこにもあり、なぜカンザスかということになると答えは得られない。また、ある人は、発生地は悪名高い中国の南部だと主張し、そこでは、ヒト・ブタ・トリが一つ屋根の下で暮らしており、確かにインフルエンザがトリからブタ、ブタからヒトへ感染する可能性は高かった。その中国人労働者が、アメリカやヨーロッパに渡り、インフルエンザを持ち込んだ可能性を指摘する者もいる。しかし、確たる証拠は何もない。

それより、アメリカで発生したインフルエンザが、大西洋や太平洋を三週間以内に渡り、ヨーロッパやアジアに到達したと考える方がまだ納得できる。

さらに、もう一つの可能性を提示すると、先にも触れたように、このときのインフルエンザ・ウイルスは、人間ではなく、もともと渡り鳥が世界各地に運んだのではないか、という仮定である。そもそもインフルエンザ・ウイルスはトリのウイルスであって、一四四種類のウイルスすべてを持つのは動物のなかで鳥類だけである。その一部が、ブタやヒトに取り付くと考えると、納得のいく説明ができる。トリのなかには、インフルエンザ・ウイルスを体内に持っていても痛痒を感じない種類がいくつもある。カモやアヒルといった水禽類はわれわれに身近な鳥類であるが、インフルエンザ・ウイルスはそれらの消化器を住処にするので、ヒトのように呼吸器を侵され、死亡してしまうわけではない。しかし、それらの排泄物のなかで、しばらくウイルスは生きているので、そこからニワトリやブタに感染する。したがって、アメリカとアジアで同時に、ヒトが、渡り鳥が運んだインフルエンザ・ウイルスに感染した可能性もある。

もし、インフルエンザ・ウイルスの運び屋が渡り鳥だとすると、昔も今もわれわれには打つ手はない。渡り鳥は益鳥でもあり、まさかこれを全滅させるわけにはいかないし、技術的にも不可能である。監視を強め、ウイルスを人間に近付かせないようにするほかかない。

注

（1）本書でいう春夏秋冬は、北半球のそれであり、同時的には南半球の秋冬春夏になる。

（2）ここでは、一九一八年三月、アメリカ・カンザス州ライリー兵営で最初のスペイン・インフルエンザ患者が出たとしたが、厳密にいうと、これ以前に患者が出ていた可能性もある。このことについては、バイアリ（Carol R. Byerly）が、その著書で、一九一七年に開始された徴兵により、兵士が急造の兵営に詰め込まれ、そこで一般社会に倍する幾種もの感染症に罹患したことを述べている。そのなかには、肺炎等の呼吸器病もあり、密集と衛生設備の貧弱さがその原因であった、としている。*Fever of War : The Influenza Epidemic in the U. S. Army during World War I.*, New York, New York University Press, 2005, p. 53-56. 筆者も、三月以前に、日本や中国で、「流行性感冒」に罹患する者がいたことを知っているが、それがスペイン・インフルエンザと同じ種のものであった、とする積極的な証拠はない。厳密にいえば、その発生は「謎」なのである。

（3）一九一八年春のアメリカにおける状況については、アルフレッド・W・クロスビー『史上最悪のインフルエンザ――忘れられたパンデミック』西村秀一訳、みすず書房、二〇〇四年、三九頁以下による。クロスビーは、この情報を*Journal of the American Medical Association*, Vol. 72,11 January, 1919. から得ている。

（4）Lynette Iezzoni, *Influenza 1918*, TV Books, New York. 1999. による。ただし、その情報の根拠は示されていない。

（5）Carol R. Byerly, *Fever of War. The Influenza Epidemic in the U. S. Army during World War I*, New York, 2005, *p. 6.* なお、John M. Barry, *The Great Influenza. The Epic Story of the DeadliestPlague in History*, New York, 2004.（邦訳、ジョン・バリー『グレート・インフルエンザ』平澤正夫訳、共同通信社、二〇〇五年）は、インフルエンザ発生地を、このカンザス州ハスケル郡としている。ハスケル郡の誰かが、一月二八日から三月二日の間に兵営を訪れ、一定の潜伏期間を置いて兵士が発病したとする（邦訳、一一五頁）。

（6）クロスビー『史上最悪のインフルエンザ――忘れられたパンデミック』三七頁。なお、本書では原則として、国外の状況については、根拠のある情報のみをとった。

（7）Carol. R. Byerly, *op. cit*, p. 14.

（8）第一次世界大戦のヨーロッパ戦線については、リデル・ハート『第一次世界大戦　上・下』上村達雄訳、中央公論新社、二〇〇〇年による。ただし、この書にはスペイン・インフルエンザのことは全く出てこない。

（9）クロスビー『史上最悪のインフルエンザ――忘れられたパンデミック』四一頁。

（10）内閣統計局編纂『日本帝国人口動態統計』の大正五（一九一六）年および大正六（一九一七）年。

（11）この巡業を含み、大相撲に関する情報は、江戸東京博物館館長・竹内誠氏のご好意により得ることができた。同氏にお礼申しあげたい。

（12）日本学士院会員・伊藤誠氏のご好意により、國學院大學図書館所蔵の同紙マイクロフィルムの利用ができた。同氏に感謝したい。同紙は同年六月二一日の紙面で、目下香港でインフルエンザが流行中という貴重な情報を掲載している。

（13）神奈川県警察部衛生課編纂『大正七・八年、大正八・九年流行性感冒流行誌』大正九（一九二〇）年、四六頁。なお同書は、先端研究「暦象データ・ベース」（代表者・友部謙一）による収集書である。軍艦「周防」は、かつてロシア旅順艦隊の主力となっていたロシア製戦艦「ポベーダ」で、日本軍の砲撃により大破着底したものを浮揚させ、戦利艦として日本が利用していた。この時期には時代遅れとなり、分類上の艦種は海防艦となっている。乗組員は七〇〇人前後とみられるから、その二割は罹患したことになる。

（14）『日本帝国統計年鑑　三九』大正十（一九二一）年発行（復刻版、東洋書林、一九九七年）所収の五一〇表「新患者月別」（五四一頁）より。

（15）Ministry of Health, *Report on the Pandemic of Influenza 1918-19*, London, 1920, pp. 236-237.（以下 Ministry of Health, *Report* と略称する)。

（16）Beatriz Echeverri, "Spanish Influenza seen from Spain," in H. Phillips and D. Killingray (eds.), *The Spanish Influenza Pandemic of 1918-19: New Perspectives*, Routledge Taylor & Francis Group, 2003, pp. 101-109. なお、当時、この病気に対し、ドイツでは「電光カタール」、イギリス兵は「フランダース・グリップ」、ペルシャ人は「風の病」、香港のお偉方は「内に高熱がこもる病気」と名付けた（Pete Davis, *The Devil's Flu. The World's Deadliest Influenza*

Epidemic and the Scientific Hunt for the Virus That Caused It, New York. 2000, p. 58. 邦訳『四千万人を殺したインフルエンザ――スペイン風邪の正体を追って』高橋健次訳、文藝春秋、七八頁)。

(17) 筆者のスペインに住む友人から聞いた話である。

(18) Erich von Ludendorff, *Ludendorff's Own Story*, 2 vols, New York and London, Harper & Brothers, 1919. この著作は、ルーデンドルフが、休戦とともにいち早く中立国スウェーデンに逃れ、そこで一九一八年一一月から翌年二月の間に書かれ、六月、ベルサイユ講和条約調印の日にベルリンで完成したことになっているが、この書については最初から英語で書かれたものか、口述筆記されたものか分からないし、刊行が早すぎるという点など疑問がある。

(19) Pete Davis, *op. cit.*, p. 58. 邦訳『四千万人を殺したインフルエンザ――スペイン風邪の正体を追って』七八頁。

(20) 根路銘国昭『インフルエンザ大流行の謎』ＮＨＫブックス、二〇〇一年、四五頁。ただし、この典拠については知ることができなかった。

(21) Carol. R. Byerly, *op. cit.*, p. 73.

(22) Patrick Zylberman, "A holocaust in a holocaust. The Great War and the 1918 Spanish influenza epidemic in France." in H. Phillips and D. Killingray (eds.), *op. cit.*, pp. 191-201.

(23) John M. Barry, *The Great Influenza: The Epic Story of the Deadliest Plague In History*, New York, Viking Adult, 2004, p. 174. 邦訳『グレート・インフルエンザ』平澤正夫訳、共同通信社、二〇〇五年、一三二―一三三頁。

(24) Carol. R. Byerly, *op. cit.*, pp. 70-71.

(25) リデル・ハートは『第一次世界大戦　下』二〇九頁において以下のように述べている。「西部戦線において何か決定的とみなされる出来事があったとするならば、この日（一九一八年八月八日――引用者）に決行されたアミアン東方の大奇襲がそれである。」

(26) Ministry of Health, *Report*, p. 216.

(27) Ministry of Health, *Report*, p. 211.

（28）クロスビー『史上最悪のインフルエンザ——忘れられたパンデミック』四六—四七頁。

（29）K. David Patterson and Gerald F. Pyle, "The Geography and Mortality of the 1919 Influenza Pandemic." in *Bulletin of Medical History*, No. 65,1991, pp. 4-21. 所収。

第3章　変異した新型ウイルスの襲来

——一九一八（大正七）年八月末以後——

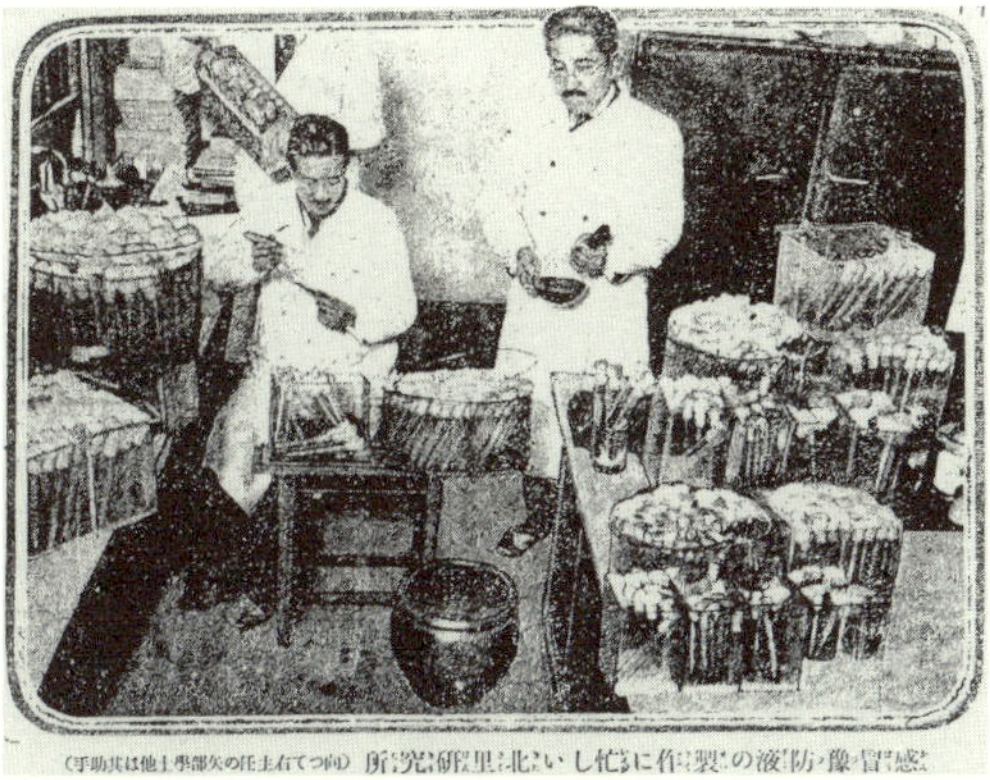

「感冒豫防液の製作に忙しい北里研究所」
（『大阪毎日新聞』1920年1月10日付より）

アメリカ

港町で変異したウイルス

一九一八年八月後半、おそらくフランス西部（例えば、ブレストなど）[1]か、アフリカ、シエラ・レオーネのフリー・タウンのごった返す港町で、ウイルスは変異した。それまでは、高熱で西部戦線の兵士を悩ませたり、東京の相撲力士を休ませたり、マニラの港湾労働者の就業を不可能にはしたが、死亡にまで追い込むほど冷酷ではなかったインフルエンザ・ウイルスは、世界一周の後、変異し、凶暴化して人類に襲いかかってきたのだ。これらの港というのも場所が悪かった。折から第一次大戦末期で、これらの港を通って、アメリカ・アフリカ・ヨーロッパを行き来する艦船が多く、おそらく最初はたった一人か少数の罹患者を出したインフルエンザ・ウイルスが、変異することによって非常に高い感染力を持つようになり、多くの人に罹患し、またたく間に世界中に散らばったものと思われる。そして、誰もコントロールできない状況になった。

欧州派兵とウイルス

具体的な状況の、最初の記録が残るのは、またしてもアメリカである。八月一二日にニューヨークに着いたノルウェーの貨物船は、航海中四人のインフルエンザ患者を水葬に付している。ニューヨークでは、このような事態に対し、患者を病院に収容する措置をとった。しかし、そこで効果的な治療が行われたわけではなく、他の入院患者がスペイン・インフルエンザに感染する結果になった。ただし、これが、変異したウイルスによるものであるか否かははっきりしていない。しかし、少なくともこの時点ですでに非常に伝染性が強くなっていたと言えるだろう。

九月になると、東海岸のヨーロッパから船が着く港はどこでも、変異したインフルエンザ・ウイルスに感染した下船患者と、これから大西洋を渡ってヨーロッパの戦線に向かおうとする若者とが交錯することになった。西部戦線では、なおドイツ軍の抵抗が熾烈で、アメリカ軍は増援を得て、大攻勢に出ようとしていた。AEFの司令官パーシング将軍は、矢のような催促で、できるだけ多数の軍隊をヨーロッパに送るように本国に要請している。

ディベンズ基地で猛威をふるったウイルス

ボストンに近いディベンズ基地は、新しくできた兵営だったが、八月中旬、何人かの肺炎患者を出した。[2] これが、どこからもたらされたのかは分かっていない。ただし、この時点では、これがインフルエンザの合併症であったとの報告はなされなかった。九月になって、何人かの髄膜炎患者が出たので、保菌者の隔離が行なわれている。インフルエンザに関しては全く無警戒であったが、九月半ばになると爆発的な流行に見舞われる。二二日には兵営の兵士の二〇パーセント近くが罹患し、月末にかけて何千人もの患者が病院に殺到し、医者や看護婦は早朝から深夜まで対応に追われ、ついには彼ら自身罹患してしまう。軍医の報告によれば、兵士は「インフルエンザの一般的な発症のような症状で始まり、病院に担ぎ込まれると、きわめて急速に、これまで見たこともないような悪性の肺炎を発症する。入院後二時間で頬骨の上に赤褐色の斑点が現れ、数時間後には耳から顔全体に広がるチアノーゼが見られるようになり……」[3]。軍医は以下のように続ける。「死まで数時間、こういった兵士が一日一〇〇人も死んでゆく。数日間、棺桶もなく積み上げられた死体がおぞましかった」云々。

最大の問題は、こういった残酷な病気が何なのか、誰も知らず、いわんや治療法について全く分からなかったことである。視察に訪れた勇猛をもって鳴る陸軍軍医部の部長たちも、恐ろしさに言葉を失うばかりであった。

米軍戦没者の八割はインフルエンザによる病死か？

陸軍当局は、被害をこの兵営のみに留めるべく、兵営間の人員の移動を禁止し、一般市民との接触も禁じた。しかし、もう遅かった。九月七日、港都ボストンから、海軍工廠のあるフィラデルフィアに三〇〇人の水兵が到着したが、その四日後には、彼らのなかから一九人がインフルエンザに感染していることが申告された。ボストンからの水兵は、フィラデルフィアだけでなく、五大湖地方、さらには西海岸のシアトルに近いピュージェットサウンド基地にも向かっており、そこで発病し、死亡者を出した。

港から内陸に入り込んだインフルエンザ・ウイルスは、乗船港に近い兵営を襲い、多くの兵士が、大西洋を渡る前に、アメリカ国内の兵営や、乗船港への途中、乗船港での待機中、そして大西洋の航海中に命を落とした。このことを当局が公式に知ったのは九月八日である。イギリスやフランスの港に着いた者も、そこから集結地までの途中や集結地で倒れ、無事戦線までたどり着き、戦闘に参加し得た者はむしろ幸運だったというべきだろう。第一次世界大戦におけるアメリカ軍の戦没者は、約一〇万名とされているが、その八割がスペイン・インフルエンザによる病死だったと言われている（ただし、最近の著作では、アメリカ陸軍省の公式記録では、戦闘による死者五万二八〇人に対し、病死者五万七四六〇人という数字を挙げる者もいる）[4]。インフルエンザが大流行し、あまりに多くの罹患者、そして死者がまだ大西洋を渡る前のアメリカで出たので、フランスに兵を送るのをやめるべきではないか、という意見もでた。しかし、ウイルソン大統領のもとに呼ばれたマーチ陸軍参謀総長は断然そのような考えを否定し、アメリカ兵の大西洋横断は休戦後も続く[5]。

このように、軍隊は、悪性のインフルエンザ・ウイルスの「運び屋」として兵営や基地どうし、そこから一般市民、さらには海を越えて世界中にこの猛毒を届けた。

当時の状況を描写した詩文

クロスビーに従えば、その頃巷の少女の間では、ある縄跳び歌が流行っていた。

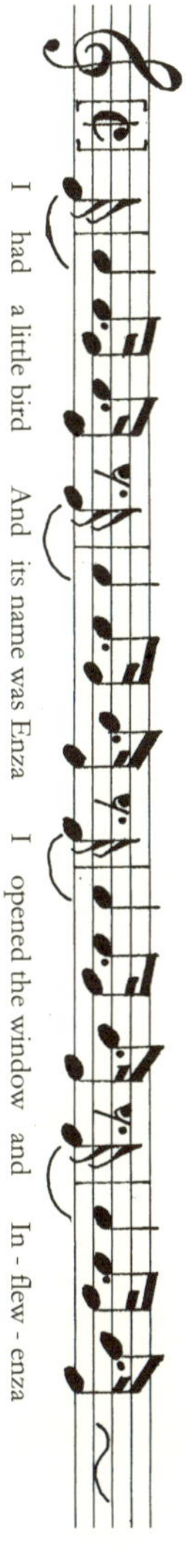
I had a little bird And its name was Enza I opened the window and In - flew - enza

歌詞は、「小鳥がいたの。その名はエンザ。窓を開けたら飛び込んで来たの。」最後のところは日本語では元の意味を表現できていないが in-flew-enza で、もちろんインフルエンザと掛けてある。(6)

アメリカ以外の状況はひとまず置いて、もう少しアメリカ国内を見ておこう。クロスビーの『史上最悪のインフルエンザ――忘れられたパンデミック』は、スペイン・インフルエンザに関する古典的名著で、しかも最近邦語で読むことができるようになった。クロスビー以後、新たに刊行された文献による知見も加え、概要を示すことにする。

まず、クロスビーの著書は、最初の頁に「このパンデミックを生き延びたキャサリン・アン・ポーター(Katherline Anne Porter, 1890-1980)に捧ぐ」とある。なぜか？ ポーターは、アメリカ南部出身の女流作家で、寡作ではあるが、フォークナーと並ぶ南部文学者として名高い。彼女は、このインフルエンザ流行時には、コロラド州デンヴァーの新聞社に勤めていたが、自身がインフルエンザに罹患し、生死をさまよった「臨死体験」を文学にしている。(7) この時のインフルエンザ流行を主題にした文学のなかで、最も優れている作品『幻の馬　幻の騎手』に、当時の状況が最も生々しく描写されている。

一人の女性ジャーナリスト、ミランダ(ポーターの分身と思われる)の前に現れた若い男性アダムは、まもなく欧州戦線に送られる若い将校である。かれらは恋に落ちるが、逢う日もわずかのうちに彼女自身インフルエンザに罹患してしまう。高熱のため幻想をみたり、幻覚症状に陥ったりするが、医師ヒルデスハイム(明らかにドイツ語圏出身である)も見離した彼女を、一人の看護婦タナーの看護が救う。しかし、彼女が回復して読んだ書簡のなかに、アダムが大西洋を渡る前に兵営でインフルエンザにより死亡したとの知らせがあった。

罹患者の体験に、周囲の状況、たとえば戦時公債募集のパレード、欧州戦線の噂話、休戦条約調印を告げる教会の鐘といった実際にあった事柄を配して、臨場感を高めることに成功している。最近刊行されたバイアリの著作[8]も、ポーターの小説に触れている。

文学に記されたインフルエンザと体制への憎悪

もう一つ、軍隊とインフルエンザを主題にした文学をあげるならば、スロヴェニア出身のルイス・アダミック（Louis Adamic）の『ジャングルの中の笑い[9]』であろう。

そのなかで、ウイルソン大統領のいう「民主主義を守る戦争」あるいは「戦争を終わらせるための戦争」に参加すべく徴集された南部アメリカの兵隊たちが、知識もなく、時には文盲で、英語さえ理解しない者を含む集団であったこと、そこへインフルエンザが浸入し、兵営が大混乱に陥ったことが描かれている。中隊は隔離され、一日に数千人の患者が発生しては、とても演習どころではなかった。死者は一日平均七〇人に達し、インフルエンザが終息したとき、隊の五分の一が死んでいた。本名アダミックで登場する軍曹は罹患しなかったが、ボヘミア出身のコスカ大尉と、著者本人との会話を通じて物語が展開される。至る所にインフルエンザへの呪い、その向こうにある体制への批判があり、当時のアメリカを包み込んでいた戦争ヒステリー状態への憎悪を感じさせる。

こういった作家たちの感性を通じての描写は、当時のアメリカ知識人の心の底を垣間見せてくれる。

それは、ある面では以下に示す諸統計や、記事、それらに基づく記述より説得力があるし、「心性」の上では真実であろう。それらを科学的でないとして無視することはできない。しかし、やはり文学作品は、なんと言っても著者の感性による作品であり、それだけで、全体像を示すことはできない。そこで、次に、文学作品とは正反対の、統計数値に語ってもらうことにする。

アメリカ国内での感染の拡がり

表3―1は、アメリカの都市のうち、翌年三月までに三〇〇〇人以上の死者を出したところを選び、九月の第二週から、毎週のインフルエンザおよび肺炎による死亡者数を示したものである。[10] 紙面の関係上、ここでは一一月末までしか示していないが、原本（クロスビーの訳本でも）では、四六の都市について表示されているので、詳細はそれにゆずりたい。クロスビーの著作には、同時に、付随して、この表には含まれていない国内勤務の陸軍および海軍のインフルエンザ・肺炎死亡者数が週ごとに示されている。それによれば、九月―一一月末の間、陸軍で二万一一九三名、海軍で三一三七名が死亡している。一一月一一日の休戦条約成立で、除隊になった者が多かったので、実際には死亡者はもっと多かったであろう。

表3―1から、第一に、アメリカにおけるインフルエンザは、ボストンに始まり、まず東海岸諸都市に広まり、次第に西漸して、二週間のうちに西海岸に到達したことが分かる。全体としてのピークは一〇月の第四週（一〇月二〇日―二六日）で、ポーターの小説に出てくる情景は、この週前後に起こった

表3—1　アメリカ主要都市のインフルエンザ死亡者数〔1918 年秋〕

月			9			10				11					期間内小計	翌年3月末までの合計	死亡率(‰)
日			14	21	28	5	12	19	26	2	9	16	23	30			
都市名	州名	人口															
ボストン	MA	785	46	265	775	1214	1027	589	226	137	76	47	54	54	4510	6225	7.9
バッファロー	NY	473				48	180	531	725	455	168	80	34	36	2257	3063	6.5
ニューヨーク	NY	3215		106	191	733	2121	4227	5222	4402	2277	1053	657	424	21413	33387	10.4
フィラデルフィア	PA	1761				706	2635	4597	3021	1203	375	163	103	93	12896	15785	9.0
ピッツバーグ	PA	593		17	34	89	114	389	576	630	798	532	385	297	3861	5959	10.0
ボルチモア	MD	599				117	563	1357	1073	397	147	51		40	3745	5007	8.4
ワシントン	DC	401			34	173	488	622	389	181	55	42	37	42	2063	3169	7.9
クリーヴランド	OH	810				18	40	158	453	682	524	351	240	197	2663	4563	5.6
シカゴ	IL	2596	16	24	91	417	1047	2105	2367	1470	738	390	251	217	9133	14014	5.4
セントルイス	MO	779					86	186	233	257	229	228	190	235	1644	3691	4.7
ニューオーリンズ	LA	382				29	144	624	682	333	158	76	37	43	2126	3362	8.8
サンフランシスコ	CA	478						130	552	738	414	198	90	56	2178	3755	7.9
ロサンジェルス	CA	568					69	131	293	382	309	300	196	167	1847	3184	5.6
小計		13440	62	412	1125	3544	8514	15646	15812	11267	6268	3511	2274	1901	70336	105164	7.8
全掲載都市計		21115	68	449	1453	4558	11386	19939	20806	14818	8442	5038	3492	3192	93641	142631	6.8

(注)いずれも 1918 年 9-11 月にかけて死者 3,000 人以上を出した都市。「日」の欄は,その日付に終わる 1 週間を示す。人口は,1918 年 7 月 1 日時点の推計値で単位は 1,000 人。下線を伏した値は,期間内の最高値(但し,セントルイスは 12 月第 2 週に最高値を記録)。

としていいだろう。

表から読み取ることのできる第二の特徴は、第三とも重なるが、一部の都市ではこの表に週単位で示した期間以降に死亡のピークが来ていることで、西に行くにしたがってそうなっている。注記したようにセントルイスは一二月一四日に終わる週がピークであり、この表に出てこない都市として、デンヴァー(CO)、グランド・ラピッヅ(MI)、カンザス・シティ(MO)、ミルオーキー(WI)、スポケーン(WA)が同じく一二月一四日に終わる週にピークを迎えた。これらの都市は中西部に位置しており、東部における流行から一カ月半遅れてピークがやってきたことになる。このようなインフルエンザの時間差襲来は、広いアメリカに見られる特徴である。

第三に、この表から読み取ることはできないが、一九一九年になって再発を見た都市がいくつかあった。それは一九一八年秋ほど苛烈ではなかったが、ニューヨークでは二月一日に終わる週に一二一二人の死者を出し、三月になっても一五日に終わる週に六九五人の死者を出している。結局、この大都市は、三月末までにインフルエンザとその合併症だけで、人口の一〇パーミル(一パーミルは千分の一)以上、すなわち一パーセント以上の死亡率にさらされたのである。フィラデルフィア、ピッツバーグ等の東海岸の大都市においてもかなり高い死亡率が示されている。人口の一〇パーミルというと僅少な値に見えるが、インフルエンザ流行前、一九一七年のアメリカの死亡率が、白人一三・五パーミル、黒人二〇・四パーミルであったことを考えると[11]、死亡率を一・五倍以上引き上げたことになる。

流行は一九一八年に限らない

表3―1は、その状況を垣間見たものに過ぎないが、この表からだけでも、インフルエンザがアメリカ諸都市を急襲し、「後遺症」を引きずった都市もあったが、比較的短期間でそれは去っていったことが分かる。アメリカのインフルエンザに関する著作の多くは、「インフルエンザ・パンデミック――一九一八」というように専ら一九一八年に集中している。しかし、さきに述べたように、一九一九年の始めばかりでなく、一九一九年の末から二〇年の始めにかけても、かなりの罹患者・死亡者を出した。もちろん、一九一八年秋の状況は、最初の経験であり、その衝撃はそれ以降に比べれば遥かに大きかったことは確かである。しかし、アメリカに限らず、スペイン・インフルエンザ流行は、一九一八年だけでなく、すくなくも一九一九年、多くの場所では二〇年春まで続いたのである。

その点、ドロシィ・アン・ペティ（Dorothy Ann Pettit）の未刊行学位論文[12]は、意識的に流行期間を一九一八年から二〇年の期間とし、その間におけるインフルエンザ流行の諸様相を追っている。この論文は、関係者の書簡・日記等、記述資料を多用しており、統計資料はわずかしか出てこないが、一九二〇年の状況について、以下のように述べている。

一九二〇年一月中旬にニューヨークやボルティモアで病人が続出し、シカゴでも一月一五日、インフルエンザや肺炎患者の再発が報告された。折から禁酒法の制定で多忙であったワシントンD・Cでは、一月末に、国務長官、陸軍長官、司法長官らが「かぜ」で寝込んでしまった。ワシントンD・Cにおける毎週のインフルエンザによる死亡者数は、一月一〇日に終わる週が二二人、一七日が二七人、二四日が八一人、三一日が一八一人、二月七日が一六四人で、その後は終息に向かった。この死亡者数は、**表3―1**に示した一九一八年秋の猛烈な流行時に比べれば少ないが、同年末から翌一九一九年一月にかけての流行時に匹敵する。

これらを総合すれば、一九二〇年初頭のアメリカでは、流行は東海岸から始まり、その後、全土を襲ったことは明らかで、後述の日本同様、インフルエンザは一九二〇年四月末まで全土を席巻した。それは一九一八年秋―冬ほどひどくはなかったとしても、二〇世紀において二番目に多数の死亡者を出した流行だったのである。

少なめに算出された死亡者数

もう一つの問題は、クロスビーを始め、諸著者が引用する英国衛生省編の『報告書』は、当時として抜群の出来であるが、死亡者数は実際よりかなり低めに書かれていることである。これは、この報告書が一九二〇年に刊行されたもので、第一に、インフルエンザ流行を、一九一八年、一九一九年の二年間に限り、第二に、死亡をインフルエンザによる直接の死亡者、およびインフルエンザから気管支炎・肺炎に進んだ者に限ったからである。実際には、一九二〇年の死亡者、および慢性的な気管支炎・結核炎に罹っていた患者で、インフルエンザによって死亡した者も加えるべきであろう。これら超過死亡（excess death）者を加えれば、「インフルエンザによる死亡者」を、インフルエンザおよび流行直後の肺炎・気管支炎・脳膜炎など、合併症による死亡者だけに限るより、遥かに多くなる。このことは、各種統計が身近に利用できる日本での死亡者数を算出する場合に大きな意味をもってくるが、これについては後に触れよう。

また、**表3—1**は、そもそもアメリカ全土の数値ではないし、利用にはこういった条件を考慮しなければならない。インフルエンザは、多くの国で法定伝染病ではなかったし、さらに驚くべきことには、当時のアメリカでは、州によっては死因別統計を連邦政府に届けなくてもいいところすらあった。現在、アメリカにおけるスペイン・インフルエンザ死亡者は最低でも五五万人と見られている。一九二〇年のアメリカの人口は一億五七一万人、死亡率は一五パーミル前後だから、平年の死亡者は一五八万人である。インフルエンザによって、死亡率は二〇パーミル前後になったものと見られる。しかし、この数は最低限の数値であって、実際にはもっと多かった可能性もある。

そもそもクロスビーがスペイン・インフルエンザに関心を持ったのは、一九一八年のアメリカ人の平均寿命が、その年だけ急激に低下していることを年鑑で知ったことがきっかけであった。平均寿命を引き下げるような死亡者数増大は、年少者の死亡率上昇で起こる。この時のインフルエンザによる死亡者の年齢構成は、W字型であった。つまり、スペイン・インフルエンザによる死亡は、子どもと高齢者以外に、二十歳から四十歳の中年層で多く、普段はめったに死なない年齢の者が死亡することで一層怖れられ、人口統計上では平均寿命を縮めた。

パニックに陥ったアメリカ社会

最初に襲われたボストンでは、ドイツの潜水艦が病原体を運んできたとか、ドイツがアスピリン錠(バイエル社製)のなかに毒を入れたのだという荒唐無稽な噂が巷間に広まった。これは、行き過ぎた反独感情のせいだが、初めて経験するインフルエンザの猛威に、人々がパニック状態に陥ったことを物語っている。一〇〇万のオーダーで戦死者を出したヨーロッパ諸国と違って、アメリカでは大戦による戦死者の数は少なく、異常事態による「死」への恐怖、「死」の意味づけは、少なくも他の大戦参加国とは違っていた。それだけに、マスコミ(といってもこの時期には新聞のみであるが)は諸国のなかで最もけたたましくその報道を行なった。

表3—1のように、インフルエンザは突如襲いかかり、大都市では毎日数百人の死者を、多いところでは二カ月にわたってもたらした。フィラデルフィアもその一つで、棺桶が足らず、市長は他の市の死者に用意されたものを取り寄せたほどであった。劇場・映画館は閉鎖され、あらゆる集会は禁止されたので、教会の集まりも屋外で行なわれる始末であった。人々はマスクを着用し、病院は患者で溢れかえった。

戦勝気分に酔うその足元で

ところが、ちょうどそのとき、第一次世界大戦は終結に向かい、連合軍最後の攻撃がフランス戦線で始まり、ドイツ軍は退却し、一一月一一日にはコンピエーヌ(北フランス)で、休戦協定が調印された。それ以前にオーストリアとの休戦協定調印（一一月三日）、ドイツのキール軍港での水兵反乱（一一月三日）、ドイツ皇帝の逃亡による共和制への移行（一一月一〇日）、オーストリア皇帝退位とハプスブルグ王朝の滅亡といったヨーロッパ政治地図の激変が続き、ヨーロッパ系移民の断然多いアメリカでは、人々の目はそちらの方に向き勝ちであった。新聞記事も、やはり国際面に多くの頁を割いていた。ウイルソン大統領の標榜する「戦争をなくすための戦争」は終わったが、その後の国際協調の枠組みとして国際聯盟案が提示され、アメリカは、疲弊したヨーロッパに代わって世界をリードする勢いを示し、アメリカの世論は国際政治の面でも沸騰していた。

皮肉にも、その足元で、スペイン・インフルエンザの猛威が戦争による被害を遥かに上回る何百万・何千万もの人々の生命を世界各地で奪いつつあった。そして、有史以来最大の人間どうしの殺戮が終わると同時に、今度は、記録のある限り最大の、人間と、見えない病原体との戦いが始まり、累々たる屍が世界のほとんどすべてのところで、その処理能力以上に横たわる状況を生みだしていた。

軍や医師会、医療施設、そして各級行政機関の取り組みも、かなり充実していた。それでも、ヨーロッパ戦線に多数の医者や医事従事者が送られており、また、国内にいた彼ら自身も罹患し、国内でその数は著しく不足した。ただ幸いだったのは、インフルエンザが嵐のようにやってきて、比較的短期間のうちに吹き抜けていったことである。アメリカ国内では、一九一八年秋の第二波は約六週間、一九一九年初めは約四週間、二〇年初めは約六週間、インフルエンザは一定の地域で猛威を振うと、次の場所へ移っていった。おそらく、多くの人に免疫抗体ができ、感染が拡がらなかったのであろう。

貧富の違いによる被害の違い

地方の例として、当時七万五〇〇〇人の人口を有していた南西部第一の都市エル・パソ（El Paso, テキサス州）の場合を見ることにしよう。[13] メキシコとの国境に位置するこの都市では、一九一八年一〇月二日には二五〇人以上のスペイン・インフルエンザ罹患者を出していたが、大部分はブリス兵営での罹患者であった。市当局は学校、教会、劇場等、人の集まる場所の閉鎖を命じたが、隔離は実際には行なわれなかった。一〇月八日には罹患者は一八〇〇人に達し、半分はブリス兵営の兵たちであった。軍や町の病院は満杯になり、医師も看護婦も不足した。エル・パソの対岸のメキシコ領でも同様の状況になっていたが、エル・パソに住むメキシコ人街区では深刻な状況になり、一〇月一五日の新聞では、三七人の死亡が伝えられている。エル・パソ市の南部には、メキシコ系の移民が居住していたが、社会資本も不十分で、清潔とはほど遠かった。白人たちはそのことに無関心だったので、ブリス兵営の司令官だったパーシング将軍が、その地区の清掃を申し出るほどだった。市当局は一斉にその地区の消毒を行なったが、エル・パソの最大の問題は、この南部地区の衛生状態だったのである。

スペイン・インフルエンザは、この地区の住民に大きな被害を与え、一〇月半ばの一週間の死亡者一三一人のうち、一〇二人までがメキシコ系住民だった。こういった事態のもとで、篤志家によってあるメキシコ系住民の学校が救急病院とされ、メキシコ系住民の来院に備えたが、彼らは家を離れようとせず、一〇月の死者は計六〇〇人に達した。このように、アメリカ南部では、居住者の出自によって、被害の差が顕著に現れたのである。

イギリス

最大の被害をもたらした第二波は六週間でイングランド全土に

イギリスにおけるスペイン・インフルエンザ第二波の流行は、一九一八年九月、ポーツマス、リヴァプールで始まった。[14] 二つの都市は、ヨーロッパとイギリスを結ぶ港湾都市であり、インフルエンザはフランスからもたらされた可能性が高い。年単位に換算したインフルエンザによる死亡率のピークは、最初の上記二都市が一〇月五日に終わる二週間、次のロンドンは一〇月一九日に終わる二週間、ブラッドフォード（ヨークシャー）が一一月二日に終わる二週間、マンチェスターが一一月一六日に終わる二週間、ノッティンガムとバーミンガムが一一月一六日に終わる二週間と、イングランド全域をほぼ六週間で覆った。英国では、六月から七月にかけて、はるかにマイルドな第一波が襲い、秋の第二波が最大の被害を与え、翌一九一九年二月に第三波がやってきたが、被害は第二波ほどではなかった。第一波と第三波は、以上の各都市に関する限り同時的に流行している。

人的被害については、はっきりそれがインフルエンザによる死亡者であるという断定を下すことは、どこでもそうであったように困難である。当時の戸籍本署（Registrar-General）は、イングランドとウェールズで一五万一四四六人、うち一般市民一四万九八九九人がインフルエンザによる死亡、と記録しているが、種々の補正を行い、おおよそ二〇万人が死亡し、これにスコットランドの補正死亡者数を加え、英国全体で第三波までを含み、二二万五〇〇〇人が死亡した、というのが現在多くの人に支持されている。イングランドでは死亡率六・三パーミル、スコットランドでは八・三パーミルとなる。死亡の四五パーセントが一五―三五歳の青壮年者層であった。[15]

英国衛生省の『報告』には、インフルエンザ患者の顔が三枚、色刷りで掲載されている。[16] 患者が罹患直後、顔面が紅潮している状態からチアノーゼ状態（肺機能の低下により、酸素が筋肉に行きわたらず、肌に赤紫色の斑点ができ、次第に拡がる）に移る様子を示している。天然色写真のなかった当時の罹患者の状態を知る貴重な描写である。

突出した壮年層の死亡者数

その『報告』には、ロンドン[17]における、一九一八年四月二九日―五月五日の週（第一八週）から、一九一九年の四月二七日―五月三日の週（第一八週）に至るまで、約一年間について、年齢階層を五つ（〇―四歳、五―一九歳、二〇―四四歳、四五―六四歳、六五歳以上[18]）、呼吸器系の死因を四つに分けて記録した統計表が収録されている。インフルエンザ (influenza)、肺炎 (pneumonia)、気管支炎 (bronchitis)、結核炎 (phthisis) である。**図3―1**は、その統計から、週別の病因別死亡者数の推移、**図3―2**は、年齢階層別死亡者数の推移を示した。

これらの図により、一九一八―一九年にかけ、ロンドンに三波のインフルエンザが襲来したことが明らかである。週に合計五〇〇人以上が死亡した時期は、第一波の一九一八年第二七週から第二九週、

図3－1　ロンドンの週別呼吸器病病因別死亡者数〔1918年5月―1919年5月〕

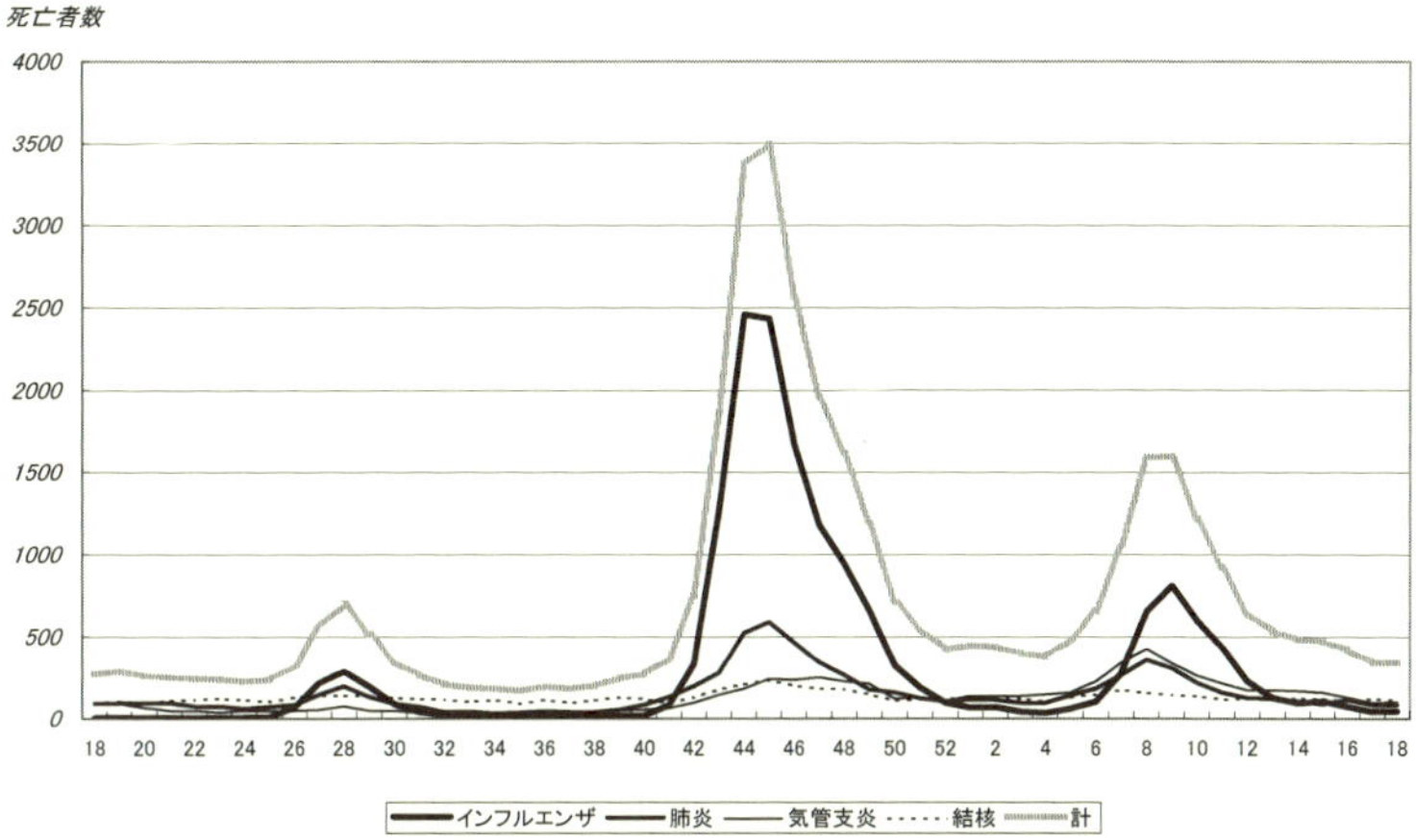

1918年（第18-52週）―1919年（第1-18週）

図3－2　ロンドンの週別呼吸器病年齢別死亡者数〔1918年5月―1919年5月〕

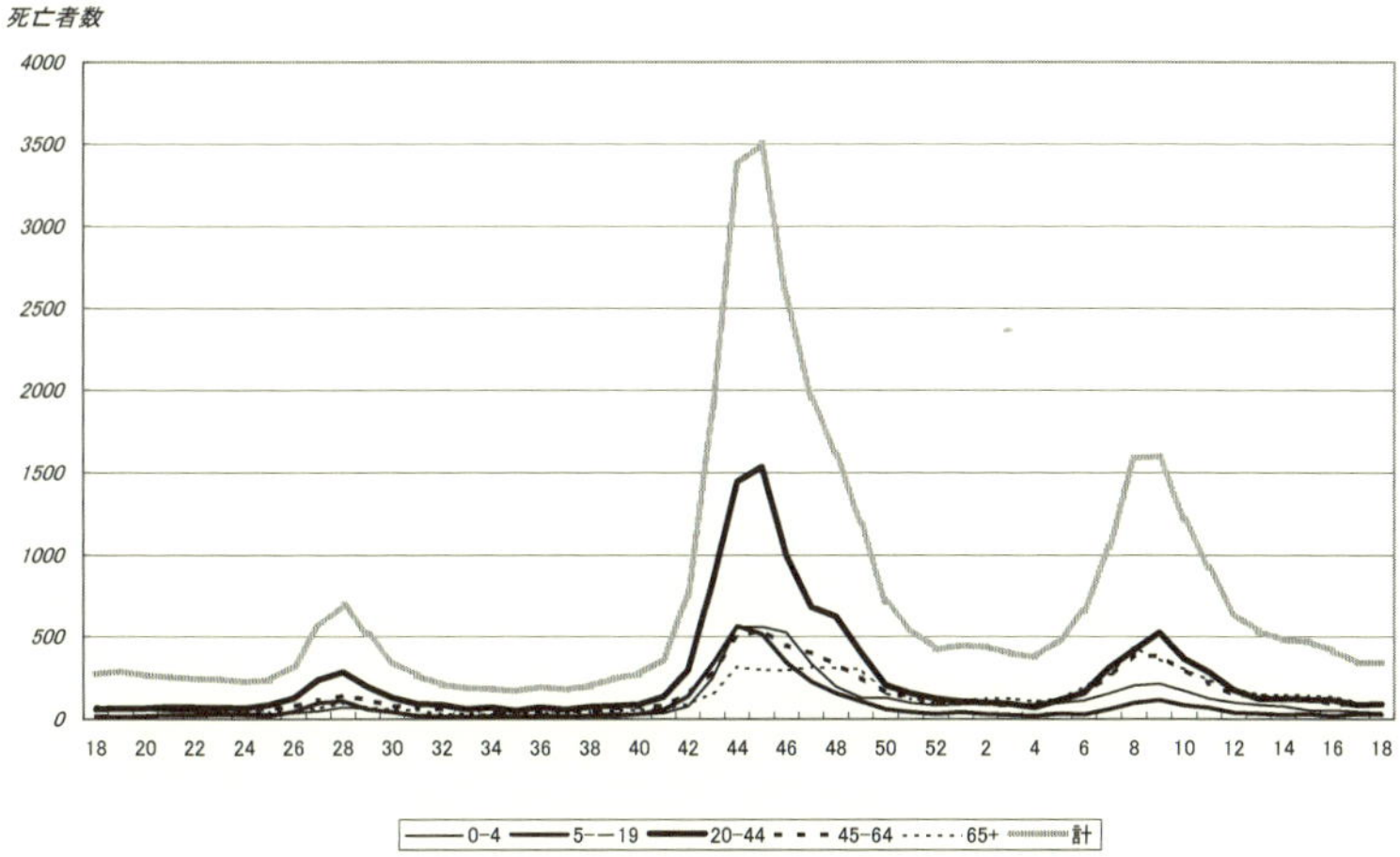

1918年（第18-52週）―1919年（第1-18週）

すなわち同年七月一日から二八日まで、第二波の同年第四二週から第五一週、すなわち一〇月一四日から一二月二二日まで、第三波の一九一九年第六週から第一三週、すなわち二月三日から三月三〇日まで、である。もちろん、いきなり死亡者が多数になったわけではなく、とくに第一波と第二波では、平常状態から二週間ほどで、死亡者五〇〇人を突破する異常状態になった。

ただし、死亡者数については、第一波流行の前にも、毎週二〇〇―三〇〇人前後が呼吸器病により死亡していた。第一波以前、第一波と第二波の間は、その水準であり、これを平年値と考えることができる。第二波と第三波の間の死亡者は、五〇〇人近くであり、平常年の水準をかなり上回っている。インフルエンザによる死亡者数は低水準にとどまったが、肺炎・気管支炎・結核による死亡者がある程度高くなったことが、この期間の死亡水準を平年値より上げる結果をもたらした。

三つのピーク時に共通するのは病因別で、何といってもインフルエンザによる死亡者が急増していること、肺炎・気管支炎による死亡者数も増加が見られるが、第二波と第三波では若干のタイム・ラグのあること、そして、年齢階層別では、二〇歳―四四歳という壮年層の死亡が突出していることである。四五歳―六四歳層がほぼこれに従っている。ただし、第二波の時期は、〇歳―四歳、五歳―一九歳、四五歳―六四歳の階層の死亡者もほぼ同数で増加している。

三つの流行拡大のパターン

インフルエンザは、罹患してから死亡するまで、数日の期間があり、この図のピークが罹患・流行のピークであったわけではなく、死亡者の増大がみられる一週間前あたりから流行が始まったと考えられる。そうすると、第一波では、第二五週まではほとんど〇に近かった死亡者が、第二六週には増加し始めているから、第二四週（一九一八年六月一〇日―一六日）から第二五週（六月一七日―二三日）に流行が始まったことになる。[19]海軍に関する限り、スコットランドの北端のスカパ・フロー軍港に碇泊していた英国艦隊では、五月一〇日の時点で、乗組員の一割、一万三一三人が罹患し、出港が三週間延期された。[20]そして、第一波は、第三二週（八月五日―一一日）には終わり、常態に復した。

第二波は、第四〇週から第四一週にかけて増加の兆候が見てとれるから、罹患者の発生はその一週間前、第三九週（九月二三日―二九日）あたりと見られる。そして、この第二波の死亡者数は、その後急激に増加し、第四三週（一〇月二一日―二七日）、第四四週（一〇月二八日―一一月三日）のインフルエンザ死亡者数は、合計五〇〇〇人近くに達した。

第一次世界大戦における女性の活動――戦線に近いフランスでのYMCA休養キャンプやロンドンの病院における負傷者の看護活動――を、一人の女性、ジョオン・シドン（Joan Seddon）を通じて描いたアイリーン・ラズボーン（Irene Rathbone）による半自伝的文学作品、『我ら若かりし時』*We That Were Young*[21]のなかで、ジョオン（Joan）が理想の男性像としていた兄のジミー（Jimmy）が、休戦条約調印直後、インフルエンザから肺炎を併発し、死亡するのは一一月二二日のことである。本筋とは一見無関係に見えるこの事件に、ラズボーンは小説の最後で一〇頁近くを充てている。

第二波の死亡者は、年末には低水準となり、一九一九年第四週（一月二〇日―二六日）には、平常状態となったが、その後三たび上昇傾向に入っている。その週に罹患者が出始めたのであろう。この第三波の流行は、第二波ほどではなかったが、死亡者全体が五〇〇人以下となったのは、第一四週（三月三一日—四月六日）のことであった。

ロンドンのインフルエンザは、第三波で終わったようである。周辺諸島を含むイギリス全土に流行したが、エッグ島（Eigg）のように、一九一九年の三月になって初めてインフルエンザの流行をみた僻陬の島もあった。[22]

一九一九年一月の報告によると、八週間のうちに、保険会社のプリューデンシャル（Prudential）は、インフルエンザ関連の死亡者に六二万ポンドを支払い、これは同じ時期の戦争による直接の被害者に支払われた二七・九万ポンドの二倍以上に達するとしている。[23]

フランス

アメリカ軍、フランス軍、イギリス軍の順に感染拡大

変異したインフルエンザ・ウイルスがフランスに襲来したのは、一九一八年秋、ブレストにおいてであった。[24] 九月には、二万五〇〇〇人のフランス兵がインフルエンザで寝込み、九月二六日から一〇月五日の一〇日間で、毎日三〇人が死亡、毎日一六〇〇人が戦線を離脱した（前線の兵員の三分の一に当る）。一〇月の一〇日間で、三万六〇〇〇人の兵が罹患し、そのうち二四〇〇人が死亡した。フランス陸軍では、一九一八年五月一日から翌年四月三〇日までの一年間に、四〇万八一八〇人（罹患率一二六

パーミル）が罹患し、そのうち三万三八二人が死亡したという統計もある（死亡率九・三パーミル）。このような猛烈なインフルエンザは、まず九月最終の週にAEFを襲い、一〇月一二―二〇日にフランス軍、最後に、一〇月二七日―一一月二日にイギリス軍を襲った。前線にいる兵士より、後方にいたり、訓練中の兵士の方がひどい打撃を受けた。罹患率は前線で一〇〇パーミル、後方で二二八パーミル、死亡率は前線六・三パーミル、後方一七・七パーミルであった。

「アポリネール症候群」

一般市民の損害は、兵士の約三分の一といわれているが、一九一八―二〇年のインフルエンザによる死亡者一三万七二〇〇人という数字は少なめに過ぎる。インフルエンザから肺炎や気管支炎に転じて死亡した者を加えると、兵士とあわせ、一九一八年秋だけで死亡者二四万人というのが実態であろう[25]。因みに、イギリスは二二万五〇〇〇人、ドイツは二二万三〇〇〇人の死亡者を出した。

他国と同様、死亡者は通常のインフルエンザと異なり、健康な壮年層に多かった。フランスでは若くして死亡した詩人の名にちなんで「アポリネール症候群」と呼ばれている[26]。パリにおけるインフルエンザ死亡率は、二・九パーミルとされているが、ここでもインフルエンザ死亡者数に、併発した肺炎・気管支炎による死亡者数を合わせれば、三・五パーミルとなる。

パリに関していえば、九月最終の四週間に、四五一人であったインフルエンザの死亡者は、一〇月六日から一一月二日の四週間に、四九一五人と一一倍にも跳ね上がった。その後、一一月中旬には低下し、一二月には、フランスの他の地域と比べて、パリのインフルエンザ死亡率は低い水準になった。しかし、一九一七年のパリにおけるインフルエンザ死亡者数一二七人に比べると、一九一八年は六三九四人、一九一九年は二二七〇人、一九二〇年になっても六八九人であり、一九二一年になって一四五人とようやく平常年の水準に復した[27]（これは、インフルエンザにより直接死亡した者の数である）。

死亡者の年齢は、「アポリネール症候群」と呼ばれるように、二〇—二九歳および三〇—三九歳層で最も多く、他の年齢階層と比べ群を抜いている。フランスでは、大戦勃発とともに医者が動員され、病院も戦傷・病者のためにベッドの大部分を明け渡さなければならなかった。大戦初期には、不足する看護婦を補うため、日本赤十字社が二〇人の看護婦を、病院として用いられていたパリのアストリア・ホテルに派遣している。[28]

罹患者の続出により、九月下旬には医師にインフルエンザは届出義務のある流行病と令達されたが、このような状況下で、インフルエンザ罹患者の大部分は自宅で治療に当らざるを得ず、正確な罹患者数は掴むことができない。

インフルエンザ流行下のフランス、特にパリの状況は、他国と異なる点が一つあった。それは、ヨーロッパの他の大都市では、劇場・映画館等、人の集まるところは軒並み閉鎖されたのに、パリでは何ら閉鎖されることなく、オペラ座、コメディ・フランセーズ、オペラ・コミック、カジノ、各劇場などで、パリ市民は「夜の生活」をエンジョイすることができたことである。[29] パリならではの感もあるが、戦闘が、主として近くの北フランスで戦われ、パリ自身砲撃の目標となったこともあり、一一月一一日の休戦協定が近づくと、パリ市民の関心は専ら和平の方に移り、インフルエンザの脅威は後方に押しやられてしまった。

しかし、こういった楽天的ムードとは別に、パリのインフルエンザによる死亡者数も膨大で、一九一八年九月から一九一九年五月の間、インフルエンザ、肺炎、死亡合計数は、**表3―2**のごとくである。

表に見るごとく、パリでも第二波が最も熾烈だったが、ロンドンの場合と同様、ここでも第三波の襲来があり、少なからぬ命を奪った。当時のパリの人口は、約三〇〇万人と見られる。[30]

補遺

イギリス・フランスだけが流行地域だったわけではなく、瞬く間に世界中に拡がった。その様子についてはクロスビーらの著書に詳しい。国を単位とした著作だけでも、南アフリカ聯邦、[31]ニュージーランドに関して優れた研究が刊行されている。[32]しかし、本書は、日本のインフルエンザ流行の状況を述べるのが目的なので、ここでは、本格的なインフルエンザ襲来の月別世界地図を**図3―3**に示すにとどめる。

表3—2 パリの週別死亡者数〔1918年9月—1919年5月〕

年	日	インフルエンザ	各種肺炎	総死亡者数
1918	09/01-09/07	21	55	666
	09/08-09/14	24	92	718
	09/15-09/21	64	101	873
	09/22-09/28	123	142	888
	09/29-10/05	240	166	989
	10/06-10/12	616	230	1445
	10/13-10/19	1046	268	1944
	10/20-10/26	1473	435	2566
	10/27-11/02	1329	344	2402
	11/03-11/09	771	221	1579
	11/10-11/16	370	147	1168
	11/17-11/23	226	125	997
	11/24-11/30	243	158	1080
	12/01-12/07	291	172	1145
	12/08-12/14	221	143	1098
	12/15-12/21	202	114	885
	12/22-12/28	172	128	933
1919	12/29-01/04	170	155	992
	01/05-01/11	185	168	1046
	01/12-01/18	109	169	1025
	01/19-01/25	93	177	1002
	01/26-02/01	97	165	1009
	02/02-02/08	115	238	1213
	02/09-02/15	195	387	1457
	02/16-02/22	426	513	1894
	02/23-03/01	496	396	1687
	03/02-03/08	368	298	1440
	03/09-03/15	197	209	1133
	03/16-03/22	114	146	998
	03/23-03/29	62	123	939
	03/30-04/05	41	114	894
	04/06-04/12	27	154	942
	04/13-04/19	26	134	930
	04/20-04/26	16	129	908
	04/27-05/03	6	111	821
	05/04-05/10	11	114	890
	05/11-05/17	9	113	826
	05/18-05/24	1	84	739
	05/250-5/31	4	91	747
	計	10200	7229	44908

図3—3　本格的インフルエンザの伝播〔1918年秋〕

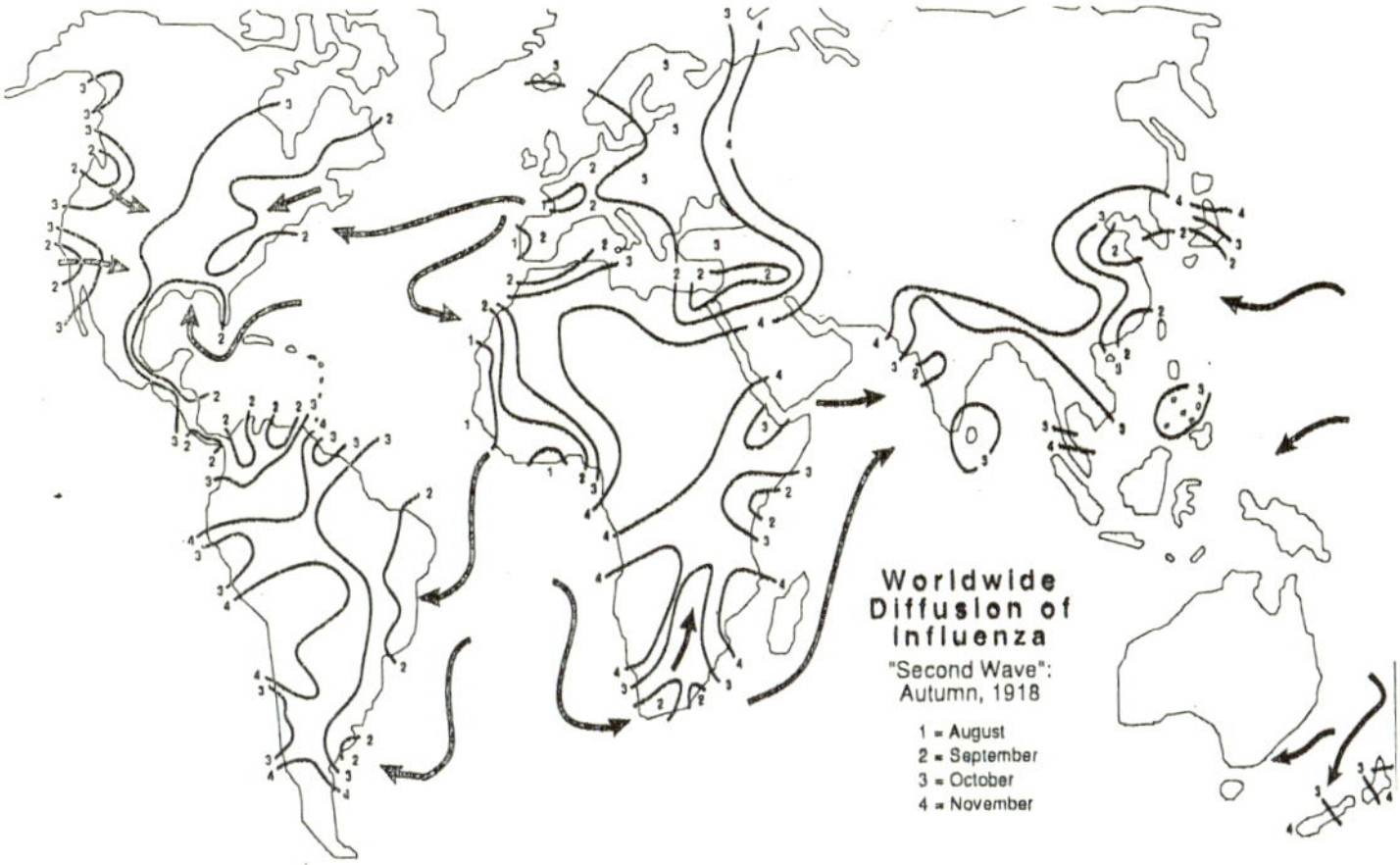

出典：K.David Patterson and Gerald F.Pyle,"The geography and mortality of the 1918 influenza pandemic", in *Bulletin of the History of Medicine*.65,1,1991,fig.5,p.12.

注

（1）大西洋に突き出たブルターニュ半島の先端にあるブレストは、その地の利から、ヨーロッパとアフリカ・アジア、およびアメリカを結びつける結節点として世界各地から艦船が行き交い、インフルエンザ・ウイルスにとっては最高の社交場であった。八月一〇日には、多数のフランスの船員がインフルエンザと肺炎に罹患し、海軍病院に収容されたが、定員を超えてしまい、同時に患者の死亡率も上昇し始めた（ジョン・バリー『グレート・インフルエンザ』平澤正夫訳、共同通信社、二〇〇五年、一四四頁、原著は、John M. Barry, *The Great Influenza*, New York. 2004.）。

（2）この項、ジョン・バリー『グレート・インフルエンザ』一四八頁以下による。

（3）ジョン・バリー『グレート・インフルエンザ』一五一頁。この引用は、軍医のロイ・グリスト（Roy Grist）博士が友人に送った書簡に示されたものである。

（4）Carol R. Byerly, *Fever of War: The Influenza Epidemic in the U. S. Army during World War I*, New York, 2005,

p. 10.

（5）A・W・クロスビー『史上最悪のインフルエンザ——忘れられたパンデミック』西村秀一訳、みすず書房、二〇〇四年、一五八頁。

（6）PBS HOME VIDEO INFLUENZA 1918 による（敷島千鶴採譜）。

（7）Katherline Anne Porter, *Pale Horse, Pale Rider. Three Short Novels*, New York, 1967.（邦訳『幻の馬　幻の騎手』高橋正雄訳、晶文社、一九八〇年）に収められている小説で、原著は一九三九年に刊行された。

（8）Carol R. Byerly, *Fever of War.* は、この時のインフルエンザ流行の原因は人間同士の戦争にあると告発しているが、冒頭でやはりポーターに触れ、死亡したアダムは、彼女のフィアンセであった、としている。

（9）Louis Adamic, *Laughing in the Jungle*, Salem (NH), 1985 (1st ed., 1932). この書は、スロヴェニア出身の著者の自伝で、大戦末期、欧州戦線に送られるべく召集された兵隊たちが、ルイジアナのテント張りの宿営地でつぎつぎインフルエンザに罹患し、その五分の一を失った時の情景が描かれている。本名で登場するアダミック軍曹は罹患せず、フランスに送られ、前線に配置されるが、宿営地、宿営地から乗船港への列車による移動、船中の模様、ブレストに着いたときの状況、前線での事故や負傷、そしてウイルソン大統領の掲げる理想主義と、一般民衆の気分との距離などが赤裸々に示されている。おそらく、作家自身の経験を語っているのであろう（*op. cit.*, pp. 155-180)。なお、この作家と作品に関する情報は、インターネット・サイトの Louis Adamic in Japan で知った。URL は http : //www. synapse. ne. jp/saitani/junglekoska. htm で、一部の抄訳も付けられている。

（10）出典は、Ministry of Health (Great Britain), *Report on the Pandemic of Influenza, 1918-19*, Ministry of Health, 1920, pp. 319-320. なおクロスビーはこの表を Crosby, *America's Forgotten Pandemic*, pp. 60-61. に引用している。ただし、クロスビーが依拠したのは、上記英国衛生省の『報告』に掲載されている表であるが、この表自身は、アメリカの Bureau of Census 発行の *Weekly Health Index* によっている。この表の一部（一九一九年一月末まで）は、内務省衛生局『流行性感冒』大正十一（一九二二）年、四三一—四三三頁の間に翻訳収録されている。また、クロスビーの訳書『史上最悪のインフルエンザ』（八〇―八一頁所収）では、「週」の表し方が、週の最初の日になっている（多くの日本のカレンダーにみられるように、日曜日）。一方、原著では、「週」を終わる日で区切ってある。訳書がなぜ「週」を始まる日で区切ったのか理由は分からないが、そのためもあり、若干問題が生じる。原著では、一一月第一週は、一一月二日（土曜日）に終わる週であるが、訳書ではこの週は一〇月の第四週となっているので、表から一〇月・一一月というインフルエンザ流行が最も激しかった時期の統計を月別に集計すると狂いが生じてしまう。また、「週」が日曜日から始まり、土曜日に終わる方式はアメリカ式であり、イギリス式では、「週」は月曜日に始まり、日曜日に終わる。本書では、判明する限り、両者を使い分けた。つまり、**表3―1**は、英国衛生省の『報告』だが、その原本はアメリカのBureau of Censusなので、アメリカ式とした。なお、一一月最終週までの小計、および死亡率は筆者の計算である。

（11）B・R・ミッチェル編『マクミラン世界歴史統計 III 南北アメリカ・大洋州篇』斎藤眞監訳、原書房、一九八五年、一一三頁。

（12）Dorothy Ann Pettit, "*A Cruel Wind: America Experiences Pandemic Influenza 1918-20. A Social History*," to the University of New Hampshire, 1977. 本書では、そのマイクロフィルム版（Xerox University Microfilms）を用いた。

（13）Bradford Luckingham, *Epidemic in the Southwest 1918-1919*, El Paso, 1984, pp. 6-17.

（14）N. P. A. S. Johnson, "The overshadowed killer. Influenza in Britain in 1918-19," in H. Phillips and David Killingray, (eds.), *The Spanish InfluenzaPandemic of 1918-19*, London, 2003, pp. 132-155.

（15）N. P. A. S. Johnson, *op. cit.*, p. 132の注による。Registrar-General, *Supplement to the Eighty-First Annual Report of the Registrar-General, Report on the mortality from influenza in England and Wales during the epidemic of 1918-19*, London, HMSO, 1920.

（16）Ministry of Health, *Report*. p. 74とp. 75の間。Plate 1, 2 and 3.

（17）「ロンドンの人口」には、いくつかの定義があり得る。Greater London, London Boroughs, City of London など、少なくも三つのどれかを見定めなければならない。この統計は、人口約四五〇万を擁するLondon Boroughs（borough数二九）を対象とするものとみなした。Jay Winter and Jean-Louis Robert (eds.), *Capital Cities at War. Paris,*

London, Berlin 1914-1919, Cambridge, 1997. 巻末の"Statistical Appendix : Tables. Table A4. Age-structure, London, female population, 1911 to 1921."の一九一八年のところでは、ロンドンの女子人口を二三五万七四二人としてあるのを根拠にした。

（18）原著には、〇―五歳、五―二〇歳、二〇―四五歳、四五―六五歳、六五歳以上とあるが、〇―五歳は〇―四歳であろうから、それに合わせて修正した。また、統計に、どうしてもミスプリントとしか考えられない箇所が一つあるが、それも修正した。

（19）N. P. A. S. Johnson は、「おそらく、五月一九日だったのではないか」としている（*op. cit.*, p. 146.）。

（20）クロスビー『史上最悪のインフルエンザ』四六頁、および Gina Kolata, *Flu : The Story of the Great Influenza Pandemic of 1918 and the Search for the Virus That Caused It*, New York, Farrar, Straus and Giroux, 1999, p. 11.

（21）Irene Rathbone, *We That Were Young.* New Yotk. 1989（1st. 1932）. この著書は、第一次大戦に動員されたイギリスの女子が、社会的・政治的・経済的にその地位を高める過程をリアルな勤務状況の叙述で語った書として名高い。

（22）スコットランド西側の小島嶼。N. P. A. S. Johnson, *op. cit.*, p. 148.

（23）N. P. A. S. Johnson, *op. cit.*, p. 150.

（24）フランスの事例は、主に Patrick Zylberman, "A holocaust in a holocaust. The Great war and the 1918 Spanish influenza epidemic in France." in The *Spanish Influenza Pandemic of 1918-19,* H. Phillips and david Killingray（eds.）, *op. cit.*, pp. 191-201. とくにパリに関しては、Diane A. V. Puklin, "Chapter 4 : Paris," in Fred R. van Hartesveldt（ed.）, *The 1918-1919 Pandemic of Influenza. The Urban Impact in the Western World*, New York, 1993, pp. 69-89. による。

（25）K. David Patterson and Gerald F. Pyle, "The geography and mortality of the 1918 influenza pandemic,"*Bulletin of the History of Medicine*, 65, 1, 1991, pp. 4-21. によっている。

（26）世界的に著名なシュールレアリズム詩人アポリネール（Guillaume Apollinaire）が、インフルエンザのため、一九一八年一一月九日、休戦条約調印の直前、三十八歳でパリにおいて死亡したことによる。

（27）D. A. V. Puklin, *op. cit.*, Table 4.1, p. 71.

（28）日本赤十字社は、大正三―五（一九一四―一六）年に、看護婦をフランス（二〇名）、イギリス（二〇名）、ロシア（六名）それぞれに派遣した。『読売新聞』（CD―ROM版）。なお、『福岡日日新聞』の大正八（一九一九）年五月二五日―六月八日の間、一四回にわたり、渡仏看護婦竹田はじめ子の手記が掲載されている。

（29）D. A. V. Puklin, *op. cit.*, p. 74.

（30）ロンドンの場合と同様、一九一八年の女子人口一五三万人をもとに推定。本章注（17）参照。

（31）H. Phillips, *"Black October": the impact of the Spanish Influenza epidemic of 1918 on South Africa*, Pretoria, 1990.

（32）Geoffrey Rice, *Black November: The 1918 Influenza Pandemic in New Zealand*, Canterbury University Press, 2nd ed., 2005.

第4章　前流行——大正七（一九一八）年秋—大正八（一九一九）年春

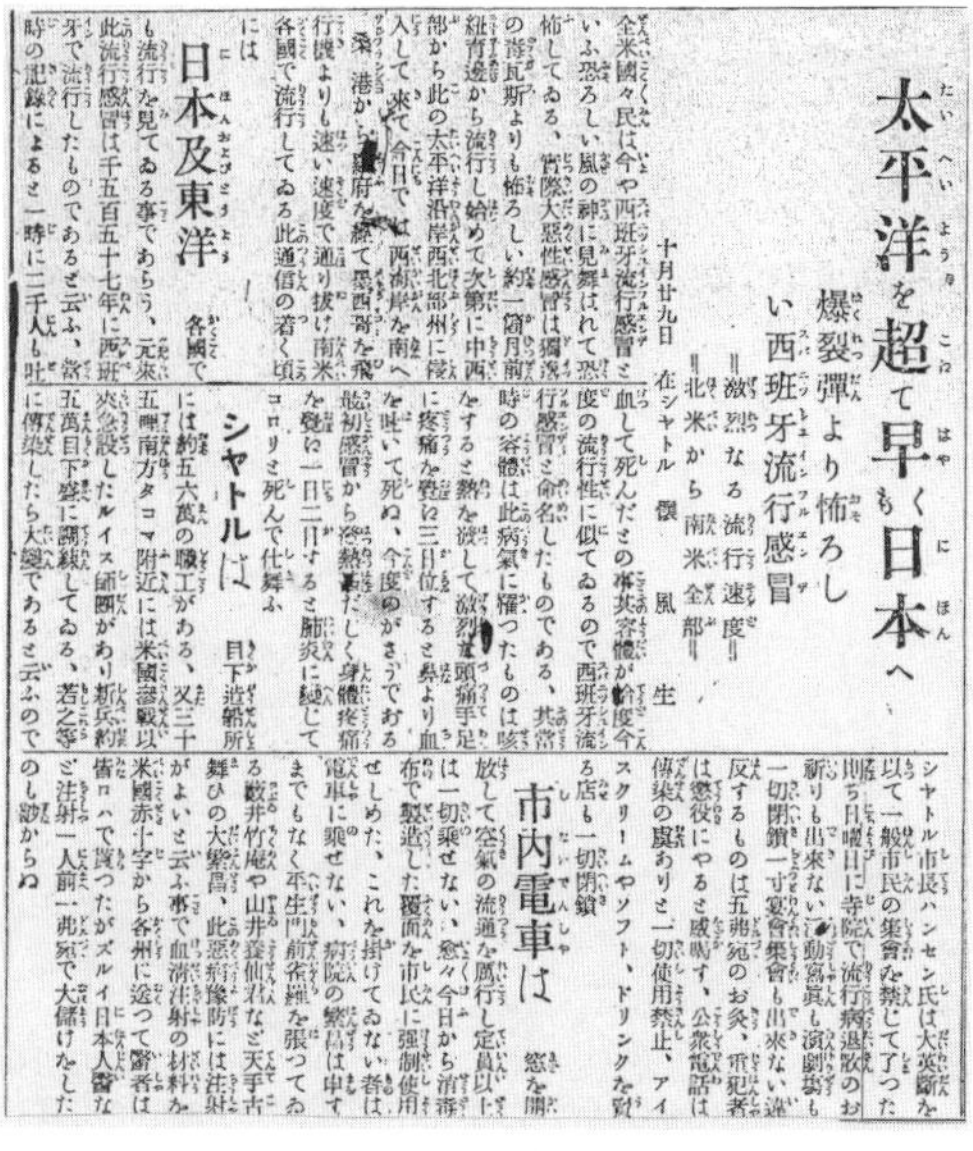

太平洋を超て早くも日本へ
爆裂彈より怖ろしい西班牙流行感冒
＝激烈なる流行速度＝
＝北米から南米全部＝

十月廿九日　在シャトル　僕　風生

全米國々民は今や西班牙流行感冒といふ恐ろしい風の神に見舞はれて恐怖してゐる、實際大惡性感冒は獨逸の毒瓦斯よりも怖ろしい約一箇月前紐育邊から流行し始めて次第に中西部から此の太平洋沿岸西北部州に侵入して來て今日では西海岸を南へ桑港から[illegible]府を經て墨西哥を飛行機よりも速い速度で通り拔け南米各國で流行してゐる此通信の着く頃には

日本及東洋　各國でも流行を見てゐる事であらう、元來此流行感冒は千五百五十七年に西班牙で流行したものであると云ふ、當時の記錄によると一時に二千人も吐血して死んだとの事其容體が[illegible]度今度の流行性に似てゐるので西班牙流行感冒と命名したものである、其當時の容體は此病氣に罹つたものは咳をすると熱を發して激烈な頭痛手足に疼痛を覺え三日位すると鼻より血を吐いて死ぬ、今度のがさうである最初感冒から發熱甚だしく身體疼痛を覺え一日二日すると肺炎に變じてコロリと死んで仕舞ふ

シャトルは　目下造船所には約五六萬の職工がある、又三十五哩南方タコマ附近には米國參戰以來急設したルイス師團があり新兵約五萬目下盛に訓練してゐる、若之等に傳染したら大變であると云ふので

シャトル市長ハンセン氏は大英斷を以て一般市民の集會を禁じて了つた卽ち日曜日に寺院で流行病退散のお祈りも出來ない、活動寫眞も演劇場も一切閉鎖一寸宴會集會も出來ない違反するものは五弗宛のお灸、重犯者は懲役にやると威嚇す、公衆電話は傳染の虞ありと一切使用禁止、アイスクリームやソフト、ドリンクを賣る店も一切閉鎖

市內電車は　窓を開放して空氣の流通を勵行し定員以上は一切乗せない、愈々今日から消毒布で製造した覆面を市民に強制使用せしめた、これを掛けてゐない者は電車に乗せない、病院の繁昌は申すまでもなく平生門前雀羅を張つてゐる藪井竹庵や山井養仙君など天手古舞ひの大繁昌、此惡病豫防には注射がよいと云ふ事で血清注射の材料を米國赤十字から各州に送つて醫者は皆ロハで貰つたがズルイ日本人醫など注射一人前一弗宛で大儲けをしたのも尠からぬ

「太平洋を超て早くも日本へ」
「爆裂弾より怖ろしい西班牙流行感冒　激烈なる流行速度」
（『大阪毎日新聞』1918 年 11 月 20 日付より）

本格的流行始まる

前流行と後流行

この章を「前流行」、次章を「後流行」と名づけたのは、大正七(一九一八)年一〇月に始まるスペイン・インフルエンザ流行を「前流行」、翌大正八(一九一九)年一二月から始まる流行を「後流行」と当時呼んだからである。この「前流行」と「後流行」には、症状に若干違いがある。後に統計に見るように、「前流行」では罹患率は高いが、死亡率は比較的低かった。「後流行」では罹患率は低いが、死亡率は高かった。このことからも、「前流行」インフルエンザと、「後流行」インフルエンザは、異なるウイルスによるのではないか、という意見もある。[1] しかし、ウイルスの種類が異なっていたことが証拠として挙げられているわけではない。筆者は、「前流行」も「後流行」も、同じH1N1型インフルエンザ・ウイルスによって引き起こされたものと見ている。もちろんこれはウイルスの種類を特定する科学的根拠から主張するのではなく、いわば状況証拠によっている。いずれにせよ詳細は、次章の冒頭で述べることにしよう。

従来の記録よりも多い実際の死亡者数

最初に、筆者の考える「インフルエンザ死亡者数」について説明しておきたい。『流行性感冒』においても、『日本帝国死因統計』においても、『日本帝国人口動態統計』においても、死亡原因に「流行性感冒」が挙げられ、一般にそこに掲載されている死亡者数が、スペイン・インフルエンザによる死亡者数とされている。今までほとんどの文献で、日本のスペイン・インフルエンザの死亡者数が三八万五〇〇〇人とされてきたのは、上記の官庁統計の『流行性感冒』における数字がそうなっているからである。しかし、筆者はそれに疑問を抱き、第6章において、「超過死亡」——特定の病気の流行があった場合、その病因による平常年の死亡者数と、流行年の死亡者数の差を示す——の概念を用いることによって真相に迫ることにしたい。詳細はそこで述べるが、インフルエンザの流行によって平常年より死亡者が多くなった病因による死亡も含めて「インフルエンザ死亡者数」を算出した結果、死亡者数は従来の説より多くなった。

スペイン・インフルエンザ・ウイルスはいつ日本に襲来したか？

ところで、日本へ最初に変異したウイルスが襲来したのは、大正七（一九一八）年九月末から一〇月初頭のことであったと思われる。『新愛知』紙は、スペイン・インフルエンザについて、最も詳しく報道している新聞[2]の一つであるが、大正七（一九一八）年九月二〇日の紙面（**写真4—1**）で、「日紡大垣工場に奇病発生」として、罹病者は熱を発し、三日ないし七日くらい苦悶するが死亡することはない、流行性感冒らしい点もある、としている。また、九月二六日の記事には、滋賀県大津の歩兵第九聯隊で感冒患者約四〇〇名発生を伝えている。続いて、一〇月一一日の紙面（**写真4—2**）では、シベリア出兵に参加している名古屋第三師団の兵二名が、一〇月三日と四日に流行性感冒のため戦病死した旨

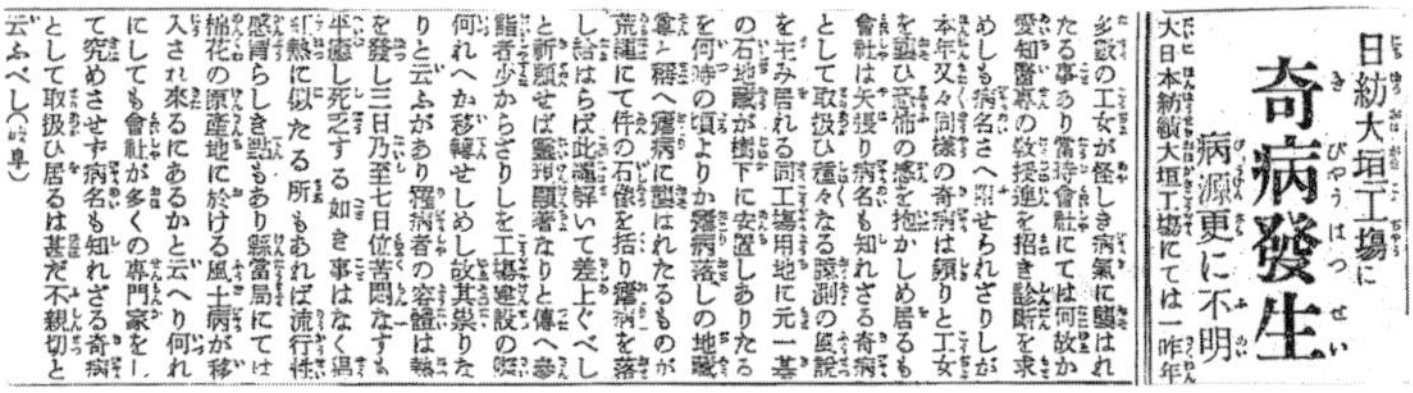

日紡大垣工場に
奇病發生
病源更に不明

大日本紡績大垣工場にては一昨年多數の工女が怪しき病氣に襲はれたる事あり當時會社にては何故か愛知醫專の教授連を招き診斷を求めしも病名さへ知せられざりしが本年又々同様の奇病は頻りと工女を襲ひ恐怖の感を抱かしめ居るも會社は矢張り病名も知れざる奇病として取扱ひ種々なる臆測の風說を生み居れる同工場用地に元一基の石地藏が樹下に安置しありたるを何時の頃よりか罹病落しの地藏尊と稱へ罹病に襲はれたるものが荒繩にて件の石像を括り罹病を落し給はらば此繩解いて差上ぐべしと祈願せば靈驗顯著なりと傳へ參詣者少からざりしを工場建設の際何れへか移轉せしめし故其祟りたりと云ふがあり罹病者の容體は熱を發し三日乃至七日位苦悶なすも半癒し死亡する如き事はなく偶[illegible]熱に似たる所もあれば流行性感冒らしき點もあり縣當局にては棉花の原產地に於ける風土病が移入され來るにあるかと云へり何れにしても會社が多くの專門家をして究めさせず病名も知れざる奇病として取扱ひ居るは甚だ不親切と云ふべし(岐阜)

写真4―1　『新愛知』紙 1918 年 9 月 20 日付

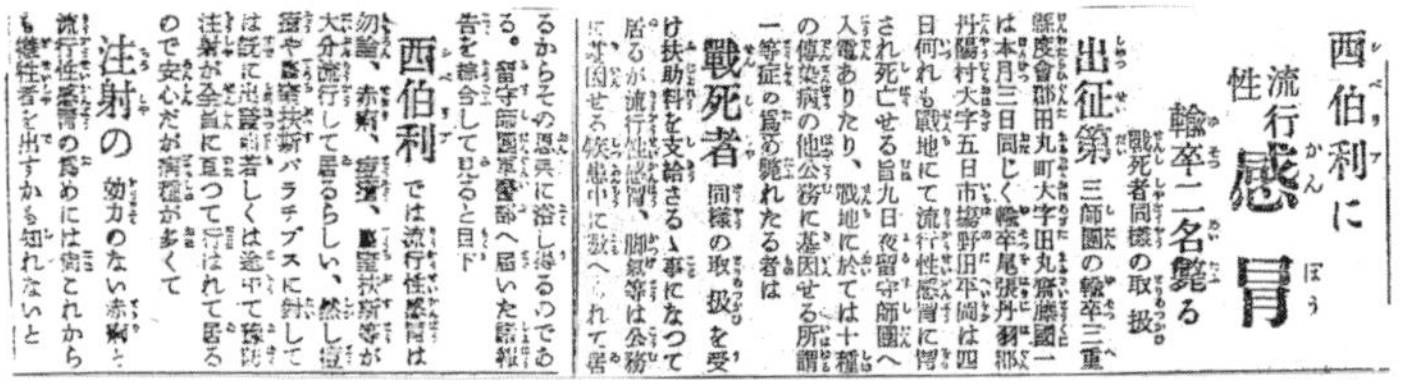

西伯利に
流行性感冒
輸卒二名斃る
戰死者同様の取扱

出征第三師團の輸卒三重縣度會郡田丸町大字田丸齋藤國一は本月三日同じく輸卒尾張丹羽郡丹陽村大字五日市場野田平岡は四日何れも戰地にて流行性感冒に罹され死亡せる旨九日夜留守師團へ入電ありたり、戰地に於ては十種の傳染病の他公務に基因せる所謂一等症の爲め斃れたる者は

戰死者 同様の取扱を受け扶助料を支給さるゝ事になつて居るが流行性感冒、脚氣等は公務に起因せる疾患中に數へられて居るからその恩典に浴し得るのである。留守師團軍醫部へ届いた[illegible]告を綜合して見ると目下

西伯利 では流行性感冒は勿論、赤痢、[illegible]、[illegible]扶斯等が大分流行して居るらしい、然し[illegible]や[illegible]扶斯パラチブスに對しては既に出發前若しくは途中で豫防注射が全員に亘つて行はれて居るので安心だが病種が多くて

注射の 効力のない赤痢とか流行性感冒の爲めには尚これからも犠牲者を出すかも知れないと

写真4―2　『新愛知』紙 1918 年 10 月 11 日付

を伝えている。シベリア出兵の将兵には、スペイン・インフルエンザに罹患・死亡する者が多かったが、このことについては第7章で述べる。ただし、これらが変異したウイルスによるものか否かは判然としない。

また、一〇月一二日の『読売新聞』に、山口県厚狭郡高千帆村小学校の児童六〇人あまりが、三九度以上の熱を出し、鼻口から血を出して欠席しているとの報道に対し、東京女子医大の創立者として著名な吉岡弥生談として以下のような記事が掲載されている。「鼻出血の原因は流行性感冒に罹った時、毒瓦斯に酔った時、(中略) 等数々ありますが、一年生六十余名が一時にというのは私には何うも腑に落ちません。(中略) 流行性感冒であったとすると発熱は四十度前後になり鼻出血するのはその徴候と見ることができても、此等六十余名一同が冒される以前に家庭の兄弟姉妹がまず之れに感染している訳ですから、それが為めとも思われません。(後略)」吉岡は、この状況に流行性感冒による疑いありとしながら、そんなことはあり得るとも思われないとして、断定を避けている。

しかし、まさにその「あり得ないこと」が起こっていた。インフルエンザ・ウイルスが上気道や肺を侵すと、細胞が破壊され、鼻血が出ることは、アメリカの場合よく見られた症状である。時期的にいっても、九月にアメリカを席巻したインフルエンザが、西海岸から太平洋を渡って日本に来ることは十分あり得たし、一方、南アフリカ聯邦、インド洋、シンガポール廻りでウイルスが、あるいは罹患者がヨーロッパから日本に到達するのも時間の問題であった。

日本は島国であり、国外からのインフルエンザ・ウイルスの侵入をオーストラリアのように、一時的にせよ防止できたかもしれない。しかし、その措置は全くとられなかった。それどころか、新聞には何故か猛威を振るっているアメリカやヨーロッパのインフルエンザ流行に関する記事は全く掲載されなかった。インフルエンザが猛威を振るっていることを、政府自身、十分知っていたかどうか、それも不明である。

人々は、戦争景気に酔い、原敬内閣の誕生に象徴される「大正デモクラシィ」によって次第に見えてきた将来という「嵐の前の静けさ」を享受していた。

軍隊・学校が流行の起点に

しかし、一〇月中旬になると、日本のあちこちで、スペイン・インフルエンザの流行が始まり、当時盛んに使われた言葉で言えば、「流行性感冒猖獗」が伝えられるようになった。最も早くは、一〇月九日付の『大阪毎日新聞』で、水戸の歩兵第二聯隊および工兵第一四大隊で悪性の流行性感冒患者続発のため、演習を中止したという記事である。一〇月八日までに、将校二〇名、下士卒一一八九名の患者を出した。一箇聯隊の人数を二〇〇〇人とすると、その半数以上が罹患したことになる。三月のアメリカの場合と同様、兵営がスペイン・インフルエンザ流行の出発点となった。

その他いくつかの例を挙げると、一〇月一五日の『京都日出新聞』は、滋賀県栗太郡・野洲郡方面の「流行性感冒猖獗」と学校の休校を伝えている。一〇月一六日の『東京朝日新聞』は、愛媛県喜多郡大洲町において、約六〇〇名の患者があり、中学校生徒、高等女学校寄宿生に多く、三九度から四〇度の熱が一週間にわたって続き、そのため休校になったことを報じている。同様の記事は地元松山の『海南新聞』一〇月一七日、一九日の紙面にもみられる。

一〇月一八日の『京都日出新聞』は、京都市内の感冒流行と学校の休校を伝える。兵営と学校がインフルエンザ・ウイルスの感染拡大の起点となったように見えるが、個々人については情報を掴み難かったこともあるだろう。

一〇月一九日の『新愛知』紙（**写真4―3**）は、さきの滋賀県湖南の栗太郡・野洲郡の感冒猖獗により、小学校児童の五割以上が罹患し、死亡者も続出していることを報じている。この記事のなかで、この流行の原因を、九月二五日に大津にある歩兵第九聯隊を見学し、そこで九月以来流行していた感冒を「輸入」したとあるのが注目される。

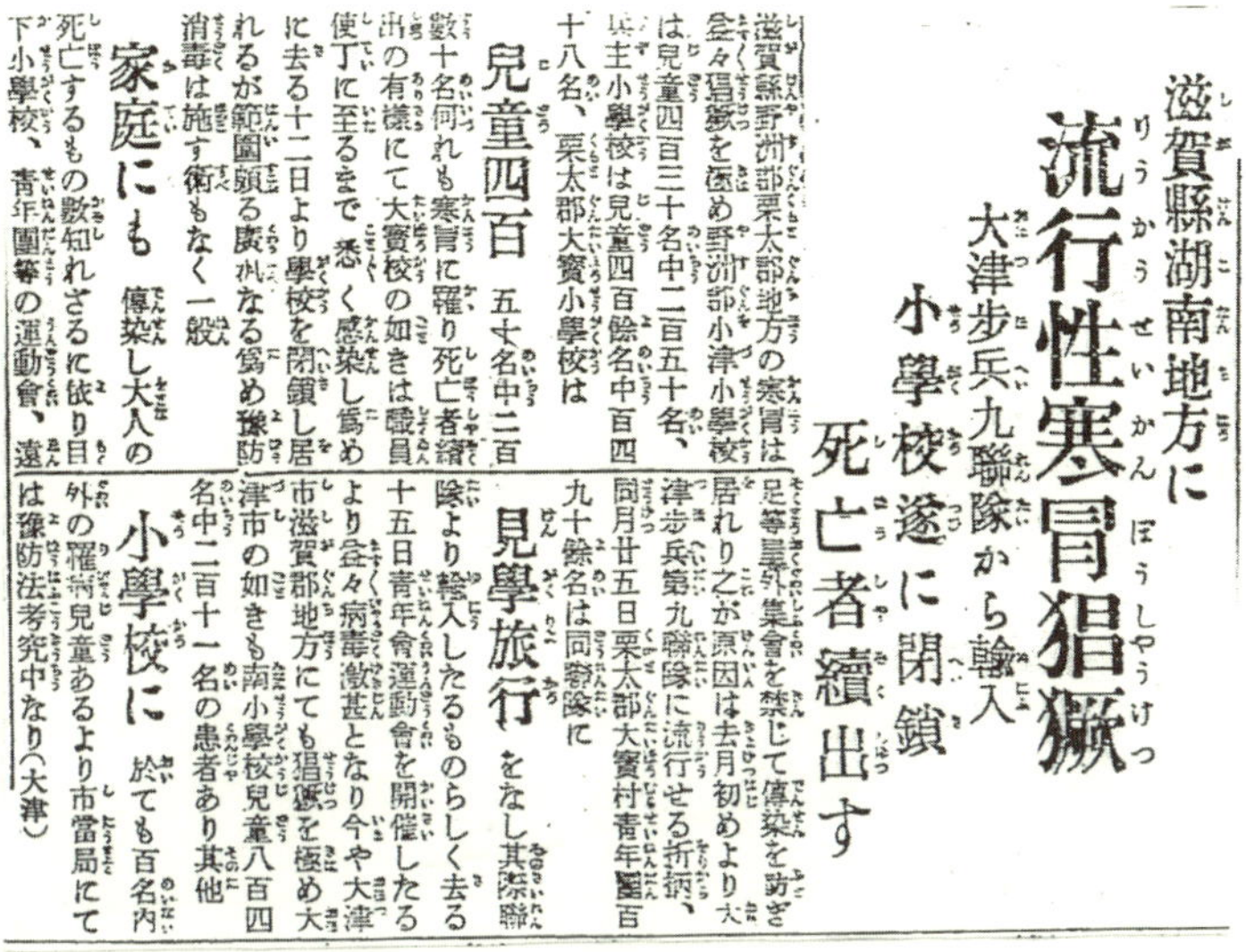
滋賀縣湖南地方に
流行性寒冒猖獗
大津歩兵九聯隊から輸入
小學校遂に閉鎖
死亡者續出す

滋賀縣野洲郡栗太郡地方の寒冒は益々猖獗を極め野洲郡小津小學校は兒童四百三十名中二百五十名、兵主小學校は兒童四百餘名中百四十八名、栗太郡大寶小學校は

兒童四百

五十名中二百數十名何れも寒冒に罹り死亡者續出の有樣にて大寶校の如きは職員使丁に至るまで悉く感染し爲めに去る十二日より學校を閉鎖し居れるが範圍頗る廣汎なる爲め豫防消毒は施す術もなく一般

家庭にも

傳染し大人の死亡するもの數知れざるに依り目下小學校、青年團等の運動會、遠足等凡ての集會を禁じて傳染を防ぎ居れり之が原因は去月初めより大津歩兵第九聯隊に流行せる折柄、同月廿五日栗太郡大寶村青年團百九十餘名は同聯隊に

見學旅行

をなし其際聯隊より輸入したるものらしく去る十五日青年會運動會を開催したるより益々病毒激甚となり今や大津市滋賀郡地方にても猖獗を極め大津市の如きも南小學校兒童八百四名中二百十一名の患者あり其他

小學校に

於ても百名内外の罹病兒童あるより市當局には豫防法考究中なり(大津)

写真4―3　『新愛知』紙 1918 年 10 月 19 日付

三週間のうちに全国に拡大

このように、日本国内の悪性インフルエンザ発生は、一定の地点から波及したのではなく、各地でほとんど同時的に発生したように見える。国内の鉄道網はすでに整備されており、比較的短期間のうちに全国各地に拡がった結果と考えられる。

しかし、水戸の事例を除けば、時間的には西日本において流行は早くから始まり、その後、東日本・北日本へ伝わった。インフルエンザは、法定伝染病ではなかったから、医師や病院は患者の発生を知っても報告の義務はなかった。このことが悪性インフルエンザ襲来地の確定を困難にしている。衛生局『流行性感冒』の末尾に、府県別、月別（月の前半／後半）の患者数、罹患者数の統計が載せられているが、記録が詳しくなるのは、大正八（一九一九）

年一月下旬以降で、大正七（一九一八）年については、大正八（一九一九）年一月上旬の罹患者・死亡者数を加え、概数を記すに留まっている。したがって、これだけでは流行発生時の全国的状況を把握することはできないので、しばらく新聞等を利用し、個別例を追うことにする。

一〇月二〇日を過ぎると、この病気が「流行性感冒」であることが一般に知られるようになり、各新聞とも「流行性感冒猖獗」あるいは「死亡者続出」という見出しのもと、軍隊だけでなく、学校の休校、官庁や鉄道・通信機関従事者の欠勤状況についての記事が多くなってくる。全国紙、または準全国紙では、国外や国内の他の地方の状況についての記事が多く、却って地元の情報は少ないのに対し、純地方紙では、当然のことながら、その地方に関する記事が多かった。そこで、「前流行」から各新聞記事を追うことにする。以下では、全国を六つの地方に分け、仮定した伝染経路にしたがって、西日本から始めるが、その前に、『流行性感冒』に掲載されている各府県の感冒初発の時期を図4―1[3]の地図に示そう。最も早いのは福島・茨城・山梨・奈良の四県であるが、これはむしろ例外で、大部分の府県では九月下旬から一〇月中旬であった。ほぼ三週間のうちに、スペイン・インフルエンザは全国に拡がった、と言えるだろう。

九州地方[4]

初期の報道――「ブタ・コレラ」、海外の状況

福岡県においては、「春の先触れ」時に、聯隊や小学校で罹患者を出したが、大きな被害はなかっ

図4－1　各府県の前流行初発の時期

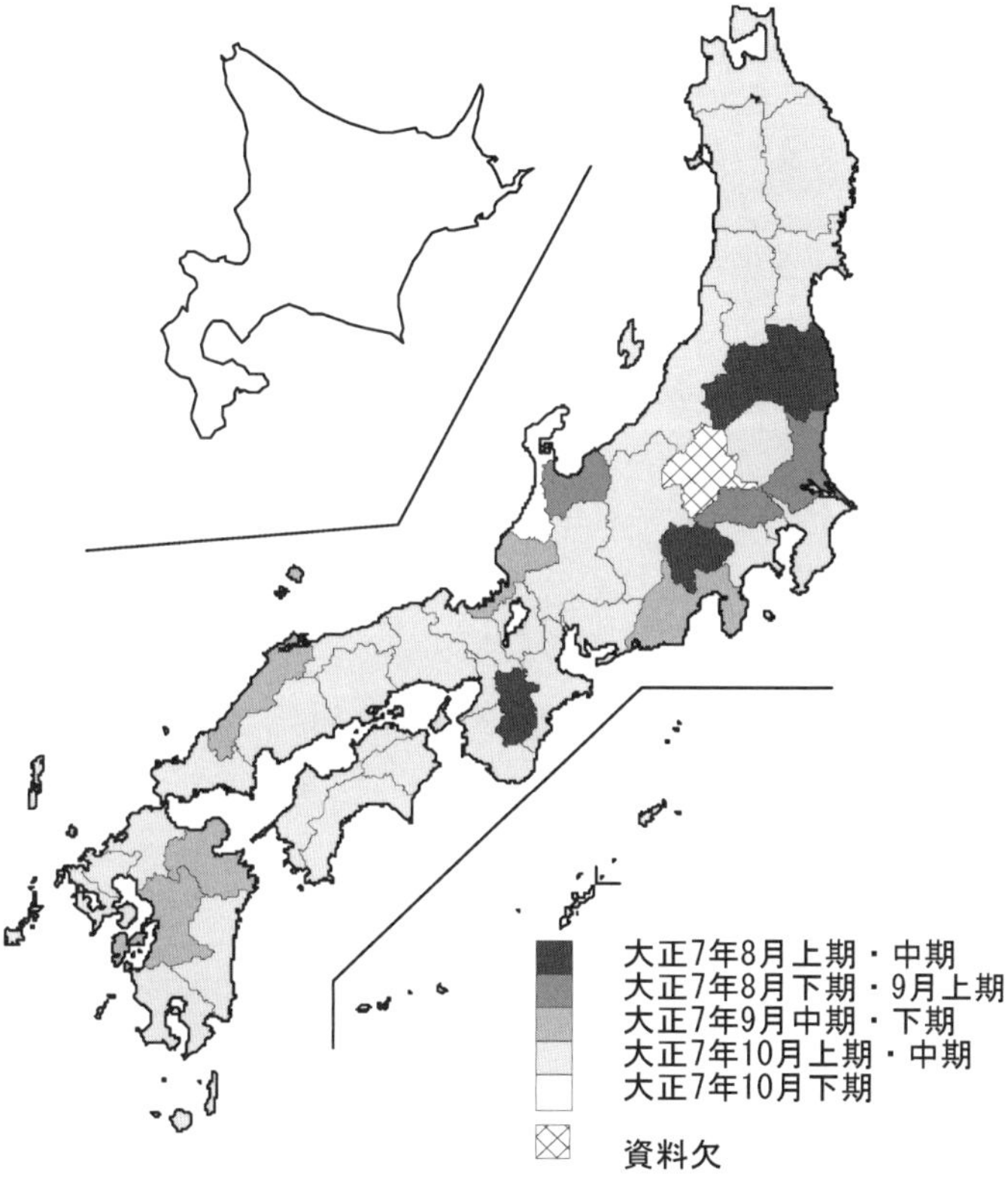

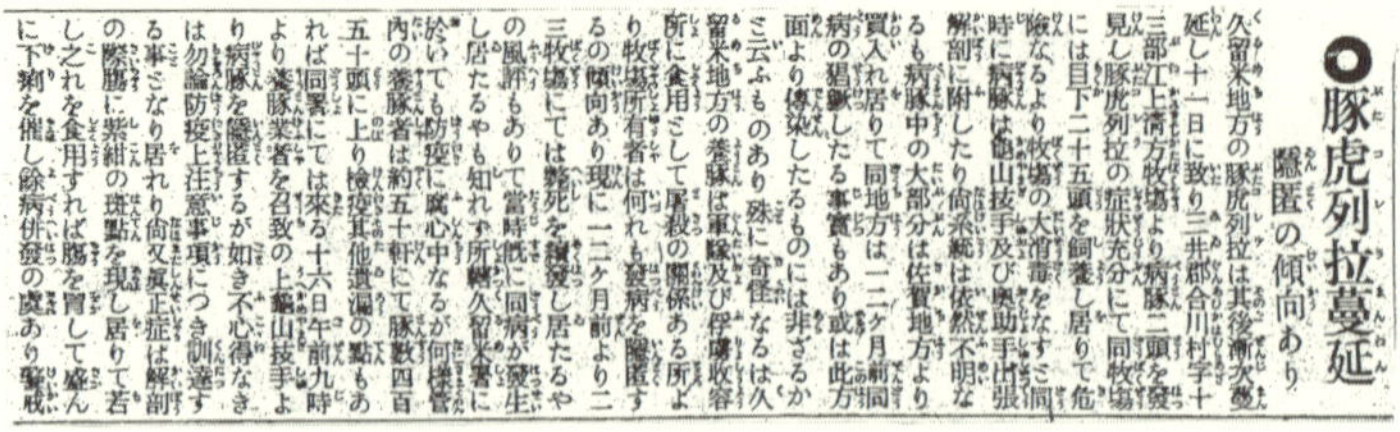

○豚虎列拉蔓延
隱匿の傾向あり

久留米地方の豚虎列拉は其後漸次蔓延し十一日に致り三井郡合川村字十三部江上清方牧場より病豚二頭を發見し豚虎列拉の症状充分にて同牧場には目下二十五頭を飼養し居りて危險なるより牧場の大消毒をなすと同時に病豚は龜山技手及び奥助手出張解剖に附したり尚系統は依然不明なるも病豚中の大部分は佐賀地方より買入れ居りて同地方は一二ヶ月前同病の猖獗したる事實もあり或は此方面より傳染したるものには非ざるかと云ふものあり殊に奇怪なるは久留米地方の養豚は軍隊及び俘虜收容所に食用として屠殺の關係ある所より牧場所有者は何れも發病を隱匿するの傾向あり現に一二ヶ月前より二三牧場にては斃死を續發し居たるやの風評もありて當時既に同病が發生し居たるやも知れず所轄久留米署に於いても防疫に腐心中なるが何様管内の養豚者は約五十軒にて豚數四百五十頭に上り檢疫其他遺漏の點もあれば同署にては來る十六日午前九時より養豚業者を召致の上龜山技手より病豚を隱匿するが如き不心得なきは勿論防疫上注意事項につき訓達する事となり居れり尚又眞正症は解剖の際腸に紫紺の斑點を現し居りて若し之れを食用すれば腸を冒して盛んに下痢を催し餘病併發の虞あり警戒

写真４—４　『福岡日日新聞』1918年7月13日付

た。ただし、六月末から七月にかけて、脳脊髄膜炎の発生が伝えられ、また『福岡日日新聞』六月二七日の紙面には、沖縄県の師範学校寄宿生、付属小学校児童に流行性感冒が発生したという記事が掲載されている。

次に興味深い記事として、「ブタ・コレラ」に関する記事を追うことにする。大正七（一九一八）年七月一三日の記事（写真４—４）に、「ブタ・コレラ蔓延」という表題のもと、久留米地方にブタ・コレラが拡がっていることが報じられていた。久留米地方には養豚業者が多く、養豚場五〇箇所、養豚四五〇頭がいた。しかし、病豚は佐賀県から買い入れたもので、同県下では一二カ月前、ブタ・コレラが流行したこと、また、久留米地方の養豚業者は、豚を屠殺して軍隊や俘虜収容所に食用として送っているので、すでに発生していたコレラ流行を隠匿した可能性のあることを指摘している。一六日には病豚がますます増加していることを告げ、一七日には、警察より養豚業者に講話をしたことなどが伝えられている。

ところが、七月一八日に、注目すべき記事が掲載された。それは「一昨年同病猖獗当時は症状激烈にて感染豚は直に斃死せるに反し本年は感染豚と雖も容易には斃れず病菌の活動比較的遅鈍なる趣あり」という語句である。当時、この地方に蔓延した豚の病気を、ブタ・コレラとすることを否定したわけではないし、その後も当局や『福岡日日新聞』もブタ・コレラであることを疑わなかった。したがって、一八日には「ブタ・コレラ再猖獗」として同地方に病豚が出て撲殺したことを揚げている。八月一日の紙面でも「病症激烈にて全部命令撲殺に附した」こと、ただし血清未到着のため困惑していることが報じられた。

八月一四日には血清が到着したのだろうか、その実施が報じられ、三〇日には「ブタ・コレラ終息」が記事となった。九月六日には久留米市に設置されていた検疫委員事務所の閉鎖も報じられ、二カ月にわたる「ブタ・コレラ」騒ぎも収まった。

ところで、大きな疑問は、果たしてこの時の「ブタ・コレラ」が本当にコレラだったのか、ということである。ブタ・コレラであるか否かは、病豚の死体解剖によって判明するのであるが、この点については記事は必ずしも明確ではない。あくまで推測であるが、実は、この「ブタ・コレラ」は「ブタ・インフルエンザ」ではなかったのだろうか。「先駆け」によってヒトが持っていたインフルエンザ・ウイルスが、ブタに感染し、ブタの間で流行したことは充分考えられる。あるいはブタからヒトへ感染したのかもしれない。七月一八日の記事で、この年の「コレラ」が、前とは違って、病豚がなかなか死なず、「病菌の活動比較的遅鈍」といわれたのも、流行が実はインフルエンザであったことを物語るのかも知れない。今となって真実を定めることはできないが、一つの可能性を示すものと言えるだろう。

「前流行」に関する事例であると確実に判断できるのは、一〇月二五日すぎの記事を待たなければばな

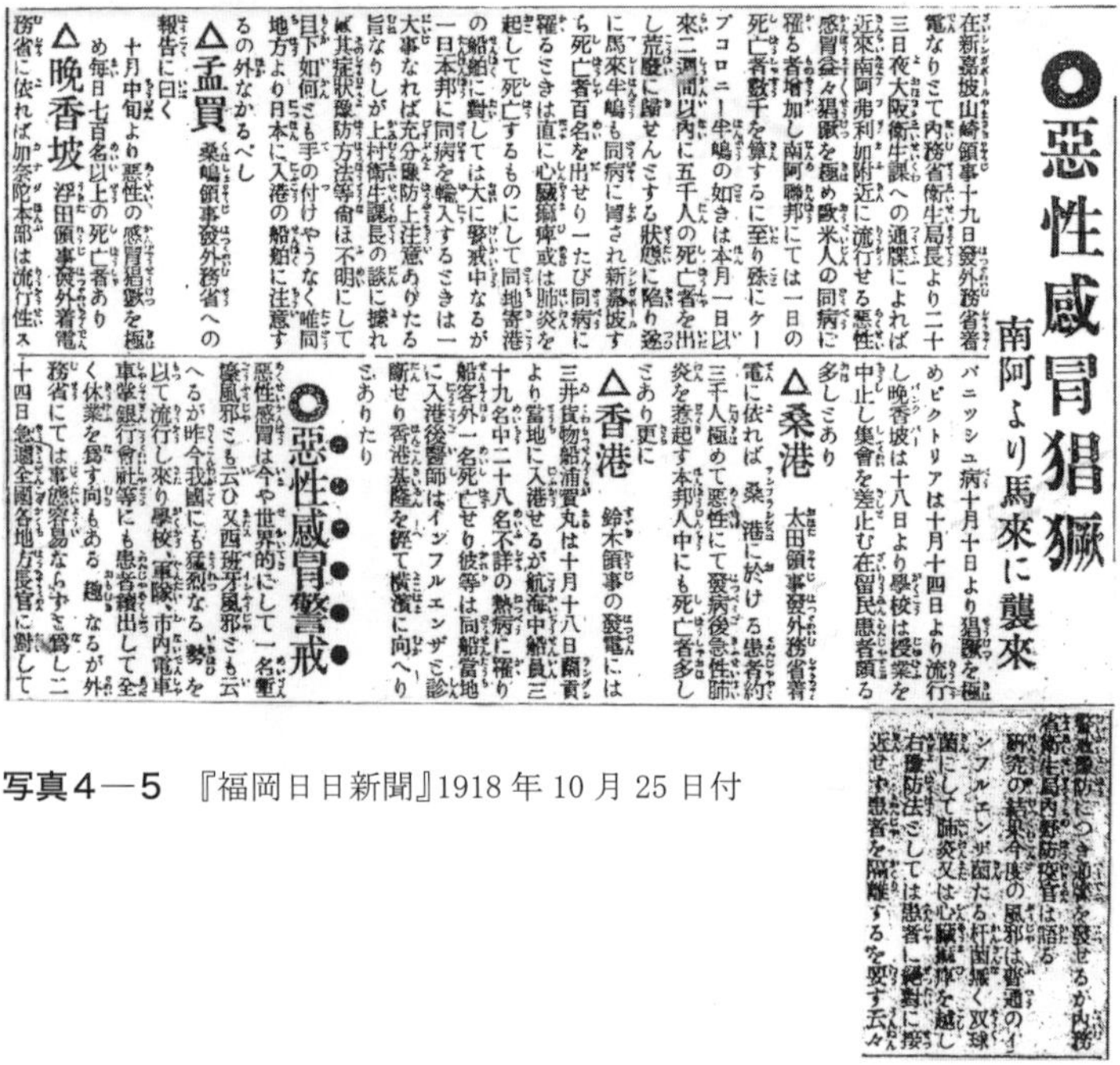

◎惡性感冒猖獗
南阿より馬來に襲來

在新嘉坡山崎領事十九日發外務省着電なりとて内務省衛生局長より二十三日夜大阪衛生課への通牒によれば近來南阿弗利加附近に流行せる惡性感冒益々猖獗を極め歐米人の同病に罹る者増加し南阿聯邦にては一日の死亡者數千を算するに至り殊にケープコロニー半嶋の如きは本月一日以來二週間以内に五千人の死亡者を出し荒廢に歸せんとする狀態に陥り遂に馬來半嶋も同病に冒され新嘉坡すら死亡者百名を出せり一たび同病に罹るときは直に心臟痲痺或は肺炎を起して死亡するものにして同地寄港の船舶に對しては大に警戒中なるが一旦本邦に同病を輸入するときは一大事なれば充分豫防上注意ありたき旨なりしが上村衛生課長の談に據れば其症狀豫防方法等尚ほ不明にして目下如何とも手の付けやうなく唯同地方より日本に入港の船舶に注意するの外なかるべし

△孟買　桑嶋領事發外務省への報告に曰く
十月中旬より惡性の感冒猖獗を極め毎日七百名以上の死亡者あり

△晩香坡　浮田領事發外務省着電に依れば加奈陀本部は流行性スパニッシュ病十月十日より猖獗を極めビクトリアは十月十四日より流行し晩香坡は十八日より學校は授業を中止し集會を差止む在留民患者頗る多しとあり

△桑港　太田領事發外務省着電に依れば桑港に於ける患者約三千人極めて惡性にて發病後急性肺炎を惹起す本邦人中にも死亡者多しとあり更に

△香港　鈴木領事の發電には三井貨物船浦賀丸は十月十八日蘭貢より當地に入港せるが航海中船員三十九名中二十八名不詳の熱病に罹り船客外一名死亡せり彼等は同船當地に入港後醫師はインフルエンザと診斷せり香港基隆を經て横濱に向へりとありたり

◎惡性感冒警戒

惡性感冒は今や世界的にして一名豫風邪とも云ひ又西班牙風邪とも云へるが昨今我國にも猛烈なる勢を以て流行し來り學校、軍隊、市内電車、車掌銀行會社等にも患者續出して全く休業を爲す向もある趣なるが外務省にては事態容易ならずと爲し二十四日急遽全國各地方長官に對して[illegible]防につき通牒を發せるが内務省衛生局内野防疫官は語る
研究の結果今度の風邪は普通のインフルエンザ菌たる杆菌擬く双球菌にして肺炎又は心臟痲痺を越し右豫防法としては患者に絶對に接近せず患者を隔離するを要す云々

写真4—5　『福岡日日新聞』1918年10月25日付

らないが、一〇月二五日の『福岡日日新聞』（**写真4—5**）には、海外での流行に関する重要な記事が掲載されている。「悪性感冒猖獗」の大見出しで、シンガポール領事より外務省に入った情報として、南アフリカ聯邦の惨状が伝えられ、一日に死亡者数千、ケープタウンだけでも一〇月に入って二週間以内に五〇〇〇人の死亡者を出したとの報道がなされている。まさに〃暗黒の一〇月（Black October）〃だったのである。[5] そして、インフルエンザはマレー半島を襲い、シンガポールにおいて死亡者一〇〇人を出し、寄港の船舶に警戒を呼びかけたとしている。さらに、ボンベイからの情報として、一〇月中旬より悪性感冒により毎日七〇〇人以上の

死亡者を出していること、バンクーバー、サンフランシスコにおける流行、休校や死亡者続出について伝え、インフルエンザはいまや世界的な流行病となったことを知らせている。

この頃になると、大分、長崎、鹿児島における流行が記事に見られるようになり、一〇月二七日には福岡県内の小学校で休校が出始めたという記事が掲載されるようになる。また、同日の記事で、アメリカ東海岸における流行の状況が初めて紹介されている。

『鹿児島新聞』では、一〇月二七日に、男子師範学校が児童のインフルエンザ罹患のため休校になったことを知らせている。その前に、二二日には、薩摩南部に修学旅行をした児童にインフルエンザ患者が発生したことが伝えられているが、修学旅行とインフルエンザの直接の関係は分からない。

罹患者の急増

一〇月末になると、インフルエンザは児童・生徒ばかりでなく、郵便局員や電話局員を襲い、逓信・通信に障害が出始めた。福岡県に多かった工場・炭鉱労働者の間にも感染し、九州鉄道管理局の従業員にも患者が発生した。一〇月末の数日間の紙面は『福岡日日新聞』、『鹿児島新聞』とも、県内、九州全域、釜山、呉等、内外の流行状況に関する記事で埋め尽くされ、「暴風の如き悪性感冒」、「学校続々休業す」という見出しが躍っている。楽しみにされていた運動会も各校で続々中止になった。

小学校児童の罹患率も、八幡市の例では、約二五パーセントに達した。と同時に、新聞社独自の感冒手当て方法が紙面を飾るようになる。一一月一日の『福岡日日新聞』では、罹患者の隔離、室内の

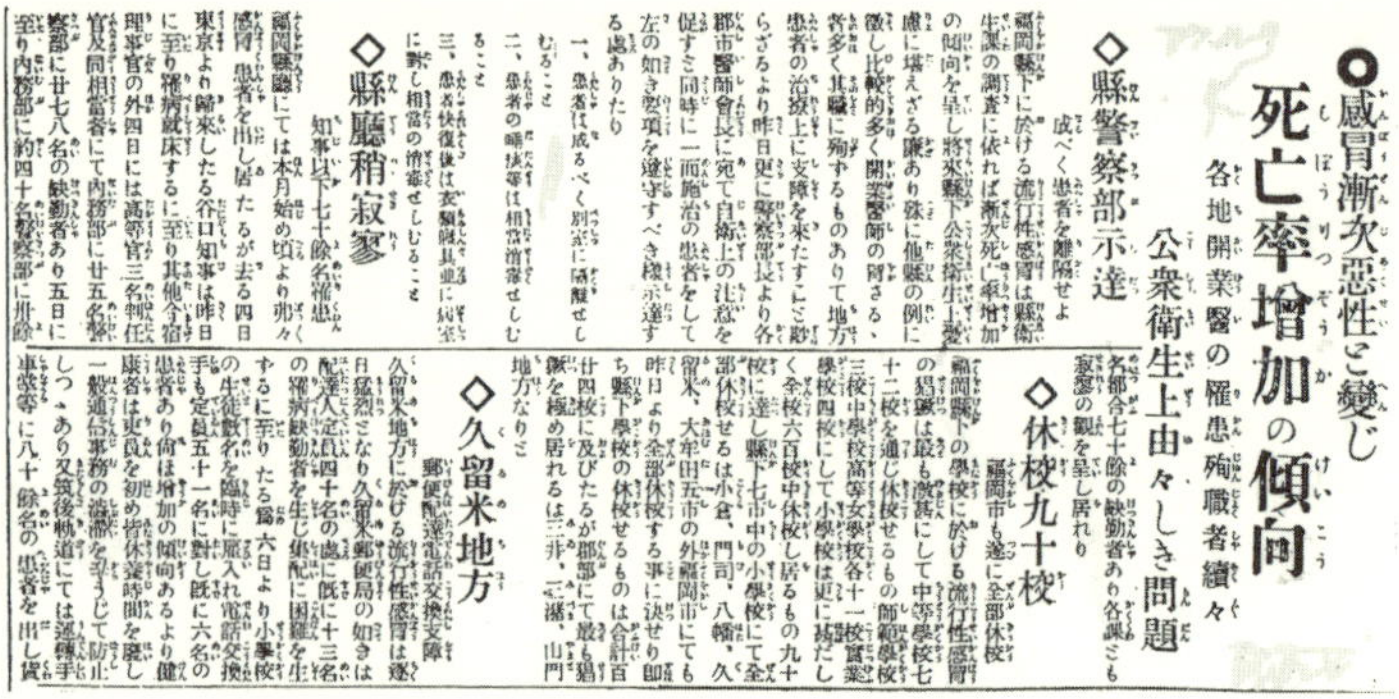

◎感冒漸次悪性と變じ
死亡率増加の傾向
各地開業醫の罹患殉職者續々
公衆衛生上由々しき問題

◇縣警察部示達
成べく患者を離隔せよ

福岡縣下に於ける流行性感冒は縣衛生課の調査に依れば漸次死亡率増加の傾向を呈し将来縣下公衆衛生上憂慮に堪えざる廉あり殊に他縣の例に徵し比較的多く開業醫師の罹さる、者多く其職に殉するものありて地方患者の治療上に支障を来たすこと尠らざるより昨日更に警察部長より各郡市醫師會長に宛て自衛上の注意を促すと同時に一面施治の患者をして左の如き要項を遵守すべき様示達する處ありたり

一、患者は成るべく別室に隔離せしむること
二、患者の唾痰等は相當消毒せしむること
三、患者快復後は衣類寢具並に病室に對し相當の消毒せしむること

◇縣廳稍寂寥
知事以下七十餘名罹患

福岡縣廳にては本月始め頃より漸々感冒患者を出し居たるが去る四日東京より歸來したる谷口知事は昨日に至り罹病就床するに至り其他今宿理事官の外四日には高等官三名判任官及同相當者にて内務部に廿五名警察部に廿七八名の缺勤者あり五日に至り内務部に約四十名警察部に卅餘名都合七十餘の缺勤者あり各課とも寂寥の觀を呈し居れり

◇休校九十校
福岡市も遂に全部休校

福岡縣下の學校に於ける流行性感冒の猖獗は最も激甚にして中等學校七十二校を通じ休校せるもの師範學校三校中學校高等女學校各十一校實業學校四校にして小學校は更に甚だしく全校六百校中休校し居るもの九十校に達し縣下七市中の小學校にて全部休校せるは小倉、門司、八幡、久留米、大牟田五市の外福岡市にても昨日より全部休校する事に決せり即ち縣下學校の休校せるものは合計百廿四校に及びたるが郡部にて最も猖獗を極め居れるは三井、三潴、山門地方なりと

◇久留米地方
郵便配達電話交換支障

久留米地方に於ける流行性感冒は逐日猛烈となり久留米郵便局の如きは配達人定員四十名の處に既に十三名の罹病缺勤者を生じ集配に困難を生ずるに至りたる爲六日より小學校の生徒數名を臨時に雇入れ電話交換手も定員五十一名に對し既に六名の患者あり尚ほ増加の傾向あるより健康者は吏員を初め皆休養時間を廢し一般通信事務の澁滞を辛うじて防止しつゝあり又筑後軌道にては運轉手車掌等に八十餘名の患者を出し貨

写真4—6　『福岡日日新聞』1918年11月7日付

乾燥という記事も見られる。

一方、鉄道・電信関係者の罹患・死亡に関する報道が出始め、一一月二日の『福岡日日新聞』の紙面は、「悪性感冒猖獗」という見出しのもと、九州鉄道管理局で一五〇〇—一六〇〇名の罹患者を出し、その率は一三—一四パーセントに達した。郵便配達も支障を来たし、臨時に健康な生徒を代用する始末であった。翌三日は「休校、休校、休校」の大見出しで、県下各地の学校の休校状況、郵便局員が四〇パーセント罹患したこと、配達回数の縮減、市街電車の間引き運転、一部炭鉱の休業を伝えている。『鹿児島新聞』もインフルエンザが「益々蔓延の傾向」で、専売支局工場でも二七〇—二八〇名の罹患したこと（三日には五〇〇名に増える）、市街電車の運転数減少を報じている。

死者の急増

こういった状態は、一一月五日の紙面まで続いたが、七日になると、「感冒漸次悪性と変じ死亡率増加の傾向」（**写真4—6**）という最悪の事態になった。それまでは、罹患者の増大、それに伴う休校やサービス低下が主な記事であったが、福岡県衛生課の調べで、流行は沈静化どころか、死亡者の増加という最悪の事態を迎えるのである。八日の紙面は「人心漸く不安に傾く」と人々の間に死への恐怖が生じたことを伝えている。同じ紙面で、罹患者の五パーセントが死亡することが記載された。県知事は「予防事項」を発表したが、マスクの使用を薦める以外は、これまで同様、罹患者の別室隔離、人ごみへの外出制限といった方策にとどまった。専門家でも、インフルエンザの病原体すら分からなかった時期なので、やむを得なかった、とすべきであろう。現在のわれわれは、この死亡者の増大が、インフルエンザから気管支炎・肺炎を併発した結果であることを知っている。

炭坑夫の罹病により、採炭量が激減し、石炭列車の運転本数が減少し、九日の紙面では、着炭四割減となっている。死亡者が増えたため、火葬場での処理が追いつかず、他町村で行なったりする一方、病院や罹患者のいる家庭からの需要殺到で、氷の供給が追いつかない、という事態も生じた。流行が軍隊に蔓延した結果、兵営は出入り禁止となり、監獄内の囚人も罹患し、久留米分監では収容されていた六〇〇人あまりの囚人のうち、一五〇名が罹患した。国外の場合と同様、感染を阻止する手だてはなかったため、スペイン・インフルエンザはきわめて「平等」に人間社会を襲った。

『鹿児島新聞』でも、遺骨を持って神戸から鹿児島に戻る途中の乗客が、列車内で流行性感冒のため死亡した事件が報じられ、さらに翌一一月七日には、「社告」として、社内における流行性感冒罹患者増大のため、新聞の頁数を四頁に縮小せざるを得ない旨が掲載されている（**写真4―7**）。スペイン・インフルエンザは、流行状況を伝えるべき新聞社をも襲った。

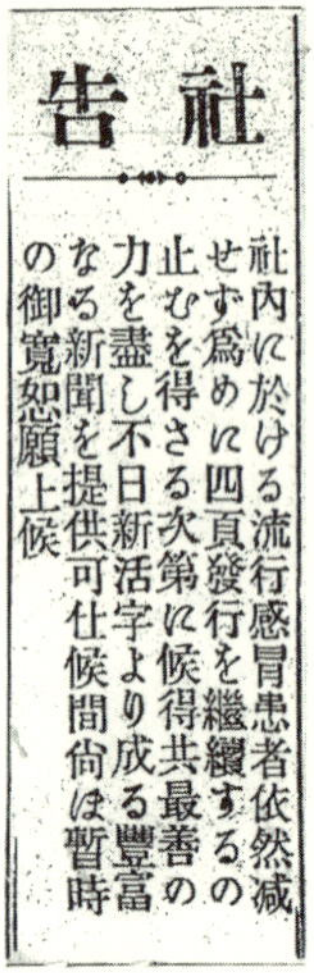
社告

社内に於ける流行感冒患者依然減せず爲めに四頁發行を繼續するの止むを得さる次第に候得共最善の力を盡し不日新活字より成る豊富なる新聞を提供可仕候間尚ほ暫時の御寛恕願上候

写真4—7　『鹿児島新聞』一九一八年一一月七日付

その頃から、鹿児島県でもインフルエンザまたはインフルエンザから肺炎に進んだことによる死亡者の記事が続出する。一一月七日には、県立の中等学校で五名、八日には大隅半島の肝属郡高山村でも小学校教員を含む一〇名が鬼籍に入った。学校の休校は続き、列車の運転回数は減り、二三〇〇名を擁する専売支局工場では、九〇〇人が罹患し、操業もままならぬ状態になった。

このような状況に苛まれた人々は、「悪性感冒減退の徴」の見出し（一一月一一日『福岡日日新聞』）に安堵したかもしれない。しかし、その記事の中身は、日本から一万キロ以上離れたフランス、スペイン、南アフリカ聯邦の話であった。一二日の記事は、県内各地、とくに工業地帯の流行と死亡者について伝えている。八幡市では八六六二人の罹患者中一五二人の死亡、隣の黒崎町では、近隣一村を加え、五日、六日の二日間で九八人（男六〇、女三八）が死亡し、うち三六人が職工であった。

都市から周辺部への感染拡大

鹿児島市で、人々がようやく愁眉を開いたのは、一一月一五日になって、休校になっていた各校の開校日が決まり、翌一六日の紙面に流感の「猖獗期は過ぎたらしい」という記事が出た頃である。なお、その記事は、「始め一カ月は猖獗を極め、後二カ月くらいはまだぼつぼつ」だった明治二十三（一

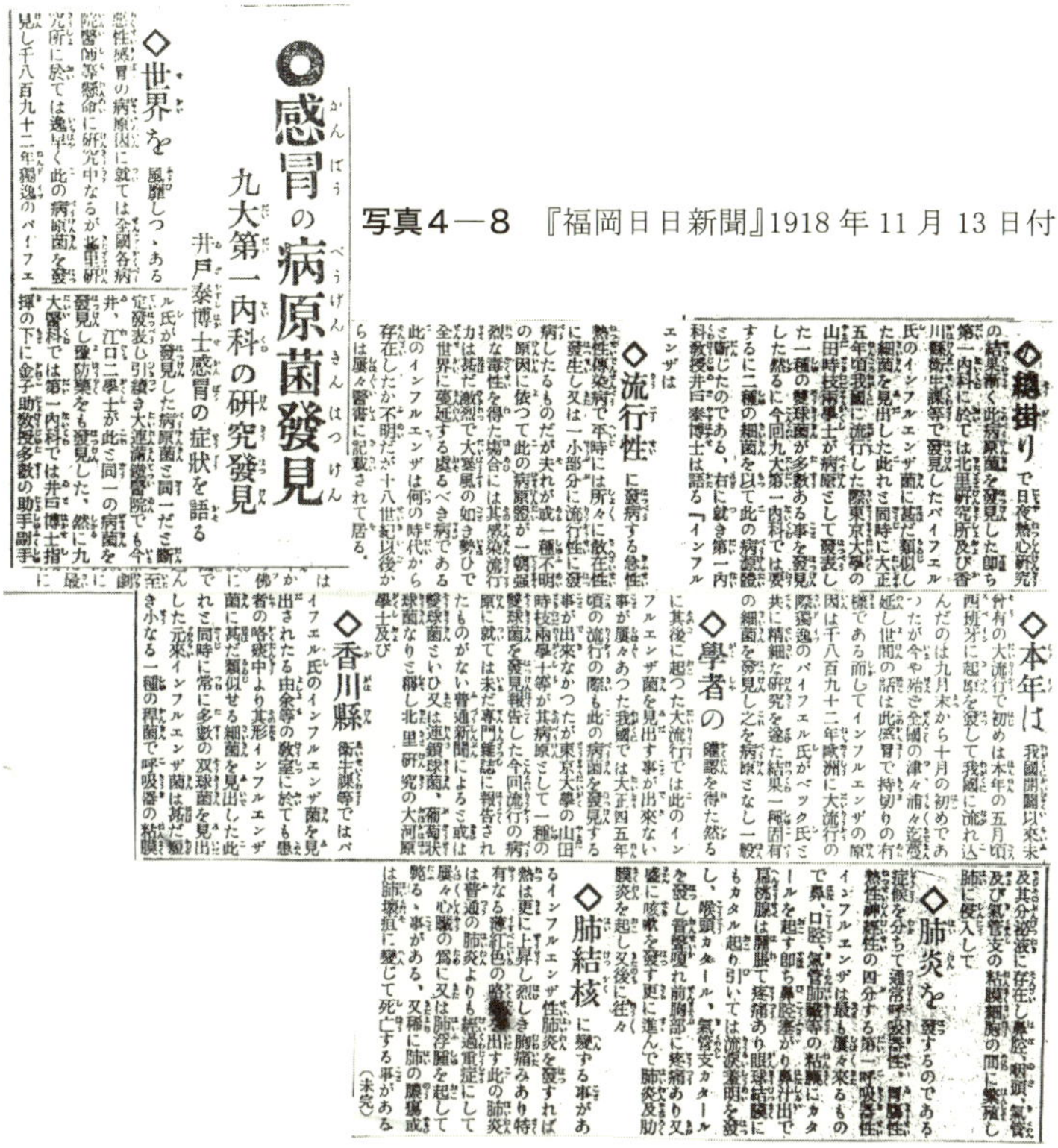

◎感冒の病原菌發見
九大第一内科の研究發見
井戸泰博士感冒の症狀を語る

◇世界を風靡しつゝある惡性感冒の病原因に就ては全國各病院醫師等懸命に研究中なるが北里研究所に於ては逸早く此の病原菌を發見し千八百九十二年獨逸のパイフエル氏が發見した病原菌と同一だと斷定發表し引續き大連滿鐵醫院でも今井、江口二學士が此と同一の病菌を發見し豫防藥をも發見した、然に九大醫科では第一内科では井戸博士指揮の下に金子助教授多數の助手副手

◇總掛りで日夜熱心研究の結果漸く此病原菌を發見した即ち第一内科に於ては北里研究所及び香川縣衛生課等で發見したパイフエル氏のインフルエンザ菌に甚だ類似した細菌を見出した此れと同時に大正五年頃我國に流行した際東京大學の山田時枝兩學士が病原として發表した一種の雙球菌が多數ある事を發見した然るに今回九大第一内科では要するに二種の細菌を以て此の病原體と斷じたのである、右に就き第一内科教授井戸泰博士は語る「インフルエンザは

◇流行性に發病する急性熱性傳染病で平時には所々に散在性に發生し又は一小部分に流行性に發病したるものだが夫れが或一種不明の原因に依つて此の病原體が一朝强烈な毒性を得た場合には其感染流行力は甚だ激烈で大暴風の如き勢ひで全世界に蔓延する虞るべき病である此のインフルエンザは何の時代から存在したか不明だが十八世紀以後から屡々醫書に記載されて居る。

◇本年は我國開闢以來未曾有の大流行で初めは本年の五月頃西班牙に起原を發して我國に流れ込んだのは九月末から十月の初めであつたが今や殆ど全國の津々浦々迄蔓延し世間の話は此感冒で持切りの有樣である而してインフルエンザの原因は千八百九十二年歐洲に大流行の際獨逸のパイフエル氏がベック氏と共に精細な研究を遂た結果一種固有の細菌を發見し之を病原となし一般

◇學者の確認を得た然るに其後に起つた大流行では此のインフルエンザ菌を見出す事が出來ない事が屡々あつた我國では大正四五年頃の流行の際も此の病菌を發見する事が出來なかつたが東京大學の山田時枝兩學士等が其病原として一種の雙球菌を發見報告した今回流行の病原に就ては未だ專門雜誌に報告されたものがない普通新聞によると或は雙球菌といひ又は連鎖球菌、葡萄狀球菌なりと稱し北里研究の大河原學士及び

◇香川縣衛生課等ではパイフエル氏のインフルエンザ菌を見出されたる由余等の教室に於ても患者の喀痰中より其形インフルエンザ菌に甚だ類似せる細菌を見出した此れと同時に常に多數の双球菌を見出した元來インフルエンザ菌は甚だ短き小なる一種の桿菌で呼吸器の粘膜及其分泌液に存在し鼻腔、咽頭、氣管及び氣管支の粘膜細胞の間に繁殖し肺に侵入して

◇肺炎を發するのである症候を分ちて通常呼吸器性、胃腸性、熱性神經性の四分する第一呼吸器性インフルエンザは最も屡々來るもので鼻、口腔、氣管肺臟等の粘膜にカタールを起す即ち鼻腔塞がり鼻汁出で扁桃腺は腫脹て疼痛あり眼球結膜にもカタル起り引いては流淚羞明を發し、喉頭カタール、氣管支カタールを發し音聲嗄れ前胸部に疼痛あり又屡に咳嗽を發す更に進んで肺炎及肋膜炎を起し又後に往々

◇肺結核に變ずる事がある インフルエンザ性肺炎を發すれば熱は更に上昇し烈しき胸痛みあり特有なる薄紅色の喀痰を出す此の肺炎は普通の肺炎よりも經過重症にして屡々心臟の爲に又は肺浮腫を起して斃る、事がある、又稀に肺の膿瘍或は肺壞疽に變じて死亡する事がある
（未完）

写真4―8　『福岡日日新聞』1918年11月13日付

八九〇）年の流行性感冒を引き合いに出している。しかし、郡部ではなお一一月末まで死亡者があいつぎ、流行が鹿児島市から周辺部へと拡散したことを物語っている。

　こういった中、九州大学病院内科における「感冒の病原菌発見」が一一月一三日の『福岡日日新聞』（**写真4―8**）に大きく採り上げられている。もちろん、これはインフルエンザ・ウイルスの発見ではなく、従来言われていたプファイフェル菌と肺炎双球菌のことであった。国外においても、同じような「発見」が

報じられたが、当時、世界中の人々が、いわば藁にも縋りたい気持ちで原因究明、治療法の確定を待ち望んでいたことの現れである。

やや後のことになるが、一一月二七日の紙面に、一一月二四日に開かれた日本医学会総会における帝大および伝染病研究所の調査チームと、北里研究所の調査チームとの病原をめぐる論戦が掲載されている。この件は、ほとんどの新聞にも掲載され、関心の高かったことを物語っている。詳細は後に譲ろう。

一一月中旬になると、福岡県における、さしもの流行も下火になった。死亡者は出たが、新たな罹患者は減り、学校は再開され、社会的・経済的機能も復活した。一五日の『福岡日日新聞』は、県の罹患者数を三〇万人以上、死亡者を一三〇〇人としている。[6] この数は調査が進むにつれ増え、一七日の紙面では、四〇万人以上、二三日の記事では、罹患者八〇万―一〇〇万人、死亡三八〇〇人となっている。当時の福岡県の人口は、約二〇〇万人であったから、罹患率は四割から五割、罹患者の死亡率は約一〇パーミルということになる。福岡県衛生課の調べた県下の各市・郡別の流行性感冒罹患者数と死亡者数が『福岡日日新聞』（一二月二七日付）に掲載されているので、これを**表4―1**に掲げよう。[7]

福岡県の感冒流行減退を反映して、『福岡日日新聞』では、県下の状況はあまり報道されなくなり、インフルエンザに関しては、中国大陸の青島付近のある村落住民が受けた全滅的な被害（一二月一日付）、南アフリカ聯邦の惨状（死亡者五万人）、ニューヨークのコロンビア大学に留学している日本人学生七〇人中二〇人の罹患、留学中の神戸高商教授の罹患・死亡等、専ら国外の状況を伝えている。

表4—1　福岡県・市郡別罹患・死亡率〔1918年12月15日まで〕

市・郡	現住人口	患者数	死亡者数	罹患率（%）	死亡率a（‰）	死亡率b（‰）
福岡市	98563	15360	151	15.6	9.8	1.5
若松市	41411	13708	191	33.1	13.9	4.6
八幡市	89472	12339	301	13.8	24.4	3.4
久留米市	48124	9893	143	20.6	14.5	3.0
大牟田市	72482	29393	352	40.6	12.0	4.9
門司市	73377	18683	285	25.5	15.3	3.9
小倉市	33672	8271	122	24.6	14.8	3.6
市部小計	457101	107647	1545	23.5	14.4	3.4
粕屋郡	78295	31523	318	40.3	10.1	4.1
宗像郡	43737	13902	161	31.8	11.6	3.7
遠賀郡	119573	33625	416	28.1	12.4	3.5
鞍手郡	127001	33980	419	26.8	12.3	3.3
嘉穂郡	170802	43457	816	25.4	18.8	4.8
朝倉郡	79543	28161	258	35.4	9.2	3.2
筑紫郡	92215	24917	246	27.0	9.9	2.7
糸島郡	59702	14960	171	25.1	11.4	2.9
早良郡	44980	18246	94	40.6	5.2	2.1
三井郡	85778	42474	234	49.5	5.5	2.7
三瀦郡	94105	31471	257	33.4	8.2	2.7
山門郡	78742	32471	257	41.2	7.9	3.3
三池郡	65695	34696	222	52.8	6.4	3.4
八女郡	119859	32366	324	27.0	10.0	2.7
浮羽郡	52591	36327	316	69.1	8.7	6.0
企救郡	78742	13019	162	16.5	12.4	2.1
田川郡	143121	62508	418	43.7	6.7	2.9
京都郡	56396	9743	227	17.3	23.3	4.0
築上郡	57711	19318	177	33.5	9.2	3.1
郡部小計	1648588	557164	5493	33.8	9.9	3.3
合計	2105689	664811	7038	31.6	10.6	3.3

（注）死亡率aは，罹患者に対する死亡者の率。死亡率bは，現住人口に対する死亡者の率。現住人口は，大正7（1918）年12月31日『日本帝国人口静態統計』による。『福岡日日新聞』の合計欄は，実際の計算と合わない。ここでは計算値を用いた。

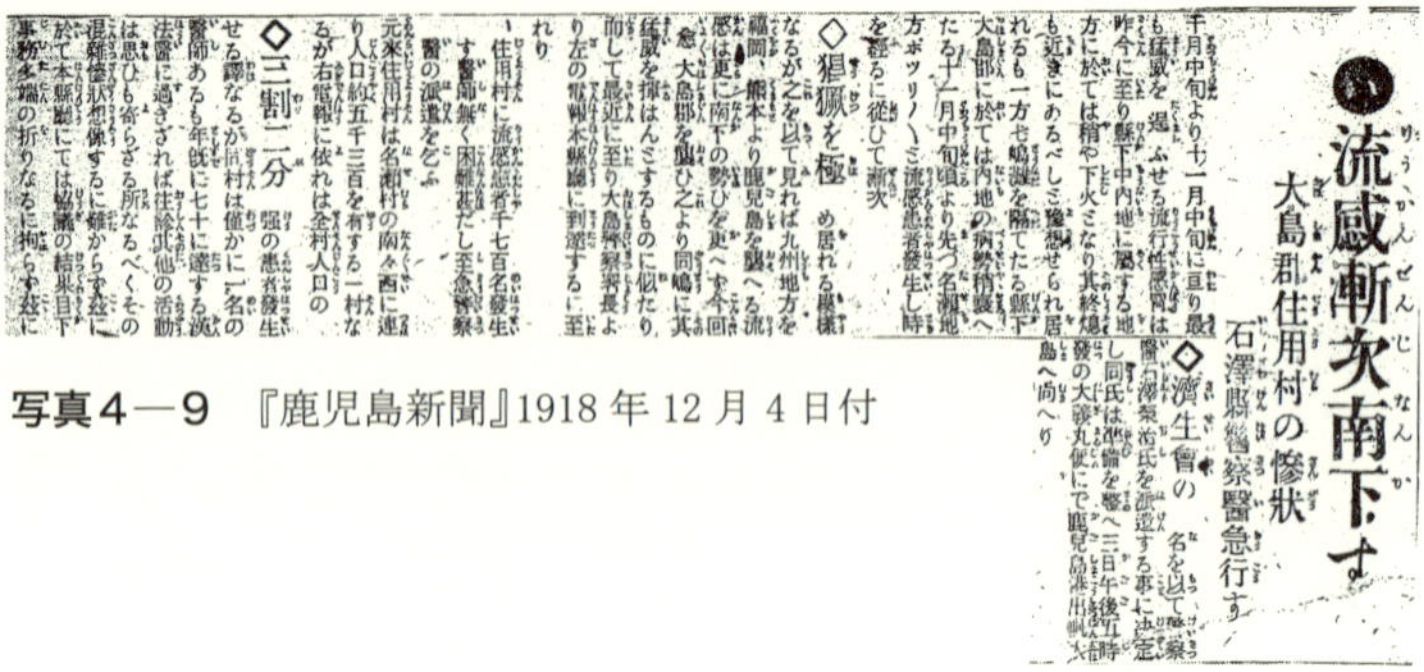
流感漸次南下す
大島郡住用村の慘状
石澤縣警察醫急行す

十月中旬より十一月中旬に亘り最も猛威を逞ふせる流行性感冒は昨今に至り縣下中内地に屬する地方に於ては稍や下火となり其終熄も近きにあるべしと豫想せられ居れるも一方七島灘を隔てたる縣下大島郡に於ては内地の病勢稍衰へたる十一月中旬頃より先づ名瀬地方ポツリ〳〵と流感患者發生し時を經るに從ひて漸次
◇猖獗を極め居れる模樣なるが之を以て見れば九州地方を福岡、熊本より鹿兒島を襲へる流感は更に南下の勢ひを更へず今回愈大島郡を襲ひ之より同嶋に其猛威を揮はんとするものに似たり、而して最近に至り大島警察署長より左の電報本縣廳に到達するに至れり
、住用村に流感患者千七百名發生す醫師無く困難甚だし至急警察醫の派遣を乞ふ
元來住用村は名瀬村の南々西に連り人口約五千三百を有する一村なるが右電報に依れば全村人口の
◇三割二分強の患者發生せる譯なるが同村は僅かに一名の醫師あるも年既に七十に達する漢法醫に過ぎざれば往診其他の活動は思ひも寄らざる所なるべくその混雜慘状想像するに難からず茲に於て本縣廳にては協議の結果目下事務多端の折りなるに拘らず茲に
◇濟生會の名を以て警察醫石澤榮治氏を派遣する事に決定し同氏は準備を整へ三日午後五時發の大義丸便にて鹿兒島港出帆大島へ向へり

写真4—9　『鹿児島新聞』1918年12月4日付

ところで、鹿児島県には甑島（こしき）、種子島、屋久島、奄美大島等の西南諸島があった。これらの離島について、インフルエンザに関する情報は多くない。情報が鹿児島や福岡で印刷される新聞に掲載されるまでに時間を要したからだろうか。わずかな記事から状況を窺うと、甑島の下甑村では、一一月二三日の記事に、村内の字によっては終息に向かったところもあるが、なお休校中のところもあり、中には三六〇名の児童のなかで、罹患していない者がわずか一五人ほどという学校もある、と伝えている。

奄美大島では、一二月四日の紙面（**写真4—9**）で、「流感漸次南下す」という見出しのもと、一一月中旬頃より島の中心、名瀬町に患者が発生し、近くの住用村では、人口五三〇〇人のうち、一七〇〇人が罹患した旨伝えている。同村には年老いた漢方医が一人いるだけなので、急遽、県の警察医一名が派遣されることになった。

一二月二〇日、渡島後帰庁したその警察医からの報告が『鹿児島新聞』に「惨たり大島の流感」の見出しで掲載されている。それによると、住用村にいた老医自身も罹患し、この村はしばらく「無医村」になっていた。警察医は、二週間の間、朝八時から夜一〇時まで働き、三一〇名の患者を診察したが、そのうち二名は死亡した。大島は、流感の伝播も内地より一カ月遅れ、内地に比して死亡者が多い。また余談として、言葉が通じず、診察には通訳が必要であった、という報告もある。

大正八（一九一九）年、福岡県は比較的静穏のうちに明けた。しかし、一月後半になると、県下に脳脊髄膜炎が散発的に発生した。これと、スペイン・インフルエンザを結び付ける十分な証拠はまだないが、民間のみならず、久留米や小倉の聯隊でも同様の事例が見られる。

中国・四国地方(8)

一〇月末以降、死亡記事が急増

一〇月一七日付『海南新聞』では、愛媛県喜多郡大洲中学校における流行が伝えられ、二二日の記事では、この地域の諸学校の一斉休校が報じられている。一方、二〇日付の『香川新報』には、高松市に隣接する香川郡鷺田村小学校で学級閉鎖が始まったという記事が掲載され、一〇月中を通じて全県に拡がった。一〇月二四日の紙面では、高松市の小・中学校一一校における在籍者六八〇三名中、約九パーセントに相当する六一七名が罹患したと報じられている。

一〇月中は、各紙ともインフルエンザの流行・猖獗に関する報道で満ち溢れ、休校以外に、県庁や郡役所の機能低下、遠足や運動会の中止、諸会合の延期や中止、都市部での炊き出しといった程度が主な内容となっている。しかし、一〇月三一日の『香川新報』で、一〇月二九日までに高松市で二六

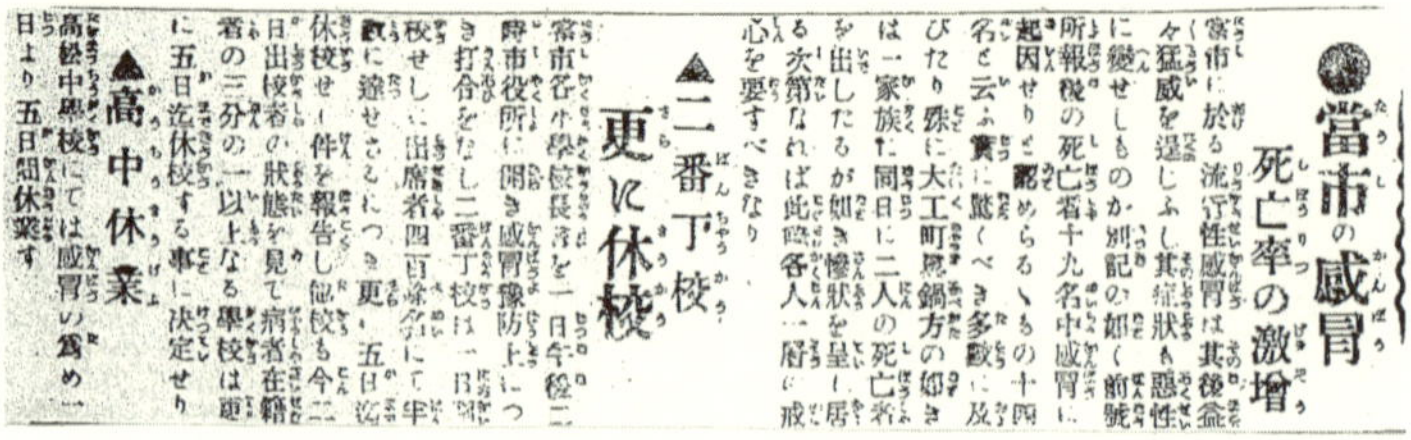

當市の感冒 死亡率の激增

當市に於る流行性感冒は其後益々猛威を逞じふし其症狀も惡性に變せしものか別記の如く前號所報後の死亡者十九名中感冒に起因せりと認めらるゝもの十四名と云ふ實に驚くべき多數に及びたり殊に大工町鍋方の如きは一家族た同日に二人の死亡者を出したるが如き慘狀を呈し居る次第なれば此際各人一層に戒心を要すべきなり

▲二番丁校 更に休校

當市各小學校長等を一日午後二時市役所に開き感冒豫防上につき打合をなし二番丁校は一日限休校せしに出席者四百餘名にて半數に達せざるにつき更に五日迄休校せし件を報告し他校も今二日出校者の狀態を見て病者在籍者の三分の一以上なる學校は更に五日迄休校する事に決定せり

▲高中休業

高松中學校にては感冒の爲め一日より五日間休業す

写真4—10 『香川新報』1918年11月1日付

名が死亡したとの記事を皮切りに、一一月一日には、その後、一九名の死亡のうち、一四名がインフルエンザに基づく死亡である旨が伝えられ、記事は悲惨さを伝えるようになった（**写真4—10**）。また新聞自身、人手不足のため、配達が遅れる場合のあることを詫びている。

市部ばかりでなく、高松の東にある農村部でも死亡者が相次ぎ、一一月三日の紙上では、香川県下の罹患者七万人（現住人口は七一万人）と報じられている（一一月二二日には患者九万人、死亡者二〇六九人と報道されている）。市街電車の運行は麻痺状態となり、医師や教員で罹患し、死亡する者も続出した。

三豊郡の観音寺町は、人口一万六〇〇〇人余の町であるが、一一月一日だけで八名、二日に六名の死者を出している。一一月二二日には、観音寺警察署管内で、患者九二四二人、死亡者一七三人に達した。

一一月六日の『香川新報』では、県下の丸亀市の郵便局員、電話交換手の罹患による作業の困難を伝えている。地方都市の場合、従業員の絶対数が少なく、半数が欠勤すれば業務は麻痺することは想像に難くない[9]。同市では、棺桶の不足が訴えられ（一一月九日付）[10]、火葬の処理が追いつかず、遂に土葬がおこなわれたことも報道されていた（一一月七日付、**写真4—11**）。また、丸亀市には遊郭があったが、娼妓が次々に罹患・死亡し、新聞紙上に

悪性感冒
年内には熄まぬ
（京大醫科教授中西醫學博士談）
▽全國に蔓延し
▽特効藥は無い
▽適確な豫防劑
▲高松市立各學校
更に十日迄休校
▲感冒の試驗
▲議員懇談會延期
▲實科校休業
▲高中十日迄休校
▲丸亀市民の恐怖
薬店の暴利
▲土葬と爲す
丸亀の死者激增

写真4―11　『香川新報』1918年11月7日付

伝えられた数だけでも四人を数える。

善通寺（人口一万六〇〇〇人）、多度津（人口六七〇〇人）、琴平（人口六九〇〇人）といった地方都市もそれぞれ二〇〇〇―三〇〇〇人の患者を出し、罹患率はかなり高かった。そうかと思うと、一一月初めに、まだ罹患者を出していない村もあった。瀬戸内海に浮かぶ小豆島のいくつかの村や、高見島村、佐柳島村（一一月一四日には三〇人の罹患者のある旨、報じられている）、粟島村、山間部の村では、孤立性の故に、まだウイルスはやってきていなかった。また高知の歩兵第四四聯隊にインフルエンザが流行し、一五〇〇名（一個聯隊の兵員は二〇〇〇―三〇〇〇名）が罹患し、将校一名、兵五名が死亡したことも伝えられている。一一月二一日の紙面では、死者は将校一名、下士一名、兵一二名と報じられている。聯隊でのインフルエンザ終息は、一一月二六日付『高知新聞』にようやく掲載された。

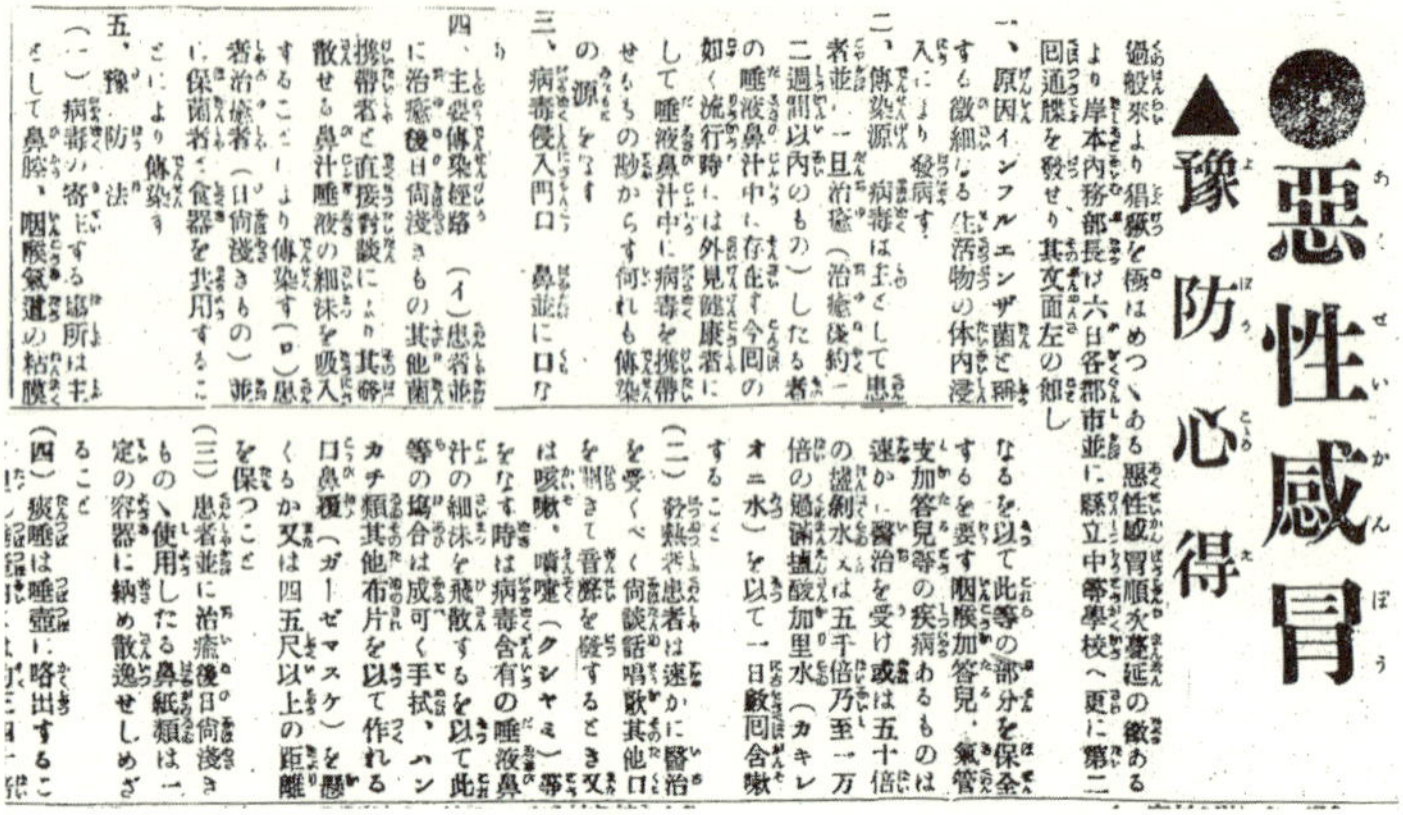

●悪性感冒
▲豫防心得

過般來より猖獗を極はめつゝある悪性感冒順次蔓延の徴あるより岸本内務部長は六日各郡市並に縣立中等學校へ更に第二回通牒を發せり其文面左の如し

一、原因　インフルエンザ菌と稱する微細なる生活物の体内浸入により發病す

二、傳染源　病毒は主として患者並に一旦治癒（治癒後約一二週間以内のもの）したる者の唾液鼻汁中に存在す今回の如く流行時には外見健康者にして唾液鼻汁中に病毒を携帯せるもの尠からす何れも傳染の源をなす

三、病毒侵入門口　鼻並に口なり

四、主要傳染經路　（イ）患者並に治癒後日尚淺きもの其他菌携帯者と直接對談により其噴散せる鼻汁唾液の細沫を吸入することにより傳染す（ロ）患者治癒者（日尚淺きもの）並に保菌者と食器を共用することにより傳染す

五、豫防法

（一）病毒の寄生する場所は主として鼻腔、咽喉氣道の粘膜なるを以て此等の部分を保全するを要す咽喉加答兒・氣管支加答兒等の疾病あるものは速かに醫治を受け或は五十倍の鹽剝水又は五千倍乃至一万倍の過滿俺酸加里水（カキレオニ水）を以て一日數回含嗽すること

（二）發熱性患者は速かに醫治を受くべく尚談話唱歌其他口を開きて音聲を發するとき又は咳嗽、噴嚔（クシャミ）等をなす時は病毒含有の唾液鼻汁の細沫を飛散するを以て此等の場合は成可く手拭、ハンカチ類其他布片を以て作れる口鼻覆（ガーゼマスケ）を懸くるか又は四五尺以上の距離を保つこと

（三）患者並に治癒後日尚淺きもの、使用したる鼻紙類は一定の容器に納め散逸せしめざること

（四）痰唾は唾壺に喀出すること

写真4—12　『香川新報』1918年11月8日付

その『高知新聞』は、一一月一日の紙面で「急告　本日は二頁！」という社告を出したが、その内容は、スペイン・インフルエンザ罹患のため、出勤者が四、五名に過ぎず、やむを得ず紙面を二頁に縮小する、というものであった。同じ社告は、次の日にも、その次の日にも出て、一一月四日まで続いた。この頃が、高知市における流行のピークであった、と考えられる。しかし、死亡者はその後に増えた。一日が一〇人、二日が五人、三日が一四人、四日が二四人、五日が一六人、計六九人で、そのうちインフルエンザや肺炎併発者は四一人を数えた。

「予防心得」、氷の欠乏、医療体制の不備、新兵の罹患

香川県衛生課は、インフルエンザの予防・治療に熱心で、今から見れば効果があったとは思えないが、技師の談話を新聞に発表したり、学者の意見を徴して新聞に掲載している。予防ワクチンを取り寄せ、試験も

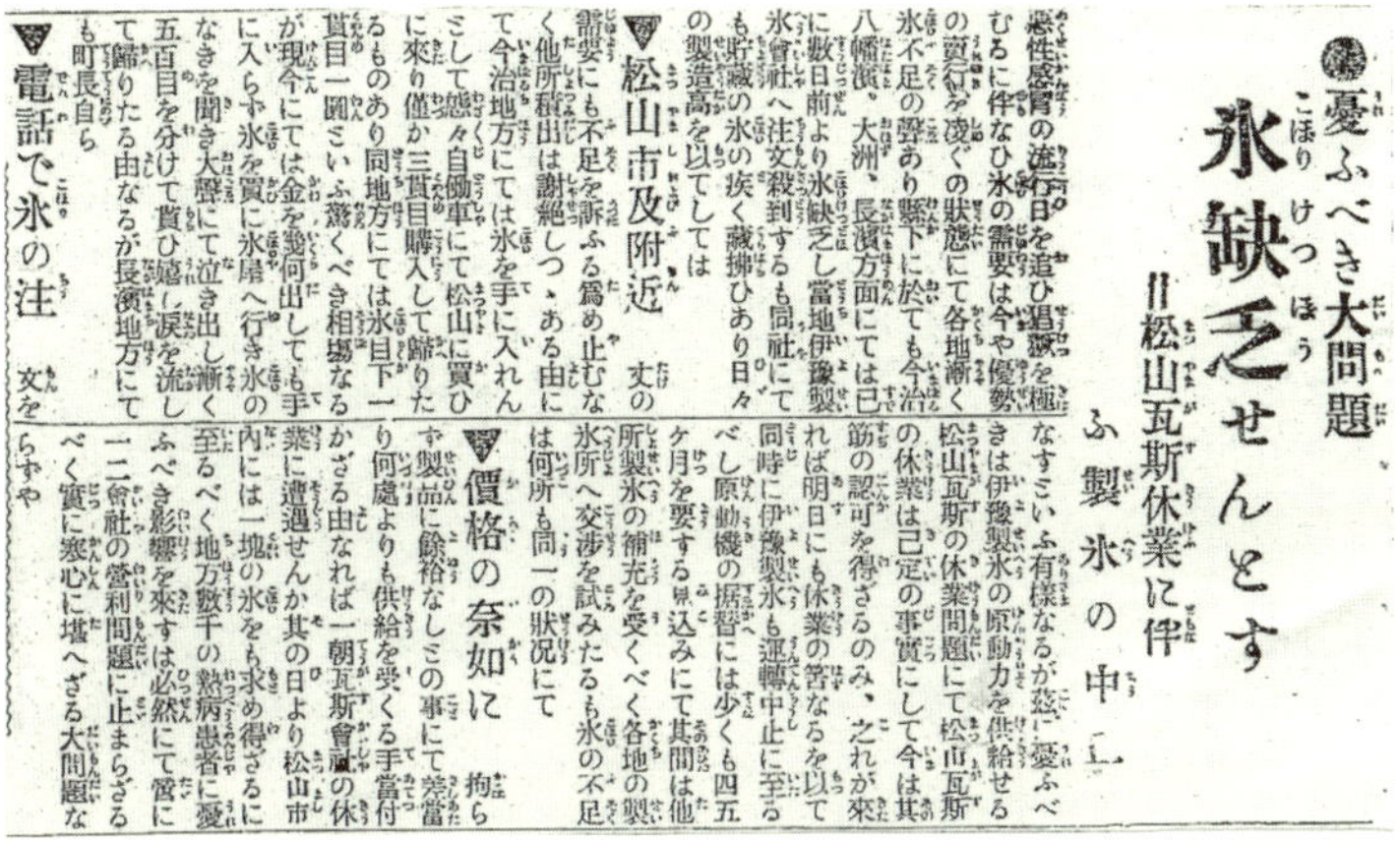

憂ふべき大問題
氷缺乏せんとす
‖松山瓦斯休業に伴ふ製氷の中止

悪性感冒の流行日を追ひ猖獗を極むるに伴ひ氷の需要は今や優勢の賣行を凌ぐの状態にて各地漸く氷不足の聲あり縣下に於ても今治八幡濱、大洲、長濱方面にては已に數日前より氷缺乏し當地伊豫製氷會社へ注文殺到するも同社にても貯藏の氷の疾く藏拂ひあり日々の製造高を以てしては

▽松山市及附近

丈の需要にも不足を訴ふる爲め止むなく他所積出は謝絶しつゝある由にて今治地方にては氷を手に入れんとして態々自働車にて松山に買ひに來り僅か三貫目購入して歸りたるものあり同地方にては氷目下一貫目一圓といふ驚くべき相場なるが現今にては金を幾何出しても手に入らず氷を買に氷屋へ行き氷のなきを聞き大聲にて泣き出し漸く五百目を分けて貰ひ嬉し涙を流して歸りたる由なるが長濱地方にても町長自ら

▽電話で氷の注文を

なすといふ有様なるが茲に憂ふべきは伊豫製氷の原動力を供給せる松山瓦斯の休業問題にて松山瓦斯の休業は已定の事實にして今は其筋の認可を得ざるのみ、之れが來れば明日にも休業の筈なるを以て同時に伊豫製氷も運轉中止に至るべし原動機の据替には少くも四五ケ月を要する見込みにて其間は他所製氷の補充を受くべく各地の製氷所へ交渉を試みたるも氷の不足は何所も同一の状況にて

▽價格の奈如に拘らず

製品に餘裕なしこの事にて差當り何處よりも供給を受くる手當付かざる由なれば一朝瓦斯會社の休業に遭遇せんか其の日より松山市内には一塊の氷をも求め得ざるに至るべく地方數千の熱病患者に憂ふべき影響を來すは必然にて獨に一二會社の營利問題に止まらざるべく實に寒心に堪へざる大問題ならずや

写真４—13　『海南新聞』1918年11月10日付

行なっている。一一月八日の『香川新報』紙上（**写真４—12**）に発表された「悪性感冒予防心得」は、病原体の何たるかを除けば、詳細かつ具体的で妥当な内容である。いかに真剣に取り組んでいたかが伝わってくる。県では、猖獗を極める丸亀市に無料診療所を開設し、警察医二名を派遣したが（一一月八日付）、ほどなく両名とも感染し（一一月一〇日付）、閉鎖されてしまった。

愛媛県では、一一月九日付『海南新聞』に、松山市の人口六万人のうち、罹患者は二万から二万五〇〇〇人に達し、諸学校は休校、鉄道は滞貨の山といった状況が報じられている。翌日の紙面は、「宇和島町全滅」の見出しで、一万九〇〇〇の人口のうち、一万二〇〇〇人が罹患、学校は休校、諸官衛は事務停滞、夜は通行人もいない状況になったことを伝えている。

『海南新聞』が特に採り上げているのは、氷の欠乏である（一一月一〇日付、**写真４—13**）。これはどこでも起こったことだが、病院や家庭で、高熱を発した罹患者の熱

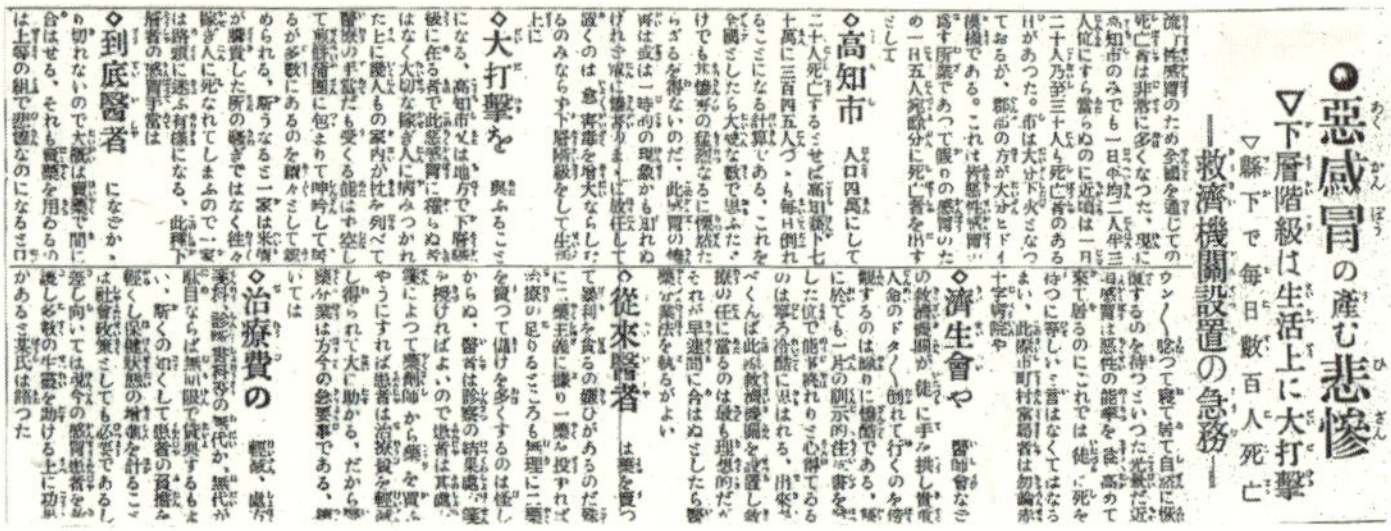
悪感冒の産む悲惨
▽下層階級は生活上に大打撃
▽縣下で毎日數百人死亡
—救済機關設置の急務—

◇済生會や

◇高知市

◇従來醫者

◇大打撃を

◇治療費の

◇到底醫者

写真4—14　『高知新聞』1918年11月16日付

を冷ますため、大量の氷の需要が生じた。価格は高騰し、いままで一貫一二—一三銭だったのが、五〇銭—一円というとてつもない値段で取引される例も生じ、いくら出しても買えない状況になってきていた。そこへ、伊予製氷会社に製氷に必要なガスを供給している松山瓦斯会社が休業するという問題が生じたが、一一月中旬を過ぎると、気温の低下、罹患者の減少によって、すんでのところで危機を回避することができた。『海南新聞』は、業界に精通する人の話として、氷はそれほど払底していない。なかったら対岸の広島から運んでくれば一貫一五銭でも引き合う。いま値上がりしているのは、奸姦達が暴利を貪っているからで、当局は警告を与えるべきである、としている。

『高知新聞』も、一一月一六日の紙面（**写真4—14**）で、「救済機関設置の急務」を論じている。曰く、流行性感冒による死亡者が多くなった。死ななくても、罹患し、苦しんでいる者も多い。とくに医者にも診てもらえず、薬も買えない者が少なくない。赤十字病院、済生会、医師会は、こういった人たちのための救済機関を設けるべきである。また、すべてを医者に任せるのではなく、医者は診察の結果に基づいて処方箋を書き、患者は薬局で薬を買うという医薬分業をすべきである。治療費を軽減し、患者の負担を軽くすることは、社会政策としても必要であるとする。以上の趣旨を誰が書いたのかは分からないが、大正七（一九一八）年という、今から約九〇年前のことと思えば、現在でも通用する卓見である。ちなみに、宮尾登美子『櫂』には、この時期の高知市におけるインフルエンザ流行の場面が登場する。

一一月下旬から一二月に入ると、新たな罹患者は減ったが、死亡者は依然あとを絶たなかった。そしてその年の暮には注目すべき記事が掲載されている。それは『香川新報』一二月二六日の「丸亀の感冒　感冒患者五百名」という記事で、またも感冒が流行し、医師が多忙を極めているが、これは丸亀にある歩兵第一二聯隊の初年兵たちである、と伝えている。当時、新兵の入営日は一二月一日で、丸亀に限らず、兵営をインフルエンザ・ウイルスを持った者が出入りし、抗体を持たない新兵が罹患した。大正八（一九一九）年一月一二日の『香川新報』には、一二月に入営した新兵に流感が再発し、歩兵第一二聯隊（丸亀）で二名、同第四三聯隊（善通寺）で七名、同四四聯隊（高知）で一名の死者の出たことを報じている。

愛媛県では、三月中旬になっても、松山市、内子町などでの患者発生を伝えている。このほか、瀬戸内海のいくつかの島で、インフルエンザ流行が伝えられているが、前年秋のようなことはなかった。

比較的軽かった中国地方での被害？

中国地方における「前流行」の襲来は、筆者が調べたかぎり、上述の大正七（一九一八）年一〇月一二日付『読売新聞』が伝える山口県厚狭郡のある小学校児童の集団高熱・鼻血事件を嚆矢とする。これは高千帆村の小学校での事件であるが、同村は山陽本線が通り、外航船舶の出入りが多い門司港に近いから、伝染経路の一つとして考えられる。

一〇月二六日の『大阪毎日新聞』は、日本各地のインフルエンザ流行の状態を伝えるが、そのなかで岡山市内の小学校の休校状況、児島地方の味野町の山陽紡績、琴浦町の近江帆布会社における流行（両社とも二〇〇名以上の罹患）を挙げている。尾道については小学校休校、尾道駅での罹病者続出、そして山口県については、炭坑地帯の美禰郡於福村小学校の罹患者を挙げた後、鼻血事件を出した高千帆村小学校で児童四〇〇名、教員八名が罹患したことが報じられている。やはり鼻血報道は、インフルエンザの襲来を告げる事件であった。さらに翌日の紙面は、岡山の裁判所書記全員が罹患したことを伝えている。

一〇月二七日の紙面は、岡山の商業学校生徒が京阪地方・讃岐・広島に修学旅行に行き、帰校後、発病者が数百名出たという記事が掲載されている。時間的には旅行先で感染した可能性がある。また、尾道の商業学校の寄宿舎生に罹患者が出て、休校になった。

二八日になると、山口県美禰郡の炭坑で罹患者が出て、遂に死亡者二名を出した。その後、地元の大阪・京都・神戸の流行が熾烈になったためか、どの新聞も、中国地方の状況についての報道はしなくなる。実際、広島市の場合にみるように、インフルエンザの病勢は静穏になったようである。

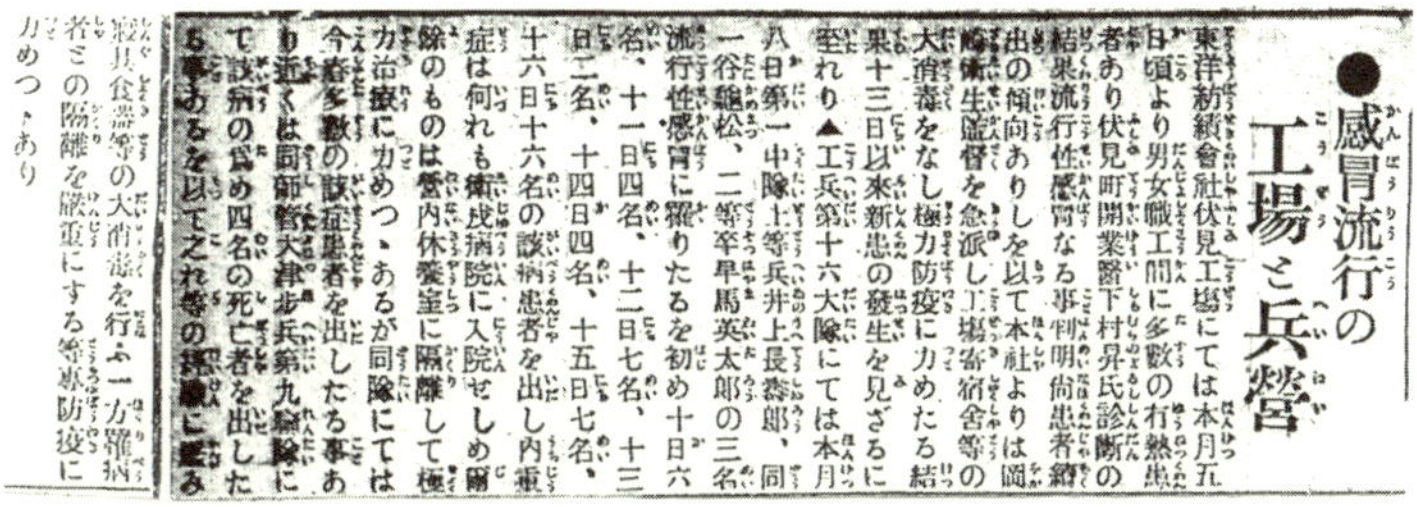

●感冒流行の工場と兵營

東洋紡績會社伏見工場にては本月五日頃より男女職工間に多數の有熱患者あり伏見町開業醫下村昇氏診斷の結果流行性感冒なる事判明尚患者續出の傾向ありしを以て本社よりは岡崎衛生監督を急派し工場寄宿舍等の大消毒をなし極力防疫に力めたる結果十三日以來新患の發生を見ざるに至れり▲工兵第十六大隊にては本月八日第一中隊上等兵井上長壽郎、同一谷龜松、二等卒早馬英太郎の三名流行性感冒に罹りたるを初め十日六名、十一日四名、十二日七名、十三日二名、十四日四名、十五日七名、十六日十六名の該病患者を出し内重症は何れも衛戍病院に入院せしめ爾餘のものは營内休養室に隔離して極力治療に力めつゝあるが同隊にては今春多數の該症患者を出したる事あり近くは同師管大津歩兵第九聯隊にて該病の爲め四名の死亡者を出したる事あるを以て之れ等の經驗に鑑み寢具食器等の大消毒を行ふ一方罹病者との隔離を嚴重にする等專ら防疫に力めつゝあり

写真4―15　『京都日出新聞』1918年10月19日付

近畿地方[11]

被害の大きかった京都・大阪・神戸

スペイン・インフルエンザは、近畿地方に襲いかかり、大正七（一九一八）年一一月には、主要都市のなかで京都・大阪・神戸の三市は、高死亡率のトップを競い合った。この三つの市の死亡率は、東京市、名古屋市をかなり上回り、「前流行」最大の被害地となった。

被害の大きかった近畿地方、とくに京都・大阪・神戸三市については記事も多く、到底すべてを紹介し尽くせない。地域内の流行に関しては、滋賀県の例が最も早いが、京都府下では一〇月一八日頃より、インフルエンザ流行による学校の休校が伝えられ、市内の小学校休校は、翌一九日の紙面で伝えられている。同日付紙面によると、実際には、すでに一〇月五日頃から、東洋紡績伏見工場の「男女職工間に多数の有熱患者」が発生したとあり、流行性感冒は、一〇月の初めから地域に流行していたとみられる（『京都日出新聞』一〇月一九日付、**写真4―15**）。

大阪市内でも、一〇月二二日に、ある小学校児童が症状を訴えたが、みるみる拡がり、二九日の紙面には、学校の休校ばかりでなく、市電運

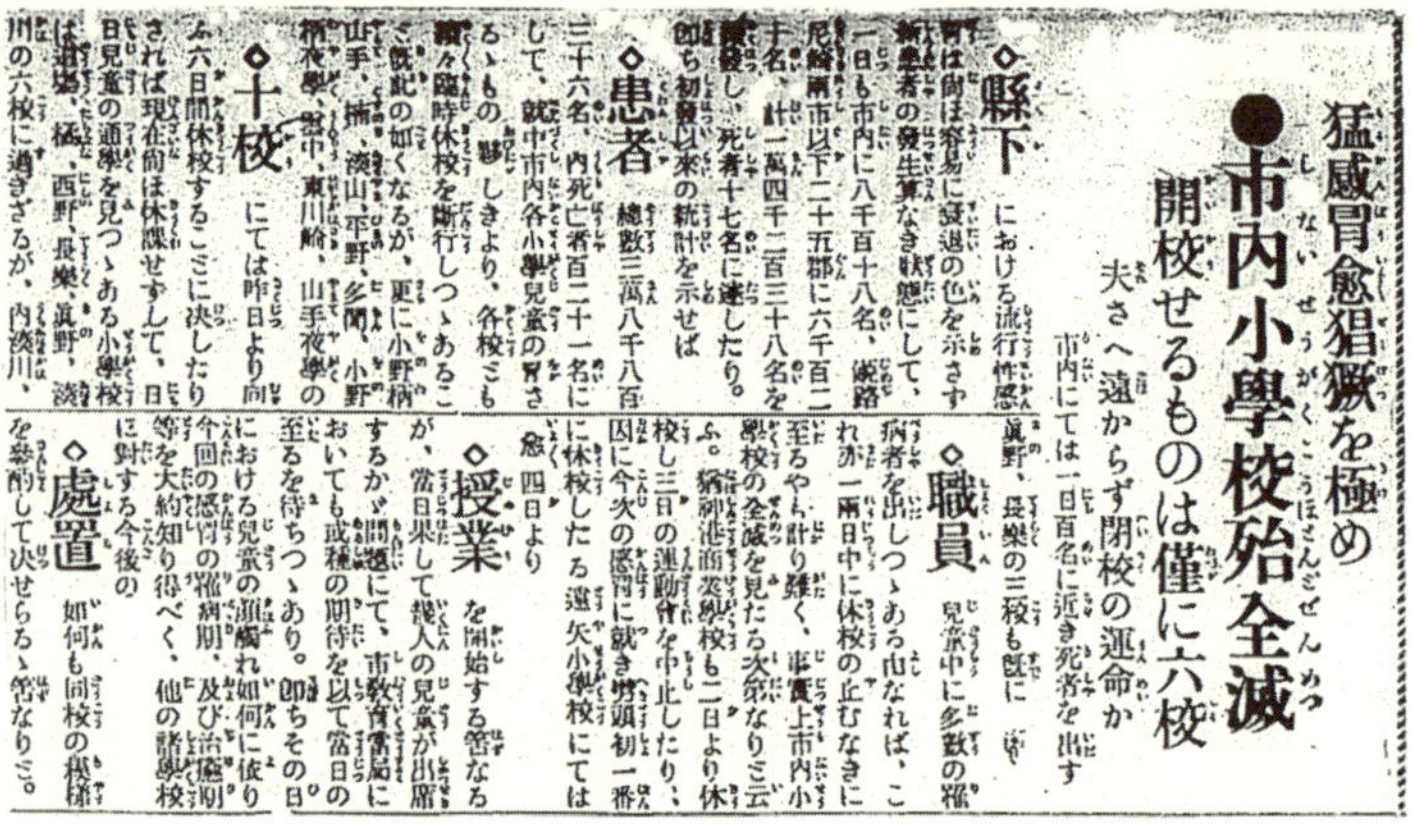

猛感冒愈猖獗を極め
●市内小學校殆全滅
開校せるものは僅に六校
夫さへ遠からず閉校の運命か
市内にては一日百名に近き死者を出す

◇縣下 における流行性感冒は尚ほ容易に衰退の色を示さず新患者の發生算なき状態にして、一日も市内に八千百十八名、姫路尼崎兩市以下二十五郡に六千百二十名、計一萬四千二百三十八名を發し、死者十七名に達したり。即ち初發以來の統計を示せば

◇患者 總數三萬八千八百三十六名、内死亡者百二十一名にして、就中市内各小學兒童の罹さるゝもの夥しきより、各校とも續々臨時休校を斷行しつゝあること既記の如くなるが、更に小野柄、山手、楠、湊山、平野、多聞、小野、[illegible]夜學、[illegible]中、東川崎、山手夜學の

◇十校 にては昨日より向ふ六日間休校することに決したり。されば現在尚は休課せずして、日日兒童の通學を見つゝある小學校は[illegible]、橘、西野、長樂、眞野、湊川の六校に過ぎざるが、内湊川、眞野、長樂の三校も既に[illegible]兒童中に多數の罹病者を出しつゝある由なれば、これ亦一兩日中に休校の止むなきに至るやも計り難く、事實上市内小學校の全滅を見たる次第なりと云ふ。猶神港商業學校も二日より休校し三日の運動會を中止したり、因に今次の感冒に就き劈頭初一番に休校したる遠矢小學校にては愈四日より

◇授業 を開始する筈なるが、當日果して幾人の兒童が出席するかゞ問題にて、市教育當局においても或種の期待を以て當日の至るを待ちつゝあり。即ちその日における兒童の顔觸れ如何に依り今回の感冒の罹病期、及び治癒期等を大約知り得べく、他の諸學校に對する今後の

◇處置 如何も同校の模樣を參酌して決せらるゝ筈なりと。

写真４―16 『神戸新聞』1918年11月2日付

転手二〇〇〇人中四五〇人以上の欠勤者を出すに至り、電話交換手も同様の旨報じている（『大阪毎日新聞』）。

兵庫県下では、一〇月二四日付紙面で、加古川町の日本毛織工場における患者発生を伝えたのが最初で、二六日には「当地の患者亦多数」と、県内各工場の罹患者発生を伝えている。月末までには、流行は郡部の隅々にまで及び、一一月二日の記事（写真４―16）によると、神戸市内の小学校中開校しているのはわずか六校という状態になった（『神戸新聞』）。

同じ頃、京都でも「感冒益々蔓延」し、とくに西陣を始め京都市内の工場労働者・職人の罹患欠勤が相つぎ、手のつけられない状態になった。京都の伝染病院においても、看護婦の過半が罹患し、治療は困難を来たしていた。滋賀県においても、流行は全県に拡がっている。死亡も一一月に入ると続々報じられるようになった。一一月一日だけで、西陣警察署管内で九人、中立売署管内で一四人となっている。そのなかで、六日の記事には「感

冒で死ぬ人……廿代卅代の者が多い」という見出しで、一一月一日から四日にかけてのインフルエンザによる死亡者の年齢を伝えている。当時の京都は、上京・下京の二区からなっていたが、四日間の下京区の死亡者数は二九二人、うち流行性感冒に基因すると考えられる死亡者は一七九人で、死亡者のうち六一パーセントはインフルエンザが原因であった。さらに、記事から計算すると、そのうち半ば以上の九四人が二十歳から四十歳という壮年で、通常なら死亡率の低い年齢層に多くの死者が出た（『京都日出新聞』）。

死亡者の大幅な増加によって、大阪市では火葬場の混乱を招いた。平常は一日に七〇—八〇体を焼いていた三つの火葬場は、一二〇体以上を処理せねばならず、死屍を堆積せざるを得ない状況になった。葬儀夫の罹患も生じ、火葬自体が困難になってきた。そのため、地方へ死体を送るべく、大阪駅での棺柩取り扱いが増大する事態まで招いた。一一月五日には、大阪市内の全小学校が休校となった。また一一月四日には、H大阪医科大学助教授がインフルエンザに続く肺炎で死亡したが、翌日遺言により解剖がおこなわれ、肺臓全体の侵されていることが分かった。

市内に限らず、市周辺部から郡部にかけても病魔から逃れることはできず、中等学校も続々休校に入った。市内では、一一月一二日に、四一九人（うち感冒二九二人）の死亡者を出した。しかし、市内の死亡者数は、この日をピークとして、一一月下旬に向け減少していった。流行が過ぎ去ってみると、学校教員の死亡者が多く、平均小学校一校につき一名、計百十数名に達した。『大阪毎日新聞』は、このことを論説でとりあげ、その理由を普段の教員の待遇の低さに求めている（一一月二三日付）。その後はようやく峠を越え、愁眉を開くことができた。

火葬場の混雑は神戸市でも同様であった。神戸には、夢野と春日野の二箇所に火葬場があったが、それぞれ百体以上の死体が運ばれ、処理能力を超えてしまい、棺桶が放置される有様となった。焼竈の臨時増設、火葬によらない埋葬も検討されたが、ともかく急場しのぎに臨時の焼竈が完成し、ようやくこの問題は解決した。

一一月も中旬になると流行も下り坂となり、学校の開校もあいついだが、電話交換手は約三分の一が欠勤し、罹患していない者については、休日を減らし、特別手当を出して残業させる始末であった（『神戸新聞』一一月一一日付）。

京都でも、流行性感冒は一一月半ばまでは猛威を振るっていたが、ようやく一七日の紙面見出しに「死亡者漸減」の文字が現れ、翌日には「滋賀県の感冒漸く閉塞せり」と伝えている。大正七（一九一八）年中は、時折流感発生が伝えられているが、大事には至らなかった。したがって、京都市における流行の期間は、一〇月二〇日ごろから始まり、一一月半ばまでの約一カ月であった。同じことは、大阪市においても神戸市においても見られる。ただ郡部や滋賀県には、初発、終結ともにややばらつきがあり、滋賀県八幡町の製糸工場では、一二月二〇日になって「流感再発」が伝えられ、蒲生郡のある村でも多数の罹患者を出したため、小学校は休校となった。大阪府、兵庫県郡部の状況も同様で、年内は散発的な流行がみられたにすぎない。

この間、各紙は、世界各国の流行状況、国内における病原論争、ワクチンや薬品、新療法の発見等

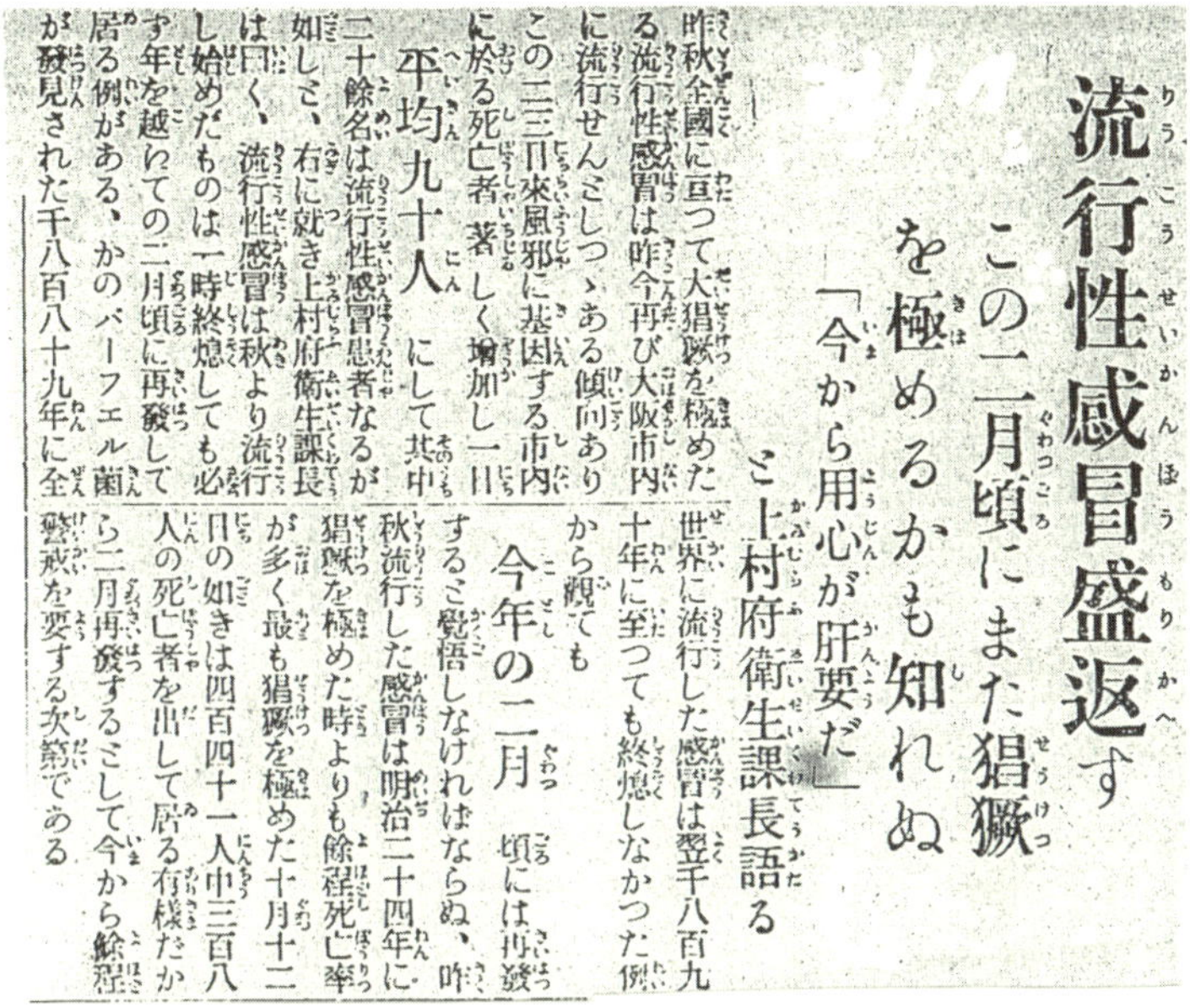

流行性感冒盛返す

この二月頃にまた猖獗を極めるかも知れぬ

「今から用心が肝要だ」と上村府衛生課長語る

昨秋全國に亘つて大猖獗を極めたる流行性感冒は昨今再び大阪市内に流行せんとしつゝある傾向ありこの二三日来風邪に基因する市内に於る死亡者著しく増加し一日

平均九十人 にして其中

二十餘名は流行性感冒患者なるが如し、右に就き上村府衛生課長は曰く、流行性感冒は秋より流行し始めたものは一時終熄しても必ず年を越ねての二月頃に再發して居る例がある、かのバーフエル菌が發見された千八百八十九年に全世界に流行した感冒は翌千八百九十年に至つても終熄しなかつた例から觀ても

今年の二月 頃には再發

すると覺悟しなければならぬ、昨秋流行した感冒は明治二十四年に猖獗を極めた時よりも餘程死亡率が多く最も猖獗を極めた十月十二日の如きは四百四十一人中三百八人の死亡者を出して居る有様だから二月再發するとして今から餘程警戒を要する次第である

写真4—17　『大阪毎日新聞』1919年1月18日付

を報じている。

地域によって異なる流行の再発

しかし、流行性感冒は、翌年になると再び流行を始めた。もっともそれは大正七（一九一八）年秋のような酷さではなかった。一二月におさまったものが、なぜ再発したのか、理由ははっきりしない。一月一八日の『大阪毎日新聞』で（**写真4—17**）は、「流行性感冒盛返す　この二月頃にまた猖獗を極めるかも知れぬ」という見出しで、府衛生課長の談話を伝え、そのなかで、すでに一日二十余名の流行性感冒に基因する死亡者の出ているという記事を掲載している。

二月六日の紙面でも、一月二二日から二月四日までの間に市内の病院で八三名の死亡があったことが伝えられている。

京都府では、一月二〇日の紙面で、「伏見方面の流感」について伝え、翌日には市内の流行再来を報じている。しかし、流行性感冒に関する記事の頻度、文字数は到底、前年秋の比ではなく、散発的に終わった。ただ、中には与謝郡筒川村のある製糸工場の工員一二五名が、一月二〇日、東京に慰安旅行に行ったところ流行性感冒に感染し、東京で二五名の患者を出し、旅行も途中で打ち切って帰村したが、重症患者は帰りつけず、宮津で手当てを受ける結果となった。結局七六名が罹患、うち一一名が死亡するという事件が起こっている。二月一三日の紙面では、筒川村全村に蔓延し、二七〇名の患者を出したことが報じられている。筒川村は「積雪四尺に達し」とあるから、秋の流行を免れた僻地で、免疫を持たなかったのであろう。

二月二五日、二七日、三月一二日の記事を合わせると、年初以降から小康状態になった二月二八日までの二カ月の間に、京都府下全域での患者数は二万七〇〇〇人を越え、死亡者も一四五一人に達している。ここで、京都府衛生課の調査を伝える『京都日出新聞』により、秋以来の京都における「前流行」期の患者数と死亡者数を示すと、**表4—2—1**および**表4—2—2**のごとくである。

表4—2—1は、秋の流行期に市内の警察署ごとに管内の流行性感冒による死亡者数をみたもので、全警察署の数字が完全に揃っている例は少ないが、この調査が行われたのが流行のピーク時であったこと、死亡者数の低下の時期に京都市内でも場所による違いの大きかったことが分かる。中立売署・西陣署は、西陣織物地帯および付帯する中小工業を管内に持ち、最も死亡者が多く、かつ流行が長く続いた。約六

表4—2—1　京都市警察署管内別流感死亡者数〔1918 年秋〕

新聞日付	中立売署	西陣署	川端署	堀川署	五条署	松原署	下鴨署	七条署	計
1918. 10. 27	3								
1918. 11. 1	8	21							
1918. 11. 3	7		5						
1918. 11. 4	11	15							
1918. 11. 5	11			22	10	19			
1918. 11. 8	22（＋西）								
1918. 11. 10	18	24	12	15	8	10		7	
1918. 11. 11	11	23		17	8	18		3	
1918. 11. 12	24	23	12	23	11	16	1	6	116
1918. 11. 13	9	23	11	17	12	18	0	12	102
1918. 11. 14	12	9	4	29	13	9	2	7	85
1918. 11. 17	5	13	2	11	9	15	1	9	65
1918. 11. 18	14	15	5	11	7	4	2		
1918. 11. 19	4	15	2	9	12	5	2	0	49
1918. 11. 20	6	15	4	4	4	7	2	3	45
1918. 11. 22	7	13	2	5	4	4	1	3	39
1918. 11. 23	5	12	1	8	5	7	0	5	43
1918. 11. 24	3	12		4	3	4		2	
1918. 11. 25	1	7	1	2	1	2			
1918. 11. 26	1	3		4	0	3			

出典:『京都日出新聞』

〇万の人口を有する京都市であったが、おそらくインフルエンザ流行のピーク時には一日一〇〇人以上の死亡者が出たであろう。

表4—2—2は、翌年になって流行が再燃してからの京都市と京都府郡部の流行性感冒罹患者数および死亡者数を示した。これも完全な表ではないが、患者の死亡率の上昇していることを読みとることができる。

流行の性質は、大正七（一九一八）年中と大正八（一九一九）年になってからでは様相を異にした。大正七年中には多数の罹患者が出たが、死亡率は比較的低かった。大正七年一一月一日から一〇日ま

表4—2—2　京都府流感罹患者数・死亡者数・罹患者死亡率〔1919年冬・春〕

期間	京都			郡部			合計		
罹患者									
1919. 1.16- 1.31	886	2699	3585	328	1678	2006	1214	4377	5591
1919. 2. 1- 2.15			5406			5489			10895
1919. 2.16- 2.28			3334			4331			7655
1919. 3. 1- 3.15	321	1245	1566	893	2928	3821	1214	4173	5387
1919. 4. 1- 4.15			536			2089			2625
死亡者	学校	一般	計	学校	一般	計	学校	一般	計
1919. 1.16- 1.31	1	197	198	3	66	69	4	263	267
1919. 2. 1- 2.15			323			276			599
1919. 2.16- 2.28			209			221			430
1919. 3. 1- 3.15	0	113	113	7	186	193	7	399	406
1919. 4. 1- 4.15			52			134			186
患者死亡率			‰			‰			‰
1919. 1.16- 1.31			55.2			34.4			47.8
1919. 2. 1- 2.15			59.7			50.3			55.0
1919. 2.16- 2.28			62.7			51.0			56.2
1919. 3. 1- 3.15			72.2			50.5			75.4
1919. 4. 1- 4.15			97.0			64.1			70.9

出典:『京都日出新聞』1919年2月25日，2月27日，3月12日，4月30日

での京都府下の患者数は一一万二四二七人、死亡一三二五人であった（一一月二八日付）。これから計算すると、患者死亡率は一一・八パーミルである。あまりに多数の者が罹患したので、死亡率は低いながらも、多数の死亡者が出た。

大正八（一九一九）年になると、罹患者はほぼ同一期間に一〇分の一に減ったが、死亡率は六倍以上に跳ね上がり、死亡者数は、大正七年の半分近くになっている。

新聞報道は、死亡率は低かったが、はるかに多数の罹患者と死亡者を出した大正七年には多くの紙面を割き、ほとんど毎日状況を伝えた。しかし、大正八（一九一九）年になると、患者の死亡率はかなり上昇したにもかかわらず、報道は

めっきり減っている。罹患者数、死亡者数がともに減少したからだろうが、むしろ病気として流行性感冒は、致死率五パーセント以上の、かなり危険な病気になっていたのである。

中部地方(12)

大都市より中小都市・郡部で蔓延

この地方の特徴は、全体として死亡率が低く、大正七(一九一八)年一一月を除けば、周辺部全体の水準が大都市の水準より高いことである。つまり、相対的には、インフルエンザは名古屋や金沢のような人口一〇万を越える大都市ではなく、中小都市と郡部でより蔓延したことになる。一〇県にまたがるこの地方を一括りにするのは当を得ないので、東海、東山、北陸の各地の状況を見てゆくことにする。

一一月に入り、死者増加

東海地方における感冒流行の第一報は、『新愛知』紙一〇月二〇日付の愛知県額田郡のある小学校における児童の熱病流行に関する記事であった。続いて岡崎の師範学校、名古屋の専売局工場などにおける流行が報じられ、三重県北部でも患者が出た(一〇月二四日付)。一〇月末までに、流行地として、日付順に、名古屋市に隣接する枇杷島町、名古屋市内の学校や陶器工場、豊橋市、津市、岐阜市、四日市市、名古屋市、宇治山田市などがあげられ、二九日付の記事(**写真4—18**)によると「猛威を振ふ

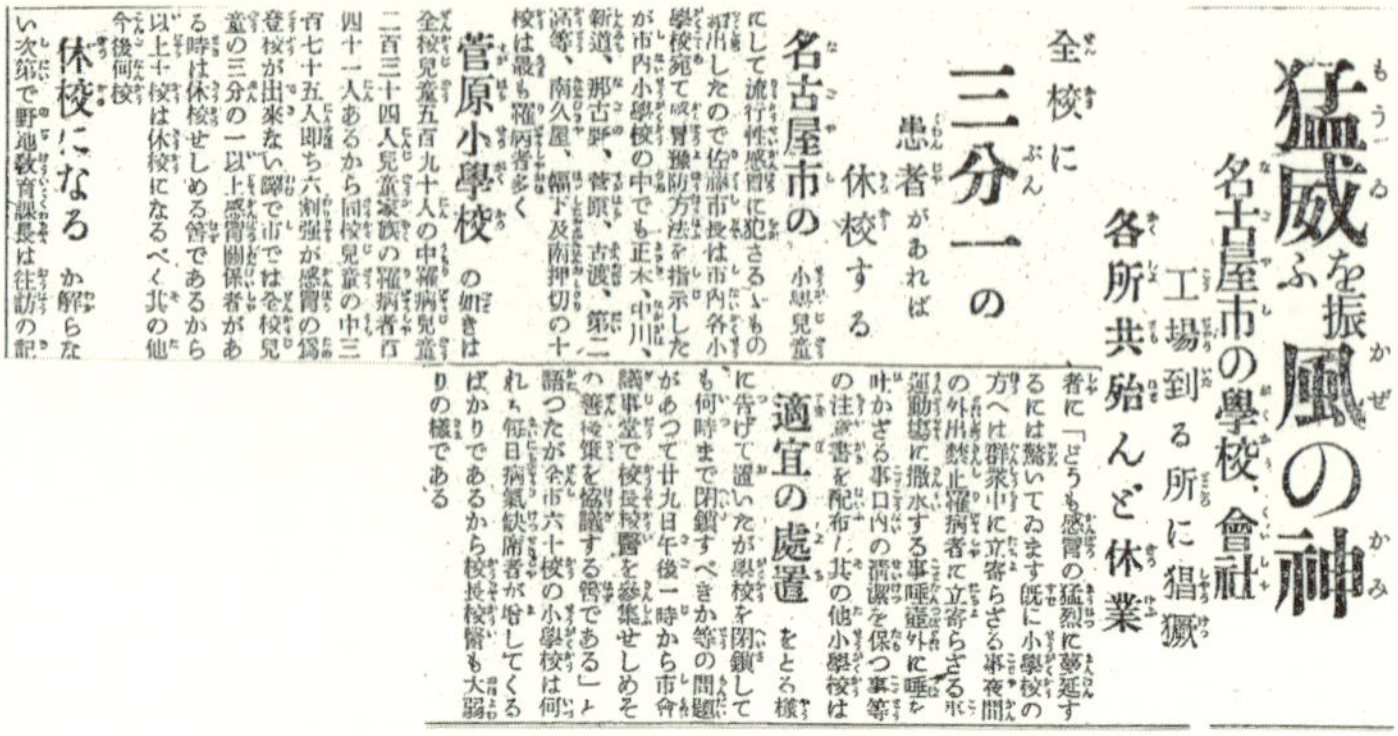

猛威を振ふ風の神
名古屋市の學校、會社
工場到る所に猖獗
各所共殆んど休業

全校に
三分一の
患者があれば
休校する

名古屋市の小學兒童にして流行性感冒に犯さるゝもの續出したので佐藤市長は市内各小學校宛て感冒豫防方法を指示したが市内小學校の中でも正木、中川、新道、那古野、菅原、古渡、第二高等、南久屋、幅下及南押切の十校は最も罹病者多く

菅原小學校 の如きは全校兒童五百九十人の中罹病兒童二百三十四人兒童家族の罹病者百四十一人あるから同校兒童の中三百七十五人即ち六割強が感冒の爲登校が出來ない譯で市では全校兒童の三分の一以上感冒關係者がある時は休校せしめる筈であるから以上十校は休校になるべく其の他今後何校

休校になる か解らない次第で野池教育課長は往訪の記者に「どうも感冒の猛烈に蔓延するには驚いてゐます既に小學校の方へは群衆中に立寄らざる事夜間の外出禁止罹病者に立寄らざる事運動場に撒水する事唾痰外に唾を吐かざる事口内の清潔を保つ事等の注意書を配布し其の他小學校は

適宜の處置 をとる樣に告げて置いたが學校を閉鎖しても何時まで閉鎖すべきか等の問題があつて廿九日午後一時から市會議事堂で校長校醫を參集せしめその善後策を協議する筈である」と語つたが全市六十校の小學校は何れも毎日病氣缺席者が增してくるばかりであるから校長校醫も大弱りの樣である

写真４—18 『新愛知』紙 1918 年 10 月 29 日付

風の神　名古屋市の学校、会社、工場至る所に猖獗　各所共殆んど休業」状態になった。

この新聞は準全国紙で、中部圏外、あるいは国外の状況、たとえば一〇月二九日には、「ボンベイの惨状」という見出しで、一日に七〇〇名の流行性感冒による死者が出た状況を伝えている。東海地域内の死亡については、一〇月二八日の紙面で三重県で教員一名、翌日には岡崎市の生徒一名の犠牲を報じている。また、罹患者の欠席により、郵便局、電鉄、瓦斯会社が営業に支障を来たし始め、学校は次々と休校に入った。

一一月になると、次々にインフルエンザによる死亡の記事が現れる。一一月二日には豊橋市で一〇名、三重県の小学校では校医が死亡し、静岡県の古河鉱業経営の久根銅山では鉱山労働者一七名が死亡した。新聞は連日各地の死亡記事を載せ、一日あたりのインフルエンザ関係記事の数は、一〇件以上に達している。名古屋市でも、火葬場の混雑は他と同様で、在来の竈数では到底処理しきれない状態が報じられている。一一月一〇日には、名古屋市衛生課の調査として、市内の流行性感冒による死者は、一〇月一八名、一一月七日までに二三〇名に達した、と伝えられている。

後になるほど悪性を発揮

患者減少の報は、一一月一四日の紙面にようやく見られるが、このことは死亡者の減少を意味するわけではなく、逆に「俄に悪性の本質を発揮したる様なる」旨報じられた。それかあらぬか、知多郡、岐阜県高山といった名古屋から離れたところで、「感冒益々猖獗」の状態で、軍隊内にも患者や死亡者を出している。折から名古屋第三師団はシベリアに兵を送っており、留守師団が出兵中の師団と同様に襲われたことになる。また、愛知県にはドイツ軍の俘虜収容所があったが、インフルエンザに襲われ、患者どころか死亡者まで出す有様で、結局、計三名の死亡をみた（一一月二七日付、**写真4―19**）。

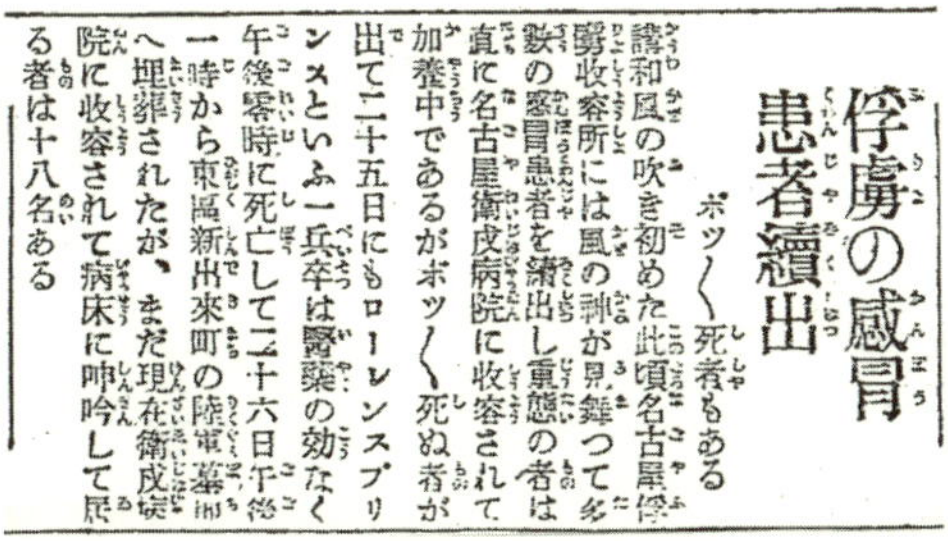
俘虜の感冒
患者續出
ボツ〳〵死者もある
講和風の吹き初めた此頃名古屋俘虜收容所には風の神が見舞つて多數の感冒患者を續出し重態の者は直に名古屋衛戍病院に收容されて加養中であるがボツ〳〵死ぬ者が出て二十五日にもローレンスプリンメといふ一兵卒は醫藥の効なく午後零時に死亡して二十六日午後一時から東區新出來町の陸軍墓地へ埋葬されたが、まだ現在衛戍病院に收容されて病床に呻吟して居る者は十八名ある

写真4―19　『新愛知』紙 1918 年 11 月 27 日付

一二月になると、新たな感染問題が生じた。一二月一日は新兵の入営日で、流行が遅れている地域からの初年兵は、抗体を持たないため、入営するや否や感染し、甚だしくは死亡する者さえ出た。この問題が本格化するのは、翌年になるが、すでに大正七（一九一八）年暮に発生

し、報道され（一二月一四日付）、死者続出の「戦時状態の衛戍病院」と報じている（一七日付）。これは名古屋だけの現象ではなかった。

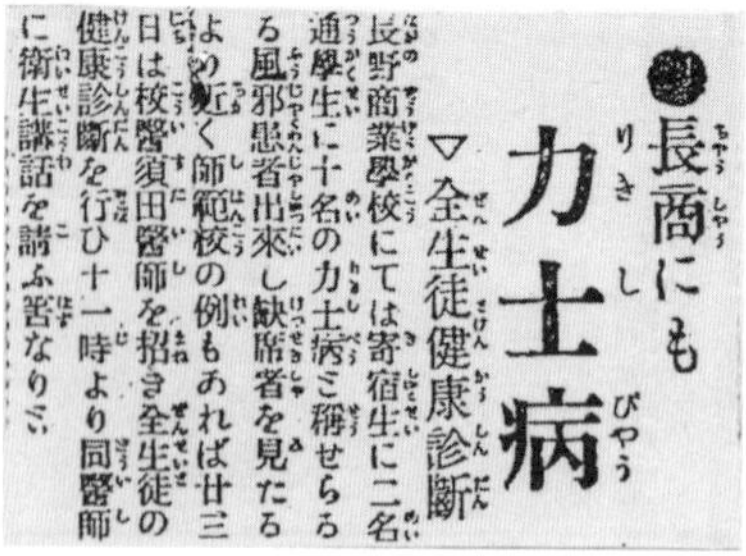

長商にも力士病
▽全生徒健康診斷
長野商業學校にては寄宿生に二名通學生に十名の力士病と稱せらるる風邪患者出來し缺席者を見たるより近く師範校の例もあれば廿三日は校醫須田醫師を招き全生徒の健康診斷を行ひ十一時より同醫師に衛生講話を請ふ筈なりと

写真4―20
『信濃毎日新聞』1918年10月23日付

被害が大きかったのは製糸業地帯

次に長野県を中心とする東山地方に移る。長野県におけるスペイン・インフルエンザ罹患者の最初の発生としては、大正七（一九一八）年一〇月二三日の『信濃毎日新聞』の紙面（写真4―20）が、「長商（長野商業）にも力士病」という見出しで風邪による生徒欠席を伝える。もちろん「力士病」はこの年の五月に東京で流行した流行性感冒の「先触れ」で、今回はウイルスの変異により悪性化していたが、紙面ではこの呼称は、なお使われていた。それが二六日になると、「悪風邪県下にも益々蔓延す」と大見出しになり、長野、松本、上田各地の流行を伝えている（写真4―21）。二七日には「スペイン風邪」の名が使われ、これが諏訪地方の製糸工場を襲い、各工場とも五〇人、一〇〇人という罹患者を出すに至った。二九日には長野中学校生徒の死亡が報じられ、各学校とも休校に入った。

この長野県下のスペイン・インフルエンザ流行に関しては、前澤健氏が、飯田を中心とし、伊那郡南部を販域とする新聞『南信』を資料として検討している。(13) 以下この研究にしたがって、下伊那地方の流行状況を要約する。下伊那地方にスペイン・インフルエンザが現れるのは大正七（一九一八）年一

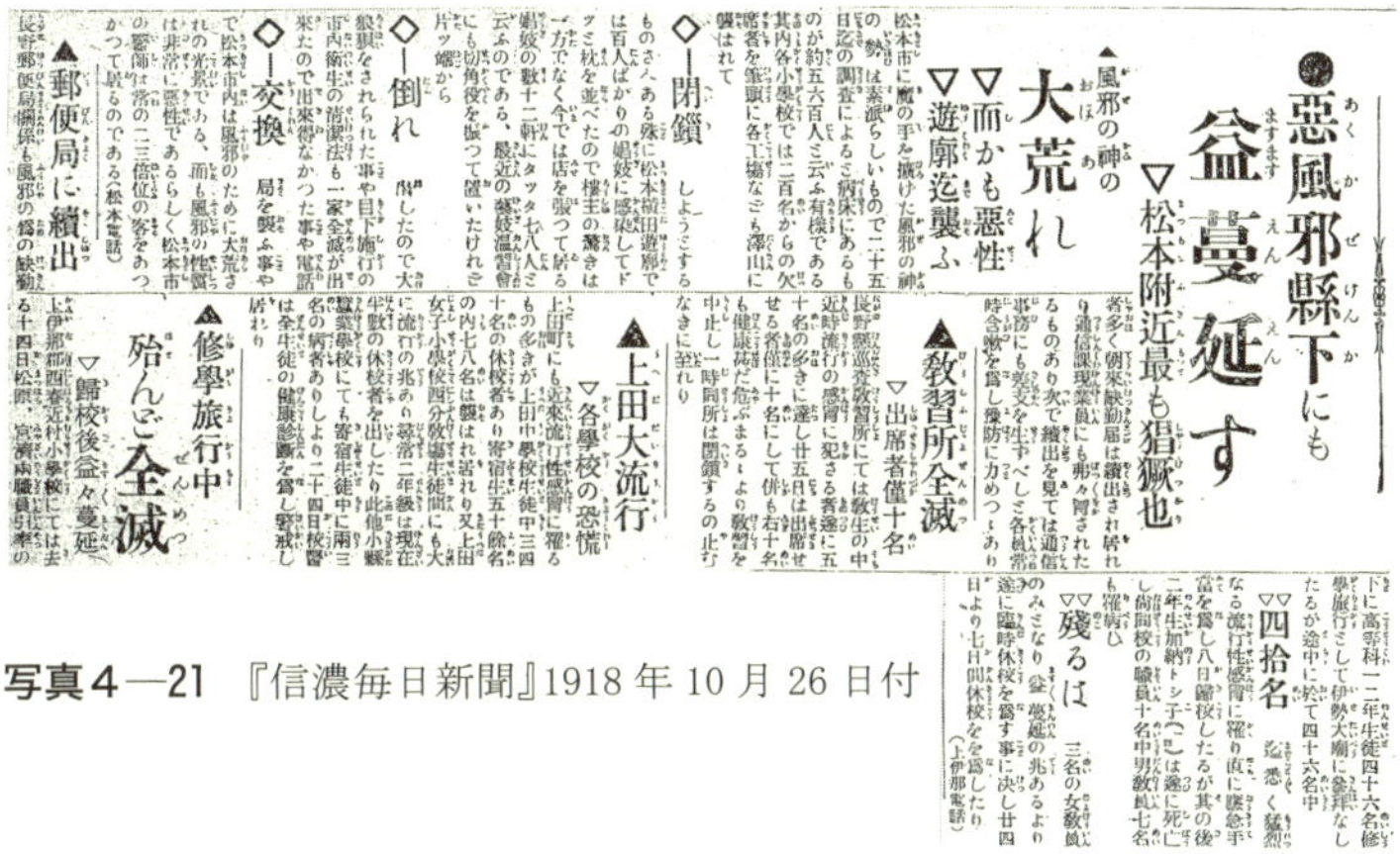

惡風邪縣下にも益蔓延す
▽松本附近最も猖獗也

▲風邪の神の大荒れ
▽而かも惡性
▽遊廓迄襲ふ

松本市に魔の手を擴げた風邪の神の勢は素派らしいもので二十五日迄の調査によると病床にあるものが約五六百人と云ふ有様である其内各小學校では二百名からの欠席者を筆頭に各工場などでも澤山に襲はれて

◇―閉鎖 しようとするものさへある殊に松本横田遊廓では百人ばかりの娼妓に感染してドッと枕を並べたので樓主の驚きは一方でなく今では店を張つて居る娼妓の數十二軒にタッタ七八人と云ふのである、最近の藝妓温習會にも切角役を振つて置いたけれど片ッ端から

◇―倒れ 閉したので大狼狽をされられた事や目下施行の市内衛生の清潔法も一家全滅が出来たので出来得なかつた事や電話

◇―交換 局を襲ふ事やで松本市内は風邪のために大荒されの光景である、而も風邪の性質は非常に惡性であるらしく松本市の醫師は常の二三倍位の客をあつかつて居るのである(松本電話)

▲郵便局に續出

長野郵便局關係も風邪の爲の缺勤者多く例來缺勤届は續出され居れり通信課現業員にも夥々冒されたるものあり次で續出を見ては通信事務にも差支を生ずべしと各員常時含嗽を爲し豫防に力めつゝあり

▲教習所全滅
▽出席者僅十名

長野縣巡査教習所にては教生の中近時流行の感冒に犯さるる者遂に五十名の多きに達し廿五日は出席せる者僅に十名にして併も右十名も健康甚だ危ぶまるゝより教習を中止し一時同所は閉鎖するの止むなきに至れり

▲上田大流行
▽各學校の恐慌

上田町にも近來流行性感冒に罹るもの多きが上田中學校生徒中三四十名の休校者あり寄宿生五十餘名の内七八名は襲はれ居れり又上田女子小學校西分教場生徒間にも大に流行の兆あり尋常二年級は現在半數の休校者を出したり此他小縣蠶業學校にても寄宿生徒中に兩三名の病者ありしより二十四日校醫は全生徒の健康診斷を爲し警戒し居れり

▲修學旅行中殆んど全滅
▽歸校後益々蔓延

上伊那郡西春近村小學校にては去る十四日松原、宮濱兩職員引率の下に高等科一二年生徒四十六名修學旅行として伊勢大廟に參拜なしたるが途中に於て四十六名中

▽▽四拾名 迄悉く猛烈なる流行性感冒に罹り直に緊急手當を爲し八日歸校したるが其の後二年生加納トシ子(一三)は遂に死亡し尚同校の職員十名中男教員七名も罹病し

▽▽殘るは 三名の女教員のみとなり益蔓延の兆あるより遂に臨時休校を爲す事に決し廿四日より七日間休校をを爲したり(上伊那電話)

写真4—21　『信濃毎日新聞』1918年10月26日付

〇月二七日で、飯田郵便局の職員九二名中二〇名が罹患欠勤した。『南信』紙一〇月三〇日の紙面では、二六日以降、飯田町の製糸工場で多数の患者を出し、三〇日以降、各小学校では休校となるところが出てきた。小学校ばかりでなく、中学校、高等女学校も休校した（前澤氏は、休校となった小学校の休校期間、その地図上の位置を論文の末尾に示している）。休校期間は一〇日間以上のところもあったが、四日間という短期間の場合もあり、必ずしも一定していない。

罹患については、前澤氏によると、一一月上旬、飯田小学校では全児童数二二九八名中、二九・八パーセントに当たる六七七名が感染、龍江小学校、下清内路小学校では五〇パーセントに達した。死亡については、一一月一日から一八日正午までの間に、飯田町役場に提出された死亡届は全部で七三通であるが、うち五〇あまりはインフルエンザによる死亡者であった。別個の資料によれば、大正七（一九一八）年末の飯田町の「現住人口」は一万七七九五人である。[14]

一二月に入ると、『南信』紙の紙面からインフルエンザ関係の記事は少なくなり、流行は終息に向かったことがうかがえる。前澤氏は、インフルエンザが飯田町や天竜川沿いの平坦地で始まり、時間差をおいて山間部へ拡がった、とする。一二月以降、散発的に流行の記事が出たが、大事には至らなかった。大正八（一九一九）年二月時点で、飯田警察署管内のスペイン・インフルエンザ罹患者は、五万七八八五名、死亡者は五一〇名、罹患者の死亡率八・八パーミルであり、筆者自身が求めた京都の患者死亡率と比較するとかなり低い。人口密集度の違いが関係しているのだろうか。

長野県全域に戻ると、一一月に入って県の至る所で「悪感冒愈々猖獗」し、特に製糸工場の休業は著しく、六日の紙面は「性質漸次悪変す　死亡率増加」を見出しとして罹患・死亡の激しさを伝える。八日には岡谷地方の製糸工場で職工が倒れ、患者のなかには肺炎に変じて死亡する者もあり、すでに六日には一工場で六人の死亡があった。当初は市街地に流行していたインフルエンザが、次第に農村部に移り、一六日の記事でも、県下の患者九万六〇〇〇人と報じている。最も激しかったのは製糸工場の集中する諏訪郡であったが、これは製糸工場の内部の空気が混濁し、糸屑が舞い、流行にとって好条件が揃っていたことが考えられる。

そのさなか、一一月一一日、大町附近を震源とするかなりの地震があった。マグニチュード六・一だったが、フォッサ・マグナ上の地震で、未明と夕方の二度揺れ、鳴動が激しかったようである。[15] 未明の地震は新潟から浜松にかけて有感地震となり、夕方のものは東京から琵琶湖附近に及んだ。震源の大町では地面が二〇センチ近く隆起している。居宅の全壊は六戸であったが、半壊は三〇〇戸以上

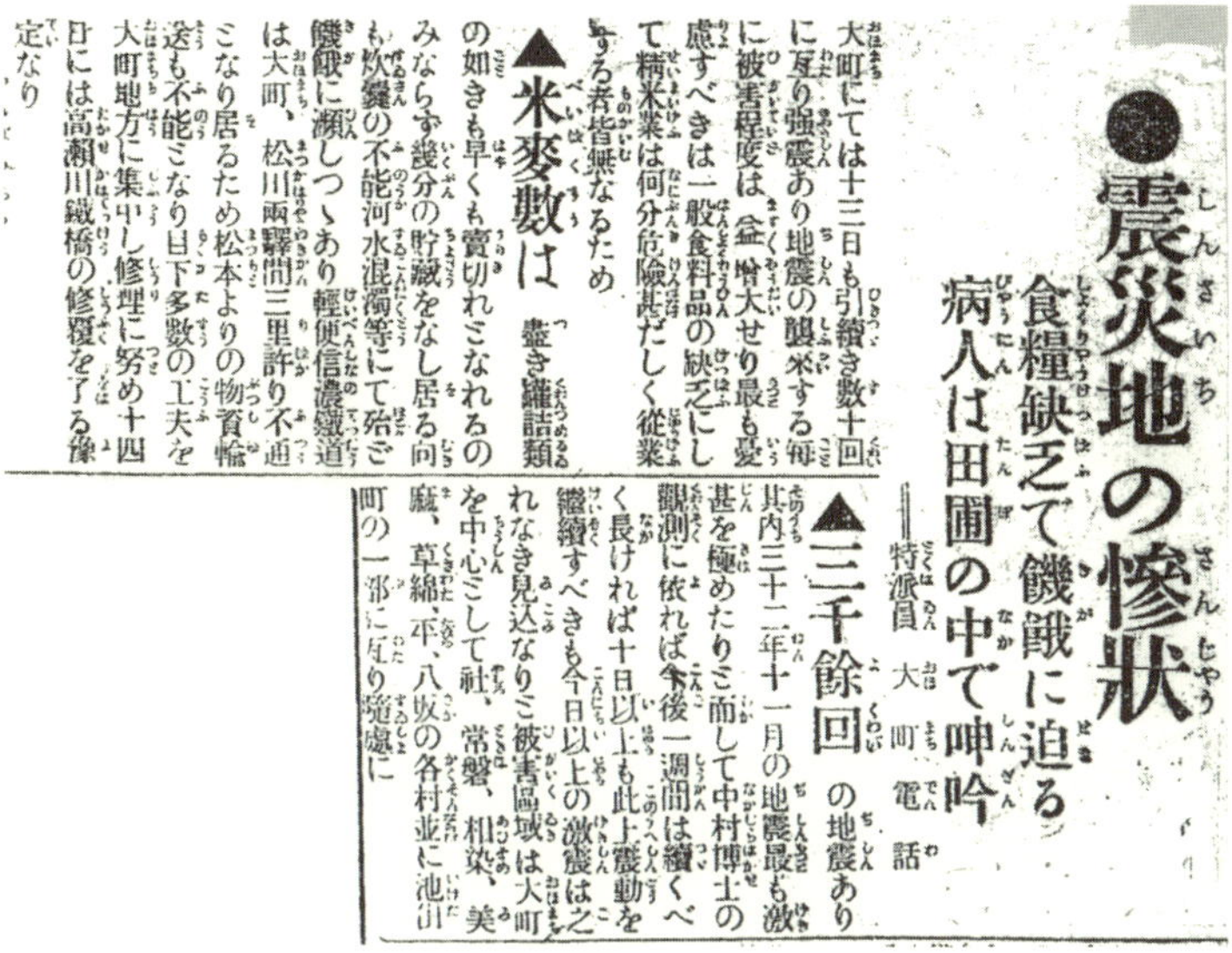

●震災地の慘狀
食糧缺乏で饑餓に迫る
病人は田圃の中で呻吟
——特派員 大町電話

▲三千餘回 の地震あり其内三十二年十一月の地震最も激甚を極めたりと而して中村博士の觀測に依れば今後一週間は續くべく長ければ十日以上も此上震動を繼續すべきも今日以上の激震は之れなき見込なりと被害區域は大町を中心として社、常盤、相染、美麻、草綿、平、八坂の各村並に池田町の一部に亙り殆處に

大町にては十三日も引續き數十回に亙り強震あり地震の襲來する毎に被害程度は益々増大せり最も憂慮すべきは一般食料品の缺乏にして精米業は何分危險甚だしく從業する者皆無なるため

▲米麥數は 盡き罐詰類の如きも早くも賣切れとなれるのみならず幾分の貯藏をなし居る向も炊爨の不能河水混濁等にて殆ど饑餓に瀕しつゝあり輕便信濃鐵道は大町、松川兩驛間三里許り不通となり居るため松本よりの物資輸送も不能となり目下多數の工夫を大町地方に集中し修理に努め十四日には高瀬川鐵橋の修覆を了る豫定なり

写真4—22 『東京朝日新聞』1918年11月15日付

に達した。この地震については『東京朝日新聞』が「震災地の惨状　食糧欠乏で飢餓に迫る　病人は田圃の中で呻吟」と状況を伝える（一九一八年一一月一五日付、**写真4—22**）。何しろ中学校の校舎が傾き、山崩れが甚だしく、続く余震のため屋外で寝起きする有様であった。松本からの鉄道が不通となり、食糧品、医薬等が不足し、流行性感冒で病臥していた者が「避難の為病革まり死亡したるもの多く」とある。住民にとっては踏んだり蹴ったりであった。

長野県の流行性感冒は、一一月二〇日ごろから下火になったようで、二〇日の『信濃毎日新聞』は、「死亡者減ず」と初めて報道した。二一日の時点で、患者一〇万八二九人、死亡一四七一人であった（一九一八年末の推計人口一五二万六一〇〇人）。しかし、伊

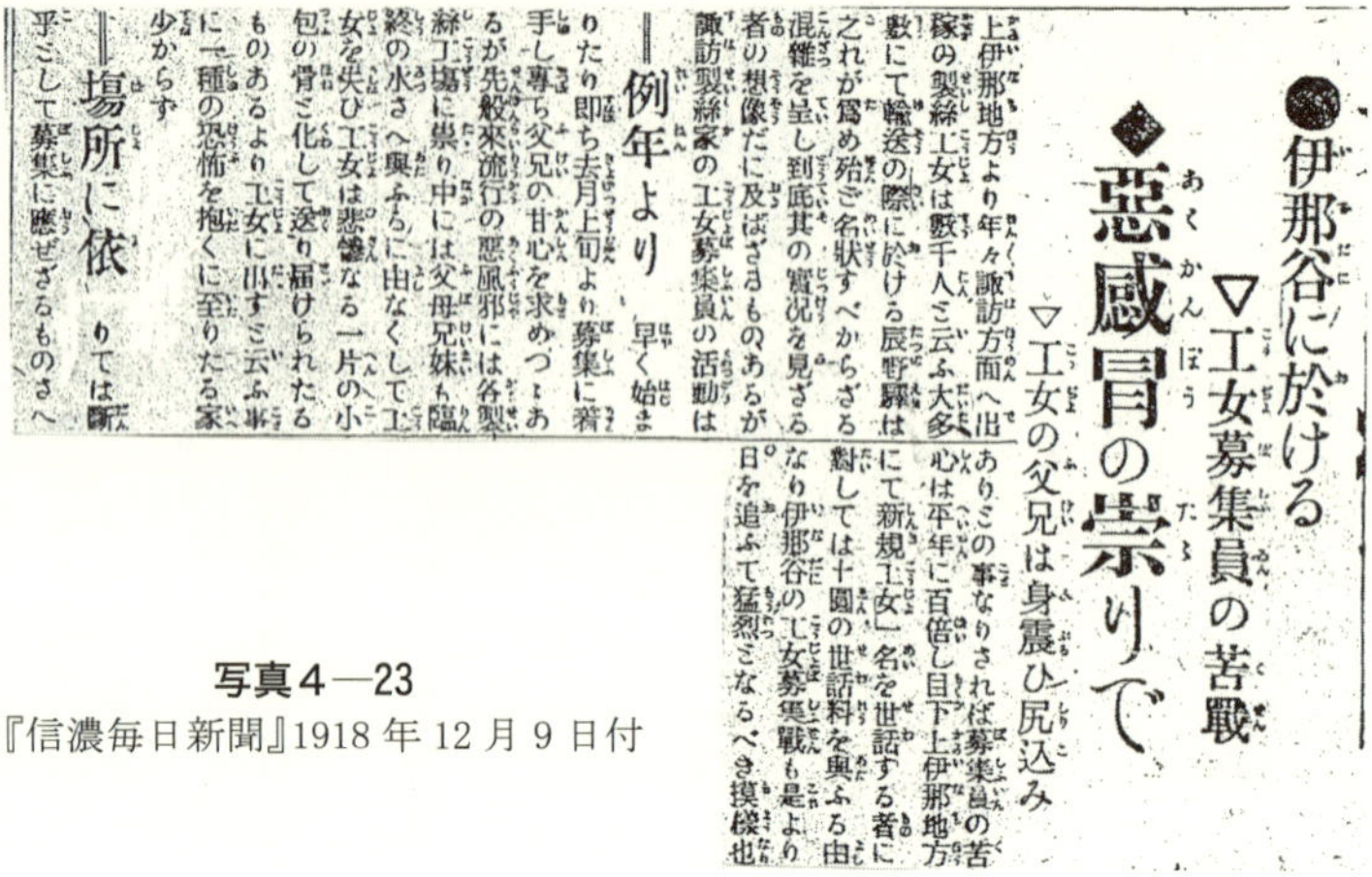

●伊那谷に於ける
▽工女募集員の苦戰
◆惡感冒の祟りで
▽工女の父兄は身震ひ尻込み

上伊那地方より年々諏訪方面へ出稼の製絲工女は數千人と云ふ大多數にて輸送の際に於ける辰野驛は之れが爲め殆ど名状すべからざる混雜を呈し到底其の實況を見ざる者の想像だに及ばざるものあるが諏訪製絲家の工女募集員の活動は

‖例年より　早く始まりたり

即ち去月上旬より募集に着手し專ら父兄の甘心を求めつゝあるが先般來流行の悪風邪には各製絲工場に祟り中には父母兄妹も臨終の水さへ與ふるに由なくして工女を失ひ工女は悲慘なる一片の小包の骨と化して送り届けられたるものあるより工女に出すと云ふ事に一種の恐怖を抱くに至りたる家少からず

‖場所に依りては

断乎として募集に應ぜざるものさへありこの事なりされば募集員の苦心は平年に百倍し目下上伊那地方にて新規工女一名を世話する者に對しては十圓の世話料を與ふる由なり伊那谷の工女募集戰も是より日を追ふて猛烈となるべき摸樣也。

写真4―23
『信濃毎日新聞』1918年12月9日付

那谷や木曽の山間部では、病気の到達が遅れた分だけ流行終結も遅れ、一二月になっても各地で悲報が相ついでいる。

松本の歩兵第五〇聯隊では、一二月一日の入営兵の多くが流行性感冒のため衛戍病院に入院、三名が死亡した（『信濃毎日新聞』一二月九日付）。また、伊那地方から諏訪製糸業地帯へ、毎年数千人の女工が出稼ぎに出るが、この年は女工の流行性感冒罹患・死亡が多いので募集に応ずる者が少なく、労働力確保に苦労していることが報じられている（同日付、**写真4―23**）。このように、長野県における「前流行」は、大正七（一九一八）年を通じて長く続き、翌大正八（一九一九）年になっても、全県的に流行が報じられている。大正八（一九一九）年二月二七日付の『信濃毎日新聞』は、「県の調査」として、一月三一日までに市・郡別に**表4―3**のごとき被害を出したことを報じている。

表4―3　長野県・市郡別罹患・死亡率〔1918年秋―1919年冬〕

市・郡	現住人口	患者数	死亡者数	罹患率(%)	死亡率a (‰)	死亡率b (‰)
長野市	41490	19766	206	476.4	10.4	5.0
松本市	50356	40233	140	799.0	3.5	2.8
南佐久郡	70393	32009	306	454.7	9.6	4.3
北佐久郡	92703	22444	331	242.1	14.7	3.6
小県郡	153645	22248	339	144.8	15.2	2.2
諏訪郡	117981	85511	350	724.8	4.1	3.0
上伊那郡	140073	60813	420	434.2	6.9	3.0
下伊那郡	162836	63027	604	387.1	9.6	3.7
西筑摩郡	52656	14292	289	271.4	20.2	5.5
東筑摩郡	140936	43661	567	309.8	13.0	4.0
南安曇郡	56246	26553	217	472.1	8.2	3.9
北安曇郡	57627	24276	323	421.3	13.3	5.6
更級郡	81819	35781	471	437.3	13.2	5.8
埴科郡	58084	22367	292	385.1	13.1	5.0
上高井郡	58221	31088	133	534.0	4.3	2.3
下高井郡	63744	29945	318	469.8	10.6	5.0
上水内郡	130515	45868	636	351.4	13.9	4.9
下水内郡	35026	2651	109	75.7	41.1	3.1
合計	1564351	622533	6051	397.9	9.7	3.9
市部計	91846	59999	346	653.3	5.8	3.8
郡部計	1472505	562534	5705	382.0	10.1	3.9

(注) 死亡率aは,罹患者に対する死亡者の率。死亡率bは,現住人口に対する死亡者の率。現住人口は,大正7 (1918)年12月31日『日本帝国人口静態統計』による。

「鶏の流行感冒」

北陸地方に関しては、『北国新聞』、『新潟新聞』が流行を詳しく伝えている。これに『富山新報』を加え、状況を見ることにする。

最初にこの地方における流行を伝えたのは『富山新報』で、大正七（一九一八）年一〇月二四日の紙面で、県庁を始め市内の官庁や会社で欠勤者が出始めたことを報じている。学校の休校については、二六日の『新潟新聞』で長岡の女学校休校、二七日の『北国新聞』で金沢市内の一小学校の学級閉鎖が報じられ、全国の他地域に比べれば比較的遅かった。

死亡に関する記事は、一一月一日の『新潟新聞』（**写真4—24**）に、村松町で同じ家族の幼い子ども二人が、一〇月二九日、三〇日と相次いで流行性感冒により死亡したことが伝えられたのが最初である。一一月一〇日になると、石川県方面で死亡者が相次ぎ、一〇日の『北国新聞』では、小松町で平年の死亡者は一日一人程度であったのが、当年は流行性感冒から肺炎に進むケースが多く、そのために一日二、三人が死亡している、と報じている。[16] その後、石川県、金沢市の流行性感冒による死亡の記事は絶えず、一二日には死亡受付が午前中だけで五〇件に達した。現住人口一五万の都市としては莫大な数であった。金沢市だけで、市内小学校生徒の七八パーセントが罹患している（一一月一六日付）。

金沢市および周辺の平坦部に猖獗していた流行性感冒は、やがて郡部や山間部に移り、学校の休校、死亡者の報告が相つぎ、また県下の各温泉地への来客が激減し、観光産業に大打撃を与えた。「例年其大部分を占むる京阪名古屋方面の客種頓に影を絶ちたり。」（一六日付、**写真4—25**）

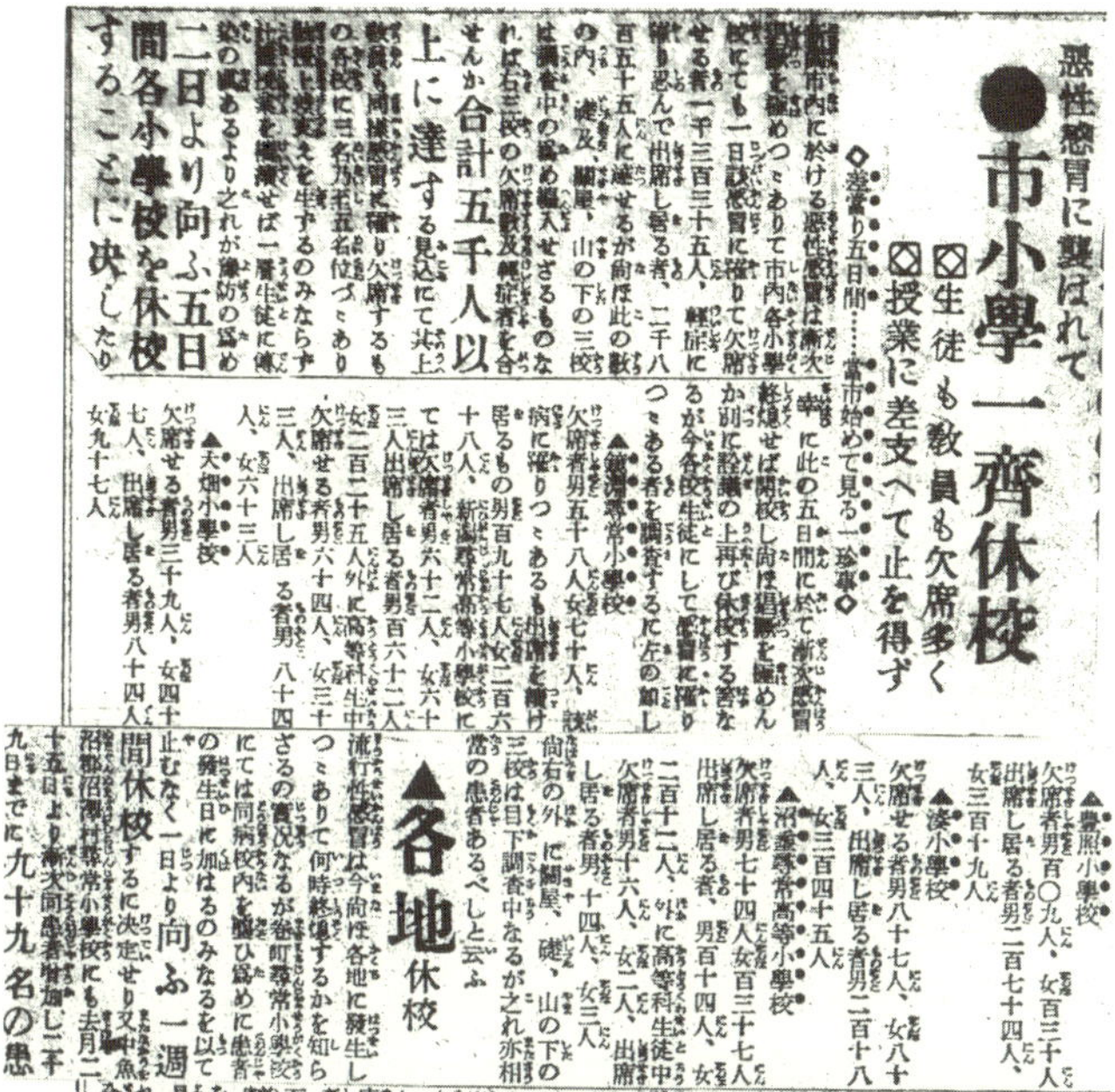

悪性感冒に襲はれて
●市小學一齊休校
◎生徒も教員も欠席多く
◎授業に差支へて止を得ず
◇差當り五日間……當市始めて見る一珍事◇

新潟市内に於ける悪性感冒は漸次猖獗を極めつゝありて市内各小學校にても一日該感冒に罹りて欠席せる者一千三百三十五人、輕症に罹り忍んで出席し居る者、二千八百五十五人に達せるが尚ほ此の數の内、礎、關屋、山の下の三校は調査中の爲め編入せざるものなれば右三校の欠席數及輕症者を合せんか合計五千人以上に達する見込にて其上教員も同樣感冒に罹り欠席するもの各校に三名乃至五名位づゝあり斯くては授業上に差支へを生ずるのみならず此儘授業を繼續せば一層生徒に傳染の虞あるより之れが豫防の爲め二日より向ふ五日間各小學校を休校することに決したり幸に此の五日間に於て漸次感冒終熄せば開校し尚ほ猖獗を極めんか別に詮議の上再び休校する筈なるが今各校生徒にして感冒に罹りつゝある者を調査するに左の如し

▲鏡淵尋常小學校 欠席者男五十八人女七十人、該病に罹りつゝあるも出席を續け居るもの男百九十七人女二百六十八人、新潟尋常高等小學校にては欠席者男六十二人、女六十三人出席し居る者男百六十二人女二百二十五人外に高等科生中欠席せる者男六十四人、女三十三人、出席し居る者男八十四人、女六十三人

▲大畑小學校 欠席せる者男三十九人、女四十七人、出席し居る者男八十四人女九十七人

▲豊照小學校 欠席者男百〇九人、女百三十人出席し居る者男二百七十四人、女三百十九人

▲湊小學校 欠席せる者男八十七人、女八十三人、出席し居る者男二百十八人、女三百四十五人

▲沼垂尋常高等小學校 欠席者男七十四人女百三十七人出席し居る者、男百十四人、女二百十二人、外に高等科生徒中欠席者男十六人、女二人、出席し居る者男十四人、女三人

尚右の外に關屋、礎、山の下の三校は目下調査中なるが之れ亦相當の患者あるべしと云ふ

▲各地休校

流行性感冒は今尚ほ各地に發生しつゝありて何時終熄するかを知らざるの實況なるが巻町尋常小學校にては同病校内を襲ひ爲めに患者の發生日に加はるのみなるを以て止むなく一日より向ふ一週間休校するに決定せり又中魚沼郡沼澤村尋常小學校にも去月二十五日より漸次同患者増加し二十九日までに九十九名の患

▲栃尾郷の感冒

栃尾郷にも悪性感冒流行し栃尾小學校にては二十八日頃より弗々兒童の欠勤を見二十九日には尋常五年生一學級六十餘名の内三十餘名三十日には尋常二年生一學級約半數の欠勤あり全校生中九十餘名の罹患者を出し又職員中にも二三名同病に侵され漸次猖獗の傾向あり

▲佐渡の感冒

佐渡郡に於ける悪性感冒は昨今益々猖獗を極め今や何處の家にも一二名の罹病者を見ざるはなく甚だしきは一家枕を並べて臥床するものあり相川小學校の如きも患者續出して全校兒童一千三百七十一名中風邪の爲欠席せるもの四百五十七名に達し尚ほ廿九日出席兒童に健康診斷の結果九百十四人の内罹病者三百二十四名ありて患者合計七百八十一人に上り全校兒童數の五割七分強を示し益々蔓延の兆あるを以て同校にては三十日より十一月三日迄五日間休校することゝなれるが尚ほ同郡畑野小學校にても全校兒童數七百名の内每日感冒の爲め欠席するもの七十名餘りあり教職員も亦十六名中欠席者十一名に達し僅か五名の教員にては授業不可能なるを以て三十日より休業することゝなれり其他佐渡農學校、兩津、眞野、金澤、新穂各小學校にても患者四五十名宛を生じ益々蔓延の兆候ありと云ふ

▲村松感冒猖獗
小兒二名死亡

村松町に於ける流行性感冒は日に増し猖獗を極め目下市中の患者千數百名を數ふるに至りしが同町馬場町人力車挽子長谷川仲藏方の如きは小兒五名枕を並べて打臥し長女ミドリ(五ツ)四男吉藏(四ツ)は二十九日罹病後金子醫師の治療を受けしも三十日夜ミドリは腦膜炎吉藏は心臟痲痺を起して同時刻に兩名とも死亡し三十一日二つの葬儀を營みしが之同町に於ける今回の流行性感冒患者にして死亡せしものゝ始めなり、尚小學校に於ける感冒患者は其數漸次増加し欠席中のもの五十餘名あり、中學校も三十名に達し第四學年の如き出席者十八名に過ぎざる有樣なりと

写真４―24　『新潟新聞』1918 年 11 月 1 日付

▲温泉大打撃

山中温泉は例年ならば昨今少なくも五六百の浴客あるを常とせるが去月下旬以来流行性感冒の猖獗を極むるに至るや滅切り客足を減じたるも本月に入り漸く多少景氣直り昨今二百内外の浴客を數ふるに至り山代温泉も例年ならば昨今四五百の浴客來遊するを常とするに悪性感冒の蔓延せる影響を受け一時に客足を減じたるも今日此頃は那谷の紅葉を見物がてらの浴客へ込む爲め漸く人氣回復し二百内外を數ふるに至り片山津温泉の如きは打撃最も甚だしく僅に六十内外の浴客あるのみにて寂々寥々たり而して山中、山代、片山津の三温泉共其浴客何れも縣内の人々のみにして例年其大部分を占むる京阪名古屋方面の客は殆ど影を絶ちたり

写真４—25　『北国新聞』1918 年 11 月 16 日付

◎鶏の流行感冒

鶏舎中の鶏中近頃流行感冒とも云ふべき病状に罹るものが少くない、之は鶏のヂフテリアである若し罹病の模様ある鶏を發見したならば其の口を開けて仔細喉頭を調べるが宜い、斯くすれば舌の根元の邊りより薄き膜が生じて喉頭を掩はんとして居るのが見える、此の膜をピンセットか等で取り除けば大抵は治癒するのである、此病氣の豫防法としては鶏舎の周圍を厚く藁で圍ひ、鶏には体温を高める様な飼料を施せば宜しいのであるから、養鶏家は此の豫防法を取るが肝要である

写真４—26　『新潟新聞』1918 年 11 月 18 日付

これらの報道のなかで、注目すべきものとして、「鶏の流行感冒」が報じられている（『新潟新聞』一一月一八日付、**写真４—26**）。それによれば、鶏舎の鶏が流行性感冒ともいうべき病状に罹っているのが少なくなく、これは鶏のジフテリアで、もし罹病している鶏を見つけたら口をあけて調べ、舌の根元から喉にかけて薄い膜があったらそれをピンセットで取り除け、としている。インフルエンザ・ウイルスが、ヒトとトリの間を行き来することは、現在なら知られているが、当時は誰も知らなかったわけで、この新潟県下のインフルエンザ

は、トリが先か、ヒトが先か分からないが、流行中のインフルエンザと関連付けなかったとしても致し方ない。

人口一〇〇〇名中、九七〇名罹患、七〇名死亡の村も

新潟市内の流行性感冒が下火になり始めたという最初の記事は一一月二二日の『新潟新聞』にみられるが、佐渡では「感冒終息未だし」(二三日付)であり、北蒲原郡では「死亡益々増加」(二四日付)といった状況で、佐渡や郡部では依然として猛威を振るっていた。新潟市内でも、小学校教員夫婦があいついで流行性感冒により死亡するという痛ましい事件が報道されている(二四日付)。

新潟市内の流行性感冒が本格的に鎮静化に向かったのは、一一月末のこと(二六日紙面)であったが、一一月二六日から二七日にかけて、中蒲原郡大蒲原村のある集落で、一家全員——夫婦と二人の子ども——が二日の間に全員死亡する、という悲惨な事件もあった(二九日付)。

県下の流行性感冒が「漸次減退」したとの報道は、一二月一六日の紙面で示されているが、一二月になると、新たな流行が聯隊で見られた。一九日の紙面で、新発田聯隊でやはり他地域と同様、初年兵のなかから九名の死亡者の出たことが報道されている。また、一〇月から年末に至る県内の患者数は三九・四万人、死亡者数は四七六三人と報道されているが、新潟県の現住人口は一九一・六万人であり、報道された罹患者・死亡者は実態より少ない感がある。

一方北陸西部について、金沢市の状況は、一一月中旬になっても好転せず、電話交換手の半ば近く

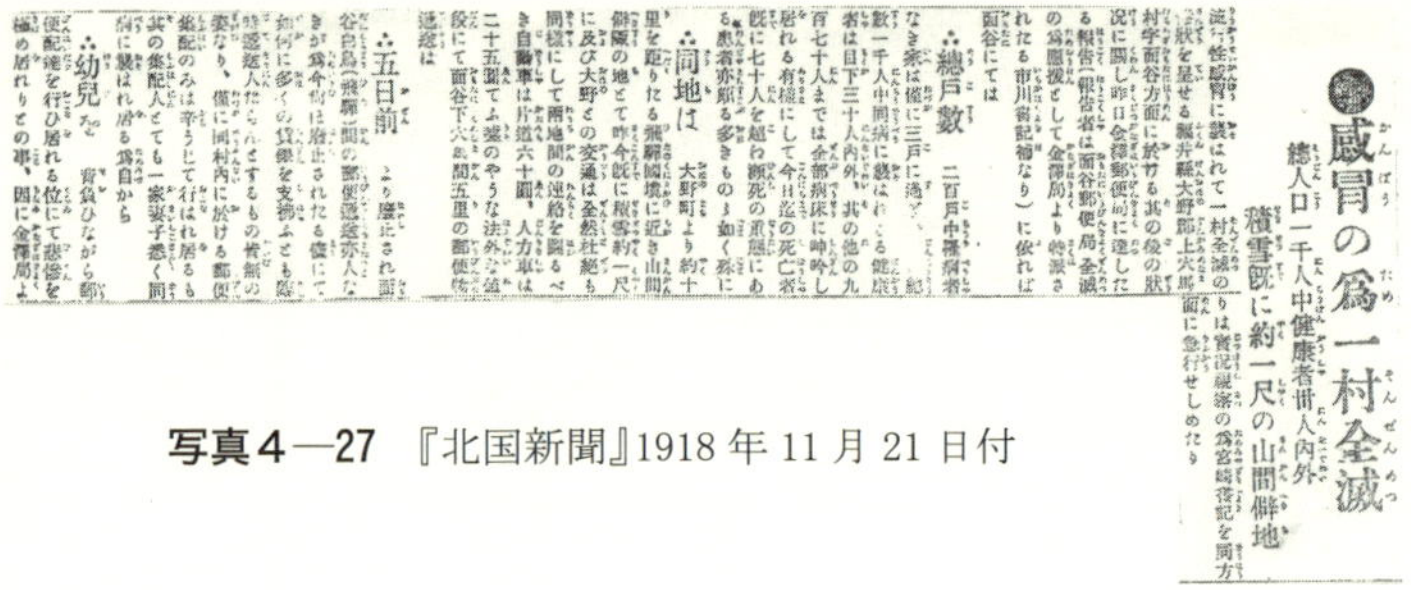

感冒の為一村全滅
総人口一千人中健康者卅人内外
積雪既に約一尺の山間僻地

流行性感冒に襲はれて一村全滅の惨状を呈せる福井県大野郡上穴馬村字面谷方面に於ける其の後の状況に関し昨日金沢郵便局に達したる報告（報告者は面谷郵便局全滅の為應援として金沢局より特派されたる市川書記補なり）に依れば面谷にては

∴総戸数 二百戸中罹病者なき家は僅に三戸に過ぎず、総数一千人中同病に襲はれざる健康者は目下三十人内外、其の他の九百七十人までは全部病床に呻吟し居れる有様にして今日迄の死亡者既に七十人を超ゑ瀕死の重態にある患者亦頗る多きものゝ如く殊に

∴同地は 大野町より約十里を距りたる飛騨国境に近き山間僻陬の地とて昨今既に積雪約一尺に及び大野との交通は全然杜絶も同様にして両地間の連絡を図るべき自働車は片道六十圓、人力車は二十五圓てふ嘘のやうな法外な値段にて面谷下穴馬間五里の郵便物逓送は

∴五日前 より廃止され面谷白鳥（飛騨）間の郵便逓送亦人なきが為今尚は廃止されたる儘にて如何に多くの貨幣を支払ふとも殆ど特逓送人たらんとするもの皆無の姿なり、僅に同村内に於ける郵便集配のみは辛うじて行はれ居るも其の集配人とても一家妻子悉く同病に襲はれ居る為自から

∴幼児 を背負ひながら郵便配達を行ひ居れる位にて悲惨を極め居れりとの事、因に金沢局よりは実況視察の為宮崎書記を同方面に急行せしめたり

写真4—27　『北国新聞』1918年11月21日付

が欠勤、火葬場も混雑していた（『北国新聞』一一七日付）。同じ頃、福井県では、市内はやや下火となったが、郡部ではなお猖獗を極めた（一一九日付）。三菱鉱業面谷（おもだに）鉱山のある福井県九頭竜川上流の山間部では、「感冒の為一村全滅」という見出しで、面谷では人口約一〇〇〇人中、九七〇人までが罹患し、すでに七〇人の死亡者を出し、七〇人が瀕死の状態である旨報道されている（一一二一日付、**写真4—27**）。

富山県では、一〇月二〇日から一一月一〇日までの三週間だけで、全県民八四万人のうち二〇万人あまりが罹病し、そのうち医師の診察を受けた者が約七万五〇〇〇人、死亡者は八〇〇人であった（『北国新聞』一一月二三日付）。また、「富山の売薬」は、流行性感冒のため売り上げを伸ばし、一一月末時点で三割増大した（一二月三日付）。

生命保険加入推進のチャンス

前年に比べ、金沢市の一一月中の死亡者数は三〇七人多い計五三八人で（一二月三日付）、その差は流行性感冒によるとみてよい。しかし、金沢市に関するかぎり、このことが保険会社に大きな影響を与えることはなかった。三大生命保険会社といわれた帝国、明治、日本三社の契

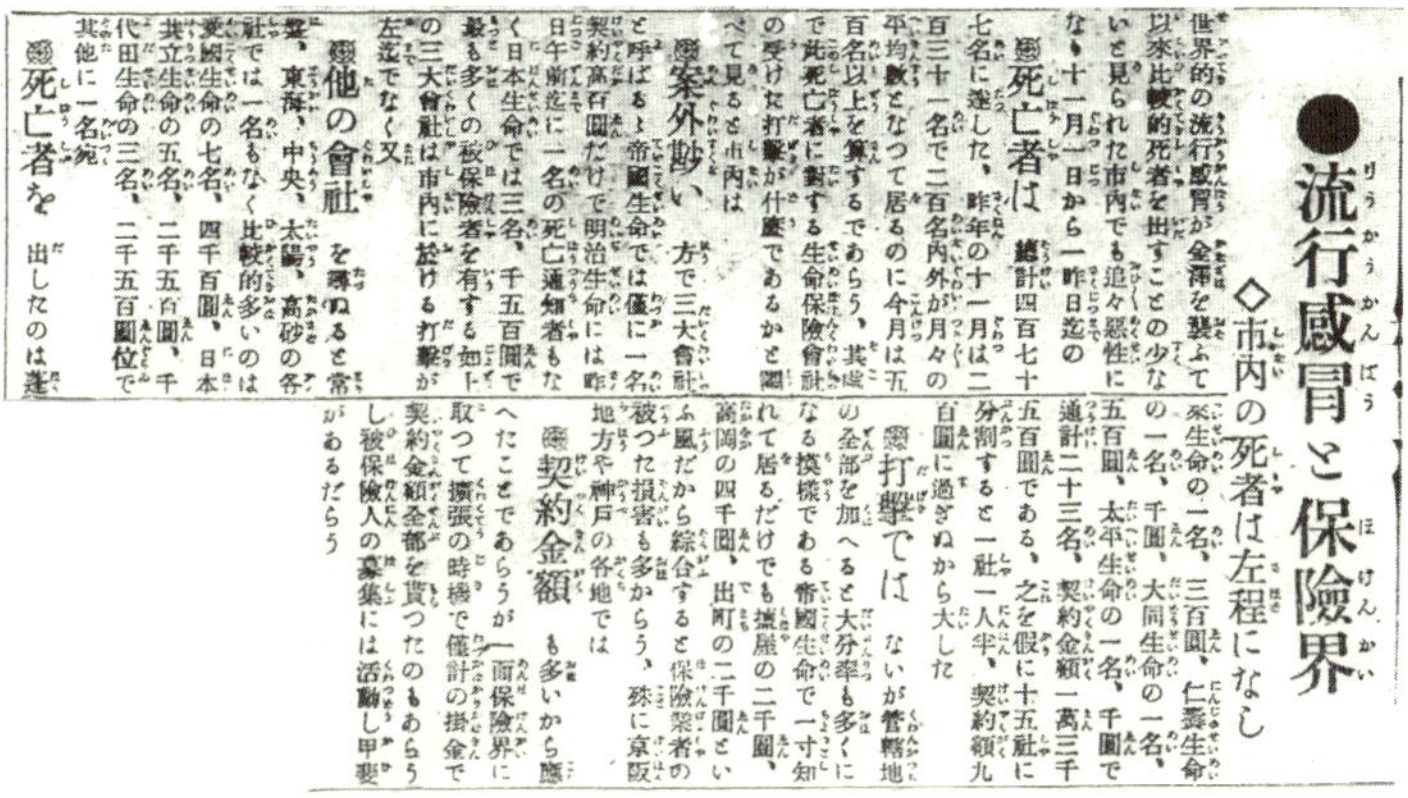

●流行感冒と保險界

◇市内の死者は左程になし

世界的の流行感冒が全球を襲ふて以来比較的死者を出すことの少ないと見られた市内でも追々悪性になり十一月一日から一昨日迄の

■死亡者は 總計四百七十七名に達した、昨年の十一月は二百三十一名で二百名内外が月々の平均數となつて居るのに今月は五百名以上を算するであらう、其處で此死亡者に對する生命保險會社の受けた打撃が什麼であるかと調べて見ると市内は

■案外尠い、 方で三大會社と呼ばるゝ帝國生命では僅に一名契約高百圓だけで明治生命には昨日午前迄に一名の死亡通知者もなく日本生命では三名、千五百圓で最も多くの被保險者を有する如上の三大會社は市内に於ける打撃が左迄でなく又

■他の會社 を尋ねると常磐、東海、中央、太陽、高砂の各社では一名もなく比較的多いのは愛國生命の七名、四千百圓、日本共立生命の五名、二千五百圓、千代田生命の三名、二千五百圓位で其他に一名宛

■死亡者を 出したのは蓬莱生命の一名、三百圓、仁壽生命の一名、千圓、大同生命の一名、五百圓、太平生命の一名、千圓で通計二十三名、契約金額一萬三千五百圓である、之を假に十五社に分割すると一社一人半、契約額九百圓に過ぎぬから大した

■打撃では ないが管轄地の全部を加へると大分數も多くになる模樣である帝國生命で一寸知れて居るだけでも撫屋の二千圓、高岡の四千圓、出町の二千圓といふ風だから綜合すると保險業者の被つた損害も多からう、殊に京阪地方や神戸の各地では

■契約金額 も多いから應へたことであらうが一面保險界に取つて擴張の時機で僅計の掛金で契約金額全部を貰つたのもあらうし被保險人の募集には活動し甲斐があるだらう

写真4—28　『北国新聞』1918年11月28日付

約者で死亡したのは四名に過ぎず、他の一二社で一九名であったところを見ると、金沢市では、未だ生命保険加入が普及していなかったように見える。新聞は、この機会に新規加入者が増えるだろうから業界にとっては経営拡大の機会になっただろうとしている（一一月二八日付、**写真4—28**）。もっとも東京のような大都市では生命保険への加入はかなり普及していたと思われるので、影響は少なくなかったであろう。

さしもの流行性感冒も一二月に入ると下火になったが、他と同様、一二月の新兵入営を機として再燃した。富山聯隊では患者数一三四名、死亡者一名を出すに至った（一二月一五日付）。二年兵には一人の患者もないので、それまで罹患を免れていた初年兵が兵営で罹患したのである。

関東地方[17]

新聞は意図的に報じなかった？

関東地方の流行性感冒に関する報道は、東京府および市内の状況に偏っていて、隣接諸県についての報道は詳細ではない。ただし、神奈川県、横浜市に関しては、新聞や県衛生部の報告書でその詳細を知ることができるので、第8章で別途、取り上げる。

関東地方の流行に関する最初の記事は、大正七（一九一八）年一〇月一三日の『時事新報』で、神奈川県小田原中学で去る九日以来「伝染性の風邪に冒さるゝもの続出し、……二百名の寄宿生中殆ど其大半同病に罹り……」と伝える。また、同日、『上毛新報』は、前橋市で「脳脊髄膜炎発生」を伝えるが、強い伝染性を有し、医師が病名を容易に特定できなかったところを見ると、流行性感冒であった可能性が高い。

東京については、一〇月二四日の各紙で流行性感冒来襲を告げている。見出しだけでも、「風邪の為に休校　伝染力の旺んな感冒」（『東京朝日新聞』）、「感冒益々猖獗　男女師範生二百余名病む」（『読売新聞』）、「猛烈な学校感冒」（『時事新報』）、「感冒の流行で学校休む」（『都新聞』、**写真4―29**）と、青山師範学校、小石川の女子師範学校に始まる休校を中心に、スペイン・インフルエンザの東京来襲をけたたましく伝えている。実際には、インフルエンザ・ウイルスは数日前から市内に侵入し、市民の呼吸器を冒しつつあった。

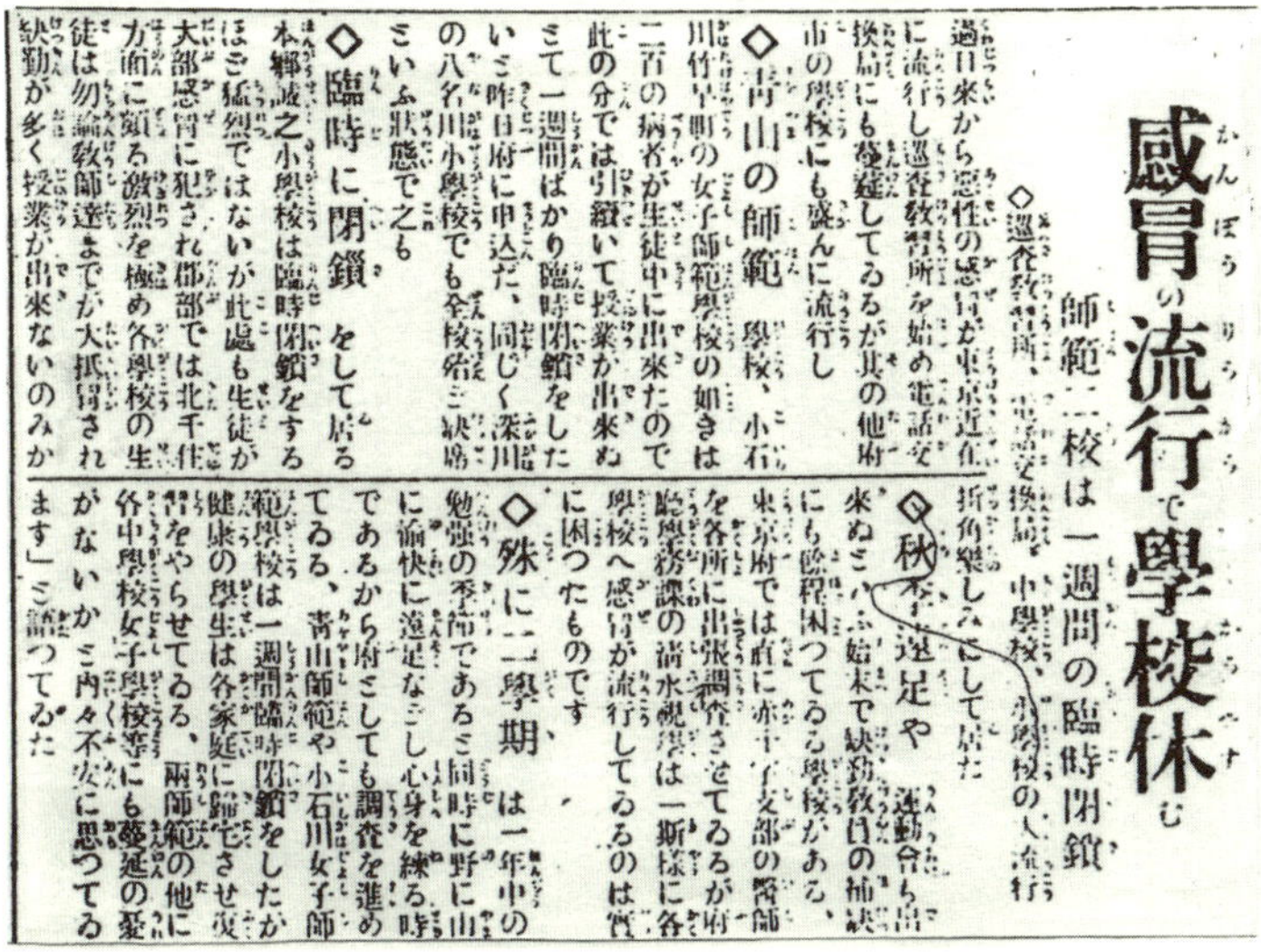

感冒の流行で學校休む

師範二校は一週間の臨時閉鎖

◇逓信教習所、中央電話交換局、中學校、小學校の大流行

過日來から惡性の感冒が東京近在に流行し逓信教習所を始め電話交換局にも蔓延してゐるが其の他府市の學校にも盛んに流行し

◇青山の師範 學校、小石川竹早町の女子師範學校の如きは二百の病者が生徒中に出來たので此の分では引續いて授業が出來ぬとて一週間ばかり臨時閉鎖をしたいと昨日府に申込だ、同じく深川の八名川小學校でも全校殆ど缺席といふ狀態で之も

◇臨時に閉鎖 をして居る本郷誠之小學校は臨時閉鎖をする程ど猛烈ではないが此處も生徒が大部感冒に犯され郡部では北千住方面に頗る激烈を極め各學校の生徒は勿論教師達までが大抵冒され缺勤が多く授業が出來ないのみか折角樂しみにして居た

◇秋季の遠足や 運動會も出來ぬといふ始末で缺勤教員の補缺にも随分困つてゐる學校がある、東京府では直に赤十字支部の醫師を各所に出張調査させてゐるが府臨時學務課の清水視學は「斯様に各學校へ感冒が流行してゐるのは實に困つたものです

◇殊に二學期 は一年中の勉強の季節であると同時に野に山に愉快に遠足なごし心身を練る時であるから府としても調査を進めてゐる、青山師範や小石川女子師範學校は一週間臨時閉鎖をしたが健康の學生は各家庭に歸宅させ復習をやらせてゐる、兩師範の他に各中學校女子學校等にも蔓延の憂がないかと内々不安に思つてゐます」と語つてゐた

写真４—29　『都新聞』1918 年 10 月 24 日付

翌日以降、記事は事の重大性に気付いたごとく、深刻になってくる。内務省は各県に通達を出し、国外では「スパニッシュ・インフルエンザ」と称されていること、世界中で猖獗を極めていることを伝え、注意を喚起している。しかし、療法はおろか、病原体すら分からなかった当時、適切な対処の方法を指示することはできず、「適当な処置を講じられたし」と伝える以外になかった（『東京朝日新聞』他、一〇月二五日付、**写真４—30**）。これ以降、「スペイン（西班牙）風邪」という呼称が一般化する。

それでも、一〇月中の市内の記事は、感冒流行、休校、遠足中止、職場の欠勤者についての報告、交通機関・通信等への影響等に関するものが多く、死亡についての記事は稀であった。しかし一一月に入ると、死亡者の続

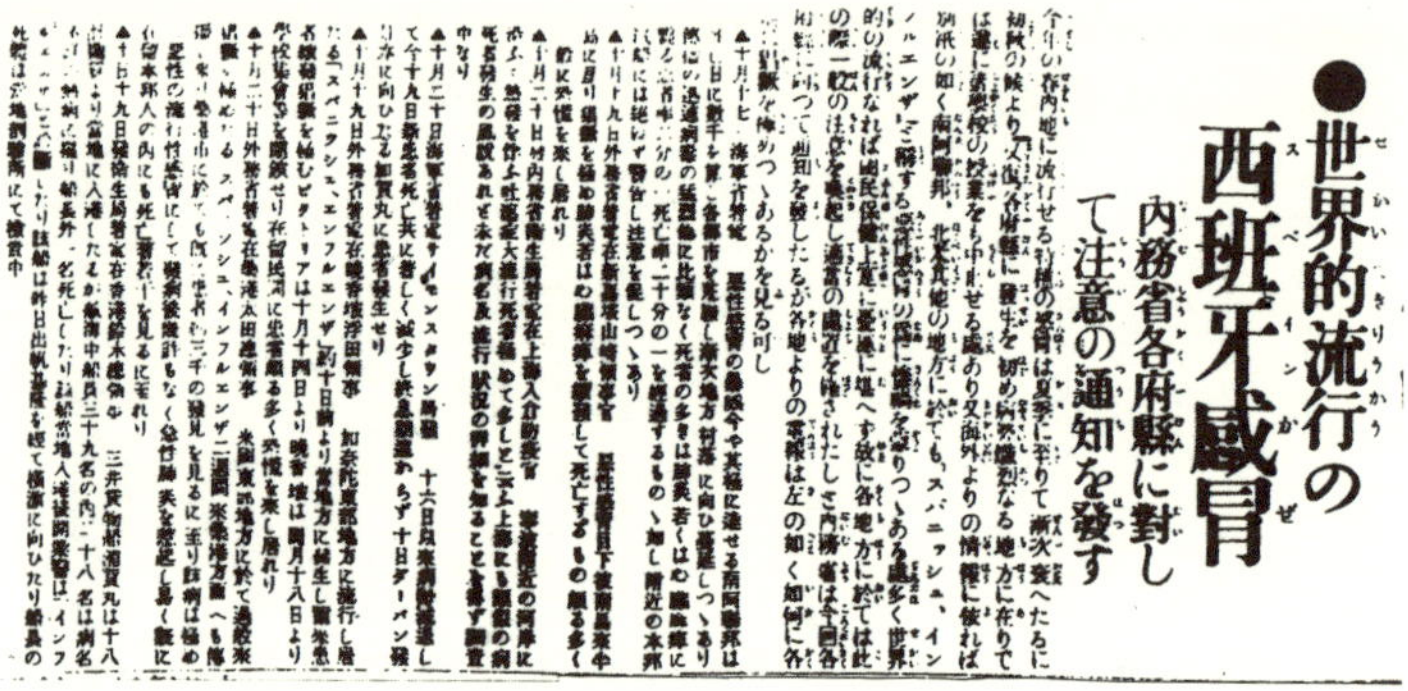

●世界的流行の
西班牙感冒
内務省各府縣に對して注意の通知を發す

写真４—30　『東京朝日新聞』1918年10月25日付

出してきたことが「火葬場の満員　半数は流行性感冒」という見出しの記事（『都新聞』一一月五日付）から窺うことができる。曰く「……砂村、町屋、桐ヶ谷、落合の四火葬場に毎日の如く運ばるゝ病死者の数は殆ど枚挙に遑あらず、……火葬場は今や満員を告げ居りて三日以前に申込むにあらざれば応じ切れぬ程の有様を呈し而も其病死者の半数以上は悪性感冒より肺炎、脳膜炎等を併発したる結果なりと云う」。この段階では、各紙とも本文には東京市住民の死亡そのものについては何も伝えていないのに、火葬場が多忙なのは、スペイン・インフルエンザ・ウイルスが深く、静かに、東京市の住民に食い込んでいた結果であろう。

果たして一一月六日の各紙は、五日未明の劇作家・島村抱月の死を大きく伝えた。抱月は一〇月二九日、スペイン・インフルエンザに罹患、仕事場牛込の芸術倶楽部でそのまま死去した。前後の事情については、第8章で触れることにする。一一月九日の『東京朝日新聞』は、警視庁衛生部長談として、一〇月の死亡者四〇三一人のなかで、流行性感冒九五名、気管支カタル

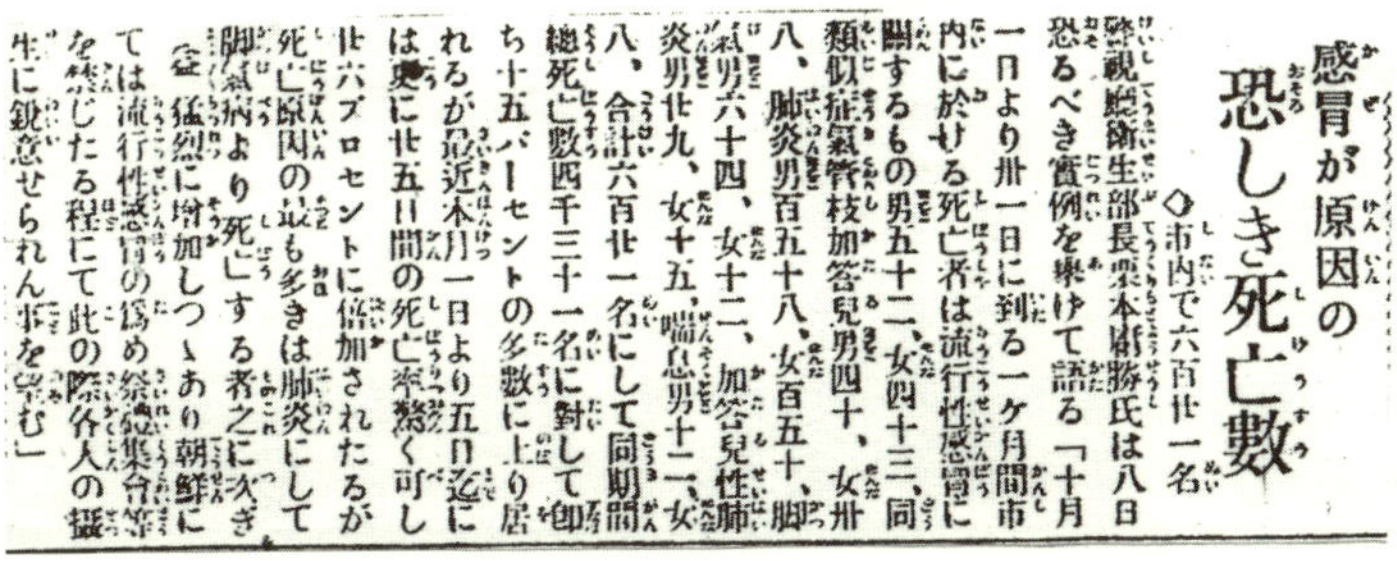

感冒が原因の
恐しき死亡數
◇市内で六百廿一名
警視廳衛生部長栗本庸勝氏は八日恐るべき實例を擧げて語る「十月一日より卅一日に到る一ケ月間市内に於ける死亡者は流行性感冒に關するもの男五十二、女四十三、同類似症氣管枝加答兒男四十、女卅八、肺炎男百五十八、女百五十、肺氣腫男六十四、女十二、加答兒性肺炎男廿九、女十五、喘息男十二、女八、合計六百廿一名にして同期間總死亡數四千三十一名に對して卽ち十五パーセントの多數に上り居れるが最近本月一日より五日迄には更に此五日間の死亡率驚く可し廿六プロセントに倍加されたるが死亡原因の最も多きは肺炎にして脚氣病より死亡する者之に次ぎ益猛烈に増加しつゝあり朝鮮にては流行性感冒の爲め祭禮集合等を禁じたる程にて此の際各人の攝生に鋭意せられん事を望む」

写真4—31　『都新聞』1918年11月9日付

七九名、肺炎三〇八名等……と、死亡者の一五パーセントが流行性感冒がらみの死亡であったことを報じている。市民のインフルエンザによる死亡は、一〇月中にある程度始まっていた。むしろ、新聞各紙が何も書かなかったことに作為を感ずる。しかし、この段階になっても奇異なことに、市内の流行状況についての記事は、各紙とも驚くほど少ない。他国、他府県の記事はかなり多いのだが、これは東京発行ということで、編集部に「全国紙」意識が強かったからなのだろうか。それとも他の何らかの理由があったのだろうか。

この頃を過ぎると、さすがに抑えきれなくなったのか、にわかに市内の死亡者に関する記事が目立つようになった。一一月一日から四日までの四日間の死亡者は、本所区一四三名、浅草区一三七名、深川区九七名、下谷区九一名、牛込区四六名とある（『都新聞』一一月八日付）が、このうちどれだけが流行性感冒によるのかは判明しない。しかし、翌日の同紙紙面（**写真4—31**）では、一一月になってから五日間のうちに上記のインフルエンザがらみの病因による死亡が全体の二六パーセントに跳ね上がったことを「恐るべき実例」として衛生部長に語らせている。

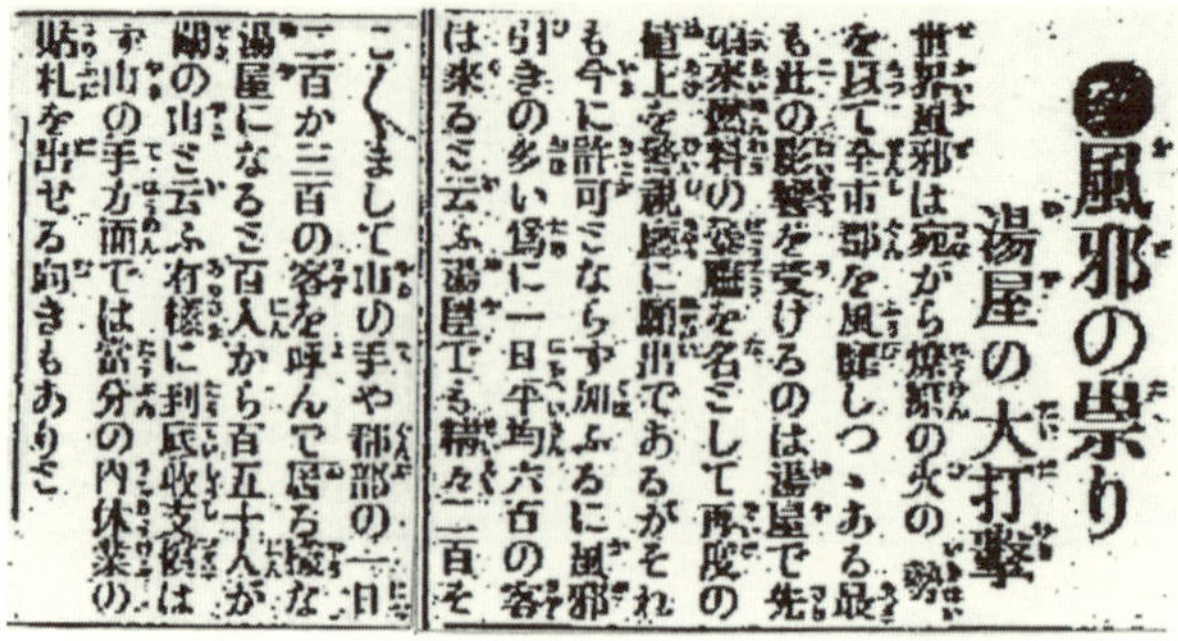

風邪の祟り

湯屋の大打撃

世界風邪は宛がら燎原の火の勢を以て全市郡部を風靡しつゝある最も此の影響を受けるのは湯屋で先以来燃料の暴騰を名として再度の値上を警視庁に願出であるがそれも今に許可とならず加ふるに風邪引きの多い爲に一日平均六百の客は来ると云ふ湯屋でも纔々二百そこ〳〵まして山の手や郡部の一日二百か三百の客を呼んで居る様な湯屋になると百人から百五十人が關の山と云ふ有様に到底収支償はず山の手方面では當分の内休業の貼札を出せる向きもありさ

写真4—32　『読売新聞』1918年11月9日付

流行性感冒は思わぬところに影響した。「風邪の祟り　湯屋の大打撃」（『読売新聞』一一月九日付、**写真4—32**）は、銭湯の客数が半分から三分の一にも減じ、当分休業のところも出たと伝えている。

一一月下旬になると、「感冒は下火に」（『都新聞』一一月一五日付）という見出しの小さな扱いで、一一月上旬に一日平均二三〇—二四〇人あった死亡者数が、今では一五〇—一六〇人に減り、休校していた各学校も開校した旨を伝えている。同じ頃、今回の流行性感冒病原体をめぐって、東京帝大を中心とする医学者と、北里研究所に拠る医学者の討論会、一二月一日には大日本医師会総会における講演会で論争、講演があった。委細は後に述べることにする。

初発以来数十万人が罹患

ここで栃木・群馬二県の状況を見ることにしよう。前橋市での流行性脳脊髄膜炎発生を最初に伝えたのは、一〇月一三日の『上毛新報』であったが、この患者は一四日に死亡した（一五日付）後、しばらく報道はない。しかし、月末近くの二六日になると、碓井

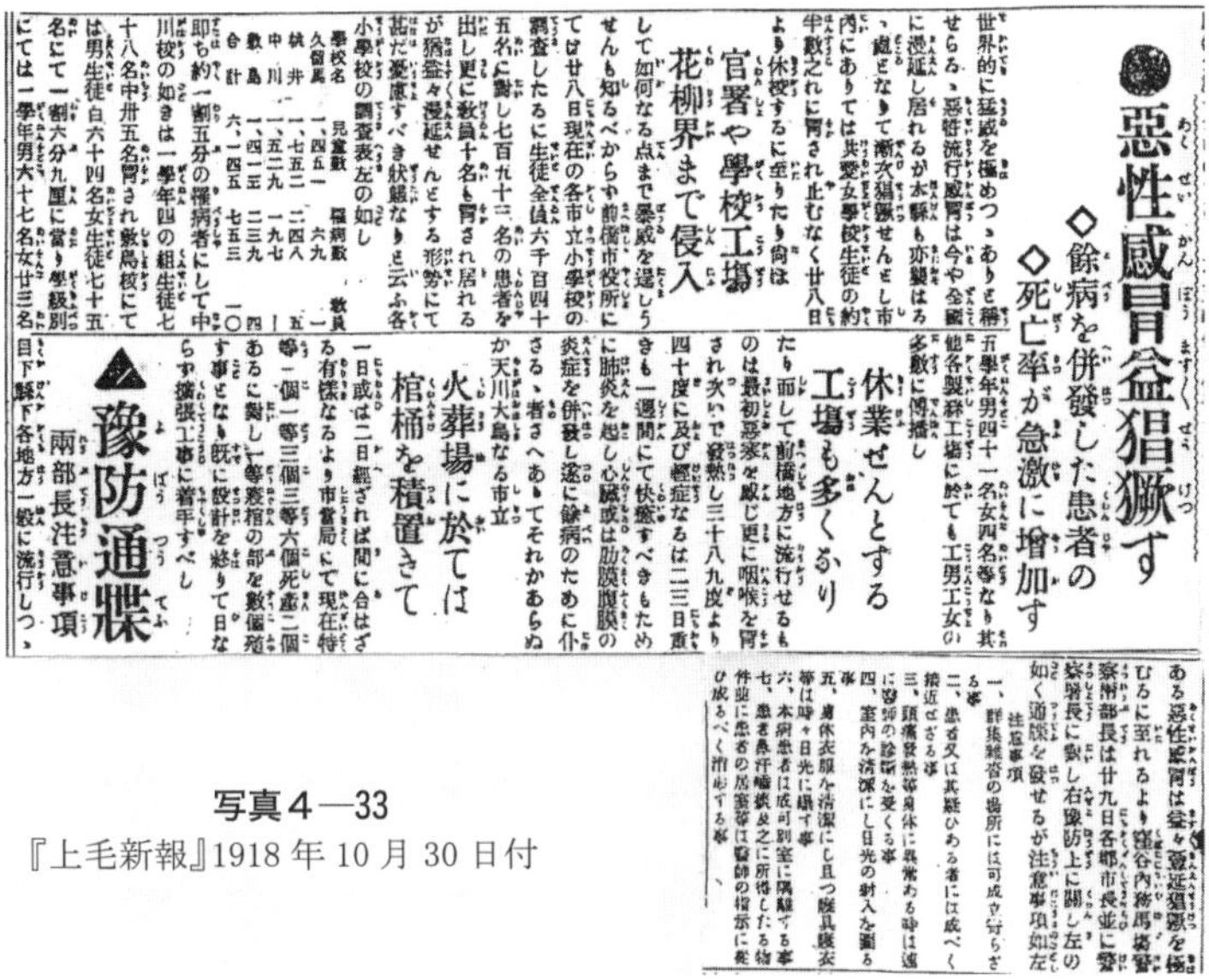

●惡性感冒益猖獗す

◇餘病を併發した患者の ◇死亡率が急激に増加す

世界的に猛威を極めつゝありと稱せらるゝ惡性流行感冒は今や全國に漫延し居れるが本縣も亦襲はるゝ處となりて漸次猖獗せんとし市内にありては共愛女學校生徒の約半數之れに冒され止むなく廿八日より休校するに至りたり尚は

官署や學校工場 花柳界まで侵入

して如何なる點まで暴威を逞しうせんも知るべからず前橋市役所にては廿八日現在の各市立小學校の調査したるに生徒全員六千百四十五名に對し七百九十二名の患者を出し更に教員十名も冒され居れるが猶益々漫延せんとする形勢にて甚だ憂慮すべき状態なりと云ふ各小學校の調査表左の如し

學校名	兒童數	罹病數	教員
久留馬	一、四五一	六九	一
桃井	一、七五二	二四八	五
中川	一、五二九	一九七	―
敷島	一、四一三	二三九	四
合計	六、一四五	七五三	一〇

即ち約一割五分の罹病者にして中川校の如きは一學年四の組生徒七十八名中卅五名冒され敷島校にては男生徒白六十四名女生徒七十五名にて一割六分九厘に當り學級別にては一學年男六十七名女廿三名五學年男四十一名女四名等なり其他各製絲工場に於ても工男工女の多數に傳播し

休業せんとする 工場も多くなり

たり而して前橋地方に流行せるものは最初惡寒を感じ更に咽喉を冒され次いで發熱し三十八九度より四十度に及び輕症なるは二三日重きも一週間にて快癒すべきもために肺炎を起し心臓或は肋膜腹膜の炎症を併發し遂に餘病のために仆さるゝ者さへありてそれかあらぬか天川大島なる市立

火葬場に於ては 棺桶を積置きて

一日或は二日經ざれば間に合はざる有樣なるより市當局にて現在特等一個一等三個三等六個死產二個あるに對し一等幾棺の部を數個殖す事となり既に設計を終りて日ならず擴張工事に着手すべし

▲豫防通牒

兩部長注意事項

目下縣下各地方一般に流行しつゝある惡性感冒は益々蔓延猖獗を極むるに至れるより鹽谷内務馬場警察兩部長は廿九日各郡市長並に警察署長に對し右豫防上に關し左の如く通牒を發せるが注意事項如左

注意事項

一、群集雜沓の場所には可成立寄らざる事
二、患者又は其疑ひある者には成べく接近せざる事
三、頭痛發熱等身体に異常ある時は速に醫師の診斷を受くる事
四、室內を清潔にし日光の射入を圖る事
五、身体衣服を清潔にし且つ臥具寢衣等は時々日光に曝す事
六、本病患者は成可別室に隔離する事
七、患者鼻汁喀痰及之に汚染したる物件並に患者の居室等は醫師の指示に從ひ成るべく消毒する事

写真４—33
『上毛新報』1918年10月30日付

郡板鼻町の小学校で感冒患者が続出し、休校となった。ついで流行性感冒は県下各地に拡がり、休校数も増えていった。三〇日の紙面（**写真４—33**）では、「悪性感冒益猖獗す　余病を併発した患者の死亡率が急激に増加す」との見出しで、ここでも前橋市の火葬場での棺桶不足を訴えている。三一日の紙面では、流行が全県下に及んだことが報道されている。

一一月になると、報道はさらに厳しさを増し、七日には、県衛生課による各市郡の患者数の一一月の調査数字を挙げ、患者数四万五二二一人、うち死亡者一四六人、肺炎に変じて死亡した者一八六人、計三三二人であると伝えている。そして、流行性感冒が届出を要する伝染病ではないので、ここに示した罹患者数は、医師の診断を受けた者の数に過ぎず、実際には罹患者はその数倍にのぼり、初発以来数十万の罹患者を出

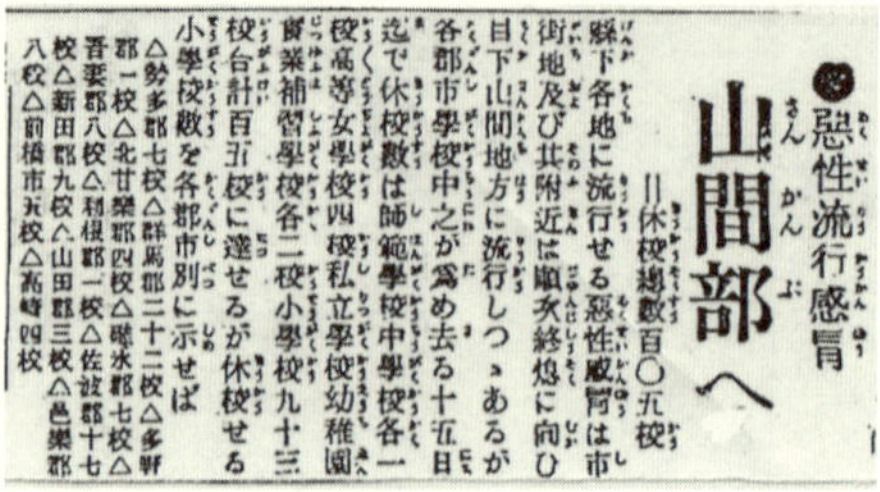

●惡性流行感冒
山間部へ
＝休校總數百〇五校
縣下各地に流行せる惡性感冒は市街地及び其附近は漸次終熄に向ひ目下山間地方に流行しつゝあるが各郡市學校中之が爲め去る十五日迄で休校數は師範學校中學校各一校高等女學校四校私立學校幼稚園實業補習學校各二校小學校九十三校合計百五校に達せるが休校せる小學校數を各郡市別に示せば
△勢多郡七校△群馬郡二十二校△多野郡一校△北甘樂郡四校△碓氷郡七校△吾妻郡八校△利根郡一校△佐波郡十七校△新田郡九校△山田郡三校△邑樂郡八校△前橋市五校△高崎四校

写真4—34
『上毛新報』1918年11月17日付

しているだろうと付記している。

一一月一〇日には、「死亡者漸次増加す」と、とくに流行性感冒から肺炎になって死亡する者の多いことを強調している。その結果、館林郵便局の機能が麻痺し、一頃は電話も繋がらない状態であったが、ようやく復旧、しかし電報や郵便の配達は大きく遅延していると伝えている。

一一月下旬になると、流行の中心は都市部・平坦部から山間部へ移った（『上毛新報』一一月一七日付、**写真4—34**）。前橋市（現住人口五万八三二〇人）における死亡者は、一一月一四日までに一〇九名あったが、そのうち四九名が流行性感冒による死亡で、八日以降は、総死亡者数四〇名のうち、二一名で、死亡全体のほぼ半数が流行性感冒関連の死亡であった。

インフルエンザと鶏卵の不足

栃木県では、大正七（一九一八）年一〇月二一日の『下野新聞』が、県立高等女学校生徒の間に流行性感冒が猛威を振るっている、と伝えたのを皮切りに、月末までに県下各地の流行の状況を報道している。栃木県に限ったわけではないが、一般に当年の流行性感冒による死亡者は少ない（一一月三日付）

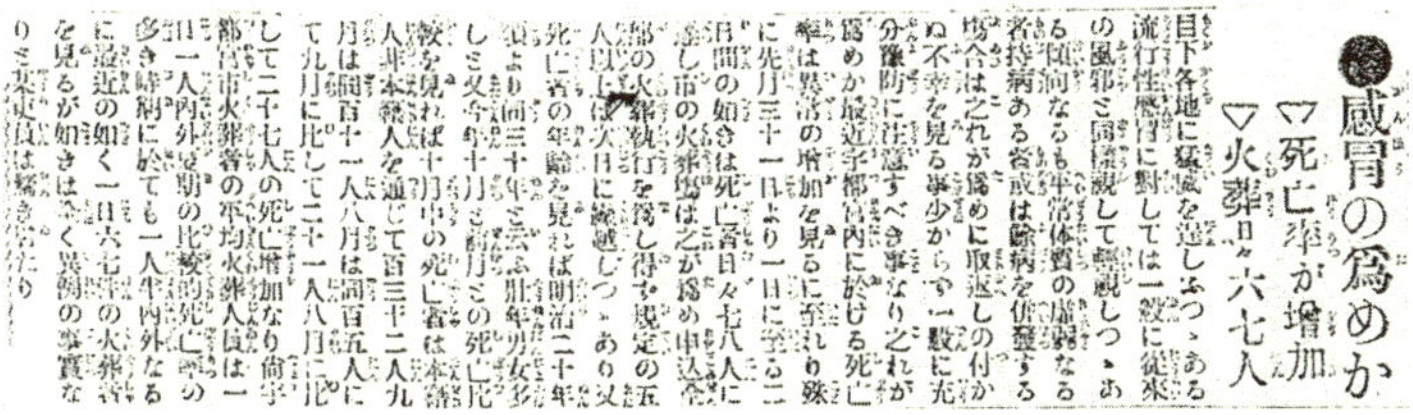
感冒の爲めか
▽死亡率が増加
▽火葬日々六七人

目下各地に猖獗を逞しふつゝある流行性感冒に對しては一般に從來の風邪と同様視して輕視しつゝある傾向なるも平常体質の虚弱なる者持病ある者或は餘病を併發する場合は之れが爲めに取返しの付かぬ不幸を見る事少からず一般に充分豫防に注意すべき事なり之れが爲めか最近宇都宮内に於ける死亡率は異常の増加を見るに至れり殊に先月三十一日より一日に至る二日間の如きは死亡者日々七八人に達し市の火葬場は之が爲め申込者の火葬執行を爲し得ず規定の五人以上は次日に繰越しつゝあり又死亡者の年齢を見れば明治二十年頃より同三十年と云ふ壯年男女多しと又今年十月と前月との死亡比較を見れば十月中の死亡者は本籍人非本籍人を通じて百三十二人九月は同百十一人八月は同百五人にて九月に比して二十一人八月に比して二十七人の死亡増加なり尚宇都宮市火葬者の平均火葬人員は一日一人内外冬期の比較的死亡率の多き時期に於ても一人半内外なるに最近の如く一日六七件の火葬者を見るが如きは全く異例の事實なりと某吏員は驚き居たり

写真4—35　『下野新聞』1918年11月3日付

と考えられていたが、死亡率は低くても、罹患者数が多いと、死亡者数は当然増大する。宇都宮市では、他の都市同様、火葬場の規定を上回る火葬をせねばならず、日延べになる場合も出てきた（同日付、**写真4—35**）。

福島県に近い塩谷郡矢板町では、小学校児童の罹患（三日付）、県立農林学校寄宿生の罹患（四日付）が報じられている。続いて一一月一日の紙面では「一家数名一時に死亡」したり、隣接の大宮村では各商店が戸を閉め、寝込んでいる状態であった。また、宇都宮市では、郵便局員に罹患欠勤者が続出し、郵便物の集配が遅延し始めた（同日付）。

以下、連日のごとく県内各地の罹患状況が伝えられ、時には隣県の状態も報道されている。一四日には「鳥山感冒と鶏卵」という小さい記事があるが、鶏卵の価格騰貴を伝えるもので、その理由は品不足となっているが、鶏がインフルエンザにより、卵の産む量が減ったと考えられ、現在のわれわれの知識からすれば、ヒトからトリへのウイルス感染の結果ということになる。

一一月下旬になっても、県北部では流行性感冒は猛烈な勢いで伝染し、村政担当者の死亡が伝えられている（二四日付）。宇都宮市の一一月中の死亡者数は、前橋市同様、前年の二倍に達した（一二月六日付、**写真4—36**）。そこへ、

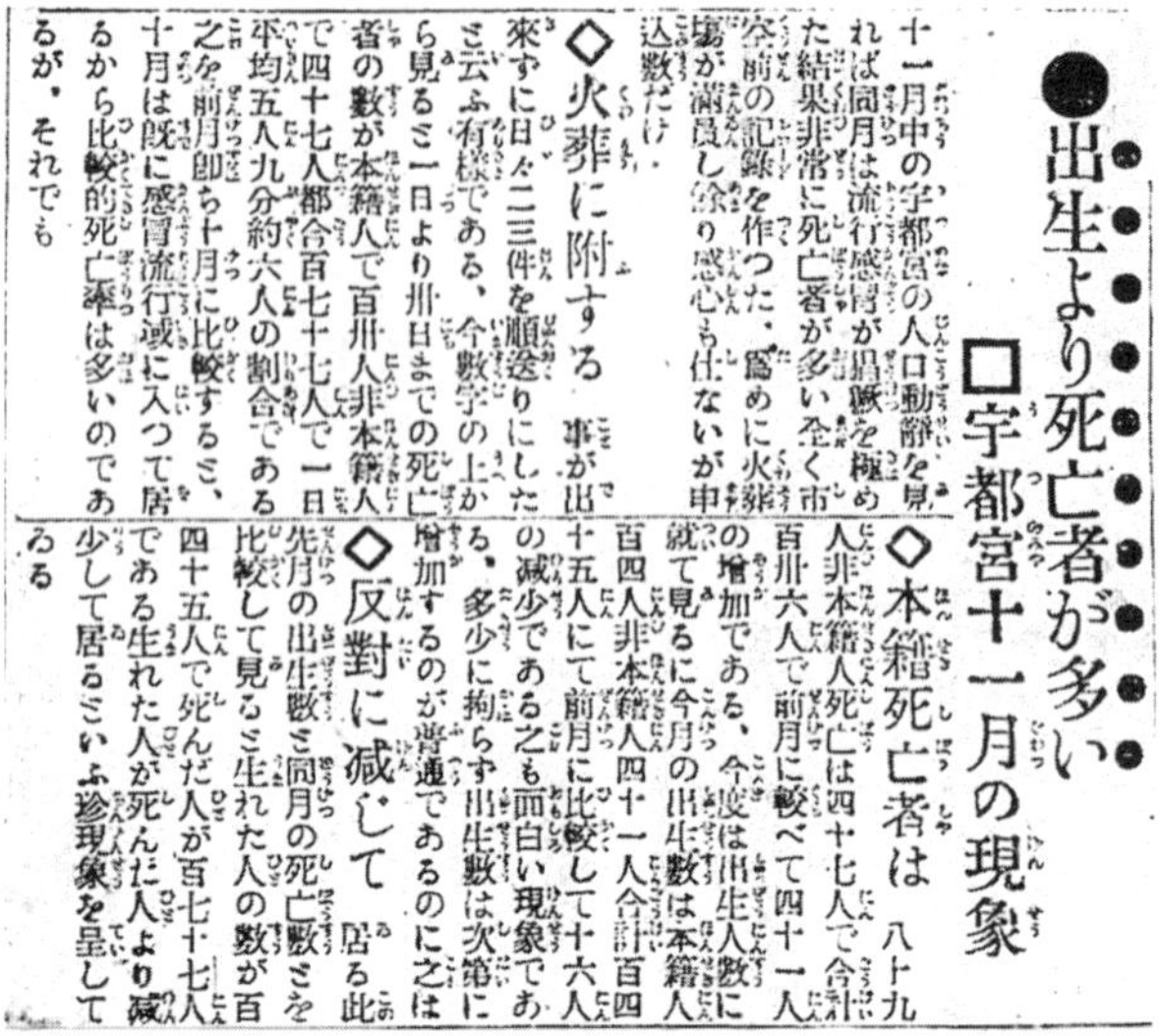

●出生より死亡者が多い
□宇都宮十一月の現象

十一月中の宇都宮の人口動靜を見れば同月は流行感冒が猖獗を極めた結果非常に死亡者が多い全く市空前の記錄を作つた、爲めに火葬場が滿員し餘り感心も仕ないが申込數だけ．

◇火葬に附する　事が出來ずに日々二三件を順送りにしたと云ふ有樣である、今數字の上から見ると一日より卅日までの死亡者の數が本籍人で百卅人非本籍人で四十七人都合百七十七人で一日平均五人九分約六人の割合である之を前月卽ち十月に比較すると、十月は旣に感冒流行域に入つて居るから比較的死亡率は多いのであるが．それでも

◇本籍死亡者は　八十九人非本籍人死亡は四十七人で合計百卅六人で前月に較べて四十一人の增加である、今度は出生人數に就て見るに今月の出生數は本籍人百四人非本籍人四十一人合計百四十五人にて前月に比較して十六人の減少である之も面白い現象である．多少に拘らず出生數は次第に增加するのが普通であるのに之は

◇反對に減じて　居る此先月の出生數と同月の死亡數とを比較して見ると生れた人の數が百四十五人で死んだ人が百七十七人である生れた人が死んだ人より減少して居るといふ珍現象を呈してゐる

写真4—36　『下野新聞』1918年12月6日付

一二月に入って生じた新入営兵の発病が加わる。宇都宮師団の各聯隊では、衛戍病院の入院者九八名、死亡者二三名を数えた。

感冒流行の減退が、新聞の見出しになったのが一二月二七日であったことに示されるように、栃木県は関東地方の中でも一〇月以来、継続的に流行が絶えなかった地域であった。それは、一つには、足尾銅山があったためで、実際、鉱山での罹患・死亡率は非常に高く、流行は翌年まで続いた。

記録に残された五味淵医師の奮闘

ところで、栃木県には、スペイン・インフルエンザの「前流行」と、ある民間医師の活動に関する貴重な文献がある。それは、今触れた、塩谷郡矢板町の一開業医、五味淵伊次郎述『大正七・八年ノ世界的流行性感冒ノ見

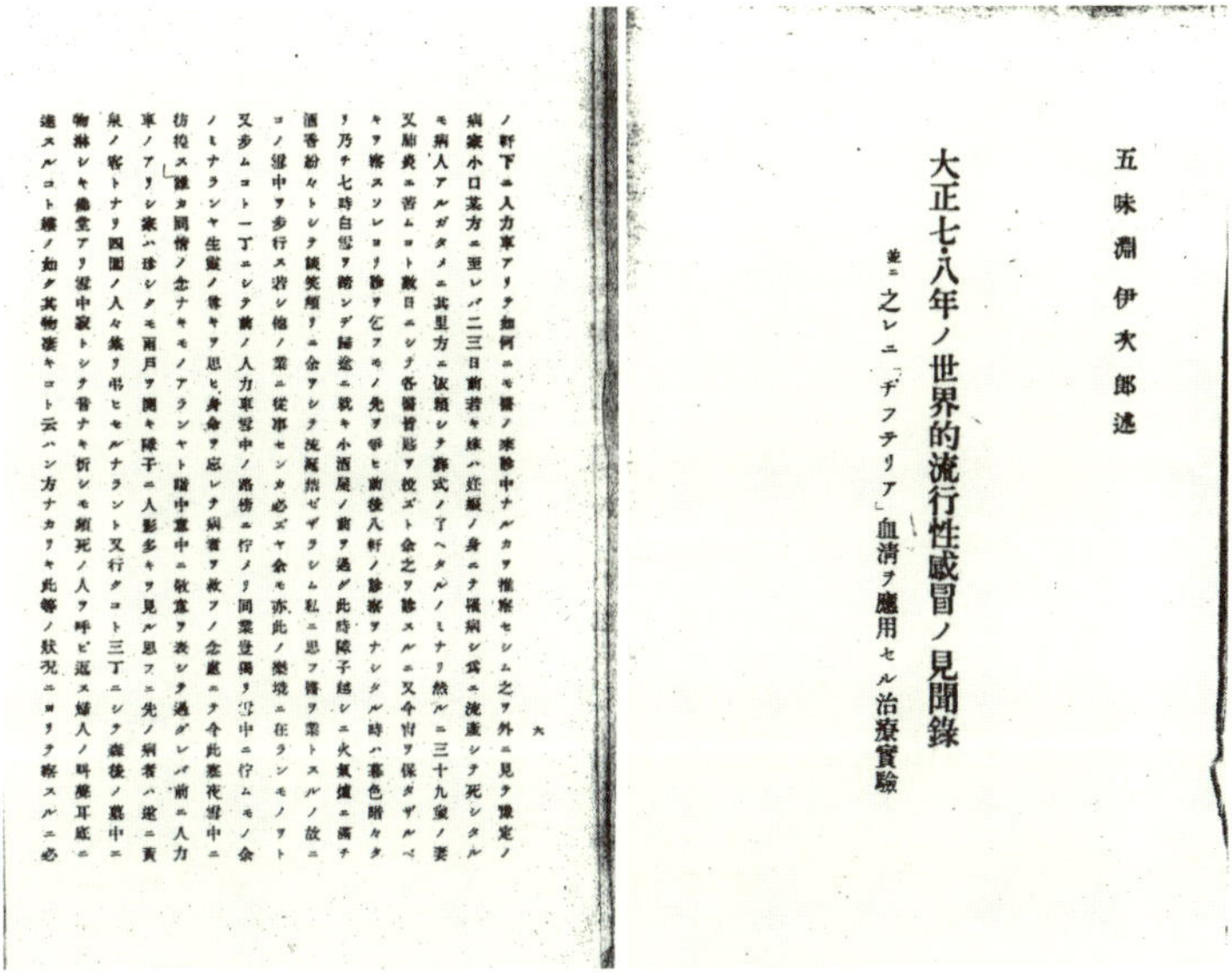

五味淵伊次郎述

大正七・八年ノ世界的流行性感冒ノ見聞録

並ニ之レニ「ヂフテリア」血清ヲ應用セル治療實驗

六

ノ軒下ニ人力車アリテ如何ニモ醫ノ來診中ナルカヲ推察セシム之ヲ外ニ見テ豫定ノ病家小口某方ニ至レバ二三日前若キ妹ハ姙娠ノ身ニテ罹病シ爲ニ流產シテ死シタルモ病人アルガタメニ其里方ニ依賴シテ葬式ノ了ヘタルノミナリ然ルニ三十九歲ノ妻又肺炎ニ苦ムコト數日ニシテ各醫皆匙ヲ投ズト余之ヲ診スルニ又今宵ヲ保タザルベキヲ察スソレヨリ診ヲ乞フモノ先ヲ爭ヒ前後八軒ノ診察ヲナシタル時ハ暮色暗々タリ乃チ七時白雪ヲ踏ンデ歸途ニ就キ小酒屋ノ前ヲ過グ此時障子越シニ火氣爐ニ滿チ酒香紛々トシテ談笑頻リニ余ヲシテ流涎禁ゼザラシム私ニ思フ醫ヲ業トスルノ故ニコノ雪中ヲ步行ス若シ他ノ業ニ從事センカ必ズヤ余モ亦此ノ樂境ニ在ランモノヲト又步ムコト一丁ニシテ前ノ人力車雪中ノ路傍ニ佇メリ同業登偶ヲ雪中ニ佇ムモノ余ノミナランヤ生靈ノ饑キヲ思ヒ身命ヲ忘レテ病者ヲ救フノ念慮ニテ今此寒夜雪中ニ彷徨ス雖カ同情ノ念ナキモノアランヤト踏中雪中ニ敬意ヲ表シテ過グレバ前ニ人力車ノアリシ家ハ珍シクモ雨戶ヲ開キ障子ニ人影多キヲ見ル思フニ先ノ病者ハ遂ニ黃泉ノ客トナリ四圍ノ人々集リ弔ヒセルナラント又行クコト三丁ニシテ森後ノ墓中ニ物淋シキ佛堂アリ雪中家トシテ音ナキ折シモ頻死ノ人ヲ呼ビ返ス婦人ノ叫聲耳底ニ達スルコト據ノ如ク其物凄キコト云ハン方ナカリキ此等ノ狀況ニヨリテ察スルニ必

写真4—37

五味淵伊次郎述『大正七・八年ノ世界的流行性感冒ノ見聞録』

聞録　並ニ之ニ「ヂフテリア」血清ヲ応用セル治療実験』[18]（**写真4—37**）で、現在われわれが手にすることのできる唯一の医師による記録といってよい。この冊子は、ニュージーランドの研究者パーマー（E. Palmer）とライス（G. F. Rice）によって医学史の学術誌に紹介され、国際的に知られている。[19] 国内でも、菅谷憲夫氏が、その著書『インフルエンザ——新型ウイルスの脅威』[20] で内容を紹介している。いずれにしても、この文献は非常に貴重なので、本書にその大部分を巻末資料として収録した。

それを読んでいただければ詳細は分かるが、ここでは、インフルエンザの伝播、人々と五味淵医師の対応について概略を示そう。

最初に医師が矢板町にスペイン・インフルエンザの入ったことを知ったのは、大正七（一九一八）年一〇月二六日、東京に遠足した矢板農林学校生徒が診察を申し出た時である。ついで二八日には矢板駅の駅員、町役場吏員が罹患して診察に来た。その直後から流行は激しくなり、小学校児童、一般住民を巻き込み、一家枕を並べて病臥する有様も多くなった。罹患者は肺炎になり、次々に死に追い込まれ、さらに病気の毒性は日に日に強くなり、一一月中旬頃より一段と猛威を振うようになった。

たとえば近隣の片岡村大字安澤は、戸数一一〇戸ほどの集落だが、一一月と一二月で死亡者三〇人を出している。診察に出た途中、葬儀の終えた光景を見たり、瀕死の人をこの世に呼び返そうとする凄絶な叫び声を聞いたり、さらには自分の家に帰ってみると、子守に雇っていた十五歳の女子が重態となっており、翌朝、息が絶えるという有様であった。

彼が診た患者の症状は詳しく記されているが、典型的なスペイン・インフルエンザの症候である。しかし、五味淵医師はこれを「ヂフテリア」類族の菌類の疾患と考えた。インフルエンザ・ウイルスに関する知識が皆無であった当時としてはやむを得ない判断であった。医師は、一二月八日から翌大正八（一九一九）年三月一一日までの間に、九九人に計二一四回の「ヂフテリア」血清注射を行なっている。患者の経過については、九九人中死亡者二人、本来、複数回注射すべきところ途中で死亡した者四人、計六人が不帰の客となった。医師は、注射は「比較的重症者ニ多ク用イタリ」としている。また、患者への注射の前に、この医師は一二月八日夜、往診より帰って発熱した自分自身に血清注射をし、また同一六日、自分の妹にも注射を行なった。

この医療行為に、現在の眼からみて批判を加えるのは容易であろう。しかし、眼前で苦しみ、多くの人々が息絶えてゆく様子を見て、医師たる者として、何らかの方法でこれを救おうとする気概が伝わってくる。「比較的重症者」の六パーセントが死亡したのをどうみなすべきかは迷うところであるが、とにかく五味淵医師は自転車で付近を廻って往診し、一人でこの伝染病と闘った。日本には、同様の医師がもっと存在したかもしれないが、現在明らかになっている一人の医師の奮闘の記録をとどめておきたい。

前年秋を乗り切った人々が罹患

広範囲にわたって一〇月以来、猖獗を極めた流行性感冒は、一二月に入り、いったん小康状態を得たかに見えた。しかし、年が改まり、大正八(一九一九)年になって早々、松井須磨子の自殺という事件が起こった(一月五日)。島村抱月の後を追ったと言われた須磨子の自殺は、直接インフルエンザとは関係ないが、人々にこの病気の恐ろしさを改めて知らせることとなった。

より重要なのは、一月に入り、インフルエンザから肺炎に進み、死亡する者が多くなったことである。冬期は平年でも呼吸器系の病気が流行したり、それによって死亡する者が多かったが、大正八(一九一九)年は、一月下旬から二月にかけて再発した流行性感冒が、前年秋を無事に乗り切った人々を襲った。それまで無事だった人々は、逆に免疫抗体を持っていなかったので、病原体にとって好餌となり、それだけに罹患して死亡する率も高かったのである。東京発行各紙の見出しをみると、「再度の

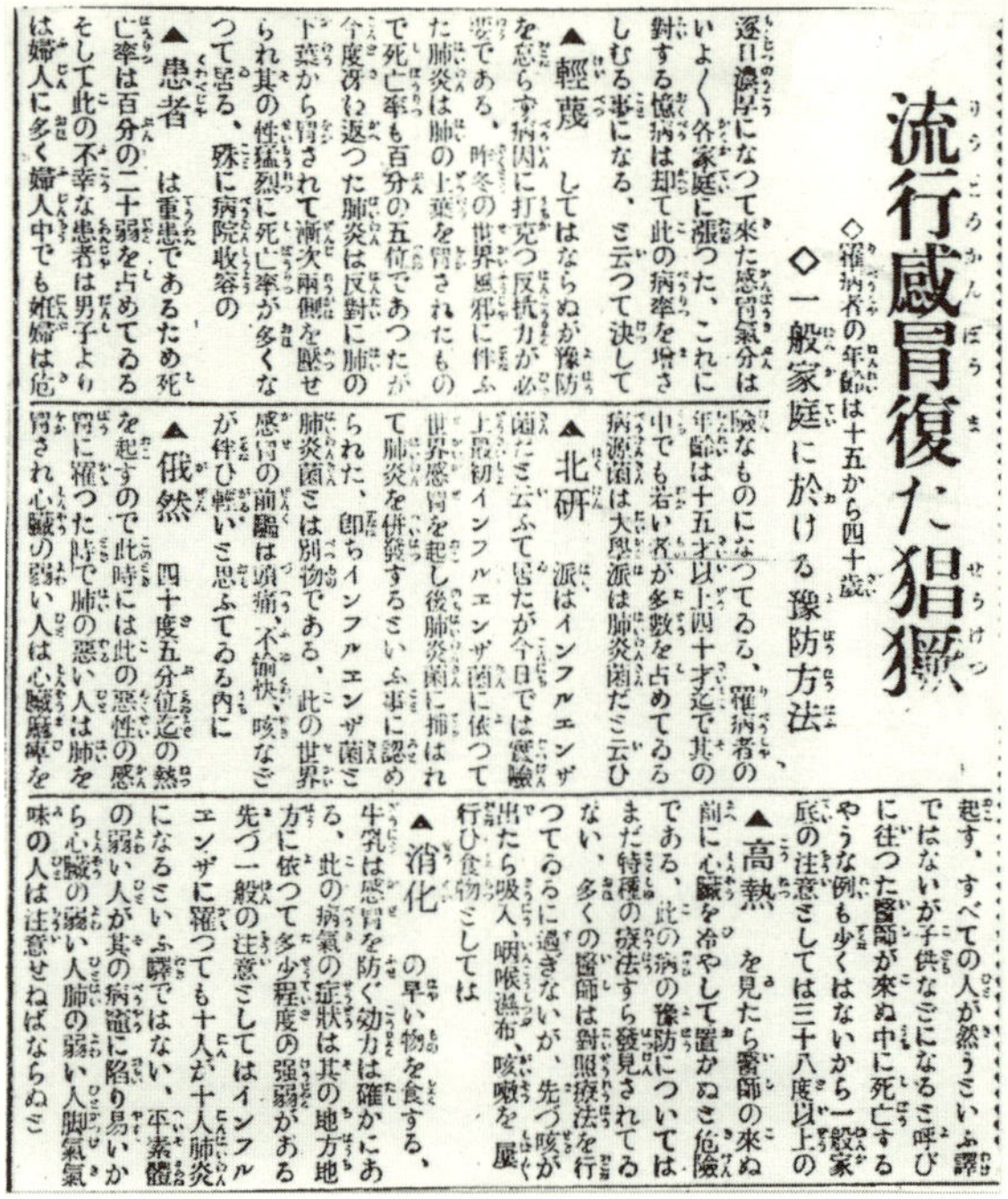

流行感冒復た猖獗

◇罹病者の年齢は十五から四十歳

◇一般家庭に於ける豫防方法

逐日濃厚になつて來た感冒氣分はいよ〳〵各家庭に漲つた、これに對する臆病は却て此の病率を增さしむる事になる、と云つて決して

▲輕蔑　してはならぬが豫防を怠らず病因に打克つ反抗力が必要である、昨冬の世界風邪に伴ふた肺炎は肺の上葉を冒されたもので死亡率も百分の五位であつたが今度再び返つた肺炎は反對に肺の下葉から冒されて漸次兩側を侵せられ其の性猛烈に死亡率が多くなつて居る、殊に病院收容の

▲患者　は重患であるため死亡率は百分の二十弱を占めてゐるそして此の不幸な患者は男子よりは婦人に多く婦人中でも姙婦は危險なものになつてゐる、罹病者の年齢は十五才以上四十才迄で其の中でも若い者が多數を占めてゐる病源菌は大學派は肺炎菌だと云ひ

▲北研　派はインフルエンザ菌だと云ふて居たが今日では實驗上最初インフルエンザ菌に依つて世界感冒を起し後肺炎菌に捕はれて肺炎を併發するといふ事に認められた、即ちインフルエンザ菌と肺炎菌とは別物である、此の世界感冒の前驅は頭痛、不愉快、咳などが伴ひ軽いと思ふてゐる内に

▲俄然　四十度五分位迄の熱を起すので此時には此の惡性の感冒に罹つた時で肺の惡い人は肺を冒され心臟の弱い人は心臟麻痺を起す、すべての人が然うといふ譯ではないが子供などになると呼びに往つた醫師が來ぬ中に死亡するやうな例も少くはないから一般家庭の注意としては三十八度以上の

▲高熱　を見たら醫師の來ぬ前に心臟を冷やして置かぬと危險である、此の病の豫防についてはまだ特種の療法すら發見されてゐない、多くの醫師は對照療法を行つてゐるに過ぎないが、先づ咳が出たら吸入、咽喉濕布、咳嗽を屢行ひ食物としては

▲消化　の早い物を食する、牛乳は感冒を防ぐ効力は確かにある、此の病氣の症狀は其の地方地方に依つて多少程度の强弱がある先づ一般の注意としてはインフルエンザに罹つても十人が十人肺炎になるといふ譯ではない、平素體の弱い人が其の病竈に陷り易いから心臟の弱い人肺の弱い人脚氣氣味の人は注意せねばならぬと

写真４—38　『都新聞』1919年1月25日付

世界感冒　大学や研究所にも新患者　前のほど猛烈ではないが」（『読売新聞』一月二〇日付）、「近頃またまた感冒猖獗す）」（『都新聞』一月二二日付）、「小学校児童を襲う盛り返した流行性感冒」（『時事新報』一月三一日付）といったように、一月下旬には各紙とも感冒猖獗を伝えている。

一月二五日の『都新聞』（**写真４—38**）は罹病者の年齢が十五から四十という成年層であること、三〇日には看護婦が大払底していることを伝えている。また『時事新報』は一月中は国外、他府県、船舶における流行状況を伝えていたが、二月になると東京の状況を詳

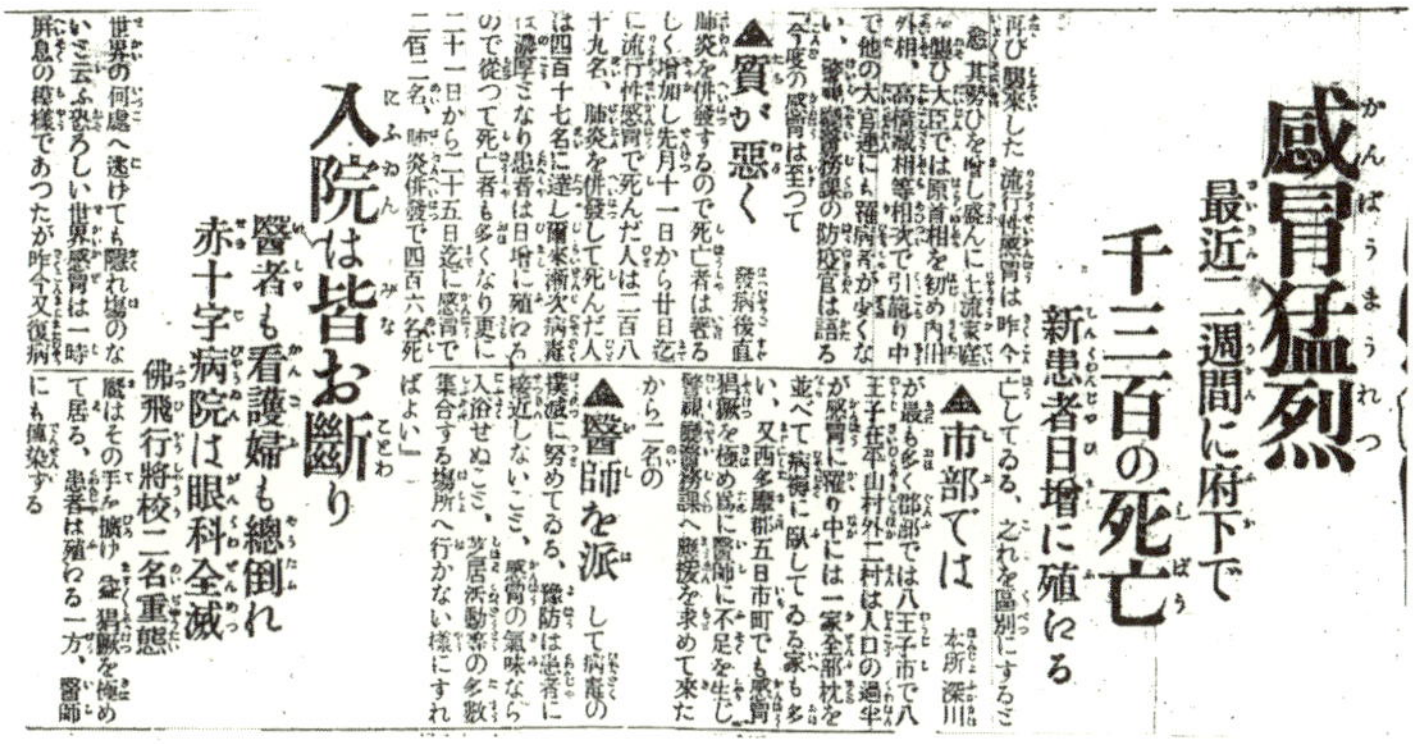

感冒猛烈
最近二週間に府下で
千三百の死亡
新患者日増に殖ゆる

再び襲來した流行性感冒は昨今愈其勢ひを增し盛んに上流家庭を襲ひ大臣では原首相を初め内田外相、高橋藏相等相次で引籠り中で他の大官連にも罹病者が少くない、警視廳衛生部防疫課の防疫官は語る「今度の感冒は至つて

▲質が惡く 發病後直肺炎を併發するので死亡者は著るしく增加し先月十一日から廿日迄に流行性感冒で死んだ人は二百八十九名、肺炎を併發して死んだ人は四百十七名に達し爾來漸次病毒は濃厚となり患者は日增に殖ゆるので從つて死亡者も多くなり更に二十一日から二十五日迄に感冒で二百二名、肺炎併發で四百六名死亡してゐる、之れを區別にすると本所 深川が最も多く郡部では八王子市で八王子在中山村外二村は人口の過半が感冒に罹り中には一家全部枕を並べて病褥に臥してゐる家も多い、又西多摩郡五日市町でも感冒猖獗を極め爲に醫師に不足を生じ警視廳衛生部防疫課へ應援を求めて來たから二名の

▲醫師を派 して病毒の撲滅に努めてゐる、豫防は患者に接近しないこと、感冒の氣味なら入浴せぬこと、芝居活動寫眞の多數集合する場所へ行かない樣にすればよい」

入院は皆お斷り
醫者も看護婦も總倒れ
赤十字病院は眼科全滅
佛飛行將校二名重態

世界の何處へ逃げても隠れ場のないと云ふ恐ろしい世界感冒は一時屛息の模樣であつたが昨今又復病勢はその手を擴げ益猖獗を極めて居る、患者は殖ゆる一方、醫師にも傳染する

写真４—39　『東京朝日新聞』1919年２月３日付

細に伝えるようになる。一日には「火葬場に棺の山　感冒死亡者が連日増加して」、府下各火葬場の処理能力を越え、一日二回ずつにしても焼ききれず、数百の停滞を見るにいたったので、昼夜兼行で焼くことを警視庁に願い出た旨を伝えている。

二月三日の『東京朝日新聞』（**写真４—39**）は、東京の状況を、「感冒猛烈　最近二週間に府下で千三百の死亡」という見出しのもと、警視庁の担当者談として、「今度の感冒は至って質が悪く発病後直肺炎を併発するので死亡者は著しく増加し先月十一日から廿日迄に流行性感冒で死んだ人は二百八十九名、肺炎を併発して死んだ人は四百十七名に達し爾来漸次病毒は濃厚となり患者は日増に殖えるので従って死亡者も多くなり更に二十一日から二十五日迄に感冒で二百二名、肺炎併発で四百六名死亡している」と報道している。各病院は満杯となり、新たな「入院は皆お断り」の始末であった。

二月四日の『時事新報』（**写真４—40**）は、警視庁当局もな

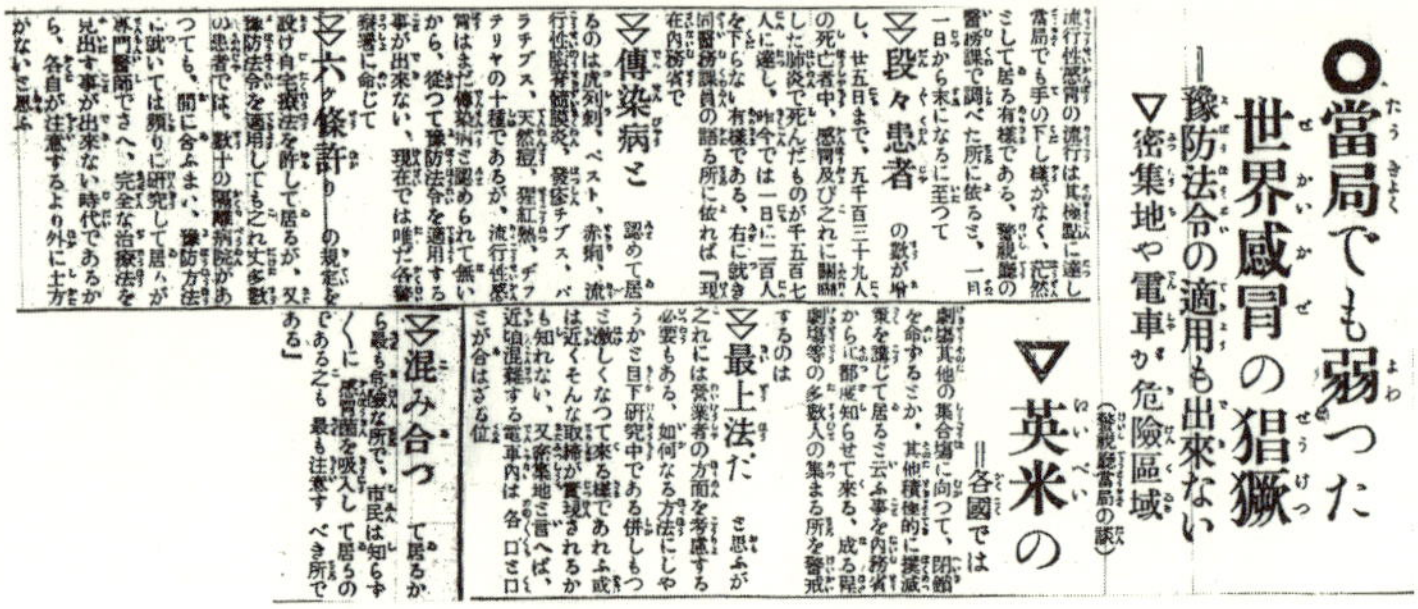

○當局でも弱つた世界感冒の猖獗
＝豫防法令の適用も出來ない
▽密集地や電車が危險區域
（警視廳當局の談）

▽段々患者

▽傳染病と

▽六ヶ條許り

▽英米の
＝各國では

▽最上法だ

▽混み合つ

写真4—40　『時事新報』1919年2月4日付

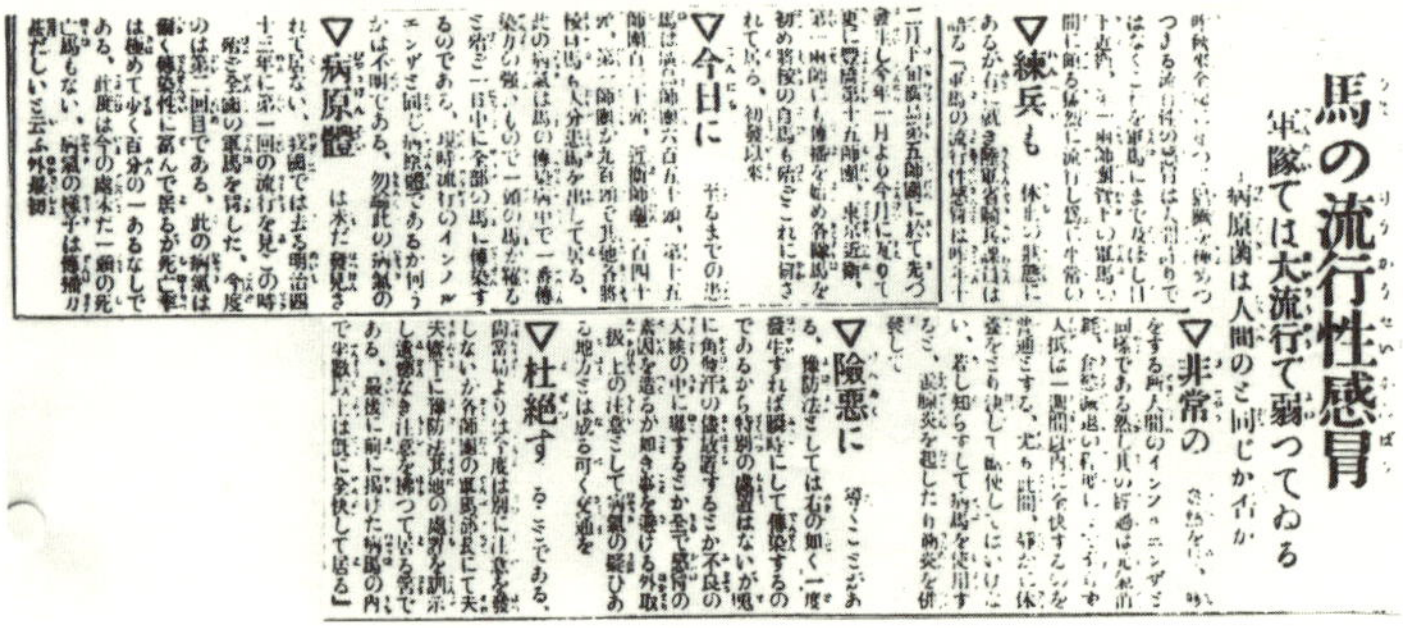

馬の流行性感冒
軍隊では大流行で弱つてゐる
病原菌は人間のと同じか否か

▽非常の

▽練兵も

▽今日に

▽病原體

▽險惡に

▽杜絕す

写真4—41　『東京朝日新聞』1919年2月26日付

すすべなく「茫然として居る」ことや、市内各学校の休校を報ずる傍ら、逆に文部省学校衛生官の「最近に各府県各市町村から感冒に関する調査を提出せしめてみたが是に依ると昨年程猛烈な勢ではない様である」との談話を掲載している。死亡者はともかく、罹患者は、免疫を持った者の存在によって前年より多くはなかったであろう。以後『時事新報』が、二月二六日に「さしも猖獗を極めた流行性感冒漸く下火　流行以来千三百万人（筆者注——全国）」の見出しで死亡者数の減少を伝えるまで、各紙同様、連日報道を続けた。『東京朝日新聞』（**写真4—41**）は、二月二六日の紙面で、「馬の流行性感冒　軍隊では大流行で弱っている　病原菌は人間のと同じか否か」と題し、当時は疑問とされたヒトからウマへのインフルエンザ感染の可能性を伝えている。

東京府・東京市の対応

こういった事態に、東京府、東京市は何もしなかったのか。何をすべきか分からなかった、というのが実相であろう。二月五日には市長が告諭[21]を発し、室内や身体の清潔維持、人混みを避けること、うがいの励行、患者の隔離を奨励している。また市役所内に専任校医を置き、市立学校の感染対策を統一的に行なおうとし、各学校で巡回講演を行い、予防・治療を徹底させようとしている。一方、東京府では、病院に行けない細民を対象に無料の治療券を配布したり、医薬の給付を行なった。これらの措置が、インフルエンザの予防・治療に実際にどれほど効果があったのかは疑問としなければならないが、ともかく市民、府民が日に何百人と落命していく状況を前にして、役所もようやく腰を上げた、とすべきであろう。しかし日本では、劇場、映画館等の閉鎖は遂に行なわれなかった。

その他新聞各紙は、名士の罹病や死亡、庶民の流行性感冒にまつわる悲劇——罹患者が前途を悲観して自殺あるいは凶行に及んだ例など——で満ちている。また、東京府に属する伊豆七島でも、罹患者が多数出ているのに医師が足りず、大島・三宅島からする医師派遣の要請に対し、救護班の派遣を決めた（大島二月二〇日、三宅島二七日。『読売新聞』）。

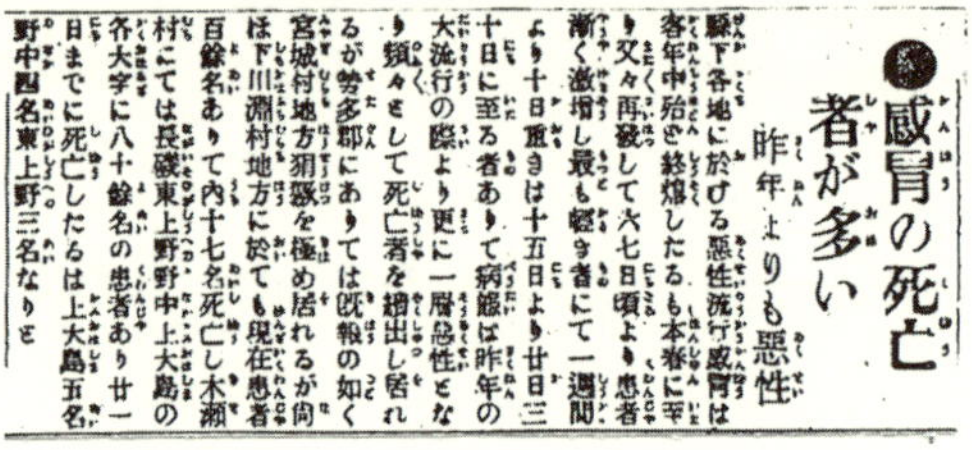

感冒の死亡者が多い
昨年よりも悪性

縣下各地に於ける悪性流行感冒は客年中殆ど終熄したるも本春に至り又々再發して六七日頃より患者漸く激増し最も軽き者にて一週間より十日重きは十五日より廿日三十日に至る者ありて病勢は昨年の大流行の際より更に一層悪性となり頻々として死亡者を續出し居れるが勢多郡にありては既報の如く宮城村地方猖獗を極め居れるが尚ほ下川淵村地方に於ても現在患者百餘名ありて内十七名死亡し木瀬村にては長磯東上野中上大島の各大字に八十餘名の患者あり廿一日までに死亡したるは上大島五名野中四名東上野三名なりと

写真４—42　『上毛新報』1919年1月23日付

報道にみる被害の実態

関東地方北部の状況もほぼ同様で、大正八（一九一九）年一月中旬、流行性感冒再発を伝え（『上毛新報』一七日付）、死亡者の多いことに注意を促している（二三日付、**写真４—42**）。二五日には勢多郡富士見村のある農家の一家が全員死亡したことが伝えられた（二五日付）。気温が低く、乾燥しているこの地方では、インフルエンザ・ウイルスは無人の荒野を行くごとく、市部、郡部を問わず暴れまわった。「……火葬場に於ては友引でも寅の日でも満員の有様で毎日二ツや三ツ取残されぬ事はなく棺を送って行く職人や人夫などの口善悪なき連中は焼場成金が出来るの医者成金が出来るのと躁わいで居るが其のお医師様さへも大分遣られて居るのがあり奥さんや子供の冒されて居るものもあってもう医者なんか廃めたくなったと熟々とこぼして居る先生もある。それはそれは他人事ではなくなって来て友達の子が死んだ、女房に亡くなられたと云って居る中に家内の者にゴホンゴホン咳をする者が出来ると云ふ始末で今更ながらに驚いて居る。湯屋も床屋も流行感冒の話ならざるはなく湯冷めがしたと急いで帰るのや急に外套の襟を立てゝ床屋から飛出すものもあって得意先を沢山に持って居る職人などは明けても暮れても不幸の手伝ひで今日は之れで三度火葬場へ行ったと云ふのさへある……」（『上毛新報』二月八日付）という有様であった。やや誇張もあるかも知れないが、偽らざる庶民の言葉である。

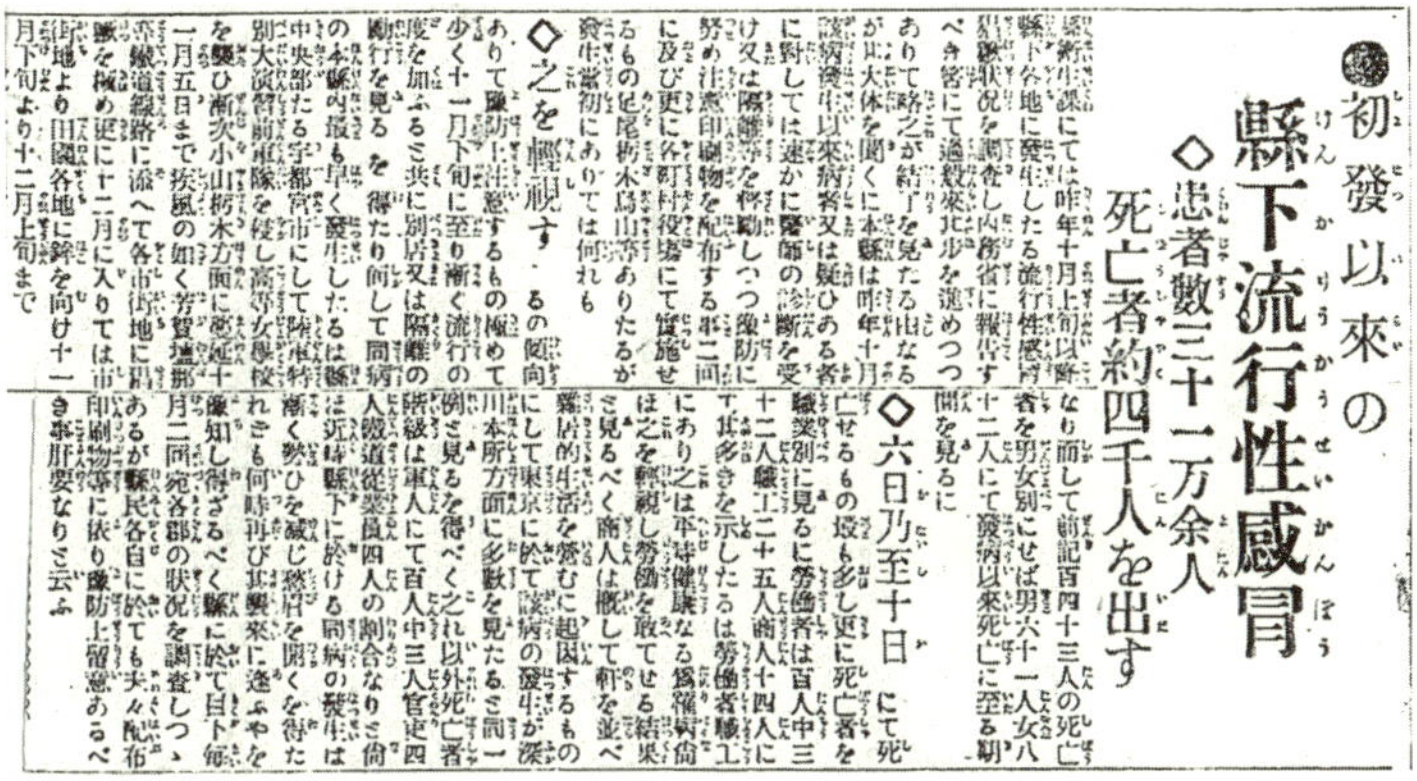

初發以來の
縣下流行性感冒
◇患者數三十一万余人
死亡者約四千人を出す

縣衞生課にては昨年十月上旬以降縣下各地に發生したる流行性感冒猖獗狀況を調査し内務省に報告すべき筈にて過般來其步を進めつつありて略之が終了を見たる由なるが其大体を聞くに本縣は昨年十月該病發生以來病者又は疑ひある者に對しては速かに醫師の診斷を受け又は隔離を慫慂しつつ豫防に努め注意印刷物を配布する事二回に及び更に各町村役場にて實施せるもの足尾栃木烏山等ありたるが發生當初にありては何れも

◇之を輕視す

る傾向ありて豫防上注意するもの極めて少く十一月下旬に至り漸く流行の度を加ふると共に別居又は隔離の勵行を見るを得たり而して同病の本縣内最も早く發生したるは縣中央部たる宇都宮市にして隣接特別大演習前軍隊を侵し高等女學校を襲ひ漸次小山栃木方面に蔓延十一月五日まで疾風の如く芳賀塩那等鐵道線路に添へて各市街地に猖獗を極め遂に十二月に入りては市街地より田園各地に鋒を向け十一月下旬より十二月上旬まで[illegible]なり而して前記百四十三人の死亡者を男女別にせば男六十一人女八十二人にて發病以來死亡に至る期間を見るに

◇六日乃至十日

にて死亡せるもの最も多し更に死亡者を職業別に見るに勞働者は百人中三十二人職工二十五人商人十四人にて其多きを示したるは勞働者職工にあり之は平時健康なる爲罹病尚ほ之を輕視し勞働を敢てせる結果と見るべく商人は概して軒を並べ雜居的生活を營むに起因するものにして東京に於て該病の發生が深川本所方面に多數を見たると同一例と見るを得べく之れ以外死亡者階級は軍人にて百人中三人官吏四人鐵道從業員四人の割合なりと尚は近時縣下に於ける同病の發生は漸く勢ひを減じ終焉を聞くを得たれども何時再び其襲來に逢ふやを豫知し得ざるべく縣に於て目下毎月二回宛各郡の狀況を調査しつゝあるが縣民各自に於ても夫々配布印刷物等に依り豫防上留意あるべき事肝要なりと云ふ

写真4—43　『下野新聞』1919年2月20日付

『下野新聞』の論調はやや静かで、県内の流行に関しては、二月二日に「足尾の感冒　猖獗なり」と伝えたのが最初で、七日になって宇都宮市の流行性感冒による死亡者の多いことが小さな記事で報道された。以降の扱いも控えめで、県内各地の流行状況の報告スペースも小さい。かえって隣県の群馬県の状況報告の方により大きなスペースを割いている。

ようやく二月二〇日になって、県衛生課の報告を掲載しているが、「初発以来の県下流行性感冒　患者数三十一万余人　死亡者約四千人を出す」という記事（**写真4—43**）は、内容に優れている。流行性感冒による大正七（一九一八）年中の死亡者数は、大正六（一九一七）年と大正七（一九一八）年の死亡者数の差から求められた。これは現在用いる「超過死亡」の概念を適用したわけで、先端を行っている。またこの記事によると、発病から死亡に至る期間は六日ないし一〇日であり、職業別には、罹病が最も多いのは、労働者一〇〇人につき三二人、職工二五人が群を抜いている。そして翌日の紙面では、「感冒終息す」と古河地方の状況を伝えた。しかし、県内にはなお余燼がくすぶり、三月二一日の統計掲載をもって栃木県の「前流行」報道は終わった。

北海道・奥羽地方(22)

他地方より遅れた初発、その後の状況の悪化

奥羽地方の南部から各県別に北上しようと思うが、『福島民友新聞』は利用できなかったので、山形県から始める。奥羽地方のインフルエンザ流行は他より遅れ、大正七(一九一八)年一〇月も末になってからであった。『山形新聞』に流行性感冒についての記事が掲載されたのは一〇月初旬であったが、実際に襲来を告げげたのは一〇月二九日の紙面であった。米沢、新庄における学校休校が伝えられ、翌日には大々的に山形市内各小学校の休校を報じている。一一月になると、置賜（おきたま）地方の製糸工場における流行、同じく村山地方の流行が伝えられ、一挙に全県に拡がった。しかし、一一月三日になっても、休校、職場の欠勤者に関する記事が中心で、流行性感冒による死亡の記事は出てこない。山形駅では、駅員九〇余名中、二〇余名が欠勤した(一一月四日付)。

一一月七日の報道では、村山郡方面では、鉄道の便のあるところから漸次波及していること、罹患者は多いが、症状は軽いことが報じられている。しかし、下旬になると死亡者に関する記事が目立つようになる。県衛生課の調べとして、一〇月一日から一一月一〇日までの間に、流行性感冒の患者二一万二二二七名、死亡者数一七二名とあるから、新聞報道とは別に、一〇月中においても死亡者は若

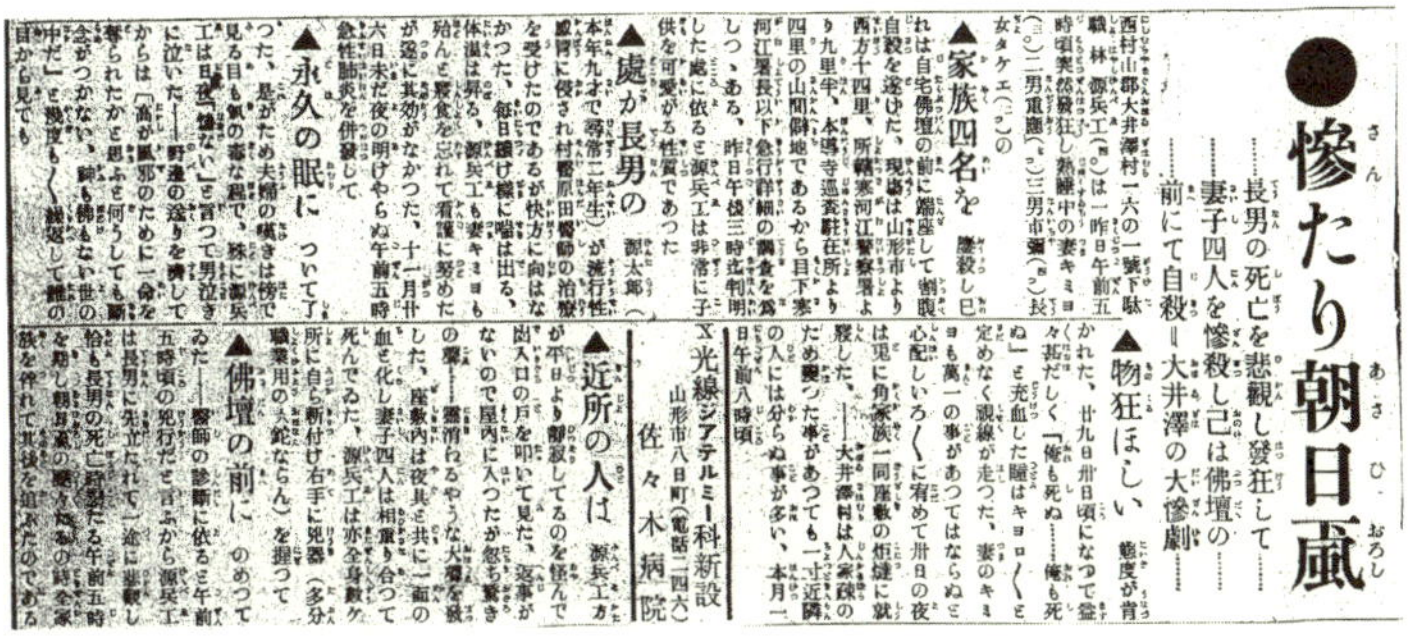

●惨たり朝日颪

……長男の死亡を悲觀し發狂して……
……妻子四人を惨殺し己は佛壇の……
……前にて自殺＝大井澤の大惨劇……

西村山郡大井澤村一六の一號下駄職林源兵工(四〇)は一昨日午前五時頃突然發狂し熟睡中の妻キミヨ(三〇)二男重臟(七)三男市彌(四)長女タケエ(二)の

▲家族四名を 鏖殺し己れは自宅佛壇の前に端座して割腹自殺を遂げた、現場は山形市より西方十四里、所轄寒河江警察署より九里半、本導寺巡査駐在所より四里の山間僻地であるから目下寒河江署長以下急行詳細の調査を爲しつゝある、昨日午後三時迄判明した處に依ると源兵工は非常に子供を可愛がる性質であつた

▲處が長男の 源太郎(一本年九才で尋常二年生)が流行性感冒に侵され村醫原田醫師の治療を受けたのであるが快方に向はなかつた、毎日譫け樣に囈は出る、体温は昇る、源兵工も妻キミヨも殆んど寢食を忘れて看護に努めたが遂に其効がなかつた、十一月廿六日未だ夜の明けやらぬ午前五時急性肺炎を併發して

▲永久の眠に ついて了つた、是がため夫婦の嘆きは傍で見る目も氣の毒な程で、殊に源兵工は日夜「情けない」と言つて男泣きに泣いた——野邊の送りを濟してからは「高が風邪のために一命を奪られたかと思ふと何うしても斷念がつかない、神も佛もない世の中だ」と幾度も〳〵繰返して傍の目から見ても

▲物狂ほしい、 態度が背かれた、廿九日卅日頃になつて益々甚だしく「俺も死ぬ……俺も死ぬ」と充血した瞳はキヨロ〳〵と定めなく視線が走つた、妻のキミヨも萬一の事があつてはならぬと心配しいろ〳〵に宥めて卅日の夜は兎に角家族一同座敷の炬燵に就寢した、——大井澤村は人家疎のため襲つた事があつても一寸近隣の人には分らぬ事が多い、本月一日午前八時頃

X光線ジアテルミー科新設
山形市八日町(電話二四六)
佐々木病院

▲近所の人は 源兵工方が平日より靜寂してゐるのを怪んで出入口の戸を叩いて見た、返事がないので屋内に入つたが忽ち驚きの聲……靈消れるやうな大聲を發した、座敷内は夜具と共に一面の血と化し妻子四人は相重り合つて死んでゐた、源兵工は亦全身數ケ所に自ら斬付け右手に兇器(多分職業用の大鉈ならん)を握つて

▲佛壇の前に のめつてゐた——醫師の診斷に依ると午前五時頃の兇行だと言ふから源兵工は長男に先立たれて一途に悲觀し恰も長男の死亡時刻たる午前五時を期し朝日颪の騷々しい時全家族を伴れて其後を追ふたのである

写真4—44 『山形新聞』1918年12月3日付

干ながら出ていたものと考えられる。

一一月末になると、「悪性感冒　死亡者続々　悲惨な一家」という見出しに論調は変り、飽海(あくみ)郡方面の死亡者の多いことを挙げている。また、長男を流行性感冒で亡くした父親が、悲嘆のあまり残った妻子四人を惨殺し、自殺するという痛ましい事件も起こった（一二月三日付、**写真4—44**）。一二月はまた、新入営兵の罹患が激しく、一一日には早くも山形衛戍病院においてそのなかから死亡者の出たことが報じられている。

宮城県では、仙台市で一〇月初旬に、師範学校寄宿生、軍隊、警察に「三日風」が流行していることを伝えている（『河北日報』一〇月一二日付）。春の「先触れ」のころ、流行性感冒は「三日風邪」という名で呼ばれたから、これが流行性感冒であった可能性は強い。しかし、本格的な県内における流行に関する記事が掲載されたのは一〇月末のことであった。第二高等学校や各中等学校における流行が報じられ（一〇月三〇日付）、その後も続々各地の学校の休校が伝えられた。一一月七日の紙面では、電話交換手の多数の欠勤による業務の停滞が伝えられている。

死亡者に関する最初の記事は、一一月一四日で、遠田郡涌谷小学校児童二名の死亡が伝えられた。二三日の紙面では、仙台市を除く県内の流行性感冒死亡者が六四名に達したこと、翌日には、仙台警察署管内の罹患状況として、人口一五万一八五七人中一万三四三六人が罹患したことを伝えている。また、一一月の死亡率は比較的低く、罹患者数も同月末には減少しつつあったので、「世界感冒は下火死亡率は幸ひ尠ない　生産力の打撃も薄い」（一一月三〇日付）という楽観的な見出しの記事が載った。しかし、一一月末までの、県下の流行性感冒による死亡者は、七一一名と「多数に上」っている（一二月一四日付）。一二月に入ると、例によって新兵の入営によって軍隊内部に流行性感冒患者が続出し、仙台第二師団各聯隊の死亡者は、一五日の報道においてすでに二一名に達している。

郡部の死亡者も、名取、気仙沼および登米警察署管内だけにかぎっても、一二月一六日時点において二三七名に達しており、決して楽観できる状況ではなかった。

鉄道が伝染経路に

岩手県では、流行はさらに遅れ、『岩手日報』における最初の記事は、一一月二日付である（写真4—45）。「鉄道沿線各地に流行」とあるから、鉄道が主な伝染経路となったのであろう。この日、盛岡市を襲った流行性感冒は、市内の各商店、工場を休業に追いやり、多数の児童の欠席を見たため、学校の休校を招いた。五日には厨川小学校で二名の死亡者を出し、さらに六日の紙面は「罹病二万を超ゆ各方面の打撃激甚也　全市困惑の極に達す」との見出しで、死亡者は一〇月中は少なかったが、一

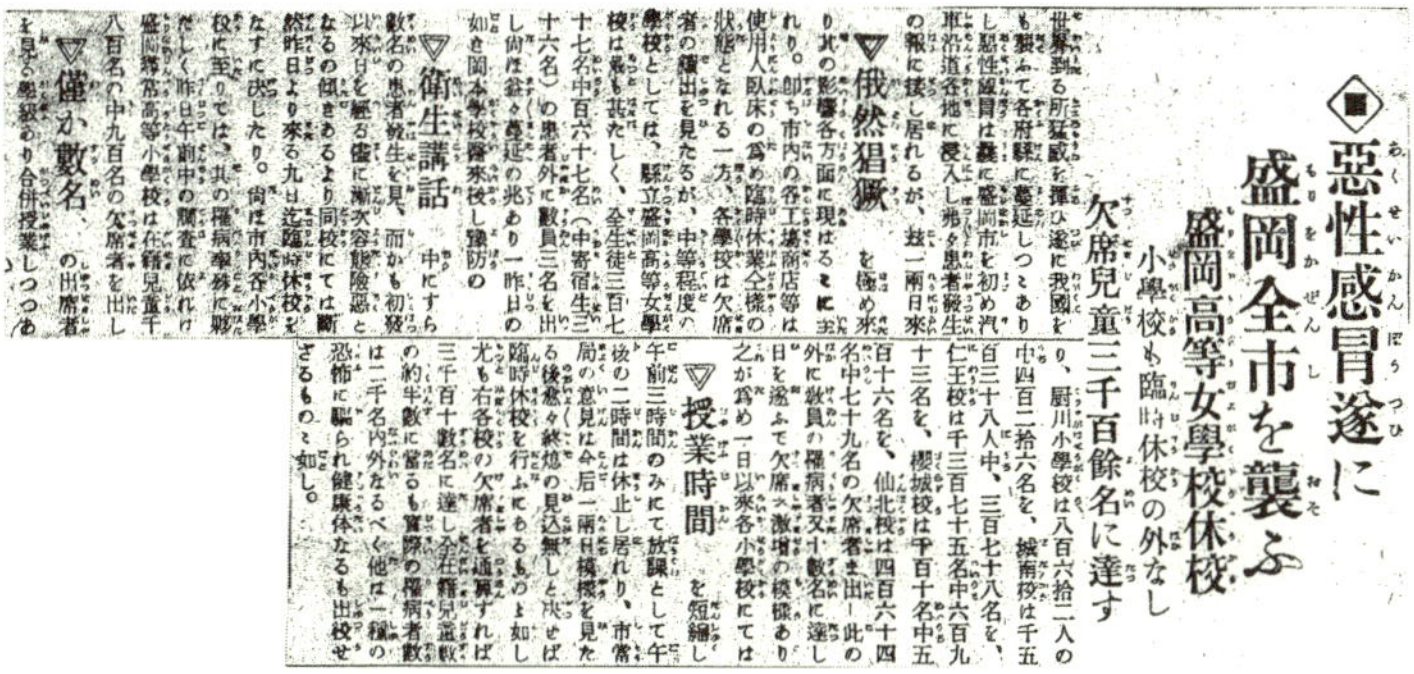

◇惡性感冒遂に盛岡全市を襲ふ
盛岡高等女學校休校
小學校も臨時休校の外なし
欠席兒童三千百餘名に達す

世界到る所猛威を揮ひ遂に我國をも襲ふて各府縣に蔓延しつゝありし惡性感冒は最近盛岡市を初め汽車沿道各地に侵入し弗々患者發生の報に接し居れるが、茲一兩日來

▽俄然猖獗 を極め來り其の影響各方面に現はるゝに至れり。即ち市内の各工場商店等は使用人臥床の爲め臨時休業仝樣の狀態となれる一方、各學校は欠席者の續出を見たるが、中等程度の學校としては、縣立盛岡高等女學校は最も甚だしく、全生徒三百七十七名中百六十七名（中寄宿生三十六名）の患者外に教員三名を出し尚ほ益々蔓延の兆あり一昨日の如き岡本學校醫來校し豫防の

▽衛生講話 中にすら數名の患者發生を見、而かも初發以來日を經る儘に漸次容態險惡となるの傾きあるより同校にては斷然昨日より來る九日迄臨時休校をなすに決したり。尚ほ市內各小學校に至りては、其の罹病率殊に甚だしく昨日午前中の調査に依れば盛岡市高等小學校は在籍兒童千八百名の中九百名の欠席者を出し

▽僅か數名 の出席者を見る學級あり合併授業しつゝあり、厨川小學校は八百六拾二人の中四百二拾六名を、城南校は千五百三十八人中、三百七十八名を、仁王校は千三百七十五名中六百九十三名を、櫻城校は千百十名中五百十六名を、仙北校は四百六十四名中七十九名の欠席者を出し此の外に教員の罹病者又十數名に達し日を逐ふて欠席者激増の模樣あり之が爲め一日以來各小學校にては

▽授業時間 を短縮し午前三時間のみにて放課として午後の二時間は休止し居れり、市當局の意見は今后一兩日模樣を見たる後愈々終熄の見込無しと決せば臨時休校を行ふにあるものゝ如し尤も右各校の欠席者を通算すれば三千百十數名に達し全在籍兒童數の約半數に當るも實際の罹病者數は二千名內外なるべく他は一種の恐怖に驅られ健康体なるも出校せざるものゝ如し。

写真4―45 『岩手日報』1918年11月2日付

一月になると増え始め、一日九名、二日一名、三日一二名、四日七名となっているが、「急性肺炎、気管支炎など感冒が因をなしての死亡者が半数以上を占める」（七日付）状態であった。

流行は鉄道沿線から発し、また市部から郡部へと拡がっていったが、一一月一〇日になっても盛岡市の「魔病益々蔓延」の状況で、医師自身、その半分が罹病、売薬は品切れ状態となった。一一月中旬になると、新たな罹病者の数は減少傾向に入ったが、流行性感冒から肺炎に進み、死亡する者が増え、盛岡市民を「恐怖のドン底へ」（一二日付、**写真4―46**）追い込んだ。一三日には、盛岡市だけで、一日に三二人もの死亡者を出し、これは通常の五倍にも達した。牛乳、鶏卵等の食品が入手困難となったことも、これに輪をかけ、月の後半になると、郡部が同様の状態になった。

流行が下火になり、人々が愁眉を開いたのは一一月下旬のことである（二〇日付）。一二月六日の紙面には「県下の感冒漸く終息」とあるが、一二月の新兵入営に際し、軍隊内では流行が再発している。結局、一〇月以降一一月末までの間に、罹病者

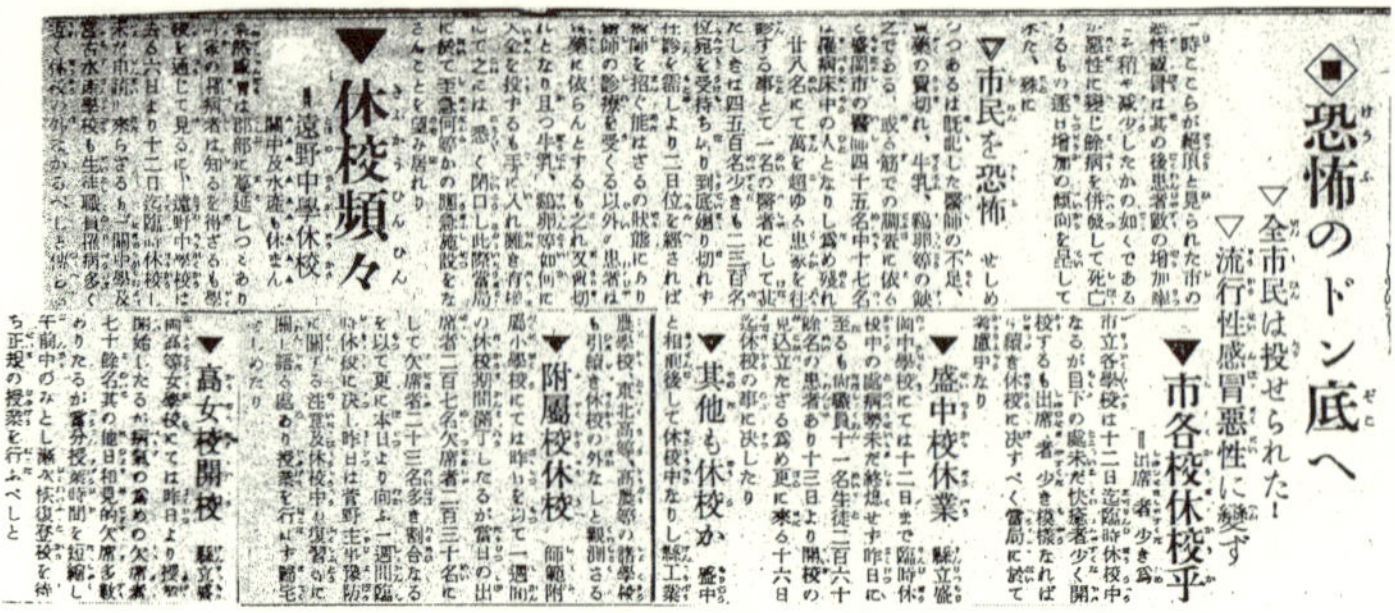
◇恐怖のドン底へ
▽全市民は投せられた！
▽流行性感冒悪性に變ず

▼市各校休校乎 ＝出席者少き爲
市立各學校は十二日迄臨時休校中なるが目下の處未だ快癒者少く開校するも出席者少き模樣なれば引續き休校に決すべく當局に於て考慮中なり

▼盛中校休業 縣立盛岡中學校にては十二日まで臨時休校中の處病勢未だ終熄せず昨日に至るも尚職員十一名生徒二百六十餘名の患者あり十三日より開校の見込立たざる爲め更に來る十六日迄休校の事に決したり

▼其他も休校か 盛中と相前後して休校中なりし縣工業農學校、東北高等、高農等の諸學校も引續き休校の外なしと觀測さる

▼附屬校休校 師範附屬小學校にては昨日を以て一週間の休校期間満了したるが當日の出席者二百七名欠席者二百三十名にして欠席者二十三名多き割合なるを以て更に本日より向ふ一週間臨時休校に決し昨日は菅野主事豫防に關する注意及休校中の復習等に關し語る處あり授業を行はず歸宅せしめたり

▼高女校開校 縣立盛岡高等女學校にては昨日より授業開始したるが病氣の爲めの欠席者七十餘名其の他日和見的欠席多數ありたるが當分授業時間を短縮し午前中のみとし漸次恢復登校を待ち正規の授業を行ふべしと

▼市民を恐怖せしめ

▼休校頻々
＝遠野中學休校
閉中及水產も休まん

写真４―46 『岩手日報』1918年11月12日付

は二五万一六八三人、肺炎等を併発して死亡した者は一八〇八名に達した。最も死亡率の高かったのは青壮年および老年人口で、一三万三七九人中、一〇〇七人が死亡している。これに比べて小学校児童の死亡は案外少なかった（一二月一一日付）。

秋田県でも奥羽各県同様、比較的遅く、『秋田魁新聞』における最初の記事は、一〇月二七日のもので、市内小学校における流行を伝えている。一〇月中は専ら小学校児童の罹患、休校を伝えていたが、一一月になると中等学校の休校、一一日には郵便局員の罹患による業務の遅延が報じられている。中旬には死亡者が出始め、大館町では一六日頃より一日に一〇名以上を数えるに至ったため、鉱山のある小坂町の流行も猛烈を極め、患者三五〇〇名、死亡者二〇〇名に達している（一六日付、**写真４―47**）。この時期の秋田市内の状況については伝えていない。

郡部で長引く流行

青森県では、感冒襲来の報は内地で最も遅く、一〇月三一日の紙上で三本木にある畜産学校生徒の罹患を伝えている。同校生徒

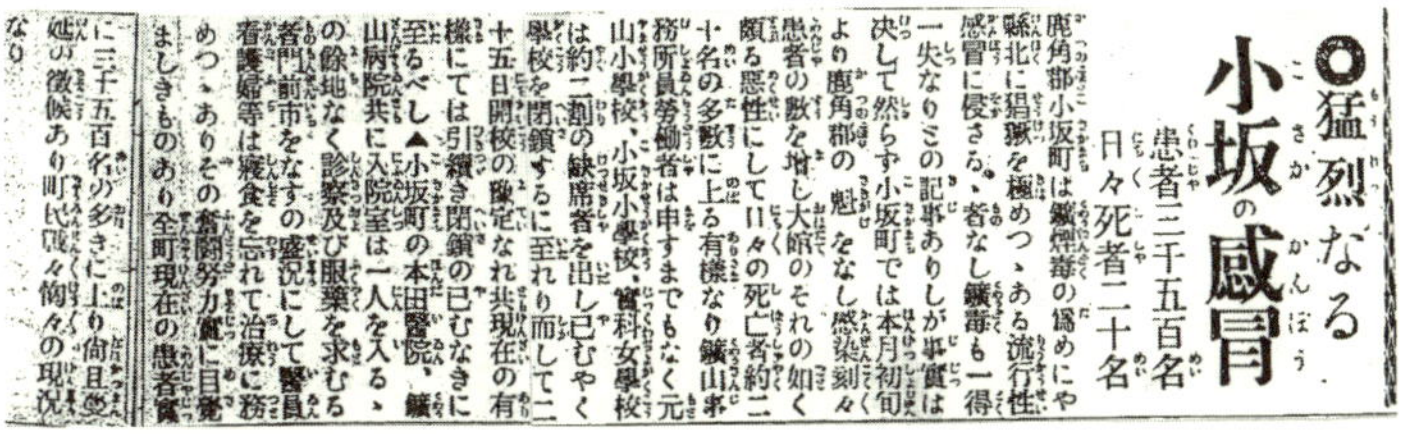

○猛烈なる
小坂の感冒
患者三千五百名
日々死者二十名

鹿角郡小坂町は鑛煙毒の爲めにや縣北に猖獗を極めつゝある流行性感冒に侵さるゝ者なし鑛毒も一得一失なりとの記事ありしが事實は決して然らず小坂町では本月初旬より鹿角郡の魁をなし感染刻々患者の數を増し大館のそれの如く頗る悪性にして日々の死亡者約二十名の多數に上る有様なり鑛山事務所員勞働者は申すまでもなく元山小學校、小坂小學校、實科女學校は約二割の缺席者を出し已むやく學校を閉鎖するに至れり而して二十五日開校の豫定なれ共現在の有様にては引續き閉鎖の已むなきに至るべし▲小坂町の本田醫院、鑛山病院共に入院室は一人を入るゝの餘地なく診察及び服藥を求むる者門前市をなすの盛況にして醫員看護婦等は寢食を忘れて治療に務めつゝありその奮闘努力實に目覺ましきものあり全町現在の患者實に三千五百名の多きに上り尚且蔓延の徴候あり町民戰々恂々の現況なり

写真4—47　『秋田魁新聞』1918年11月26日付

が東京に修学旅行に行った際、そこで罹患したのだろうとしている（『東奥日報』）。一一月になると、弘前における流行が報じられ、急速に市内に拡がった。一一月の第一週、ウイルスは青森、八戸へも襲来し、九日には、学校休校、配達人の多数罹患による新聞休刊さえ報じられている。

死亡者に関する最初の報道は、九日に南津軽郡大鰐村の小学校女子教員が流行性感冒のため死亡したという記事である（一一月一〇日付）。青森、津軽方面では小学校は軒並み休校し、八戸方面も続いて休校になった。休校は多くの場合、最初五日間ないし一週間だったのが、病勢好転せず、さらに延長されている。青森市や弘前市の火葬場も、普段の三倍にも達する火葬に追われ、間に合わない状況であった。

一一月末になると、「感冒猖獗　死亡者続出」といった見出し（一七日付）が躍り、一村で数十名の犠牲を出した。本州最北に位置するこの県では、気候の寒冷化も手伝い、他の県同様、市部で下火になった流行性感冒が、郡部で依然として猖獗を極め、罹患者の多くが悲惨な状態に置かれていたことがうかがわれる。最も打撃を受けたのは、北津軽郡の嘉瀬村で、人口六七五六人のこの村で、一一月末までに四七人の死亡者を出した。「十月初旬来発生患者三千名に及び現在約五百名の臥床者あり。加之益々蔓延の徴

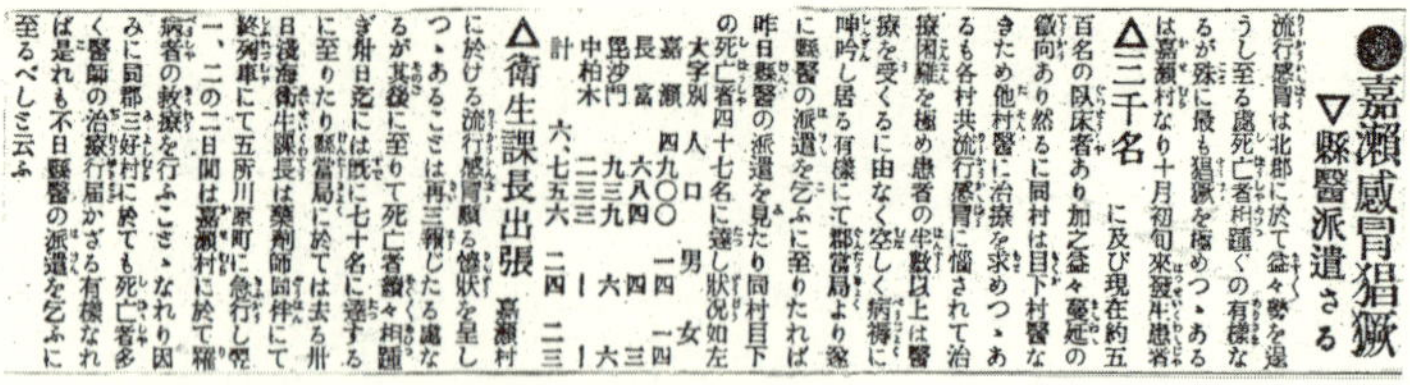
●嘉瀬感冒猖獗 ▽縣醫派遣さる

流行感冒は北郡に於て益々猛威を逞うし至る處死亡者相踵ぐの有様なるが殊に最も猖獗を極めつゝあるは嘉瀬村なり十月初旬來發生患者

△三千名 に及び現在約五百名の臥床者あり加之益々蔓延の傾向あり然るに同村は目下村醫なきため他村醫に治療を求めつゝあるも各村共流行感冒に悩されて治療困難を極め患者の半數以上は醫療を受くるに由なく空しく病褥に呻吟し居る有様にて郡當局より遂に縣醫の派遣を乞ふに至りたれば昨日縣醫の派遣を見たり同村目下の死亡者四十七名に達し狀況如左

大字別	人口	男	女
嘉瀬	四九〇〇	一四	一四
長富	六八四	四	三
毘沙門	九三九	六	六
中柏木	二三三	—	—
計	六、七五六	二四	二三

△衛生課長出張 嘉瀬村に於ける流行感冒頗る慘狀を呈しつゝあることは再三報じたる處なるが其後に至りて死亡者續々相踵ぎ卅日迄には既に七十名に達するに至りたり縣當局に於ては去る卅日淺海衛生課長は藥劑師同伴にて終列車にて五所川原町に急行し翌一、二の二日間は嘉瀬村に於て罹病者の救療を行ふことゝなれり因みに同郡三好村に於ても死亡者多く醫師の治療行屆かざる有様なれば是れも不日縣醫の派遣を乞ふに至るべしと云ふ

写真４—48　『東奥日報』1918年12月2日付

向あり。然るに同村は目下村医なきため他村医に治療を求めつゝあるも各村共流行感冒に悩されて治療困難を極め患者の半数以上は医療を受くるに由なく空しく病褥に呻吟し居る有様……」（一二月二日付）。その後も死亡者は相つぎ、四日までに六七名の死亡をみている（四日付）。

一二月は、例によって新入営兵の発病する時期であるが、やはり弘前第八師団の各聯隊でも早々に死亡者を出した（一二日付）。しかし、軍隊を除けば、一二月も後半になると流行性感冒もようやく小康状態に入った。

被害が比較的軽かったと言われる北海道

『北海タイムス』紙では、東京や国外の流行状況についての報道が一〇月二八日まで続いた後、二九日になって旭川に隣接する東旭川村の尋常高等小学校の職員六名、児童三二五名が休み、休校措置をとったという記事（**写真４—49**）を皮切りに、翌日には札幌と函館、一一月に入ると小樽にも拡がった休校措置に関する記事が掲載されている。

三〇日の紙面では、札幌、旭川、函館等の都市部における流行が伝えられ、一一月四日の紙面には、札幌の各学校の罹患者数が掲載されている。それによれば、中等学校八校の在籍生徒三五七二名中、三六六名と約一割が罹患、

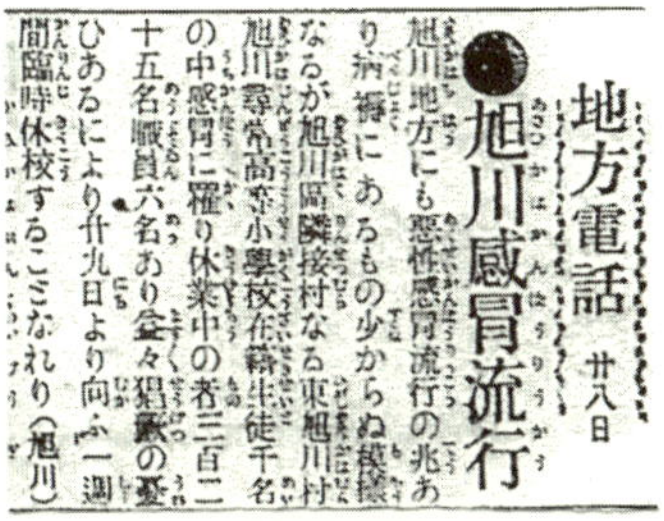
地方電話　廿八日

旭川感冒流行

旭川地方にも悪性感冒流行の兆あり病毒にあるもの少からぬ模様なるが旭川區隣接村なる東旭川村旭川尋常高等小學校在籍生徒千名の中感冒に罹り休業中の者三百二十五名職員六名あり益々猖獗の勢ひあるにより廿九日より向ふ一週間臨時休校することゝなれり（旭川）

写真４—49
『北海タイムス』1918年10月29日付

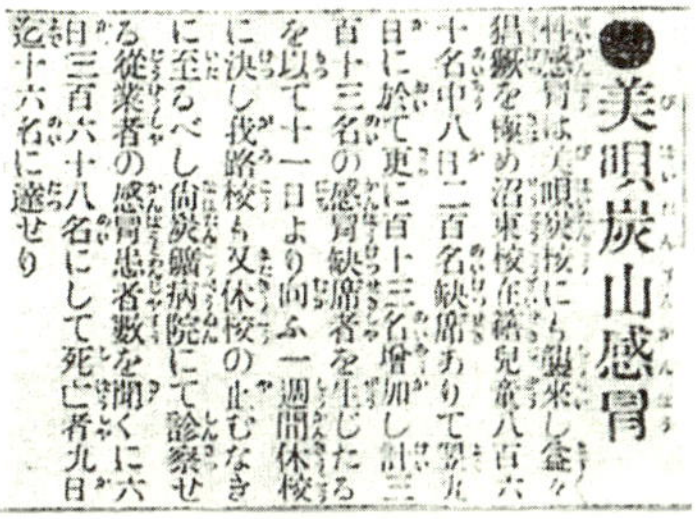
美唄炭山感冒

性感冒は美唄炭坑にも襲來し益々猖獗を極め沼東校在籍兒童八百六十名中八日二百名缺席ありて翌九日に於て更に百十三名増加し計三百十三名の感冒缺席者を生じたるを以て十一日より向ふ一週間休校に決し我路校も又休校の止むなきに至るべし尚炭鑛病院にて診察せる從業者の感冒患者數を聞くに六日三百六十八名にして死亡者九日迄十六名に達せり

写真４—50
『北海タイムス』1918年11月12日付

小学校では、児童一万一一七五名中、八・四パーセントの九四〇名が罹患していた。ただし、個々の学校により、ばらつきが激しく、中には罹患者ゼロのところもあれば、三六パーセントに達するところもあった。「罹患」を実際に掴むことが困難だったからであろう。

　五日の紙面に、初めて道庁からの通達が掲載されているが、個々人の注意を喚起するに留まり、劇場等の閉鎖は行なわれなかった。しかし、流行はますます拡がり、一〇日までには北見、余市、夕張、帯広、苫小牧で猖獗を極めた。

　死亡者に関する記事は一一月一二日の美唄炭鉱における感冒患者三六八名中一六名の死亡に関する報道（**写真４—50**）をもって嚆矢とするが、札幌では九日、一〇日の両日で死亡届一二三通、うち流行性感冒三名、急性肺炎七名、翌一一日に死亡届二四通、うち流行性感冒および急性肺炎九名となっている。例によって火葬場は「大混雑」になった（一四日付）。網走における死亡者も一一日までに三七名を数え、郵便局の機能はほとんど停止状態になった（同日付）。小樽では、一一月一三日現在、患者二〇〇〇人以上、死亡者三五名に達した。こういった状況を考慮するなら、北海道の流行は言われるように決して軽くはなかったのである。

一一月中旬にかけ、気候の寒冷化とともに、死亡者はますます増加し、旭川（人口六万九四二一人）では、一日から一五日までに流行性感冒関係の死亡者七二名――流行性感冒一九名、肺炎五〇名、心臓麻痺三名――であったが、『北海タイムス』紙（二一日付）は、「年齢を調ると一才から五才までが一五名で元気盛りの者が多く死ぬ。二十一才から五十才までの者三十八名で総死亡者の半数を占め……」と、この時の死亡年齢の特徴を正しくあげている。その旭川においても、一一月末になると「感冒終息」が報じられ（二五日付）、札幌においても感冒死亡者のピークは一七日の一六名であった。

しかし、北海道の中心から離れた地域では、流行はなお猖獗し、稚内では二三日になっても「当地の感冒は漸く猖獗となり」と伝えられている。北見地方においてもなお、「暴威」を振い、「五百名以上の死亡者を算出したるならん」（二六日付）と伝えている。根室地方でも、一二月になってもなお、「日増に蔓延の徴あり。四十度以上の発熱にて肺炎を併発し死亡するもの続出し……」（一二月三日付）であった。稚内町（人口一万八六人）でも、一二月四日には一八人の死亡者を出すほどであった。

その後、道の中央部では一一月末には流行は下火となり、記事も減っていったが、帯広や枝幸といった地方では年内一杯その流行が報じられている。結局、大正七（一九一八）年中の北海道（人口二一七・八万人）の患者は四七万人、死亡者は約八〇〇〇人に達した（一九一九年一月二三日付）。

一村全滅の例も

大正八（一九一九）年は、前年の流行の余韻が残る中でやって来たが、一月末に、福島県会津地方の耶麻郡吾妻村（安達太良山麓）のある集落（人口二六七人）住民全員が流行性感冒に罹り、降り続く大雪のため交通が途絶し、医師の来診も乞えず、食糧不足も起こり、病気と飢餓により、「二百余名は遂に惨死せり」という報道が遠く離れた『福岡日日新聞』や『京城日日新聞』に掲載されている（一月三〇日、三一日付）。「東京電話」となっているこの記事は、東京発行の新聞には掲載されていない。『北海タイムス』紙も同日、「東京電報」として取り上げているが、二七〇人死亡、一村全滅と伝えている（写真4―51）。一村全滅あるいはそれに近い状況となれば、大きな事件であり、各紙とも報道してもよいはずなのに、そうではなかったのはなぜなのだろうか。ここでは穿鑿の方法もないので、ともかくこのような記事があったことを示すに留める。孤立した集落であれば、どこでもこのような事態は起こり得た。

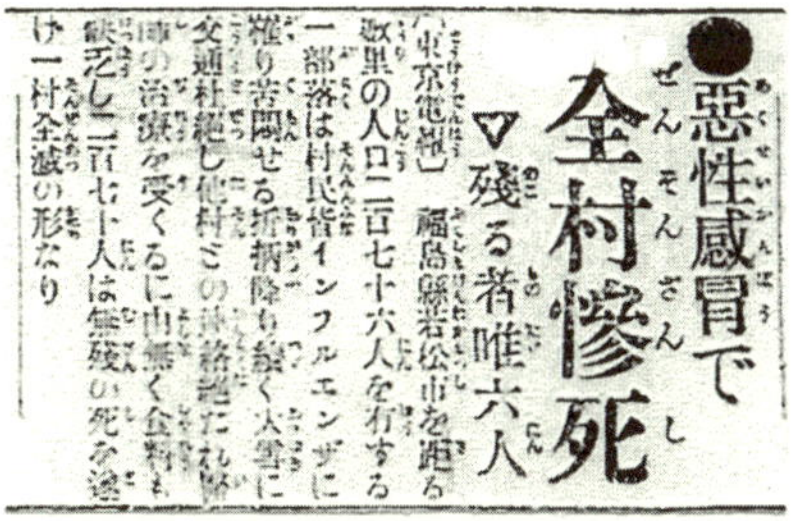
悪性感冒で
全村惨死
▽残る者唯六人
（東京電話）福島縣若松市を距る数里の人口二百七十六人を有する一部落は村民皆インフルエンザに罹り苦悶せる折柄降り續く大雪に交通杜絶し他村との連絡絶たれ醫師の治療を受くるに由無く食料も缺乏し二百七十人は無殘の死を遂げ一村全滅の形なり

写真4―51
『北海タイムス』1919年1月30日付

山形県では、二月になると流行性感冒は再発し、罹患者は少ないが、死亡率は高いというこの時期の流行性感冒の特徴を見せている。米沢では年初以来、二月一八日の時点で「死亡者続々」の状況で、全死亡者一九〇名余のうち、流行性感冒関連の病因による死亡者は八七名に達した（『山形新聞』二月二〇日付）。県下全体の感冒患者は、年頭以来、二万八八八七人、死亡者は七四七人と患者死亡率はかなり高い。三月下旬になると、県内の流行性感冒記事は消えていった。

宮城県では、山間部において前年以来感冒流行は持ち越されていたが、二月に入ると罹患者の発生が伝えられ（『河北日報』二月九日付）、全県に拡がった。しかし、新聞報道は控え目で、前年のような騒がしさはなかった。これは、罹患者数が相対的に少なかったからであろう。三月中は軍隊内の流行や、脳脊髄膜炎の恐ろしさが主な記事となっている。しかし、死亡者は決して少なかったわけではない。

岩手県も同様で、前年以来の患者を持ち越し、四月に入ってもなお、新たに患者の発生を見た（『岩手日報』四月二〇日付）。しかし、それ以外には県内の流行に関する報道はない。秋田県では、一月末に警官二名の死亡を伝えているが、記事は大幅に減り、散発的に報道されたに過ぎない。青森県についても『東奥日報』は、東京や大阪など流行が激しく、死亡者の多かった地域の状況に関する報道が多く、県内については予防の方法を伝えるのみで県下の状況に関する報道は散発的に過ぎず、青森市の火葬場も平常に復している。北海道も、わざわざ東京における猖獗に対し、「札幌には幸いまだ流行せぬ」（『北海タイムス』紙二月五日付）とこの地の無事を伝えているが、三月に入ると石狩、小樽、旭川、岩内、芦別といった中央部での散発的流行を報じている。

千島における流行性感冒についての情報は非常に少ないが、択捉島紗那村を中心として蔓延し、住民全滅というほどの被害で、村医も倒れ、根室支庁に善後策講究を求めた旨が報じられている（五月二一日付、**写真4—52**）。これらの島々では、何かによってインフルエンザ・ウイルスを持ち込まれた場合には、全滅に近い被害が出たが、逆に完全に孤立している場合には何も起こらずに済んだであろう。

小括

嵐のように襲来した「前流行」は、公式統計だけでも二一一六・八万人の罹患者、二五・七万人以上の死亡者[23]を出し、約半年にわたって暴れまわった後、いずかたともなく消えてしまった。春の到来という季節上の変化もあったろうし、多くの人が罹患し、ウイルスへの免疫抗体を持つようになった結果かもしれない。何しろ病原体さえ分からなかった当時のことなので、予防や治療の結果でなかったことだけは確かである。用いられた薬も、中には肺炎の予防・治療に効くものもあったかもしれないが、流行性感冒そのものには無力だった。むしろ死亡者がこれだけで済んだのが幸運だったと考えてもいいだろう。大正七（一九一八）年末の日本内地の人口（乙種現住人口）[24]は、五五六六・三万人なので、罹患率は三八パーセント、患者死亡率は一二・一パーミル、人口に対する死亡率は四・六パーミルとなる。

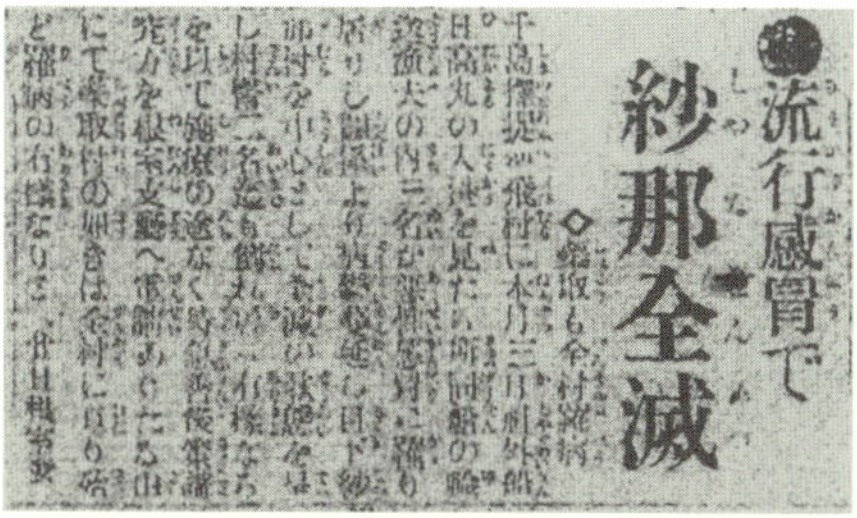
流行感冒で
紗那全滅

写真４—52
『北海タイムス』1919 年 5 月 21 日付

これらの諸率のうち、罹患者数は最も信頼性に欠ける。医師に罹ることなく済んだ者も多かったことは想像に難くない。しかし、分かっているだけでも総人口の四割近くが罹患し、適当な予防法や治療法がなかった当時としては、人々が厄除けの札を貼ったり、ミミズを焼いて粉末にした「薬」を飲んだとしても笑い事ではなかった。インフルエンザ予防に効くとして、多くの人が受けたワクチン注射も、中身がなんら効き目のないプファイフェル菌ワクチンだったり、血清注射に用いられた健康者の血清や五味淵医師がこれこそと思って自分で人体実験をしたジフテリア血清も同様である。

効き目があったとすれば、人ごみに出るな、手洗い、うがいをせよ、衣類、寝具を日光消毒せよといったことの励行であろうか。

幸いだったのは、インフルエンザ・ウイルスは一箇所に三週間からひと月しか留まらず、他所へ移って行ったことである。もっと長く逗留していたら、人的被害はもっと大きかったろうが、実際には、社会の諸機能に障害が出ても、比較的短期間で修復した。それにしても、この第一撃に人々はよくも耐え、大きなパニックにはならなかった。しかし、どこかに潜んだウイルスは、次の出番を静かに待っていたのである。

注

（1）ライス（Geoffrey Rice）教授の意見。
（2）現在の『中日新聞』。当時、中央（とくに東京発行の全国紙）よりも、地方新聞の方がインフルエンザに関する報道に熱心だった。地元の流行のみでなく、国外における状況も報道している。
（3）『流行性感冒』第八章、第一表より作成。
（4）『福岡日日新聞』『鹿児島新聞』の二紙。『福岡日日新聞』は、準全国紙で、取り扱う記事も、国外、日本外地、九州一円および山口県を網羅している。

（5）H. Phillips, *"Black October": the Impact of the Spanish Influenza Epidemic of 1918 on South Africa*, Prertoria, 1990. なお本書第3章参照。

（6）しかし、この数は、罹患者・死亡者ともかなり低めである。後に述べる官庁統計『流行性感冒』では、初発以来大正八（一九一九）年一月一五日までの福岡県における患者数は六七万六七九八人、死亡者数は七一二五人としている。

（7）現住人口、罹患率、死亡率は筆者の計算である。

（8）中国地方の五県と四国地方の四県が範囲である。中国・四国地方の新聞収集状況は十分ではない。ここでは、四国の『香川新報』『海南新聞』（発行地・松山市）『高知新聞』の三紙のみ利用しえた。しかも、インフルエンザ流行期間中をカヴァーするのは、『香川新報』一紙のみである。そこで、この地方の流行状況に関しては、他地方発行の新聞記事を引用する場合もある。

（9）高知郵便局の例では、局員一九九名のうち、欠勤九〇名であったが、残り一〇九名で勤務時間を延長させながら、業務を何とか遂行していた（『高知新聞』一一月一二日付）。

（10）棺桶に関しては、第3章で取り上げたアメリカの場合と同様、高知市でも、需要急増の結果、三五円くらいだったのが六〇—七〇円台まで急騰し、利にさとい棺屋は郡部各村の棺屋から買い占める始末であった（『高知新聞』一一月一三日付）。

（11）京都・大阪の二府、兵庫、滋賀、奈良、和歌山の四県を対象とする。新聞は、『京都日出新聞』『大阪毎日新聞』『神戸新聞』を用いた。

（12）静岡、愛知、三重、岐阜、長野、山梨、福井、石川、富山、新潟の一〇県を含む。新聞は、『新愛知』紙『信濃毎日新聞』『北国新聞』『富山新報』『新潟新聞』の五紙を用いた。

（13）前澤健「下伊那のスペイン風邪、一九一八年」（文部科学省学術創成研究——暦象オーサリング・ツールによる危機管理研究　Working Paper Series No. 04-023）二〇〇五年、慶應義塾大学危機管理研究センター。

(14) 大正七(一九一八)年『日本帝国人口静態統計』八八頁。
(15) 宇佐美龍夫『資料　日本被害地震総覧』東京大学出版会、一九七五年、一五七―一六〇頁。
(16) 小松町の「現住人口」は、大正七(一九一八)年末、一万四七八一人であった。大正七(一九一八)年『日本帝国人口静態統計』一一一頁による。
(17) 東京府、神奈川県、埼玉県、千葉県、茨城県、栃木県、群馬県。新聞は、東京市発行の『東京朝日新聞』『読売新聞』『時事新報』『都新聞』および『横浜貿易新報』『下野新聞』『上毛新報』を用いた。
(18) 全二六頁。南江堂(東京市本郷区)発行、大正八(一九一九)年五月。国立国会図書館所蔵本を用いた。
(19) Edwina Palmer and Geoffrey W. Rice, "A Japanese Physician's Response to Pandemic Influenza : Ijiro Gomibuchi and the "SpanishFlu" in Yaita-cho, 1918-1919." *Bulletin of Historical Medicine*, 66,1992, pp. 560-577.
(20) 丸善ライブラリー308、一九九九年、一二―一五頁。
(21) 筆者はこの告諭を読み、今後予想される新型インフルエンザ・ウイルス襲来に際し、実行すべきこととして識者が語るところと何ら変わりないことを感じた。九〇年を経ても、われわれが取り得る基本的な予防手段は同一なのである。
(22) 北海道、青森県、秋田県、岩手県、宮城県、福島県、山形県。新聞は、『北海タイムス』紙、『東奥日報』『秋田魁新聞』『岩手日報』『河北日報』『山形新聞』の各紙である。
(23) 『流行性感冒』第八章第一表の数字。
(24) 大正九(一九二〇)年の国勢調査以前の人口については、確定的な数字はない。ここで用いた「乙種現住人口」とは、出寄留と入寄留の差――本来同数であるべきだが、常に入寄留の方が多かった――を按分比例して求めた推計値で、諸数値の中では最も実際に近いと考えられる(速水融・小嶋美代子『大正デモグラフィ』文春新書、二〇〇四年、第二章参照)。

第5章　後流行
——大正八（一九一九）年暮—大正九（一九二〇）年春

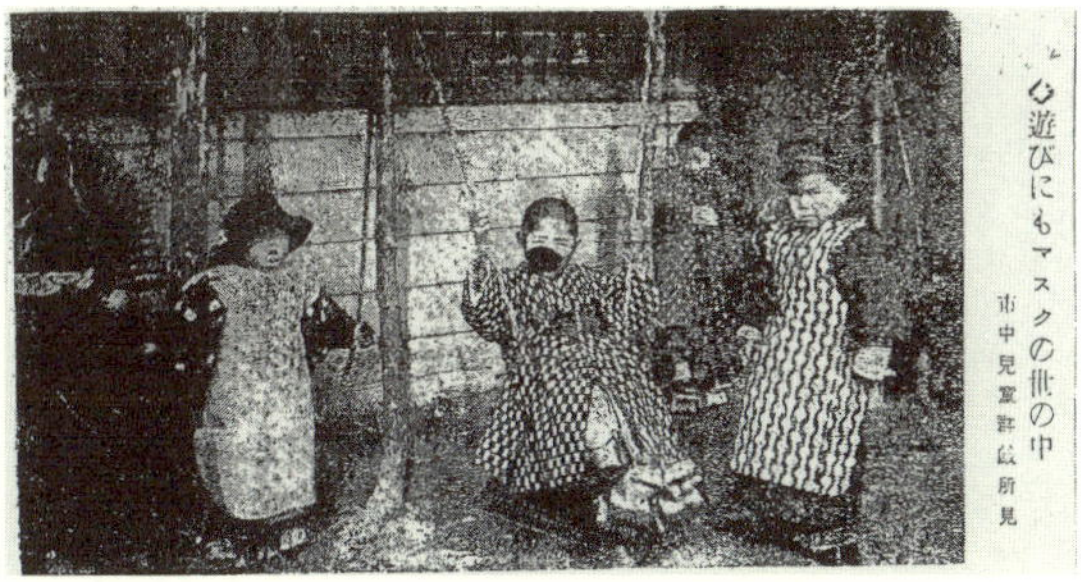

「遊びにもマスクの世の中」
（『新潟新聞』1920年2月4日付より）

後流行は別種のインフルエンザか?

前流行と後流行の症状の違い

ここに「後流行」として、「前流行」と章を改めたのは、流行直後に用いられた用語に従ったゆえであり、この二つのインフルエンザが、異なるウイルスによるから、と考えているからではない。この点、最も優れた日本のスペイン・インフルエンザに関する研究を発表しているニュージーランドのライスとパーマーの論文では、この二つを別のものとして取り扱うべきだ、としている。たしかに、繰り返しになるが、「前流行」では罹患率が高く、死亡率が低いのに対し、「後流行」では罹患率は低かったのに、死亡率は高かった。ここから、この二つのインフルエンザ・ウイルスは異なる種類のものであり、スペイン・インフルエンザと名付け得るのは、「前流行」だけだ、という説も主張され得る。

しかし、ライスとパーマーが認めているように、「前流行」と症状の異なる「春の先触れ」は、スペイン・インフルエンザの先触れで、株は同じH1N1型であり、RNA変異以前のウイルスによって起こったものである。とすれば、症状の違いは、必ずしも株の違いの証拠にはならない。科学的証明は非常に難しいが、「春の先触れ」は、病原の上で、一〇月以降の本格的な流行と連続的であった。しかもライスとパーマーが説くように、「春の先触れ」でインフルエンザ・ウイルスに出会った者は、一種の抗体を得て、秋の本格的流行に抵抗力をもって臨むことができた。

そこで、「後流行」であるが、その特徴の一つである罹患率の低さは、「前流行」に際して、ウイルスと出会い、抗体を持つ者が多かったからではないだろうか。一方、ウイルス側からすれば、「前流行」では広く、浅く攻めたのに対し、「後流行」では、狭く、深く攻めることになったのではないだろうか。

しかしそれ以上に、「前流行」と「後流行」の連続性を証明するのは、本章で多くの事例を示すつもりの軍隊における罹患状況である。当時、毎年一二月一日は新兵の入営日だったが、入営後一〇日以内に、各聯隊、海兵団等においてインフルエンザが流行した。これは、新兵たちが「前流行」でインフルエンザ・ウイルスに遭遇せず、いわば無防備のまま、ウイルスの渦巻く兵営に飛び込んでしまったからである。何人かの新兵は、入営後まもなく衛戍病院に入院し、甚だしい場合にはそこで息絶えてしまった。そして、この軍隊における罹患こそ、本格的な「後流行」の点火剤となったのである。

もし、「後流行」が同一のインフルエンザ・ウイルス（H1N1型）によるものでなかったとしたら、新兵ばかりでなく、二年兵以上の兵士も罹患した筈である。もちろん、そういう例はなくはないが、罹患者の圧倒的多数は新兵であった。このことについては新聞記事を引用しながら本章において観察することにしよう。

というわけで、筆者は「ライス・パーマー説」をとらない。「前流行」と「後流行」を別の病気だとする勇気ある考え方には敬意を表するが、筆者はどうしてもそれに納得できず、二つを連続したものとして捉える。したがって、日本のスペイン・インフルエンザは、一九一八年春から一九二〇年春まで、二年間続いたことになり、ここから罹患者数や死亡者数の算出も、「ライス・パーマー説」とは大きく異なる結果となり、筆者は、同氏達のように、日本のスペイン・インフルエンザによる死亡率を「低い」とは考えない。ただし、筆者のこの考え方は、全く状況証拠によっているわけで、もし科学的証拠によって、ウイルス株の種類が証明されるなら、考えを変えるのに吝かではないことを付言しておこう。

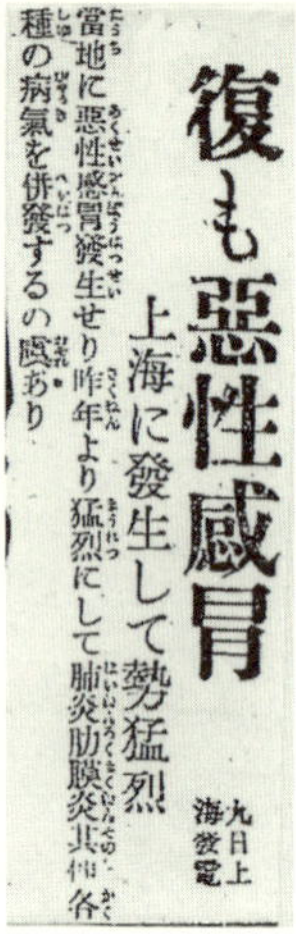

復も惡性感冒
上海に發生して勢猛烈
九日上海發電
當地に惡性感冒發生せり昨年より猛烈にして肺炎肋膜炎其他各種の病氣を併發するの感あり

写真5―1　『新愛知』紙一九一九年一一月一一日付

前流行と後流行の間の状況

さらに間接的な証拠として、「前流行」と「後流行」の間に、何人かの人が流行性感冒から肺炎に進み死亡しているという事実がある。新聞に出るくらいの有名人のことであるが、大正八（一九一九）年五月二四日の『大阪毎日新聞』は、三重県一身田（いっしんでん）の高田派本山前管長のT氏が流行性感冒から肺炎を併発し、二三日死去したこと、六月一日の紙面では、大阪府立夕陽丘高等女学校校長Y氏が、五月初旬以来、流行性感冒に罹り、三一日、永眠したことを伝えている。七月六日の紙面では、明石元三郎台湾総督が流行性感冒から肺炎に進み、重態に陥ったこと（実際には明石の死去は一〇月であった）を報じている。このほか、一一月一日以前における国外の流行性感冒の報道として、一一月一一日の『新愛知』紙が「復も悪性感冒　上海に発生して勢猛烈」と伝え（**写真5―1**）、一一月二七日の『時事新報』は、中国・朝鮮国境の安東県地方の流行性感冒猖獗、二九日には、大連の小学校で多数の流行性感冒患者の発生を伝えている。

国際的には、南半球では冬期に当たる六月に、オーストラリアにおいて流行性感冒が猖獗を極め、通信に障害が出たり（『東京朝日新聞』一九一九年六月二〇日付）、アメリカでは一九一九年（大正八年）の夏を過ぎた頃、秋に再びインフルエンザがやって来るか否かが取り沙汰された。[1]ブルー陸軍軍医総監は、とにかくコミュニティが「準備をすることだ」と訴えた。しかし、一九一九年中は、インフルエンザは散発的にしか起こらなかった。

しかし一九二〇年に入ると、世界のあちこちでインフルエンザの発生が報告されるようになった。スペイン、日本、そしてリオデジャネイロ……。ポーランドでも多数の死者が出た。

一月半ばになると、アメリカでもインフルエンザ患者が出て、ある者は肺炎になった。したがって、大正八（一九一九）年暮から翌年春にかけて、再びインフルエンザに襲われたのは日本だけではなかった。こういった国際的背景のもとに各地の「後流行」を検討することにしよう。幸い、「後流行」に関しては、流行の始まった時期、流行期間を月単位に、罹患者と死亡者の統計数値を道府県別に利用することができる。[2]地方区分、利用した新聞は「前流行」と同じである。

図5—1は、『流行性感冒』の記載に従い、道府県別に「後流行」初発の時期を示した。これをみると、『流行性感冒』の記載が正しいとみなすかぎり、流行は必ずしも隣り合った府県の順に進行したわけではない。すでに鉄道網が日本を覆っていたから、流行はいつでもどこでも起こって不思議ではなかったのである。

図5—1　各府県の後流行初発の時期

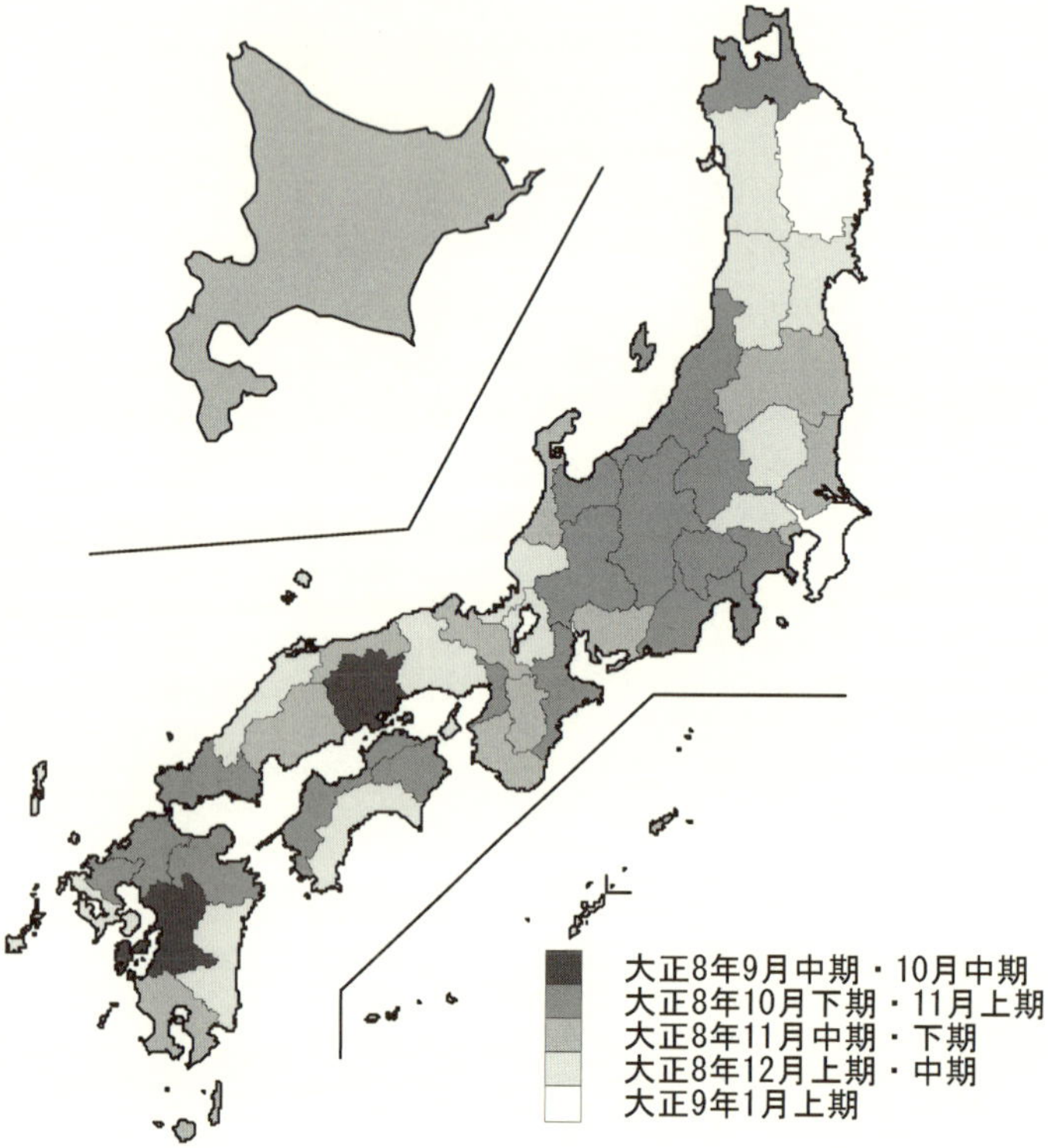

九州地方

後流行の初発

『流行性感冒』によると、最も早く流行が始まったのは、熊本県の九月中旬、以下佐賀県（一〇月下旬）、福岡県・大分県（一一月上旬）、鹿児島県（同月中旬）、長崎県・宮崎県・沖縄県（一二月上旬）となっている。

「後流行」発生の最初の報道[3]としては、『福岡日日新聞』の大正八（一九一九）年一二月一三日の紙面で、福岡県筑紫郡席田村のある小学校教員の罹患・死亡（七日に死亡）が報じられた。しかし、一五日の報道では、この小学校では、すでに一一月二七日、二八日頃より生徒の欠席が目立ち始めた、とあるから、すでに一一月中に患者が発生していた。この村は福岡市に隣接しており、福岡市で流行していた病症が感染した可能性は大いにある。しかし、福岡市における流行性感冒に関する報道はなく、この時の流行は県の東部、豊前地方と報じられている（一二月一八日付）。

果たせるかな一二月二一日の紙面では、福岡市および付近の流行性感冒の状況について、市内では一一月中にすでに三一〇名の流行性感冒患者のあったことが報じられ、数名の死亡者さえ出している。一二月前半の福岡県の流行状況は、罹患者二〇六〇名余、死亡者三一名であった（一二月二五日付）。

鹿児島県でも、宮崎県境の末吉村で発生し、暮には毎日六、七名の死亡者を出していた（『鹿児島新聞』一二月二九日付）。『福岡日日新聞』でも、鹿児島県串木野地方の流行性感冒が猛烈で、一二月初旬以

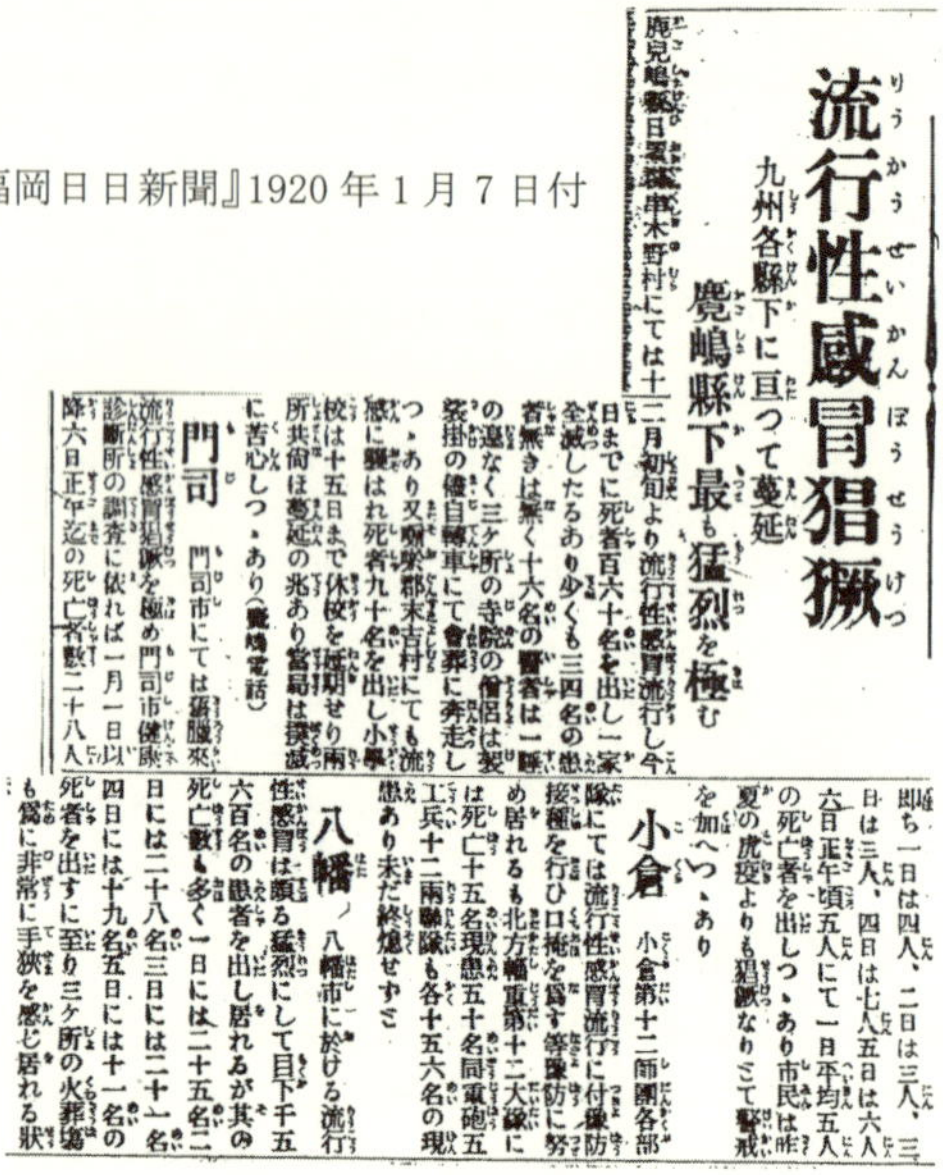

流行性感冒猖獗
九州各縣下に亘つて蔓延
鹿嶋縣下最も猛烈を極む

鹿兒嶋縣日置郡串木野村にては十二月初旬より流行性感冒流行し今日までに死者百六十名を出し一家全滅したるあり少くも三四名の患者無きは無く十六名の醫者は一睡の遑なく三ヶ所の寺院の僧侶は袈裟掛の儘自轉車にて會葬に奔走しつゝあり又[illegible]郡末吉村にても流感に襲はれ死者九十名を出し小學校は十五日まで休校を延期せり兩所共尙ほ蔓延の兆あり當局は撲滅に苦心しつゝあり（鹿嶋電話）

門司　門司市にては昨臘來流行性感冒猖獗を極め門司市健康診斷所の調査に依れば一月一日以降六日正午迄の死亡者數二十八人即ち一日は四人、二日は三人、三日は三人、四日は七人五日は六人六日正午頃五人にて一日平均五人の死亡者を出しつゝあり市民は昨夏の虎疫よりも猖獗なりとて警戒を加へつゝあり

小倉　小倉第十二師團各部隊にては流行性感冒流行に付豫防接種を行ひ口掩を爲す等豫防に努め居れるも北方輜重第十二大隊には死亡十五名現患五十名同重砲五工兵十二兩隊も各十五六名の現患あり未だ終熄せず

八幡　八幡市に於ける流行性感冒は頗る猛烈にして目下千五六百名の患者を出し居れるが其の死亡數も多く一日には二十五名二日には二十八名三日には二十一名四日には十九名五日には十一名の死者を出すに至り三ヶ所の火葬場も爲に非常に手狹を感じ居れる狀

写真5—2　『福岡日日新聞』1920年1月7日付

来、死者が一六〇名に達したことを伝え、前記の末吉村でも死者九〇名に達したことを報じている（一九二〇年一月七日付、**写真5—2**）。同紙はまた長崎県佐世保の海兵団、艦艇において、流行性感冒患者が前年一二月五日から当年一月五日の間に、一一六二名に、死亡者は五八名に達したこと、また対馬における海軍部隊でも患者数が六三名に達したことを伝えている。同紙によって福岡県内の状況を見ると、一月最初の五日間で、門司市では二八名死亡、小倉では軍隊内で一五名死亡、八幡市では一〇四名死亡、久留米の部隊では三名死亡と、短期間に多数の死亡者を出した。

「予防の手なし」

このように、今回の流行では死亡率が非常に高く、箱崎署管内では患者七三二名中六六

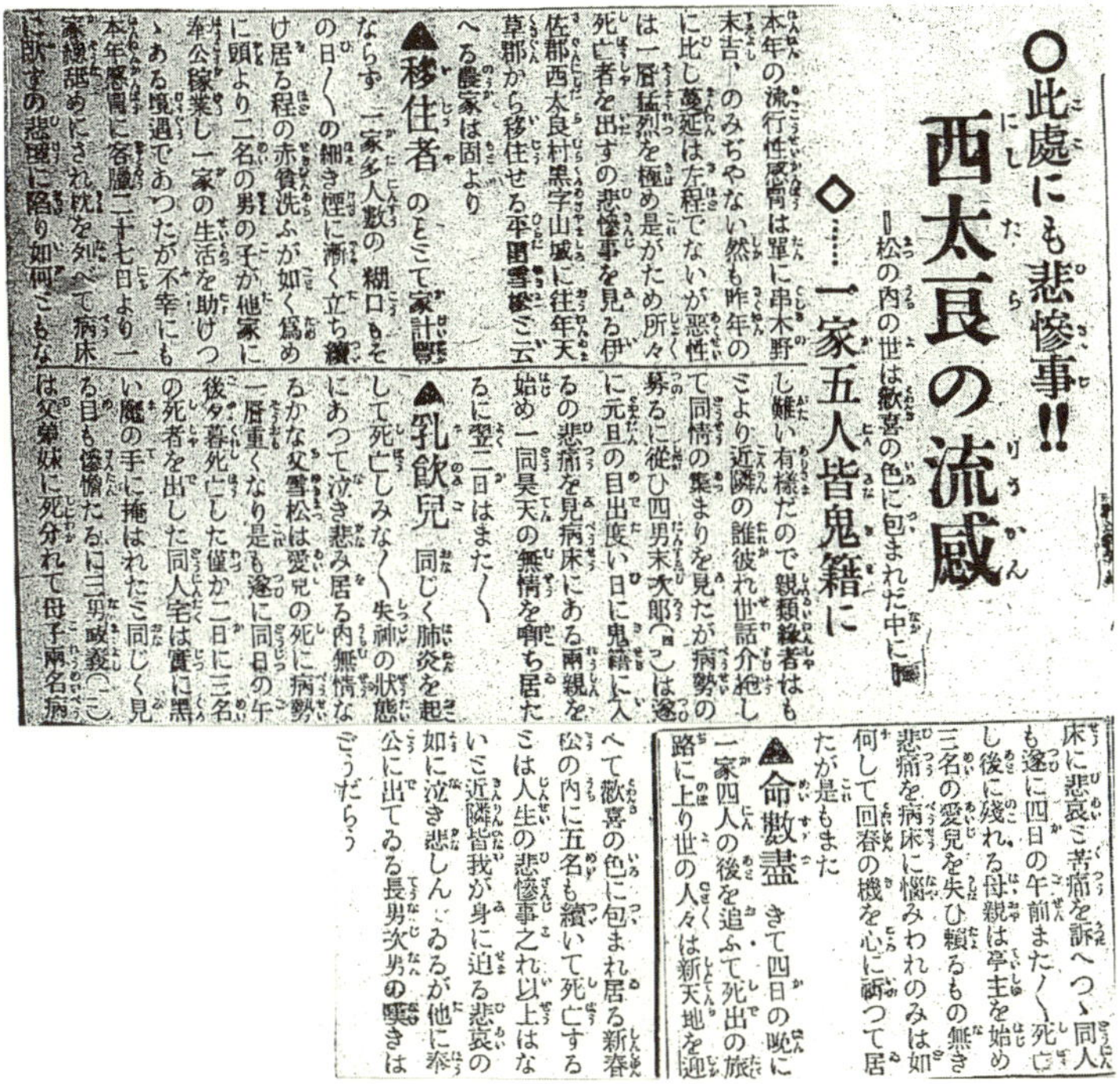

○此處にも悲惨事!!

西太良の流感

◇……一家五人皆鬼籍に

―松の内の世は歡喜の色に包まれた中に―

本年の流行性感冒は單に串木野、末吉、のみぢやない然も昨年のに比し蔓延は左程でないが悪性は一層猛烈を極め是がため所々死亡者を出すの悲惨事を見る伊佐郡西太良村黒字山城に往年天草郡から移住せる平田雪松ご云へる農家は固より

▲移住者 のことて家計豐ならず一家多人數の糊口もその日〱の細き煙に漸く立ち續け居る程の赤貧洗ふが如く爲めに頭より二名の男の子が他家に奉公稼業し一家の生活を助けつゝある境遇であつたが不幸にも本年感冒に客臘二十七日より一家總掛めにされ枕を列べて病床に臥すの悲運に陥り如何ともなし難い有様だので親類縁者はもとより近隣の誰彼れ世話介抱して同情の集まりを見たが病勢の募るに從ひ四男末次郎(四つ)は遂に元旦の目出度い日に鬼籍に入るの悲痛を見病床にある兩親を始め一同昊天の無情を喞ち居たるに翌二日はまた〱

▲乳飲兒 同じく肺炎を起して死亡しみな〱失神の状態にあつて泣き悲み居る内無情なるかな父雪松は愛兒の死に病勢一層重くなり是も遂に同日の午後夕暮死亡した僅か二日に三名の死者を出した同人宅は實に黒い魔の手に掩はれたご同じく見る目も惨憺たるに三男政義(一二)は父弟妹に死分れて母子兩名病床に悲哀ご苦痛を訴へつゝ同人も遂に四日の午前また〱死亡し後に残れる母親は亭主を始め三名の愛兒を失ひ頼るもの無き悲痛を病床に悩みわれのみは如何して回春の機を心に祈つて居たが是もまた

▲命數盡 きて四日の晩に一家四人の後を追ふて死出の旅路に上り世の人々は新天地を迎へて歡喜の色に包まれ居る新春松の内に五名も續いて死亡するこは人生の悲惨事之れ以上はないご近隣皆我が身に迫る悲哀の如に泣き悲しんゐるが他に奉公に出てゐる長男次男の嘆きはごうだらう

写真5—3　『鹿児島新聞』1920年1月8日付

名が死亡している。北九州工業地帯の死亡者数は多く、一月から二月にかけては流行のピークであった。この年の冬は、寒気厳しく乾燥し、流行にとって条件が整っていた。「流感益々猖獗」は、ほとんど毎日の紙面に見られる。

鹿児島県でも、「本年の流行性感冒は……昨年のに比し蔓延は左程でもないが悪性は一層猛烈を極め是がため所々死亡者を出す」（『鹿児島新聞』一九二〇年一月八日付、**写真5—3**）との状況で、その性質が正しく捉えられている。この状況に対しては「予防の手なし」（一

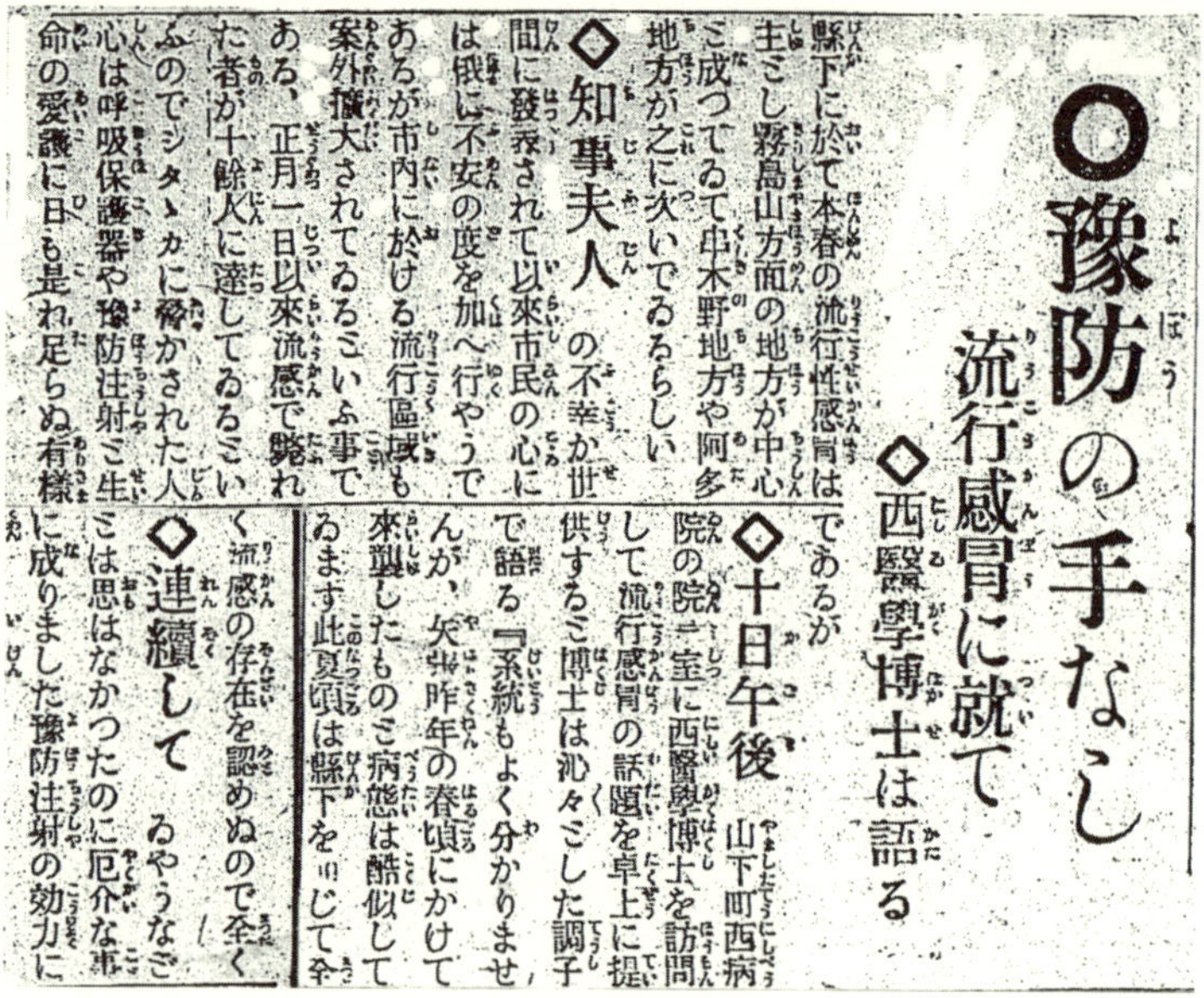

○豫防の手なし
流行感冒に就て
◇西醫學博士は語る

縣下に於て本春の流行性感冒は主として霧島山方面の地方が中心と成つてゐて串木野地方や阿多地方が之に次いでゐるらしい
◇知事夫人　の不幸か世間に發表されて以來市民の心には俄に不安の度を加へ行やうであるが市内に於ける流行區域も案外擴大されてゐるといふ事である、正月一日以來流感で斃れた者が十餘人に達してゐるといふのでシタヽカに脅かされた人心は呼吸保護器や豫防注射と生命の愛護に日も是れ足らぬ有樣であるが
◇十日午後　山下町西病院の院長室に西醫學博士を訪問して流行感冒の話題を卓上に提供すると博士は沁々とした調子で語る『系統もよく分かりませんが、矢張昨年の春頃にかけて來襲したものと病態は酷似してゐます此夏頃は縣下を通じて全く流感の存在を認めぬので全く
◇連續して　ゐるやうなことは思はなかつたのに厄介な事に成りました豫防注射の効力に

写真5―4　『鹿児島新聞』1920年1月12日付

二日付、**写真5―4**）というのが実情であった。一月一九日には鹿児島市住民における（一九一八年末の現住人口九万二三〇六人）流行性感冒による一日の死亡者は二六名に達した。一家全滅の事例もたびたび報じられている。欠勤者の多い電信課に電報が殺到したが、多くが流行性感冒による「死亡」、「危篤」、「罹患」を伝えるものであった、としている（一月二八日付）。二月に入ると、ある地域では流行は下火になったが、依然として猖獗を極めるところもあった。二月二〇日の日置郡のある小学校の休校延長に関する記事を最後に、新聞紙上から鹿児島県の流行性感冒関連記事は消える。

一方、福岡県では、都市・鉱工業地帯から漸次農村部に感染が拡がり猛威を振ったが、二月初旬ようやく峠を越え、「新患減少」の見出しが出るようになった。三月三日の紙面では、「流感終息」を伝えている。これを最後に、『福岡日日新聞』による県内の流行性感冒報道は終わる。

中国・四国地方

罹患者の二割が死亡

四国地方における「後流行」に関する情報は、『香川新報』一紙からしか得ることができないが、幸い同紙は、県内や隣県の流行性感冒に関して詳細に報じ、予防・治療に熱心だった県の担当者、医師、同紙担当者の意見をたびたび掲載し、一県レベルの報道としてその充実ぶりは、他の追随を許さないほどである。

大正八（一九一九）年一一月末に、愛媛県は「予防心得」を出し、病人の近くに寄らないこと、人混みに出ないこと、マスクを着用すること、うがいを励行すること、子どもや身体の弱い者はとりわけ注意することを喚起している。また、感冒に罹ったと思ったら病臥し、医者を呼ぶこと、罹患者をなるべく隔離すること、その他清潔の保持、寝具、衣類の日光消毒を薦めている。実際にこれらのことを実行できた家庭は限られていただろうが、ともかく県当局は県民にこのような通牒を発した。同様の伝達は他府県にもみられるので、中央からの要請があったものと思われる。

果たして、『香川新報』の一二月一二日の紙面に、「流行性感冒蔓延しつつあり」との報道が載ったが、二〇日の紙面（**写真5―5**）では、香川県三豊郡ではすでに一一月初旬以来、流行しており、死亡

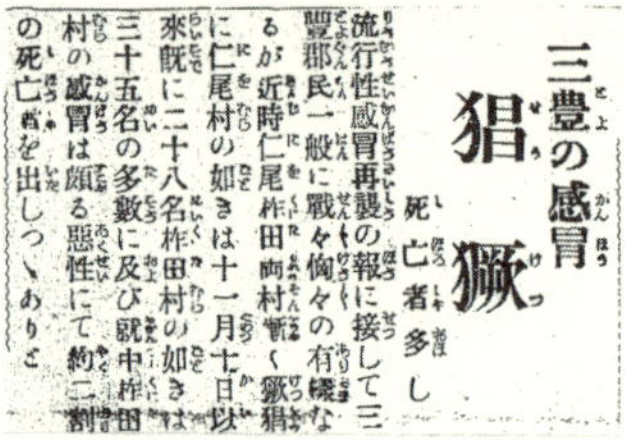

三豊の感冒猖獗　死亡者多し

流行性感冒再襲の報に接して三豊郡民一般に戦々恟々の有様なるが近時仁尾作田両村漸く猖獗に仁尾村の如きは十一月十七日以來既に二十八名作田村の如きは三十五名の多數に及び就中作田村の感冒は頗る惡性にて約二割の死亡者を出しつゝありと

写真5―5　『香川新報』1919年12月20日付

者は罹患者の二割に達する高率と伝えている。また一二月は、新兵の入営に伴う流行性感冒の爆発的流行期である。県内には、善通寺師団があり、多数の患者を出したため、一二月二七日に挙行予定だった軍旗祭が中止された。

地獄絵を見るような一〇日間

年が明け、大正九（一九二〇）年を迎え、インフルエンザはますます猛威を振いだした。新聞の見出しを拾うだけでも、状況の深刻さが伝わってくる。観音寺町で「死亡者続出」（一三日付）、「流感は斯の如く悪性」（一五日付）、「一家四名の感冒　若夫婦死す」（一五日付）、「マスクを使用せぬ者は電車に乗るを禁ずとの府県令が出る」（一六日付）、「流感市内学校を襲う」（一六日付）、「流感蔓延の程度に依り学校の閉鎖を命じ」（一六日付）、流行性感冒の予防数え歌[4]が掲載され、予防薬の到着、マスクについての説明（一七日付）、「流感児童の欠席は特別取扱とす」（一七日付）、「香南（香川県南部）の流感　毎日死者続出」（一九日付）、「高松付近の感冒状況　患者四百七十一死者二十六」（二〇日付）、「内海の流感　次第に蔓延す」（島嶼部の流行のこと、二〇日付）、「一家全滅　慇れなる教員の家庭」（二〇日付）、「市内学校の流感

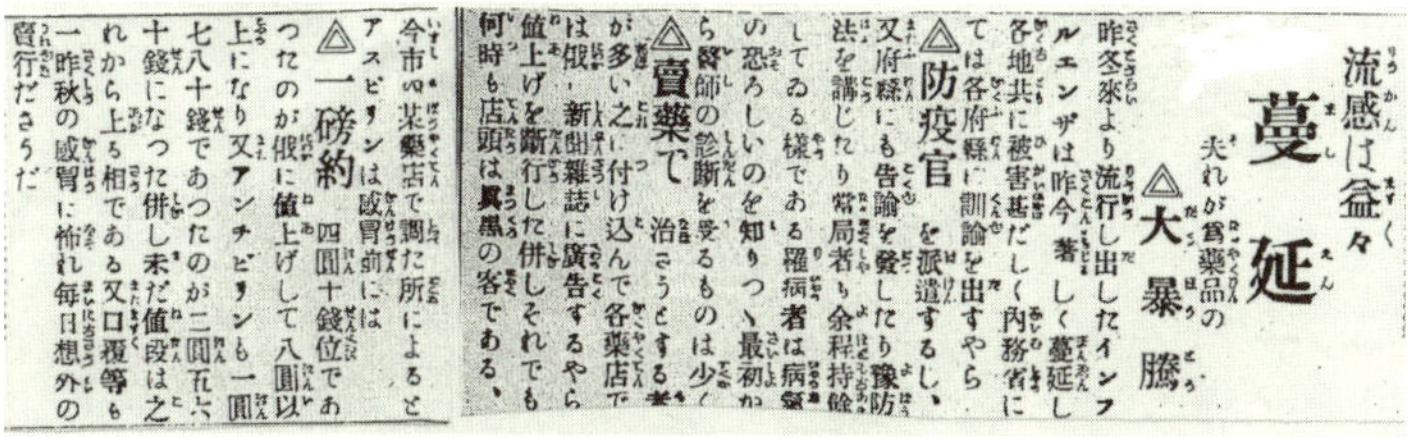

流感は益々蔓延

夫れが爲藥品の

△大暴騰

昨冬來より流行し出したインフルエンザは昨今著しく蔓延し各地共に被害甚だしく内務省にては各府縣に訓諭を出すやら

△防疫官を派遣するし、又府縣にも告諭を發したり豫防法を講じたり當局者も余程持餘してゐる樣である罹病者は病氣の恐ろしいのを知りつゝ最初から醫師の診斷を受けるものは少く

△賣藥で治さうとする者が多い之に付け込んで各藥店では假・新聞雜誌に廣告するやら値上げを斷行した併しそれでも何時も店頭は黒山の客である、

今市の某藥店で調た所によるとアスピリンは感冒前には

△一磅約四圓十錢位であつたのが假に値上げして八圓以上になり又アンチピリンも一圓七八十錢であつたのが二圓五六十錢になつた併し未だ値段は之れから上る相である又口覆等も一昨秋の感冒に怖れ毎日想外の賣行ださうだ

写真5―6　『香川新報』1920年1月22日付

猖獗の兆あり」（二二日付）、「流感は益々蔓延　夫れが為薬品の大暴騰」（二二日付、**写真5―6**）といったように、この一〇日間は地獄絵を見るような状況が続いた。

民衆は悪病除のお祓式を行なったり、生徒や児童には盛んに予防注射が行なわれたが、一月末になっても、塩飽（しあく）の広島で「惨憺たる」有様（二九日付）、多度津町では患者四〇〇―五〇〇名のうち死者二〇名が伝えられ（三〇日付）、さらに、三一日には、善通寺師団の輜重兵大隊の軍馬に伝染性病発生が伝えられているが、おそらくスペイン・インフルエンザがヒトからウマへ感染したのであろう。

二月に入ると、流行はやや下火になったが、夫を失った妻の自殺事件なども報じられた。その中で注目すべき記事は、讃岐東部の流行に関するもので、この地方は激しい「前流行」を経験したが、「後流行」は比較的軽く済んだ（一八日付、**写真5―7**）。人々が免疫抗体を持ったためなのだろうか。『香川新報』の流行性感冒報道は、三月七日の「猖獗を極めたる奥鹿村（木田郡）の流感漸く終息す」の記事が最後となる。

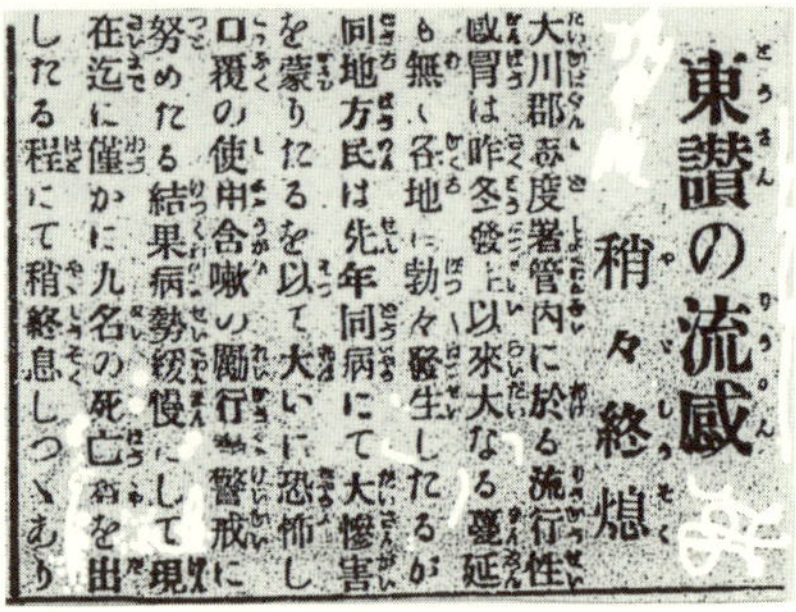
東讃の流感 稍々終熄

大川郡[illegible]署管内に於る流行性感冒は昨冬發生以來大なる蔓延も無く各地に勃々發生したるが同地方民は先年同病にて大慘害を蒙りたるを以て大いに恐怖し口覆の使用含嗽の勵行警戒に努めたる結果病勢緩慢にして現在迄に僅かに九名の死亡者を出したる程にて稍終息しつゝあり

写真5—7　『香川新報』1920年2月18日付

軍隊内での流行

中国地方の流行性感冒に関する情報は少ないが、『大阪毎日新聞』が、大正八（一九一九）年一二月九日の紙面で、「呉軍港襲わる」として、軍艦乗組員のうち約一〇〇名が入院し、すでに三名の死亡者が出たこと、今回の流行性感冒は前年より悪性との病院長談話を掲載している。同紙は、一二月一九日には、広島第五師団留守隊での感冒流行を伝え、患者八〇〇名、死亡者二〇余名と報じている。さらに翌日には、呉軍港における死亡者は毎日四、五名に達すると伝えている。中国地方に関しては、軍隊内の流行が県外の紙上で散発的に見られるのみであるが、もし地域内の新聞の利用が可能であったら、一般住民の間での流行状況も知ることができるだろう。

近畿地方

最大の死亡者を出した地域

結論から言えば、「後流行」において、京阪神地方は最大の死亡者を出した。したがって、この地域の新聞、『京都日出新聞』、『大阪毎日新聞』、『神戸新聞』には、関連記事も多く、流行の悲惨さを伝え

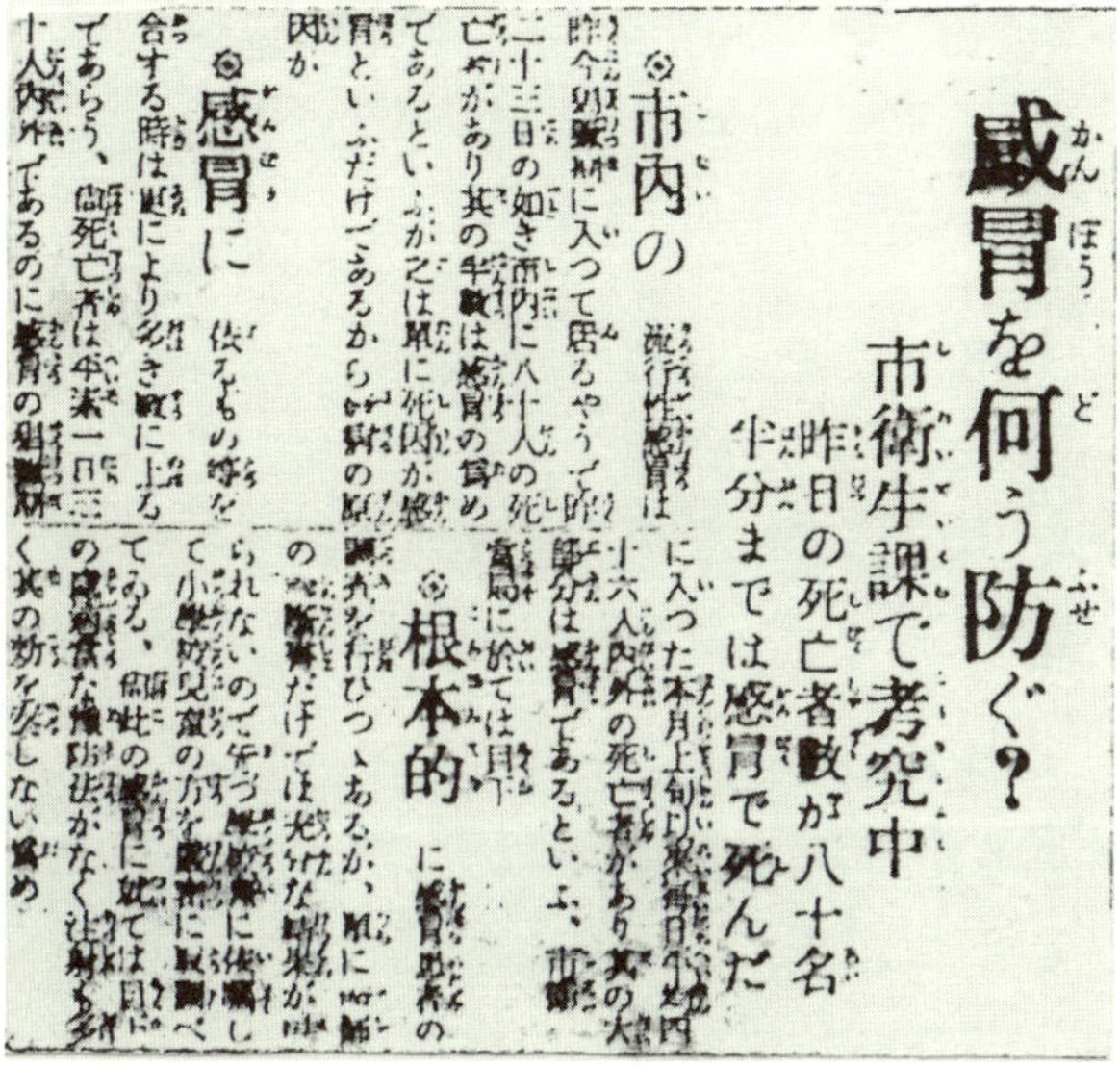

感冒を何う防ぐ？
市衛生課で考究中
昨日の死亡者数が八十名
半分までは感冒で死んだ

◎市内の 流行性感冒は[illegible]昨今猖獗期に入つて居るやうで昨二十三日の如き市内に八十人の死亡者があり其の半数は感冒の為めであるといふが之は既に死因が感冒といふだけであるから[illegible]因か

◎感冒に [illegible]合する時は更により多き数に上るであらう、[illegible]死亡者は本年一月[illegible]十人内外であるのに感冒の[illegible]

に入つた本月上旬以来毎日市内の[illegible]十六人内外の死亡者があり其の大部分は感冒であるといふ、市衛生局に於ては目下

◎根本的 に感冒患者の[illegible]

写真５—８　『神戸新聞』1919 年 12 月 14 日付

ている。

「後流行」についてまず注意を喚起したのは、全国各紙が伝えた、一〇月から一一月にかけてのサンフランシスコや上海における流行性感冒再発という情報であったが、実際に京阪神地方で患者の発生をみたのは一二月半ば頃で、大阪市では、第四師団の感冒流行（『大阪毎日新聞』一二月一三日付）に関する記事、神戸市では、「市内の流行性感冒は昨今猖獗期に入って居るようで昨一三日の如き市内に八十人の死亡者があり其の半数は感冒の為であるという……」という記事（『神戸新聞』一二月一四日付、**写真５—８**）、京都市では、「流感発生　京都における今年最初の者」（『京都日出新聞』一二月一四日付）という記事が掲載された。

流行は、軍隊であろうと民間であろうと猖獗を極めたが、特に軍隊においては陸軍でも、海軍でも、一二月一日の新規入営兵で免疫を持っていない者の間で大流行をみている。たとえば、舞鶴海兵団では、一二月一八日までに重患者一五〇名、死亡者一六名を出している。

一二月中に最も多くの死亡者を出したのは神戸市（一九一八年末の現住人口五九万二七二六人）で、流行性感冒による死亡者だけでも、一六日・五名、一七日・八名、一八日・一一名、一九日・一四名、二〇日・一四名、二一日・一七名、二二日・二四名、二三日・二六名、二四日・三八名、二五日・三九名、二六日・四〇名、二七日・五八名と一二日間で二九四名に達し、死者増大の勢いは止まらなかった。このため火葬場の混雑が既に始まっている（『神戸新聞』一二月二七日、二九日付）。姫路の師団においても、流行性感冒は猛烈で、大正九（一九二〇）年一月五日までに三六名の死亡者を出した。また、一月九日の同紙は、市電の運転手の欠勤のため、普段より運転本数を減らしているとの市当局の談話を掲載している。

年が改まり、死者がさらに増大

しかし、京阪神地方の本格的流行は、この後に始まる。大阪では年が明ける前後から死亡者が激増し、二〇〇〇人から三〇〇〇人の遺体が火葬場に運び込まれた。そのうち、流行性感冒が原因の死者が五割以上に達した（『大阪毎日新聞』一九二〇年一月七日付）。幼稚園を始め、諸学校の休校も始まり（一〇日、一三日付）、大阪市民の一日あたりの死者は一挙に三七〇名あまりとなり（うち小学校教員五名）、流行性感冒

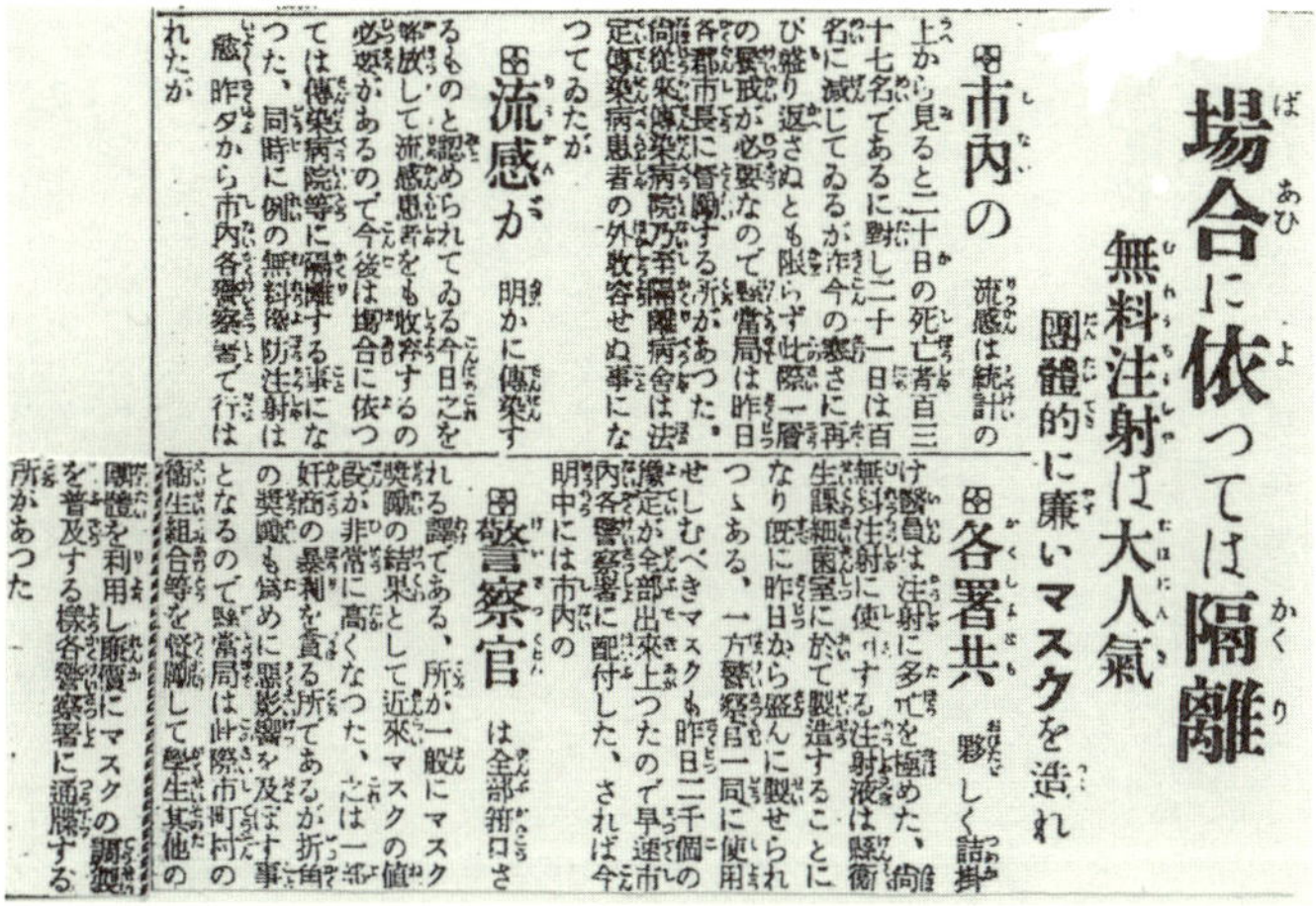
場合に依っては隔離

無料注射は大人氣

團體的に廉いマスクを造れ

◎市内の　流感は統計の上から見ると二十日の死亡者百三十七名であるに對し二十一日は百名に減じてゐるが昨今の寒さに再び盛り返さぬとも限らず此際一層の警戒が必要なので當局は昨日各郡市長に督勵する所があつた、尚從來傳染病院乃至隔離病舍は法定傳染病患者の外收容せぬ事になつてゐたが

◎流感が　明かに傳染するものと認められてゐる今日之を解放して流感患者をも收容するの必要があるので今後は場合に依つては傳染病院等に隔離する事になつた、同時に例の無料豫防注射は愈々昨夕から市内各警察署で行はれたが

◎各署共　夥しく詰掛け醫員は注射に多忙を極めた、尚無料注射に使用する注射液は縣衛生課細菌室に於て製造することになり既に昨日から盛んに製せられつゝある、一方警察官一同に使用せしむべきマスクも昨日二千個の豫定が全部出來上つたので早速市内各警察署に配付した、されば今明中には市内の

◎警察官　は全部掩口される譯である、所が一般にマスク奬勵の結果として近來マスクの値段が非常に高くなつた、之は一部奸商の暴利を貪る所であるが折角の奬勵も爲めに惡影響を及ぼす事となるので縣當局は此際市町村の衛生組合等を督勵して學生其他團體を利用し廉價にマスクの調製を普及する樣各警察署に通牒する所があつた

写真5—9　『神戸新聞』1920年1月23日付

による死者をこのうちの半数と見積もったとしても、大正八（一九一九）年暮の状況をはるかに上回っている。

神戸市での流行も大阪市にひけをとらず猖獗を極め、鐘紡では、女工五〇〇〇名中一三二一名が発病、五三三名が治癒、三五名が死亡した（『神戸新聞』一月一五日付）。神戸市の一日の死亡者は、一月半ばには二〇〇名を突破する日も出るほどであったが、なぜか学校の全面休校措置はとられていない。ただこの年は、マスクの使用が奨励された。アメリカのように強制的に、マスクを着けない者は電車に乗せない、というほどではなかったが。(5) 第一、マスクの生産量が全住民に行きわたらせるには不足し、一月二三日の記事（**写真5—9**）によると、この時点でようやく全警察官に配当されるといった状況であった。

こういった状況のなかで、人々は神仏に祈る思い

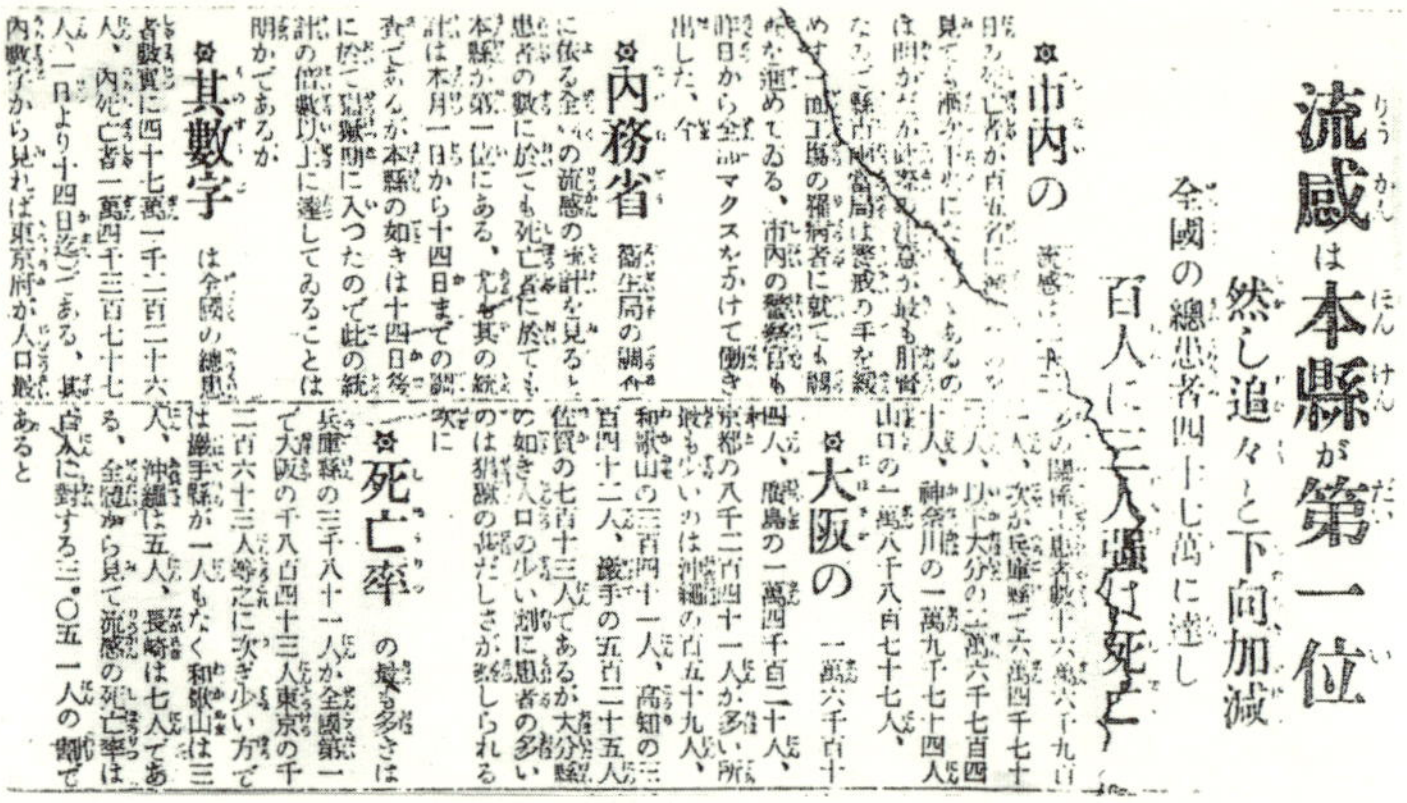

流感は本縣が第一位
然し追々と下向加減
全國の總患者四十七萬に達し
百人に三人強は死亡

◎市內の [illegible]

◎內務省 衛生局の調査に依る全國の流感の統計を見ると患者の數に於ても死亡者に於ても本縣が第一位にある、尤も其の統計は本月一日から十四日までの調査であるが本縣の如きは十四日後に於て猖獗期に入つたので此の統計の倍數以上に達してゐることは明かであるが

◎其數字 は全國の總患者數實に四十七萬一千二百二十六人、內死亡者一萬四千三百七十七人、一月一日より十四日迄である、其百人に對する [illegible] 內數字から見れば東京府が人口最 [illegible] あると

◎大阪の [illegible]

◎死亡率 の最も多さは兵庫縣の三千八十一人が全國第一で大阪の千八百四十三人東京の千二百六十三人等之に次ぎ少い方では鐵手縣が一人もなく和歌山は三人、沖縄は五人、長崎は七人である、全國から見て流感の死亡率は [illegible] 三．〇五一人の割で

写真５—10　『神戸新聞』1920 年 1 月 24 日付

で悪疫から逃れようとしたのであろう。須磨に近い多井畑にある八幡神社は、古来、畿内国境の厄除神であったが、「善男善女で……非常な賑ひを呈し兵電（兵庫電鉄）は朝の程から鮓詰めの客を乗せて月見山停車場に美しい女も職工さんも爺さんも婆さんも十杷一束げで吐き出す」（一月一九日付）と伝えている。駅から神社まではさらに二キロ程度の山道で、社務所が用意した護符は飛ぶようにはけた。今日の視点からすれば、満員電車に一人でもスペイン・インフルエンザ罹患者が乗っていたら、と思わず鳥肌が立つ光景である。

しかし、神戸市はとうとう市内の幼稚園、小学校、中等学校の全面休校を決めた。死亡者数も、この時点で全国最高となり、一月二四日の記事の見出しは「流感は本県が第一位」となっている（**写真５—10**）。一月末になると、神戸市内の流行はやや下火となり、郡部に移って行った。一月二八日には、「郡部の流感は今が猖獗期」として、豊岡、明石、揖保郡網干等における学校閉鎖を伝え

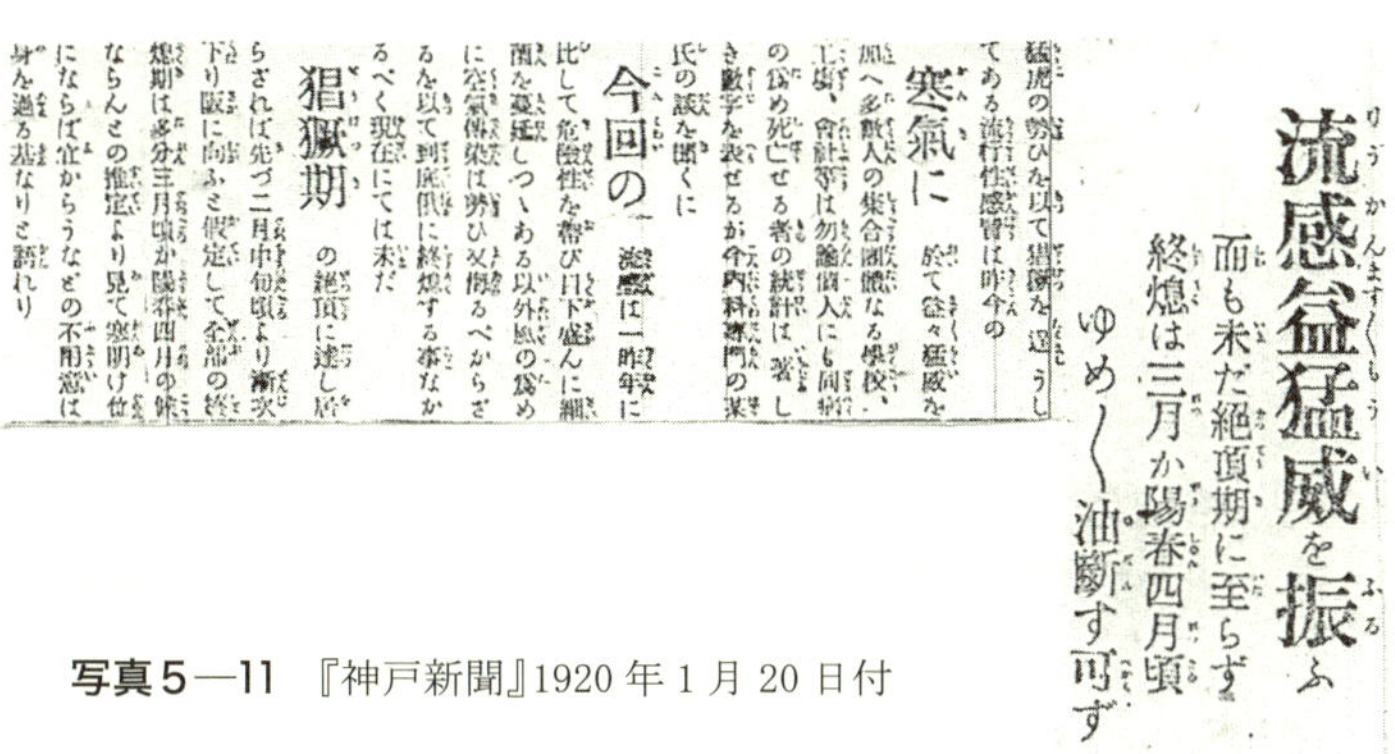

流感益猛威を振ふ
而も未だ絶頂期に至らず
終熄は三月か陽春四月頃
ゆめ〳〵油断す可ず

猛虎の勢ひを以て猖獗を逞うしてある流行性感冒は昨今の
寒氣に　於て益々猛威を加へ多數人の集合團體なる學校、工場、會社等は勿論個人にも同病の爲め死亡せる者の統計は著しき數字を表せるが今内科專門の某氏の談を聞くに
今回の　流感は一昨年に比して危險性を帶び目下盛んに細菌を蔓延しつゝある以外風の爲めに空氣傳染は勢ひ又侮るべからざるを以て到底俄に終熄する事なかるべく現在にては未だ
猖獗期　の絶頂に達し居らざれば先づ二月中旬頃より漸次下り坂に向ふと假定して全部の終熄期は多分三月頃か陽春四月の候ならんとの推定より見て寒明け位にならば宜からうなどの不用意は身を過る甚なりと語れり

写真5—11　『神戸新聞』1920年1月20日付

る。しかし二月以降、兵庫県での流行性感冒に関する記事はない。

京都では、大正九（一九二〇）年一月中旬から、流行性感冒による死亡者続出の報が、『京都日出新聞』に頻出するようになる。一三日の紙面で、元日以来の死亡者は、七条署管内で九名、堀川署管内一九名、五条署管内で八名、松原署管内で八名に達したことを報じている。また、死亡者の年齢は二十歳未満が多かった。市内の小学校は一七日から一〇日間、全面休校に入っている。また、従来、流行性感冒は法定伝染病ではなかったため、市立の京都病院には収容できなかったが、法令改訂を行い、収容可能になった。一八日の『京都日出新聞』は、それまでに六〇名を収容したが、死亡三名を出したと報じている。二〇日の紙面（**写真5—11**）でも「流感益々猛威を振ふ　而も未だ絶頂期に至らず」とあるが、未だ病原も分からず、根本的な予防・治療の方法も分かっていなかった。

そのような状況下、伏見のある小学校では、阪神方面への修学旅行が実施されようとしていた。阪神地方は流行の最も激しいところであり、父兄側は延期を申し出たが、学校側は変更不可能とした。このような時期に、阪神方面へ修学旅行を計画するだけでも無謀と

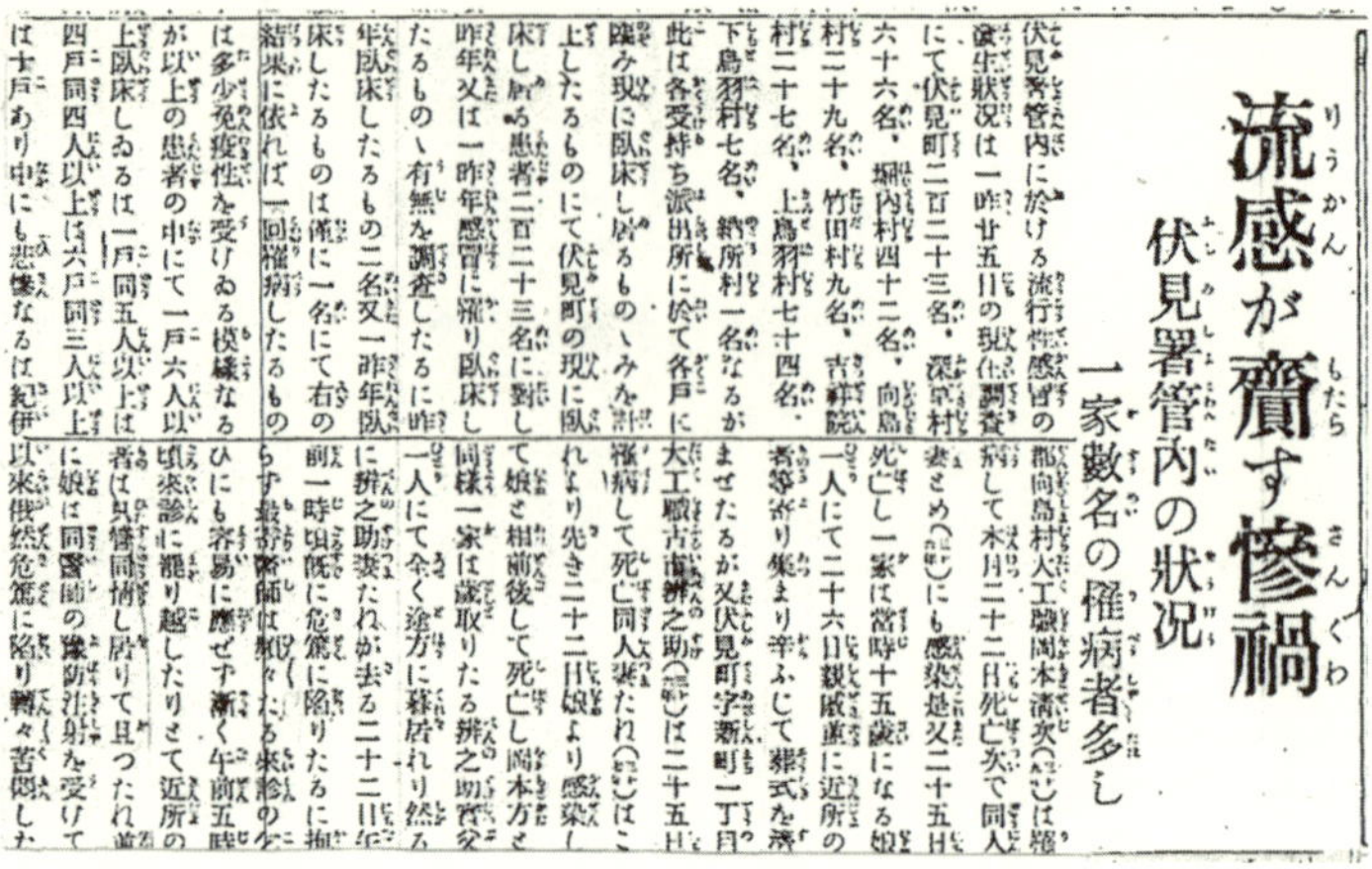
流感が齎す慘禍
伏見署管内の狀況
一家數名の罹病者多し

伏見署管内に於ける流行性感冒の發生狀況は一昨廿五日の現在調査にて伏見町二百二十三名・深草村六十六名・堀内村四十二名・向島村二十九名・竹田村九名・吉祥院村二十七名・上鳥羽村七十四名・下鳥羽村七名・納所村一名なるが此は各受持ち派出所に於て各戸に臨み現に臥床し居るもの丶みを計上したるものにて伏見町の現に臥床し居る患者二百二十三名に對して昨年又は一昨年感冒に罹り臥床したるもの丶有無を調査したるに昨年臥床したるもの二名又一昨年臥床したるものは僅に一名にて右の結果に依れば一回罹病したるものは多少免疫性を受けゐる模樣なるが以上の患者の中にて一戸六人以上臥床しゐるは一戸同五人以上は四戸同四人以上は六戸同三人以上は十戸あり中にも悲慘なるは紀伊郡向島村大工職岡本清次(四十)は罹病して本月二十二日死亡次で同人妻さめ(三十)にも感染是又二十五日死亡し一家は當時十五歳になる娘一人にて二十六日親戚並に近所の者等寄り集まり辛ふじて葬式を濟ませたるが又伏見町字新町一丁目大工職古瀬辨之助(三十)は二十五日罹病して死亡同人妻たれ(四十)はこれより先き二十二日娘より感染して娘と相前後して死亡し岡本方と同樣一家は歳取りたる辨之助實父一人にて全く途方に暮居れり然るに辨之助妻たれが去る二十二日午前一時頃既に危篤に陷りたるに拘らず最寄醫師は夫々たる來診の乞ひにも容易に應ぜず漸く午前五時頃來診に罷り越したりさて近所の者は只憐憫し居りて且つたれ並に娘は同醫師の豫防注射を受けて以來俄然危篤に陷り轉々苦悶した

写真5—12　『京都日出新聞』1920年1月27日付

しか言い様がない。

一月下旬になると、流行は郡部で猖獗を極めるようになった。府下綴喜郡多賀村[6]は小村であるが、二三日の紙面によれば、全村民が罹患し、すでに二〇名以上の死亡者を出している。また、伏見署管内の罹患状況の報告では、伏見町で臥床している患者は二二三名であるが、そのうち前年罹患した者は二名、前々年に罹患した者は一名であり、一度罹患すると、免疫を持つようになるらしい、としている（一月二七日付、**写真5—12**）。二月五日の紙面では、伏見町の罹患者は三五九名、死亡者は六一名に増加している。

しかし、京都市、京都府下の流行は、二月に入ると下火になった。とはいえ、完全に終息したわけではなく、時々余燼から火の手が上るように四月まで、患者、死亡者の発生をみた。二月上旬の記事では、ひと頃その着用が奨励されたマスクは、流行が下火になると売れ残り、一〇万ものマスクが業者や薬局に「持ち

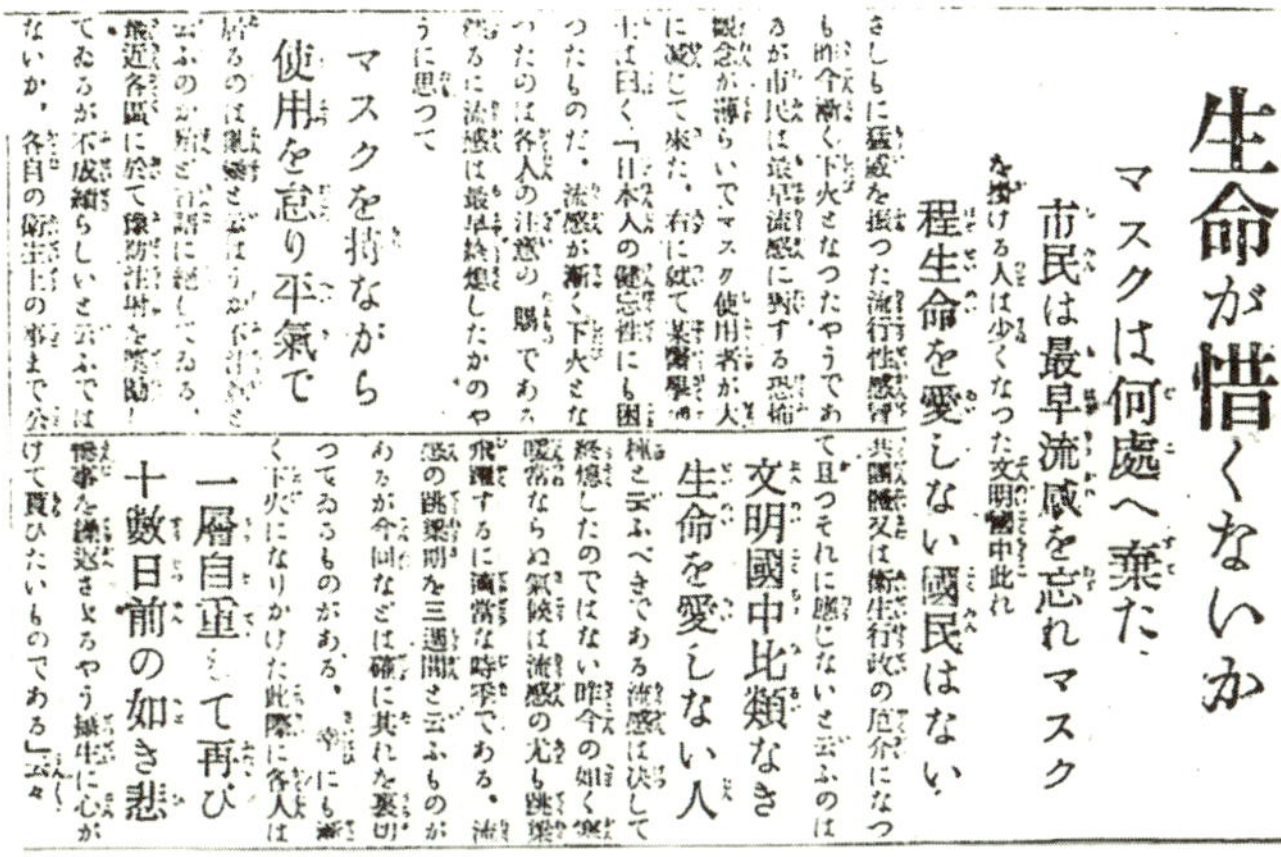

写真5—13　『神戸新聞』1920年2月3日付

腐り」になった（三日付、**写真5—13**）。

流行性感冒患者を収容した市立京都病院は、患者減少に伴い、二月末をもって新たな収容を停止したが、その間の患者数五九五名、二月末時点の入院患者三八名に対し、死亡者は一五九名と、入院患者の二五パーセントが死亡している。重症の入院患者が多かったためでもあろうが、この死亡率は非常に高い。

近畿地方の他県の情報は極めて少ない。各県で発行されている新聞や、大阪発行の新聞でも各県版には掲載されていたに違いないが、大阪本社版や、京都、神戸発行の版には、他県の状況はごく散発的にしか報じられなかった。

中部地方

抗体をもたない初年兵に多い罹患

この地方の「後流行」に関する新聞記事としては、大正八（一九一九）年一一月二五日『新愛知』紙が、「又復昨今県下各地方で流行性感冒に悩まされて居る小児がボツボツ発見され……」と報じたのが最も早い。以下同紙にしたがって、愛知県を中心とする「後流行」の状況を追ってみよう。

例によって、一二月中旬になると、一日に入営した新兵の罹患が紙面を賑わし、一六日の記事によると、豊橋歩兵第六〇聯隊他で多数の患者が出たが、「大部分は初年兵」であった。翌日の詳報では、入院および隊内療養患者計八九名のうち、二年兵以上はわずか六名に過ぎないことが報じられている。このほか、各地の聯隊で初年兵の患者が相次いだ。民間では、日本紡績大垣工場で一二月一七日までに二四〇名あまりの患者と八名の死者を出した（同紙、一二月二〇日付）。

年末から翌大正九（一九二〇）年初にかけて、『新愛知』紙は他地域の感冒猖獗を伝えるが、東海地方については、陸軍の聯隊における患者発生、沈静化を伝えるのみであった。しかし、一月一一日の紙面では、前年一二月中に名古屋市以外の県下で三〇〇〇人以上が感染し、死亡者は一〇九名と報じている。しかし、「後流行」は名古屋市を含む東海地方には、総じて大きな被害をもたらさなかったのか、記事も少なく、その内容も悲惨なものは少なかった。

三河の鳳来寺では、一月二九日から二月四日まで「悪疫退散祈祷修行」の行事が行われ、参拝者には「悪病除守護札」が配られた。

二月に入ると「流感減退」(7)の文字が眼につくようになり、流行は郡部へ移っている。三河山間部、渥美半島などでの流行が伝えられているが、名古屋市を中心とする地域についての記事はない。そして三月三日の記事では「流感は漸く下火となる」とその沈静化が報じられた。

二月に死者増大のピーク

『信濃毎日新聞』は、一二月二五日になって初めて、県下の流行状況を「流行の著しきは西筑摩郡の患者一六二名（内三名死亡）上水内郡の患者百二名（内三名死亡）にて是等患者の発生は大概は一二月一日以降のもの也」と伝えた。翌年になると、ウイルスは長野市へも侵入し、元旦以来一〇日正午までに死亡者は三一人を数えた（一月一一日付）。同紙は、一月二一日以降、連日、長野・松本・上田三市および全県の前々日における新患者、現在患者、同上累計、新死亡、死亡累計の統計を掲載するようになった。**表5―1**に一月一九日から四月六日までの死亡者数や患者数の記録を示した。[8] この表を見ると、一月を通じて毎日死亡者は二〇―三〇名に達し、二月二日現在、死亡累計は三九八名となっている。患者累計が三五三二人なので、患者の死亡率は一一二・六パーミルと非常に高く、典型的な「後流行」の性格を示している。

長野県でも、この年は盛んにマスクの効用が宣伝されたが、悪性化したウイルスはマスクをいとも簡単に通り抜け、感染を拡げ、二月上旬には、県内の死亡者は一日平均四〇―五〇名に達した。諸学校は閉鎖され、諏訪郡の一集落は、ほとんど全滅という惨状を呈している。この集落からは、伊勢参宮をした者がいて、流行性感冒を背負って帰った、と言われている。先の「前流行」のところで言及した伊那郡方面でも蔓延し、伊那町（一九一八年末の現住人口一万三一八四人）では四四名が死亡している（二月一一日付）。

表5—1　長野県の患者数・死亡者数〔1920年〕

	長野市		松本市		上田市		郡部	
	新患者	死亡者	新患者	死亡者	新患者	死亡者	新患者	死亡
1月19日	8	0	0	0	4	1	114	21
1月20日	1	0	1	0	1	0	58	12
1月21日	2	0	0	0	4	0	92	15
1月24日	4	0	2	0	4	0	110	13
1月25日	4	1	1	0	0	1	78	21
1月26日	4	1	1	0	7	0	103	20
1月27日	0	1	0	0	5	0	142	15
1月28日	1	0	0	0	6	0	245	33
1月29日	0	1	2	0	3	0	198	15
2月2日	4	0	0	0	0	0	238	33
2月3日	3	0	10	4	3	0	213	43
2月5日	0	0	32	7	3	0	150	49
2月6日	1	2	6	1	0	0	177	34
2月7日	3	0	3	2	0	0	188	44
2月9日	1	0	0	0	0	0	150	34
2月10日	0	0	1	1	2	2	289	63
2月12日	6	0	2	0	0	0	222	69
2月13日	1	0	0	1	0	0	155	53
2月14日	6	0	0	0	0	1	203	45
2月15日	0	0	13	2	3	0	147	52
2月16日	0	0	1	0	0	0	124	34
2月17日	0	0	2	0	0	2	164	44
2月18日	0	1	1	1	0	0	134	34
2月19日	3	0	3	0	0	0	199	39
2月20日	5	3	4	0	2	0	167	46
2月23日	1	0	0	0	0	0	59	14
2月24日	1	0	12	4	3	0	203	46
2月26日	4	0	1	2	0	0	70	32
2月28日	0	1	4	1	1	1	85	32
2月29日	1	1	0	0	0	0	125	21
3月1日	0	0	2	0	0	0	60	29
3月2日	3	0	0	0	1	1	81	23
3月3日	0	0	0	2	0	1	25	21
3月4日	0	0	0	2	0	1	25	21
3月5日	0	0	0	2	0	0	25	14
3月6日	0	0	0	0	7	0	58	23
3月7日	2	0	0	0	4	0	58	17
3月8日	1	3	4	0	0	0	58	31
3月9日	0	0	0	0	17	0	101	32
3月13日	3	0	3	2	0	0	92	32
3月14日	1	0	0	1	0	0	128	37
3月16日	0	0	0	0	4	0	91	19
3月18日	4	3	0	0	4	0	123	31
3月19日	1	0	0	0	1	0	80	29
3月21日	2	0	1	0	0	0	66	27
3月22日	1	1	1	1	0	4	123	26
3月23日	2	0	0	1	6	1	137	30
3月25日	0	0	0	0	0	1	60	19
4月4日	17	4	0	0	1	0	149	10
4月5日	10	1	0	0	0	0	142	17
4月6日	2	0	0	0	1	1	103	17

出典:『信濃毎日新聞』1920年1月21日—4月8日付掲載の表より作成。

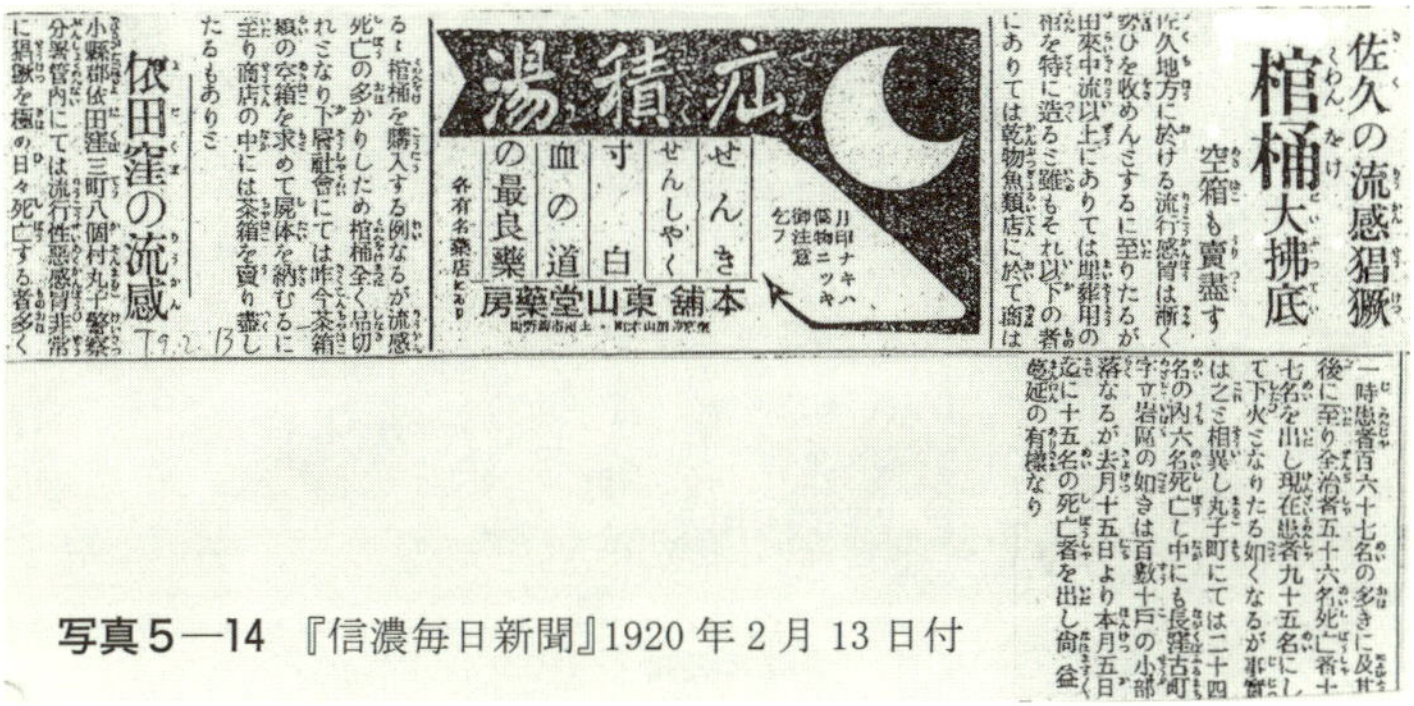

佐久の流感猖獗
棺桶大拂底
空箱も賣盡す

佐久地方に於ける流行感冒は漸く勢ひを収めんとするに至りたるが由來中流以上にありては葬儀用の棺を特に造るミ雖もそれ以下の者にありては乾物魚類店に於て商はるゝ棺桶を購入する例なるが流感死亡の多かりしため棺桶全く品切れミなり下層社會にては昨今茶箱類の空箱を求めて屍体を納むるに至り商店の中には茶箱を賣り盡したるもありミ

疝積湯
せんき
せんしやく
寸白
血の道
の最良薬
月印ナキハ偽物ニツキ御注意ヲ乞フ
本舗 東山堂薬房
各有名薬店にあり

依田窪の流感

小縣郡依田窪三町八個村丸子警察分署管内にては流行性惡感冒非常に猖獗を極め日々死亡する者多く一時患者百六十七名の多きに及び其後に至り全治者五十六名死亡者十七名を出し現在患者九十五名にして下火ミなりたる如くなるが事情は之ミ相異し丸子町にては二十四名の内六名死亡し中にも長窪古町字立岩區の如きは百數十戸の小部落なるが去月十五日より本月五日迄に十五名の死亡者を出し尚益々蔓延の有様なり

T9.2.13

写真5—14　『信濃毎日新聞』1920年2月13日付

二月一〇日には、県内の流行性感冒死亡者は六〇人の大台に乗り、各地で棺桶が払底し、茶箱を用いるところも出てきた（二月一三日付、**写真5—14**）。死亡者のピークは一二日で、六九人、累計八四二人（患者累計は五四九一人）となった。しかし、流行は長野県でも次第に郡部に移り、二一日には「流感漸次に悪化」と壮年死亡者の増大を伝え、三月に操業を開始する製糸工場に注意を喚起している。

三月になると、「流感やや下火」という見出しが出るようになったが、決して終息したわけではなく、たとえば、三月六日時点で、依然として新患者五八名、新死亡者二三名が新聞社の統計に掲載されている。こういった状況を本省に報告した長野県当局に対し、内務省衛生局長からようやく、流行性感冒を法定伝染病に入れる旨回答してきた。なんとも遅い対応である（三月一四日付、**写真5—15**）。

六月七日になって新患者発生がなくなり、「流感漸く終息」（六月一〇日付）の記事が出た。『信濃毎日新聞』がスペイン・インフルエンザ流行を克明に、最終まで追ったこともあるが、実際、長野県は日本内地のなかでも、もっとも遅くまで「後流行」に悩まされ

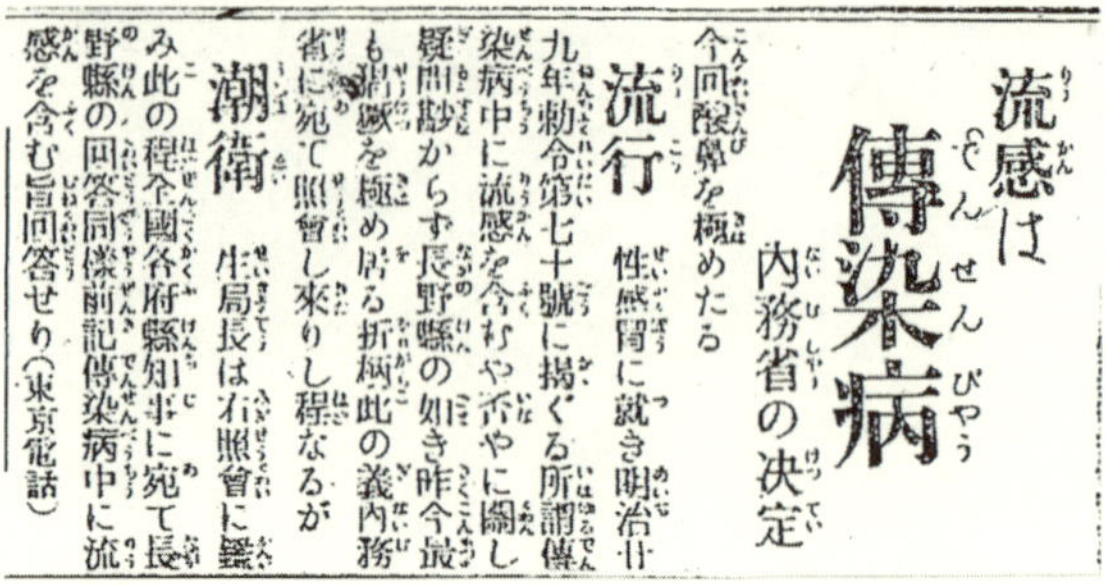

流感は傳染病 内務省の決定

今回猖獗を極めたる流行性感冒に就き明治卅九年勅令第七十號に掲ぐる所謂傳染病中に流感を含むや否やに關し疑問尠からず長野縣の如き昨今最も猖獗を極め居る折柄此の義内務省に宛て照會し來りし程なるが潮衛生局長は右照會に鑑み此の程全國各府縣知事に宛て長野縣の回答同様前記傳染病中に流感を含む旨回答せり（東京電話）

写真5—15 『信濃毎日新聞』1920年3月14日付

たのである。

郡部で猛威をふるう

北陸に目を移すと、最初に報道したのは『新潟新聞』で、大正八（一九一九）年一一月一五日の紙面で、新潟市内で「近時流行性感冒著しく流行」と報じている。一二月に入ると、聯隊所在地の村松のほか、新潟市に隣接する沼垂、三条等における流行が伝えられ、早くも死亡者を出している。しかし流行性感冒に関する記事の多くは、県下の各聯隊における流行状況に関するものであった。

一般住民の間における流行は、大正九（一九二〇）年になってからで、新潟、柏崎等で死亡者の出たことが報じられたが（一九二〇年一月九日付）、「後流行」のピークは、北陸の他県同様、一月後半にやってきた。二三日の紙面（**写真5—16**）では、「流感来！流感来！患者幾千日に相次ぐ……警戒せよ死者亦た多し」と警鐘を鳴らし、以下各地の流行状況を報じている。その中でもとくに注目すべき報道として、新潟市の状況を伝えた二九日の記事は「当市流感死亡者少し」と、市内では流行の割には死亡者が少ないこと、大正七（一九

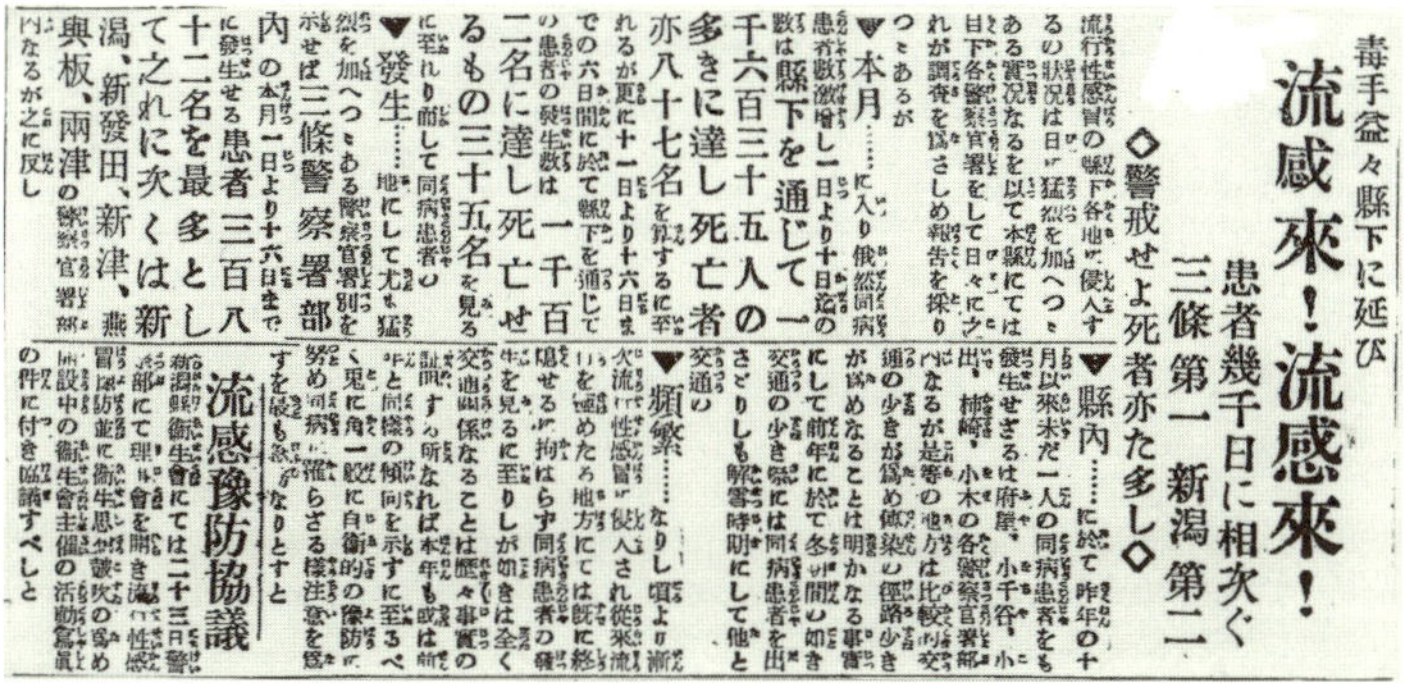

毒手益々縣下に延び

流感來！流感來！

患者幾千日に相次ぐ

三條第一　新潟第二

◇警戒せよ死者亦た多し◇

流行性感冒の縣下各地に侵入するの状況は日に猛烈を加へつゝある實況なるを以て本縣にては目下各警察官署をして日々に之れが調査を爲さしめ報告を採りつゝあるが

▼本月……に入り俄然同病患者數激増し一日より十日迄の數は縣下を通じて一千六百三十五人の多きに達し死亡者亦八十七名を算するに至れるが更に十一日より十六日までの六日間に於て縣下を通じての患者の發生數は一千百二名に達し死亡せるもの三十五名を見るに至れり而して同病患者の

▼發生……地にして尤も猛烈を加へつゝある警察官署別を示せば三條警察署部内の本月一日より十六日までに發生せる患者三百八十二名を最多として之れに次くは新潟、新發田、新津、燕與板、兩津の警察官署部内なるが之に反し

▼縣内……に於て昨年の十月以來未だ一人の同病患者をも發生せざるは府屋、小千谷、小出、柿崎、小木の各警察官署部内なるが是等の地方は比較的交通の少きが爲め傳染の徑路少きが爲めなることは明かなる事實にして前年に於て冬期間の如き交通の少き際には同病患者を出さゞりしも解雪時期にして他と交通の

▼頻繁……なりし頃より漸次流行性感冒が侵入され從來流行を極めたる地方にては既に終熄せるに拘はらず同病患者の發生を見るに至りしが如きは全く交通關係なることは歴々事實の証明する所なれば本年も或は前年と同樣の傾向を示すに至るべく兎に角一般に自衛的の豫防に努め同病に罹らざる樣注意を爲すを最も急務なりとすと

流感豫防協議

新潟縣衛生會にては二十三日警察部にて理事會を開き流行性感冒豫防並に衛生思想鼓吹の爲め[illegible]設中の衛生會主催の活動寫眞の件に付き協議すべしと

写真5—16　『信濃毎日新聞』1920年1月23日付

一八）年の場合と比較して、その点が特に顕著なことを報じている。しかし二月になると、市内の患者で死亡する者が増え、九日までに限っても三〇名が死亡した。

たしかに死亡者の報道は、郡部に多かった。栃尾町、水原町、津川町といった人口数千の小都市で何人もの死亡者を出した（二月三一日付）。佐渡郡でも流行は猖獗を極め、一月三一日までに患者五八〇名、死者二八名を出した（二月三日付）。

「後流行」の特徴の一つは、患者死亡率の高いことであるが、一一月の初発以来、二月三日に至るまでの患者は、累計一万六〇四一名、死亡者数一〇〇九名（死亡率六三パーミル）、一月二一日から三一日までは、患者七五一四名、死亡者四七六名（同六三パーミル）、二月一日から三日までは、患者一七四〇名、死亡者一九二名（同一一〇パーミル）、と高率になった（二月七日付）。

その後の流行は、新津、巻、中条、新発田といった小都市から農村部に拡がっていった。新潟市では、二月末に一〇九名の死亡者を数えた後、「漸く衰退の傾向を示した」（二月二七日付）。また、予防注射の効果に対する疑問も出されている（三月三日

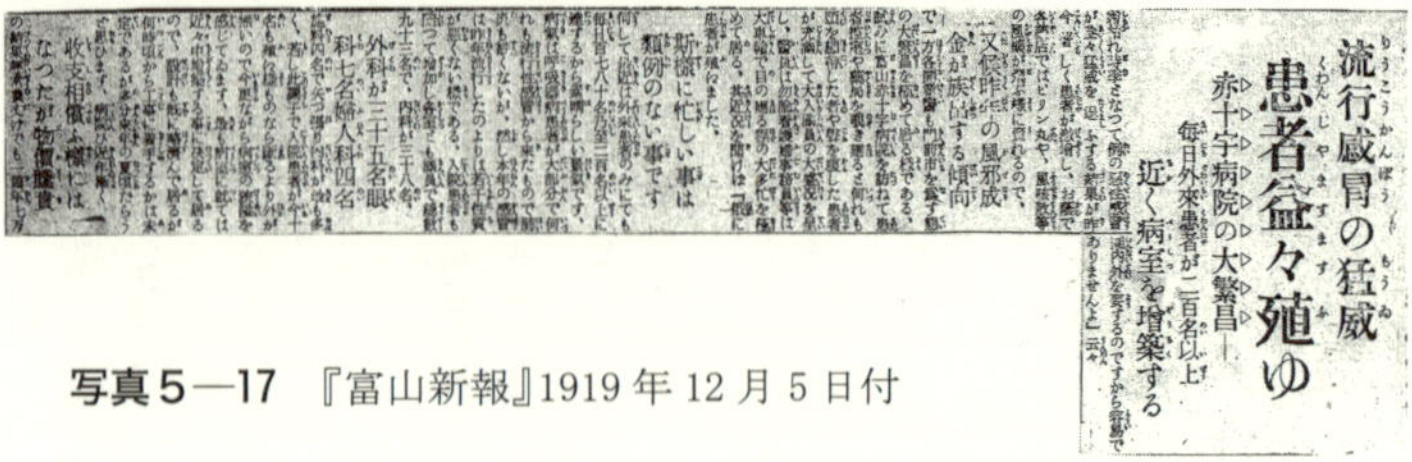
流行感冒の猛威
患者益々殖ゆ
赤十字病院の大繁昌
毎日外来患者が二百名以上
近く病室を増築する

写真5—17　『富山新報』1919年12月5日付

付)。三月になっても、北蒲原郡、中蒲原郡、刈羽郡、魚沼郡では依然として猖獗を極め、多くの悲劇を生んだ。

県下の流行性感冒が下火になったのは三月の下旬で、『新潟新聞』は二三日に、「流感減退　新患者少なし」の見出しを掲げた。しかし、県下にはまだまだ猖獗を極め、患者や死亡者を出すところもあり、佐渡では四月になって「流感再燃」さえしている(四月一一日付)。新潟市内も四月上旬だけで五〇名の死者を出すほどであった。五月から六月にかけても、流行性感冒発生の記事は、散発的であるが紙面を賑わし、ようやく六月九日の記事をもって最後となる。

富山県では、『富山新報』大正八(一九一九)年一二月五日の紙面(写真5—17)で、「流行感冒の猛威　患者益々殖ゆ」との見出しで、富山赤十字病院の混雑ぶりを伝えている。一〇日になると、死亡者の記事が載るようになり、一四日には、県下で元日以来七二名が死亡と報じられている。

しかし、これはまだ序の口であった。一二月中旬以降、「流感益々蔓延」(一七日付)、「高岡も流感猖獗」(一八日付)、「悪性感冒益々蔓延す……日を追ふて患者続出」(二二日付)、「全市の各学校悉く閉鎖」(二四日付)と次第に猛威を振るうようになった状況を伝えている。

休校になった児童たちは自宅にいたのだろうか。興味深いある記事は、「図書館が満員」という見出しで、学校が休みになった少年少女で館があふれている様子を伝えている。一服の清涼剤とでも言うべきだろうが、図書館で感染する可能性もあった。

富山県では、二月になると、「流感稍下火に向ふ　新患の発生次第に減退」との見出しで、なお罹患、死亡は後を絶たないものの、減少傾向に入ったことを報じている（二月一日付）。学校も再開され、一般には愁眉を開いたとはいえ、日清紡績高岡工場のように二月下旬になっても流行蔓延のやまないところも残った。しかし、長野県、新潟県のように六月まで続くことはなく、終息をみている。

石川県も、一二月五日の『北国新聞』が、金沢における流行性感冒患者発生を伝えている。すでに一一月中に二三八人の死亡者を出しているが、前年に比べると三〇〇人少ない、とやや楽観的な見方をしている（一二月七日付）。年内にはそれ以上の記事は現れなかったが、年が明けると流行の勢いは熾烈になった。最初の五日間で、金沢市役所は七〇件の火葬許可証を発行している。この中には流行性感冒以外の原因による死亡も含まれるだろうが、流行性感冒は、県内各地に猛烈な勢いで拡がっていった。県では感染を防ぐため、宴会の席で行われる交盃の禁止を談話として発表し（一月九日付、**写真5―18**）、さらに、このことを金沢警察署長より各料理屋に告諭として発した（一六日付）。

しかし、石川県、とくに金沢市における流行は、一月末には下火になったが（一月二四日付）、能登半島各地では流行は続いていた。輪島（一月三〇日付）、穴水（同日付）、七尾（二月一日付）における流行は悪性となり、多数が罹患し、肺炎に進んだ。

新聞は、この「悪性」を、患者の高死亡率で説明している。「昨今発生患者に対する一割が仆れてい

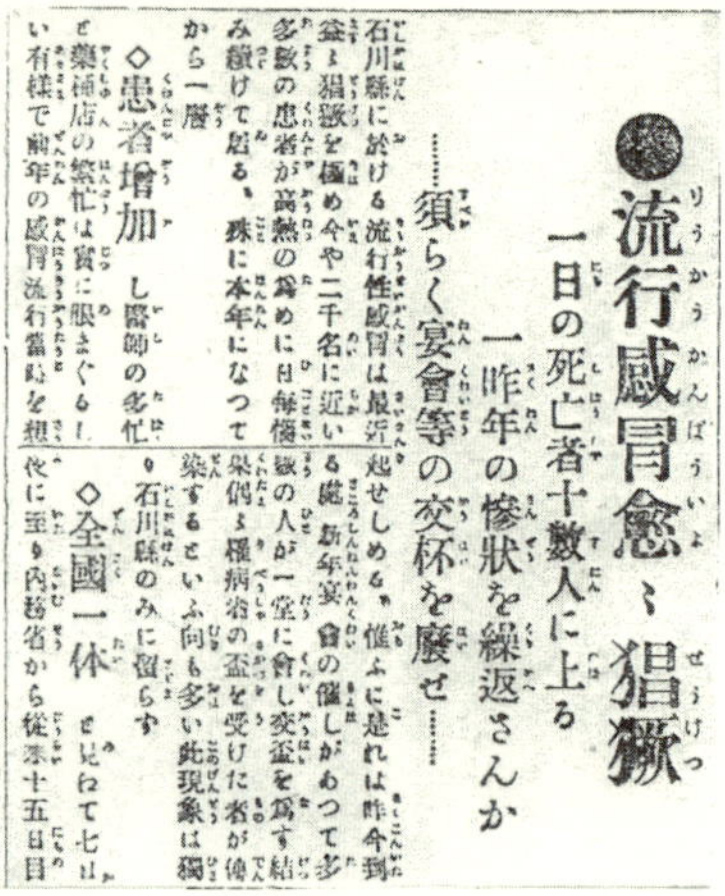

●流行感冒愈々猖獗
一日の死亡者十數人に上る
一昨年の慘狀を繰返さんか
……須らく宴會等の交杯を廢せ……

石川縣に於ける流行性感冒は最近益々猖獗を極め今や二千名に近い多數の患者が高熱の爲めに日每惱み續けて居る、殊に本年になつてから一層
◇患者增加 し醫師の多忙ど藥種店の繁忙は實に眼まぐるしい有樣で前年の感冒流行當時を想起せしめる、惟ふに是れは昨今到る處新年宴會の催しがあつて多數の人が一堂に會し交盃を爲す結果偶々罹病者の盃を受けた者が傳染するといふ向も多い此現象は獨り石川縣のみに留らず
◇全國一体 を見ねて七[illegible]代に至り内務省から從來十五日目

写真5―18
『北国新聞』1920年1月9日付

る」（一二月一四日付）。

その後、軍隊では四月初めに流行発生をみたが漸次終息し、それ以外では四月、能美郡で散発的な罹患・死亡の発生を見たのち終息した。

関東地方

初めは軍隊から

関東地方の「後流行」は、一般には大正八（一九一九）年末から大正九（一九二〇）年二月にかけ、比較的短い間に、多数の死亡者をもたらす結果となった。一般社会に先立ち、軍隊の中での流行があったが、特に近衛師団では被害甚大で、多数の罹患者・死亡者を出している。これは、近衛師団各聯隊の兵が他師団と異なり、地元ではなく全国から徴募され、免疫を持っていない者が多く含まれていたからではないだろうか。

その第一報は、大正八（一九一九）年一二月一一日の『読売新聞』に見られる。「流行性感冒遂に近衛聯隊を冒す」という見出しで、衛戍病院収容患者一八〇余名、危篤一一名、死亡二名とある。しかもこの死亡者は、一二月一日に入営したばかりの新兵だった。一二月二〇日の『東京朝日新聞』は、「悪性感冒全軍隊に瀰漫し将卒の死亡二百余名」という見出しで、全国的に軍隊の流行性感冒罹病状況を

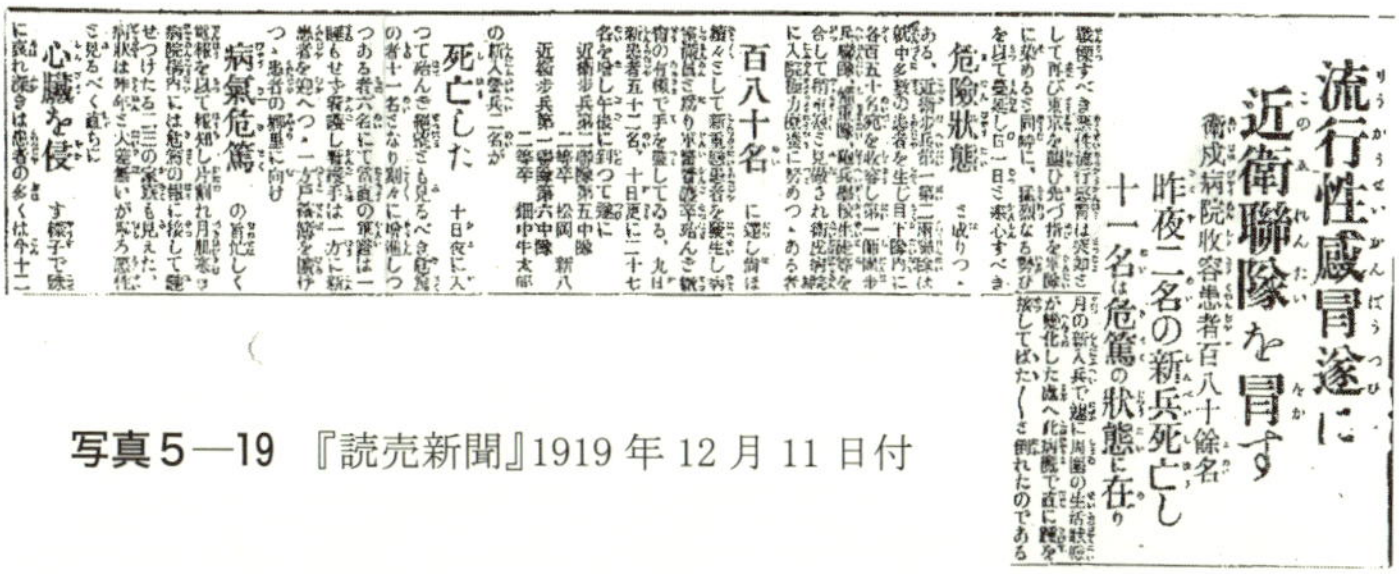
流行性感冒遂に近衛聯隊を冐す
衛戍病院收容患者百八十餘名
昨夜二名の新兵死亡し
十一名は危篤の狀態に在り

危險狀態

百八十名

死亡した

病氣危篤

心臟を侵

写真5—19　『読売新聞』1919年12月11日付

伝えているが、そのなかでも近衛師団では、一八日の時点で罹病者一一三七名、うち死亡者二九名で、全国最高であった。なお全国の陸軍罹病者総数は七一六〇名、死亡者二二四名となっている。

しかし、スペイン・インフルエンザはもちろん軍隊だけを目標としたわけではなかった。大正八（一九一九）年秋から、政府や府県から予防や注意の訓令が出ていたが、何も効き目はなかった。一二月一四日には、「悪性感冒忽ち山の手を襲ふ」として最近山の手も下町も猖獗を極めていることが伝えられ、山の手だけで患者約三〇〇〇名とされている（『東京朝日新聞』）。しかし、年内の流行はほとんど軍隊内に留まった。

地獄の三週間

大正九（一九二〇）年になると、スペイン・インフルエンザは牙をむいて東京市民に襲いかかってきた。各紙とも一斉にその状況を伝えている。三河島火葬場に運びこまれた遺体は、元日・五九、二日・一四九、三日・一九六、四日・一五七、五日・一六四に達し、処理能力の一日一五五体を越えたため、焼残しの出る日も生じた（『都新聞』一月八日付）。そのすべてがインフルエンザによる死亡ではなかったとしても、この明らかに異常な状況

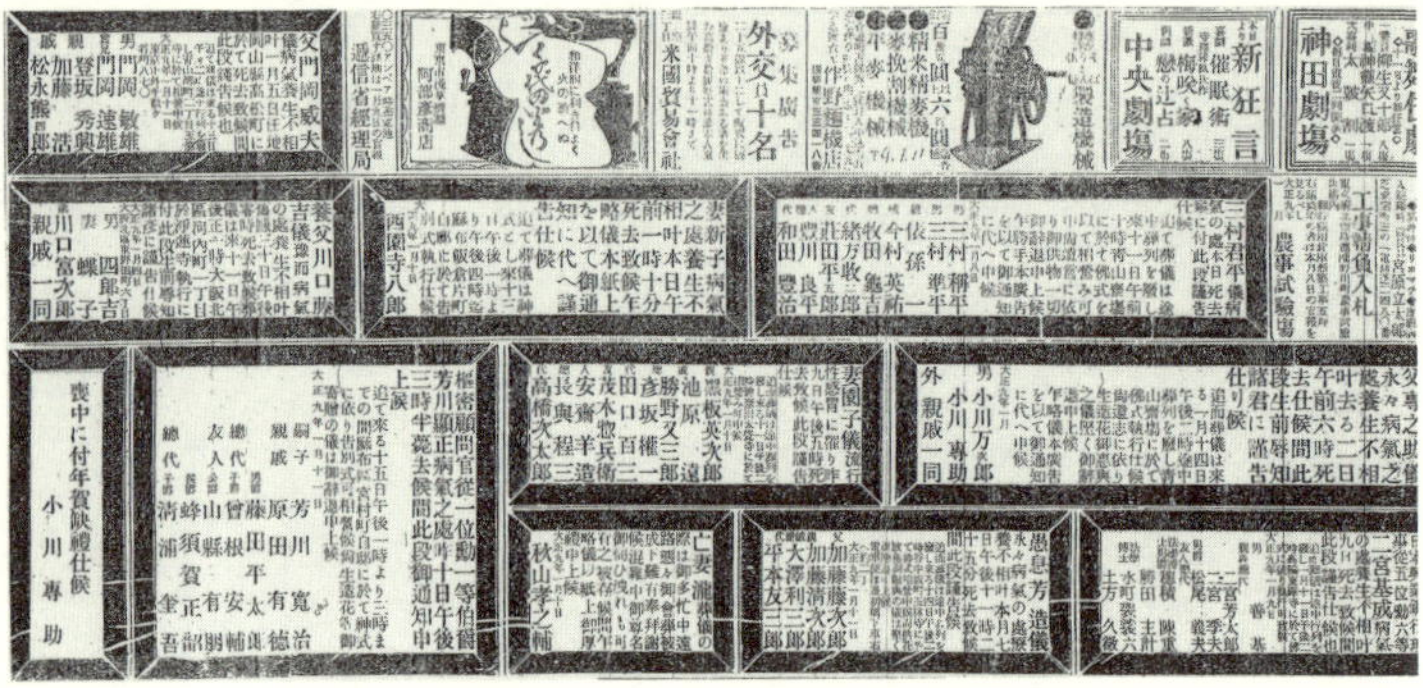

写真5―20　『東京朝日新聞』1920年1月11日付

は、インフルエンザがいかに猛威を振るったかを示している。『時事新報』は、流行前の大正六（一九一七）年一月八日の東京市の死亡者が一五六名であったのを、「本年一月七日の二百三十五名と比較」している（一月一〇日付）。

大正九（一九二〇）年一月一一日の『東京朝日新聞』に掲載された死亡広告（**写真5―20**）も被害の大きさを物語っている。正月明けで集中したとはいえ、これだけ黒枠広告が載るのは、やはりこの期間の流行性感冒による死亡者が多かったことの証明である。なかには、枢密顧問官芳川顕正伯爵、三村君平氏、秋山孝之輔夫人ら著名人の名も見られる。

しかし、本格的な殺戮は、一月中旬にやってきた。一月一一日の『東京朝日新聞』第五面は、ほとんどが流行性感冒関連の記事で蔽われている。見出しのいくつかを取り出すと、「この恐しき死亡率を見よ　流感の恐怖時代襲来す　咳一つ出ても外出するな」、「市内一日の死亡者（流行性感冒による）百名に激増　一日以来の感冒患者総数実に九万人」、「昨日深川で卅八名死亡す　元日からの死亡者同区で二百五十名」、「流感悪化し工場続々閉鎖す」、「日に新患者六十名　第一師団の大恐慌」といった記事で、いよいよ地獄の三週間が始まった。

一月一四日以降、各紙とも前々日の流行性感冒死亡者と新患者発生数の数字を掲載するようになった。『時事新報』は一月二三日の紙面から、前々日の流行性感冒死亡者の数字を掲載している。『読売新聞』も、二二日から同様の報告を始めた。各紙とも警視庁の発表を伝えたのであるが、流行性感冒死亡者の定義は書かれていない。『東京朝日新聞』と『時事新報』の両紙から得られる結果を**表5―2**に示した。この表から、死亡および新患者発生のピークは、ともに一月一九日であったことがわかる。一月一二日以前の水準も高かったに違いないが、一月末になると新患者発生数は急速に減少し、死亡者の減少も続いた。

一月一九日の状況は、満都を震撼させ、二一日の『時事新報』（**写真5―21**）は、「流感は何時下火になる？　昨日記録を破った感冒死亡者　十九日三百三十七名死す」との見出しで報じている。また、東京市は二一日、緊急参事会を開き、本所と大久保の伝染病院を流感患者のために開放することを発表し、また近県の看護婦会に一五〇名の募集を依頼することを決めた（『読売新聞』一月二一日、二三日付）。以下見出しだけを挙げると、「疲れに疲れて　大払底の看護婦　流感の猛威に押捲れて」（『東京朝日新聞』一月二〇日付）。「流感は男女共働き盛りが死ぬ」（一月二〇日付、**写真5―22**）。「軍隊の流感二万　死亡九百名を越す　東京の師団が最も猛烈」（一月二二日付）。「従業員流感に悩み　交通、通信に大祟り……毎日五六百名の欠勤者を出す」（一月二三日付）。

この時期に東京に住んでいた者は、文字通り生きた心地はしなかったであろう。当局は当時として

表5—2　東京市の患者数・死亡者数〔1920年〕

	死亡者	患者総数	新患者
1月12日	192	23350	
1月16日	297	32622	
1月17日	299		26390
1月18日	266		23000
1月19日	337		32000
1月20日	296		23000
1月21日	287		21000
1月23日	274		
1月24日	256		12000
1月25日	244		
1月26日	216		
1月27日	230		
1月28日	213		4000
1月30日	188		3000
1月31日	144		2000
2月1日	179		
2月2日	119		2000
2月3日	101		1000
2月4日	114		
2月6日	80		
2月8日	52		

(注)『東京朝日新聞』および『時事新報』掲載の数字より作成。ただし,両紙の日付に合致しないところもある。

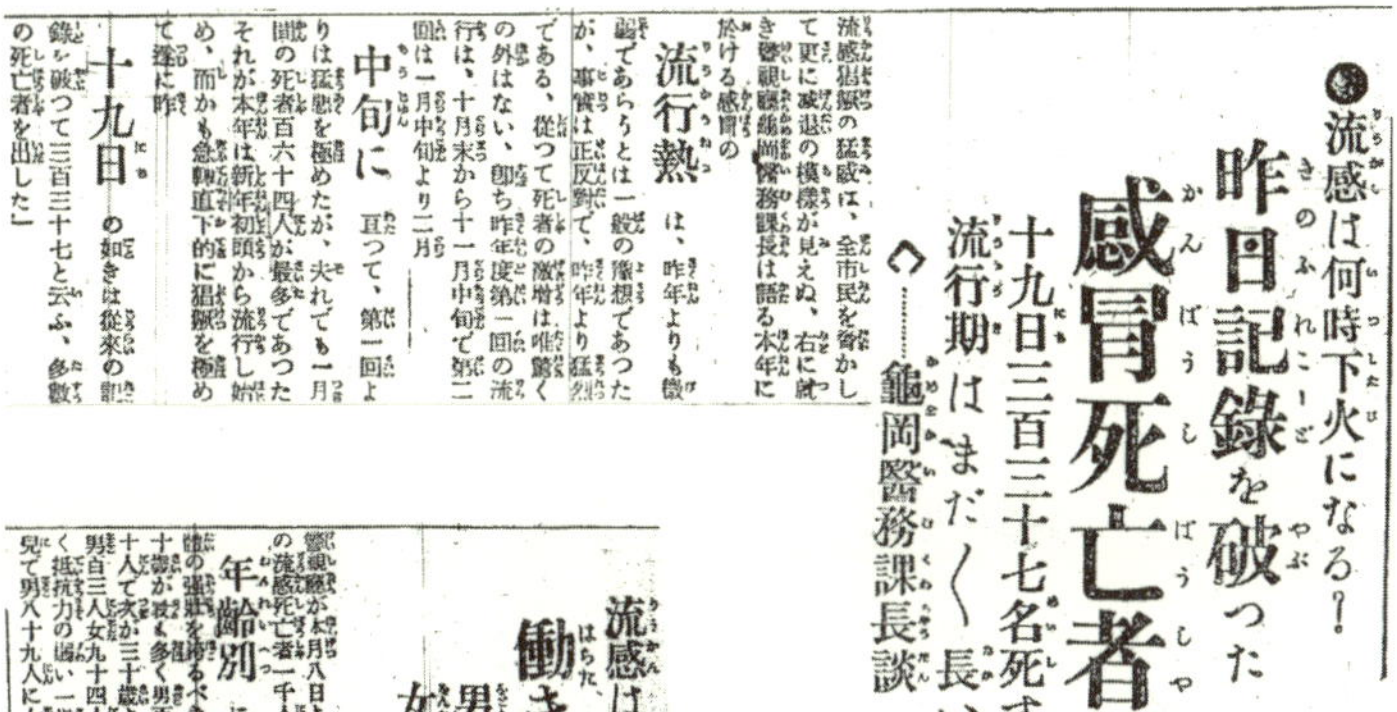

流感は何時下火になる？
昨日記録を破った
感冒死亡者
十九日三百三十七名死す
流行期はまだ〳〵長い
◇……龜岡醫務課長談

流感猖獗の猛威は、全市民を脅かして更に減退の模様が見えぬ、右に就き警視廳龜岡醫務課長は語る「本年に於ける感冒の

流行熱は、昨年よりも激烈であらうとは一般の豫想であつたが、事實は正反對で、昨年より猛烈である、從つて死者の激増は唯驚くの外はない、即ち昨年度第一回の流行は、十月末から十一月中旬で第二回は一月中旬より二月

中旬に亘つて、第一回よりは猛惡を極めたが、夫れでも一月間の死者百六十四人が最多であつたそれが本年は新年初頭から流行し始め、而かも急轉直下的に猖獗を極めて遂に昨

十九日の如きは從來の記録を破つて三百三十七と云ふ、多數の死亡者を出した」

▲写真5—21
『時事新報』1920年1月21日付

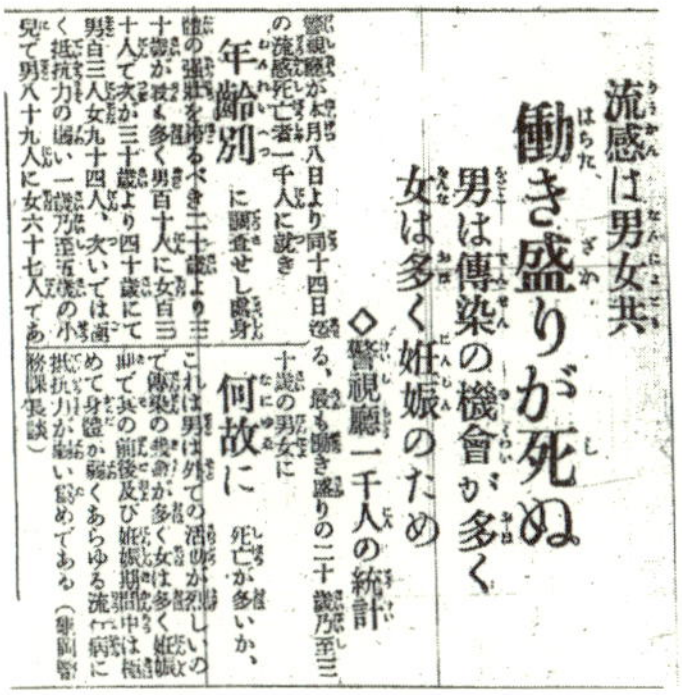

流感は男女共
働き盛りが死ぬ
男は傳染の機會が多く
女は多く姙娠のため
◇警視廳一千人の統計

警視廳が本月八日より同十四日迄の流感死亡者一千人に就き

年齢別に調査せし處身體の強壯を誇るべき二十歳より三十歳が最も多く男百十人に女百三十人にて次が三十歳より四十歳にて男百三人女九十四人、次いでは幼く抵抗力の弱い一歳乃至五歳の小兒で男八十九人に女六十七人である、最も働き盛りの二十歳乃至三十歳の男女に

何故に死亡が多いか、これは男は外での活動が烈しいので傳染の機會が多く女は多く姙娠よりて其の前後及び姙娠期間中は極めて身體が弱くあらゆる流行病に抵抗力が弱い爲めである（龜岡醫務課長談）

◀写真5—22
『東京朝日新聞』1920年1月20日付

は派手な、カラー版のポスターを何種類も作成して各府県に配布したし、新聞紙上ではあれこれ予防・治療の記事が多く掲載されたが、どれ一つ実際の沈静化に役立つものはなかった。ただ「時間」だけが有効で、二月に入ると統計に見るように流行は下火に、死亡者は減少に向かった。二月一〇日の『時事新報』は、死亡者（五二名）の表に「漸く減少して」という一句を付している。二月末には、「流行全く熄む　各区共一二名」（『読売新聞』二月二八日付）という状態になった。

一割強の死者

後に見る神奈川県以外の関東の他県の状況としては、群馬県館林町の上毛モスリン工場で、大正八（一九一九）年一〇月、早くも男女職工に感冒患者が発生し、三六室ある全寄宿舎に蔓延、二五日までに患者九七名、死者七名を出した（『上毛新報』一一月四日付）。館林の他、一一月中に、桐生、大胡、大間々、万場等で患者の発生が報じられている。

本格的流行は、東京と同じように、大正九（一九二〇）年になってから始まった。一月一〇日までに、群馬県全体で患者九七四人、死亡者一二八人を数えている（同紙一月一四日付）。

「後流行」に共通する「高死亡率」が目につく。『上毛新報』は、ほぼ二週間に一度、各警察署ごとの流感統計を掲載しているので、**表5―3**にそれをまとめた。なお、数字には累計と新たな発生数が混在している。東京市や長野県と比べて、一日の患者発生数や死亡者数は若干少ないように見える。毎日の統計ではないので問題は残るが、時々中小都市で一度に数十人規模の患者発生はあったものの、県全体としての死亡者は、一日数十人の規模に留まっている。

しかし、これは群馬県全域の流行が軽かったことを意味するものではない。流行の激しかったところでは、一家全滅とか、一村のほとんど全員が病臥し、何十人もの死亡者を出したところもあった。とくに山間部の孤立した村落でそのような事例が報告されている（二月九日付、**写真5―23**）。

発生患者の減少が報じられたのは二月二〇日のことであった。翌日も「流感逐日減少」とあるが、続けて「比較的死亡者は減少しない」と続き、高死亡率が続いたことが分かる。このことは当時の新聞でも報じられ、「本年の流行感冒　一割強の死亡者だ」と告げている。

しかし三月になると、あるところでは「猖獗」が伝えられながらも、「終息」があちこちで始まり、いわばまだら模様を呈しながら、全体としては、月末までに消えていった。しかし、群馬県では局所

表5—3　群馬県の患者数・死亡者数〔1919 年—1920 年冬〕

	1919 年		1920 年									
	12 月		1/1-1/10		1/26		1/28		2/2		2/19	
警察署	患者累計	死亡累計	患者累計	死亡累計	新患者	新死亡者	新患者	新死亡者	新患者	新死亡者	新患者	新死亡者
前橋（市）	78	1	0	1	30	2	22	1	23	0	6	3
前橋（郡）					32	1	11	2	19	2	13	2
高崎（市）	73	1	5	0	1	0	1	1	0	3	0	0
高崎（郡）			2	1	8	3	6	5	3	2	5	4
大胡	63	1	0	1	2	0	0	0	7	4	5	0
花輪			18	4	6	2	1	1	5	1	1	0
渋川					2	0	4	0	0	0	0	0
安中					6	2	0	0	0	0	0	0
松井田					8	0	0	0	3	2	3	0
富岡					5	1	16	4	0	0	5	1
下仁田					12	0	4	0	0	0	2	0
藤岡			5	0	1	0	25	4	9	2	3	3
吉井					2	0	1	0	7	1	0	1
万場	3		0	0	10	0	6	1	21	3	12	1
伊勢崎			33	3	7	0	24	2	18	0	17	2
境	46		8	0	19	0	17	2	21	3	6	4
太田			8	0	22	3	5	3	49	8	6	2
館林	504	31	20	33	19	3	56	4	49	2	4	0
桐生	11		2	0	55	1	54	2	38	3	56	2
大間々	123	2	9	2	3	0	5	0	10	3	0	0
沼田	5	2	5	2	32	6	27	9	49	7	6	1
原町	4		0	0	25	3	10	4	0	0	0	0
長野原			15	0	1	0	0	0	0	0	0	0
市部計					31	3	23	2	23	3	6	3
郡部計					267	25	270	43	308	42	144	23
合計	910	38	130	47	298	28	293	45	331	45	150	26

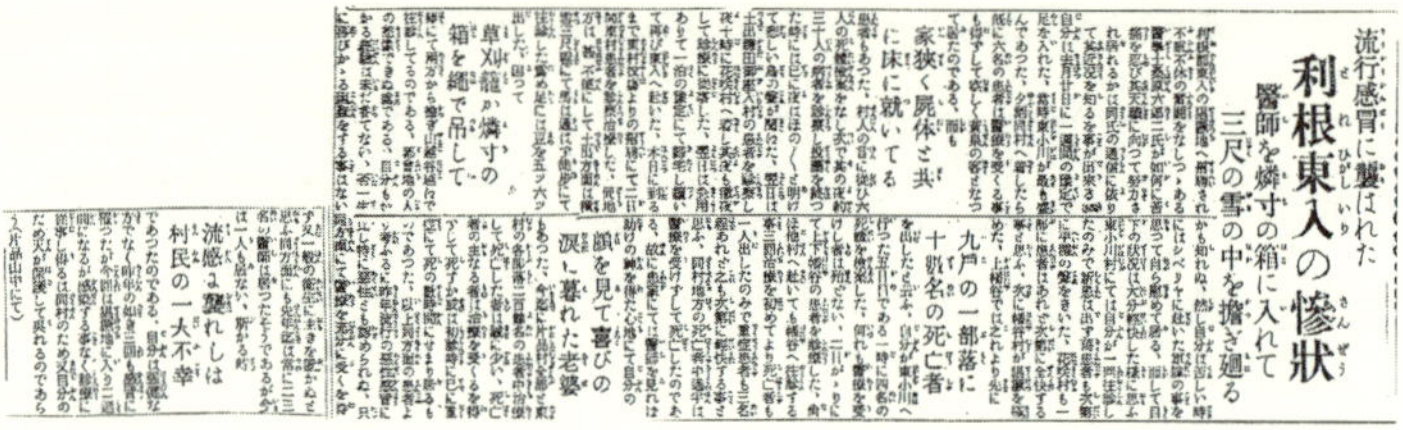
流行感冒に襲はれた
利根東入の惨状
醫師を燐寸の箱に入れて
三尺の雪の中を擔ぎ廻る
九戸の一部落に
十数名の死亡者
家狭く屍体と共
に床に就いてる
草刈籠が燐寸の
箱を細で吊して
顔を見て喜びの
涙。暮れた老婆
流感に襲れしは
村民の一大不幸

写真5―23 『上毛新報』1920年2月9日付

的ながら、五月になって再発したところもあり、隣県の長野県と似て、完全に終息するのはかなり遅れ、五月末であった。

鉱山町での大きな被害

隣の栃木県も似た経過をたどっている。『下野新聞』によるインフルエンザ「後流行」についての最初の記事は、大正九（一九二〇）年一月六日の紙面で、宇都宮市内で「流行性感冒に罹り死亡するものがボツボツ見えてきた」と伝えている。一五日には、初発以来の死亡者一四九名と報じているが、そのうち、上都賀郡足尾町においては猖獗はなはだしく、患者一九一二名、死亡一〇四名に達した。やはり鉱工業町のためなのだろうか。足尾の被害は、その後ますます増え、二〇日の紙面では、患者二二五〇名、死亡者一五〇名と報じられている。死亡率の高いことがここでもうかがわれる。

足尾以外でも、宇都宮、日光、結城、古河等での流行が伝えられ、一月三一日の時点で、県下の患者は初発以来一万二四一一人、死亡者は七八五人となった（二月五日付）。二月に入ってもその勢いは衰えず、足尾では一一日までに、患者累計四四三六名、死亡三七二名と前の報告から倍増した（二

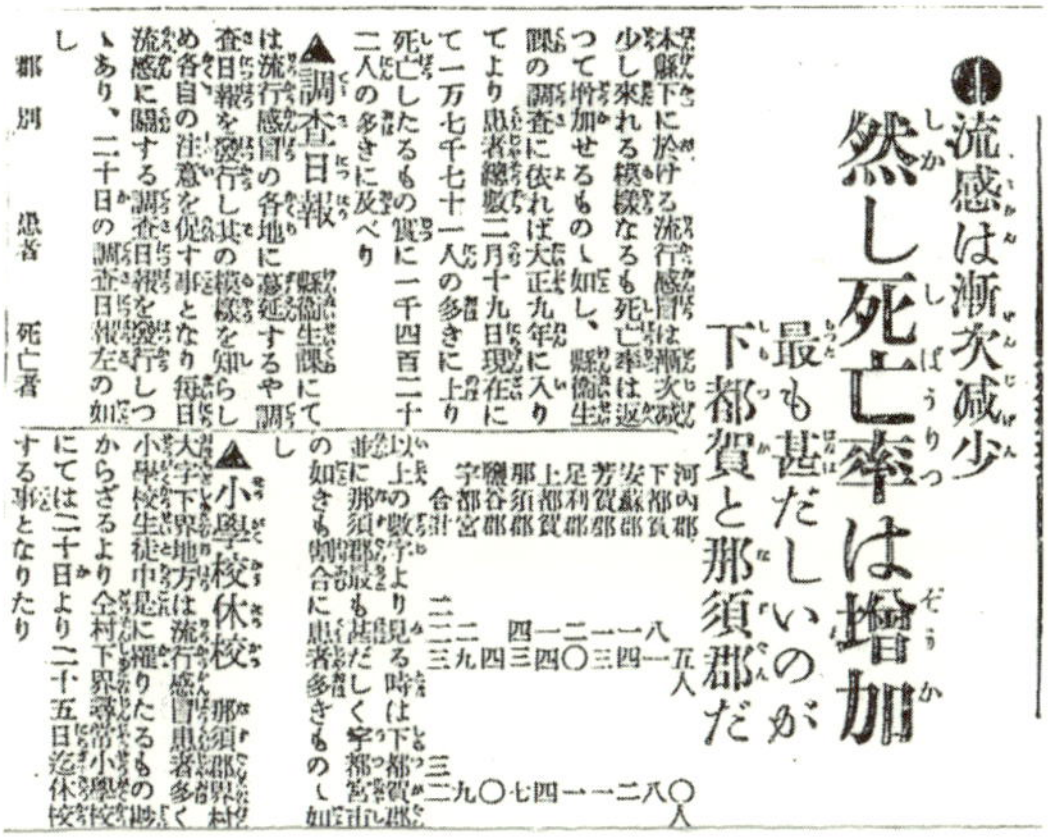

●流感は漸次減少
然し死亡率は増加
最も甚だしいのが下都賀と那須郡だ

本縣下に於ける流行感冒は漸次減少し來れる模様なるも死亡率は返つて増加せるものゝ如し、縣衛生課の調査に依れば大正九年に入りてより患者總數二月十九日現在にて一万七千七十一人の多きに上り死亡したるもの實に一千四百二十二人の多きに及べり

▲調査日報 縣衛生課にては流行感冒の各地に蔓延するや調査日報を發行し其の模様を知らしめ各自の注意を促す事となり毎日流感に關する調査日報を發行しつゝあり、二十日の調査日報左の如し

郡別	患者	死亡者
河内郡	八五人	〇人
下都賀	一一	八
安蘇郡	一四	二
芳賀郡	一三	一
足利郡	二〇	一
上都賀	一四	四
那須郡	四三	七
鹽谷郡	四	〇
宇都宮	二九	九
合計	二三三	三二

以上の數字より見る時は下都賀郡並に那須郡最も甚だしく宇都宮市の如きも割合に患者多きものゝ如し

▲小學校休校 那須郡黒羽村大字下界地方は流行感冒患者多く小學校生徒中是に罹りたるもの少からざるより全村下界尋常小學校にては二十日より二十五日迄休校する事となりたり

写真5—24 『下野新聞』1920年2月22日付

月一三日付)。二月一五日の時点で、累計患者数は栃木県全域で一万七九二八人、死亡者一三六一人、宇都宮市患者八〇三人、死亡者六一人、最も多い上都賀郡では、患者七〇八三人、死亡者五四八人を数えた(二月一七日付)。

二月二二日の紙面(**写真5—24**)には、「流感は漸次減少　然し死亡率は増加　最も甚だしいのが下都賀と那須郡だ」という見出しがでるようになった。足尾における流行も、一月以来閉鎖してきた劇場が再開され、ようやく一息ついた(二月二八日付)。新しい患者の発生数は減ったが、死亡者数はそれほど減らなかったので、新患者数に対する死亡者数は高くなり、一〇〇人に対し二三人となっている(二月二九日付)。

三月になり、さしもの流感も全体としては沈静化した。しかし、時には散発的に流行が再発する場合もあり、三月二八日の紙面では塩谷郡の山間部にある藤原村の流感猖獗に、当局は防疫員を派遣し、撲滅を図ったが、その中に前年矢板町の医師として活躍した五味

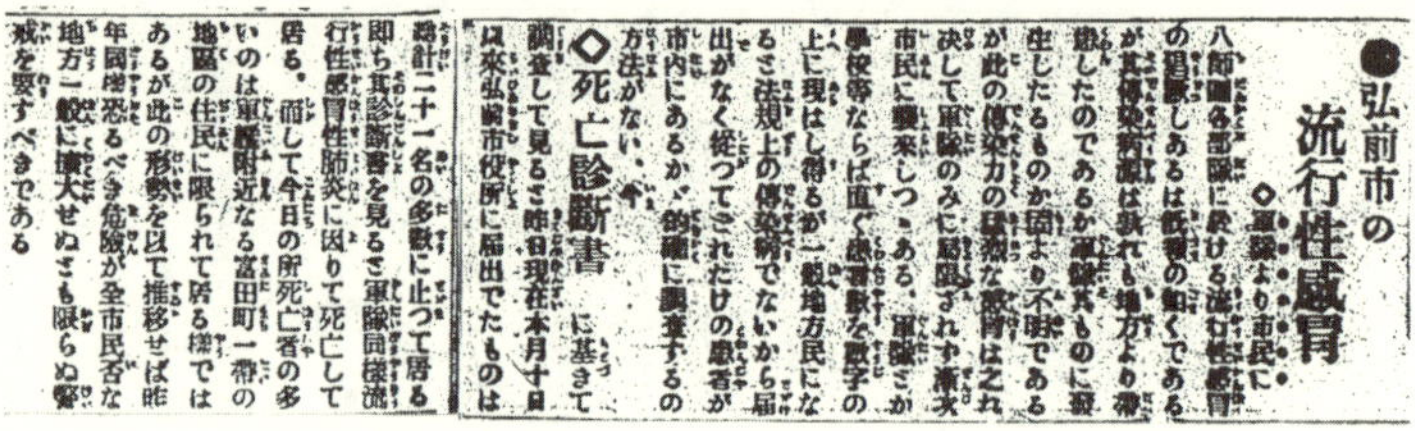

●弘前市の
流行性感冒
◇軍隊より市民に

八師團各部隊に於ける流行性感冒の猖獗しあるは既報の如くであるが其傳染病源は孰れも地方より帶營したのであるか軍隊其ものに發生したるものか固より不詳であるが此の傳染力の猛烈な猖獗は之れ決して軍隊のみに跼蹐されず漸次市民に襲來しつゝある、軍隊とか學校等ならば直ぐ患者數を數字の上に現はし得るが一般地方民になると法規上の傳染病でないから屆出がなく從つてこれだけの患者が市内にあるか的確に調査するの方法がない、今

◇死亡診斷書 に基きて調査して見ると昨日現在本月十日以來弘前市役所に屆出でたものは總計二十一名の多數に止つて居る即ち其診斷書を見ると軍隊同樣流行性感冒性肺炎に因りて死亡して居る。而して今日の所死亡者の多いのは軍隊附近なる富田町一帶の地區の住民に限られて居る樣ではあるが此の形勢を以て推移せば昨年同樣恐るべき危險が全市民否な地方一般に擴大せぬとも限らぬ警戒を要すべきである

写真5—25 『東奥日報』1919年12月9日付

淵伊次郎の名も見出すことができる。四月、五月に散発的に県内における流感再発の記事が載ったのを最後に、「後流行」も去った。

北海道・奥羽地方

軍隊が流行の発生源

奥羽地方の「後流行」は、一二月初旬からはじまり、四月末まで比較的長く続いた。最初の記事は大正八（一九一九）年一二月九日の『東奥日報』（**写真5—25**）で、弘前市において市役所に届出のあった死亡診断書二一通のうち、「流行性感冒」がかなりあること、また、その居所が師団に近いことを報じている。弘前では新入営兵の発病があいつぎ、一三日の記事では衛戍病院に二〇五名が収容されている旨報じている。他の聯隊所在地も同様で、奥羽地方では軍隊が流行性感冒の発生源となった。

『山形新聞』は、大正九（一九二〇）年一月一九日の紙面で、県内への流行性感冒侵入を伝え、二二日には、県下の患者千余名、死亡者三二名と報じた。二三日の記事では「流行感冒漸次猖獗　山形市の患者三百卅三名」、死者七名と伝え、また翌日には、山形県出身者で軍隊に入った者のうち一八名（うち近衛歩兵聯隊八名）が鬼籍に入ったと報じている。また、二月になると、監獄の囚人六名が死亡し、看守長の家族も相ついで死亡した（二月三日付、**写真5―26**）。また、列車内で死亡した流行性感冒患者が鼻から出血していたとの記事も見られるが、これはスペイン・インフルエンザ・ウイルスが上気道の細胞を破壊したからであろう（四日付）。その他各地の流行、死亡に伴う悲劇の報道には事欠かないが、記事数は比較的少なく、四月一九日の記事をもって最後となる。

『河北新報』の最初の記事は大正八（一九一九）年一二月一七日の「各師団を襲いつつある悪性感冒益猖獗」というものである（**写真5―27**）。仙台には第二師団司令部があり、すでに二二四名の患者と二名の死亡者を出していた。罹患兵は「何れも初年兵許り」と報道している。年が明けると、第二師団内では続々死亡者が出て、五日までに六三名に達している。そして師団における流行が下火になった頃、今度は一般県民が罹患した。亘理郡、刈田郡の流行が一月一七日、一八日に伝えられたが、なぜか仙台市内の流行に関しては情報がない。次章で取り上げる統計でも、仙台市のインフルエンザ死亡率は最も低い。

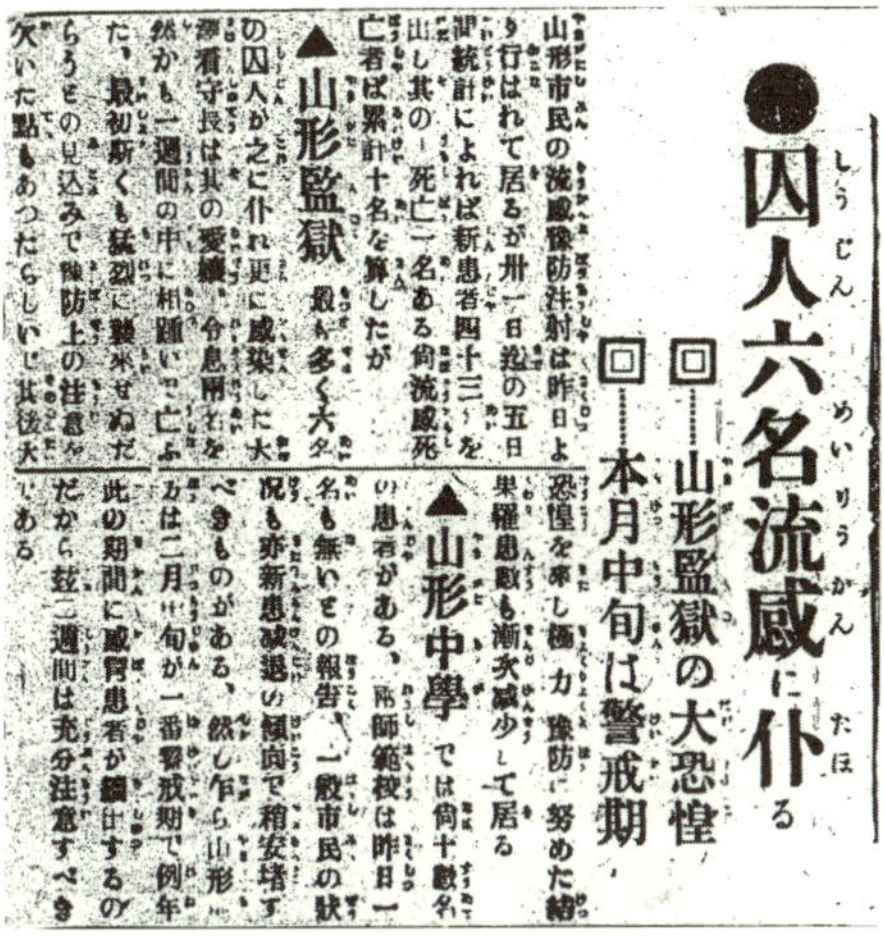
囚人六名流感に仆る
□…山形監獄の大恐惶
□…本月中旬は警戒期
山形市民の流感豫防注射は昨日より行はれて居るが卅一日迄の五日間統計によれば新患者四十三を出し其の内死亡二名ある尚流感死亡者は累計十名を算したが
▲山形監獄 最も多く六名の囚人が之に仆れ更に感染した大部看守長は其の愛嬢、令息兩名を然かも一週間の中に相踵いで亡ふた、最初斯くも猛烈に襲來せぬだらうとの見込みで豫防上の注意を欠いた點もあつたらしいと其後大恐惶を來し極力豫防に努めた結果罹患數も漸次減少して居る
▲山形中學 では尚十數名の患者がある、師範校は昨日一名も無いとの報告、一般市民の狀況も亦新患減退の傾向で稍安堵すべきものがある、然し乍ら山形方は二月廿旬が一番警戒期で例年此の期間に感冒患者が續出するのだから茲二週間は充分注意すべきである

写真5―26
『山形新聞』1920年2月3日付

県下で患者が多くなったのは、一月末以降、むしろ郡部においてであって、二月一〇日の紙面

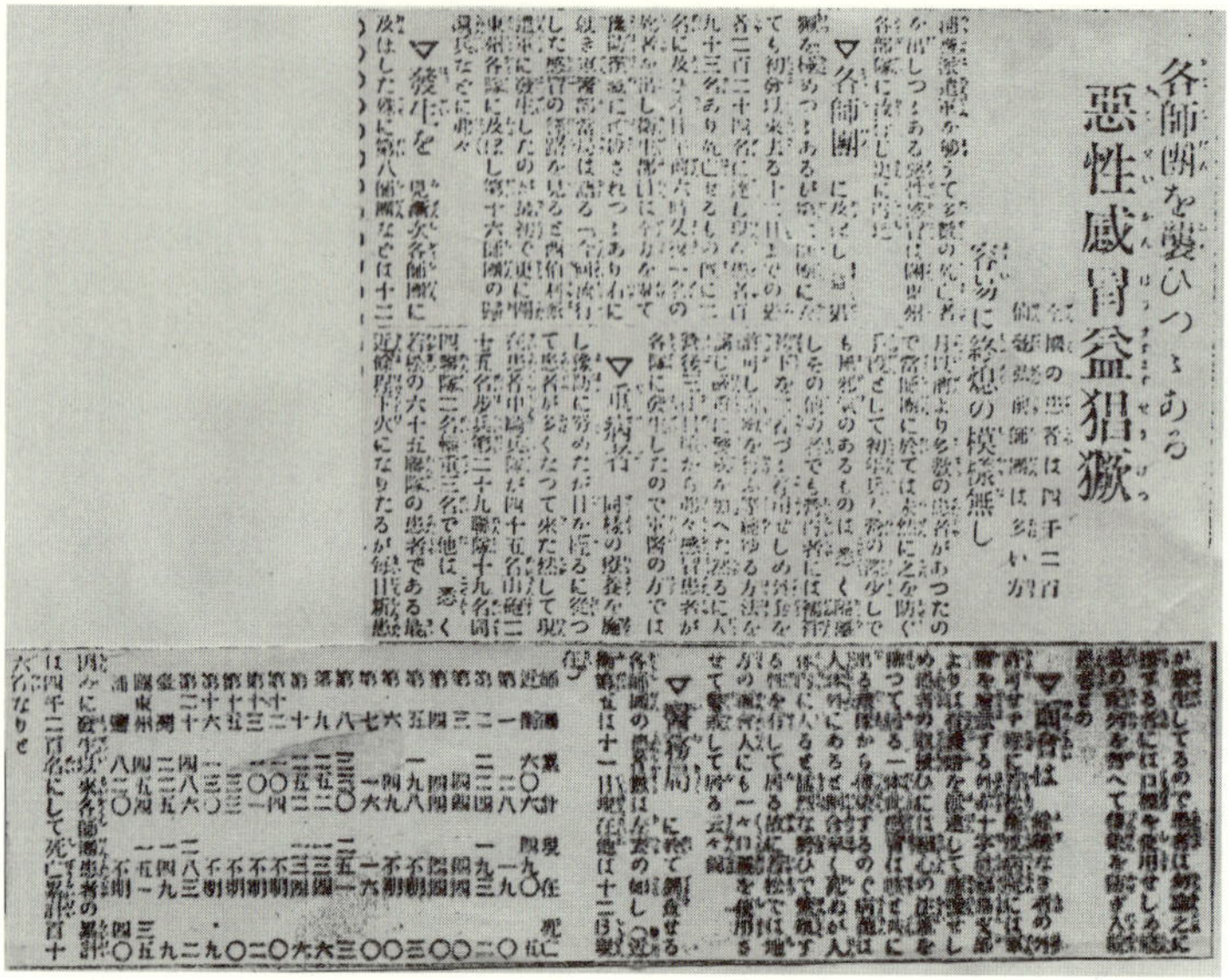

各師團を襲ひつゝある
惡性感冒益猖獗
容易に終熄の模樣無し

写真５—27　『河北新報』1919年12月17日付

は、管内の患者累計四六五四名、死亡二九〇名と伝えている。このように、宮城県も仙台市も、けっして無傷であったわけではないが、相対的には被害は軽くすんだ。なぜこのような県・市が存在し得るのか理由は分かっていない。

『岩手日報』を通じてみた岩手県の状態も、同様に比較的良好であった。大正八（一九一九）年一二月一九日の紙面に、歩兵第三一聯隊（在弘前）に一二四名の患者と死亡者八名のあることを伝えている。年内に、紫波郡、岩手郡の農村部で流感が発生し（一二月二〇日付）、ついで盛岡でも発生、一名が死亡した（二二日付）。また、一二月末には和賀郡で患者・死亡者が発生したが、年が明けても「幸本県では未だ風邪の神も暴威を逞しうする程でなく」という有様であった

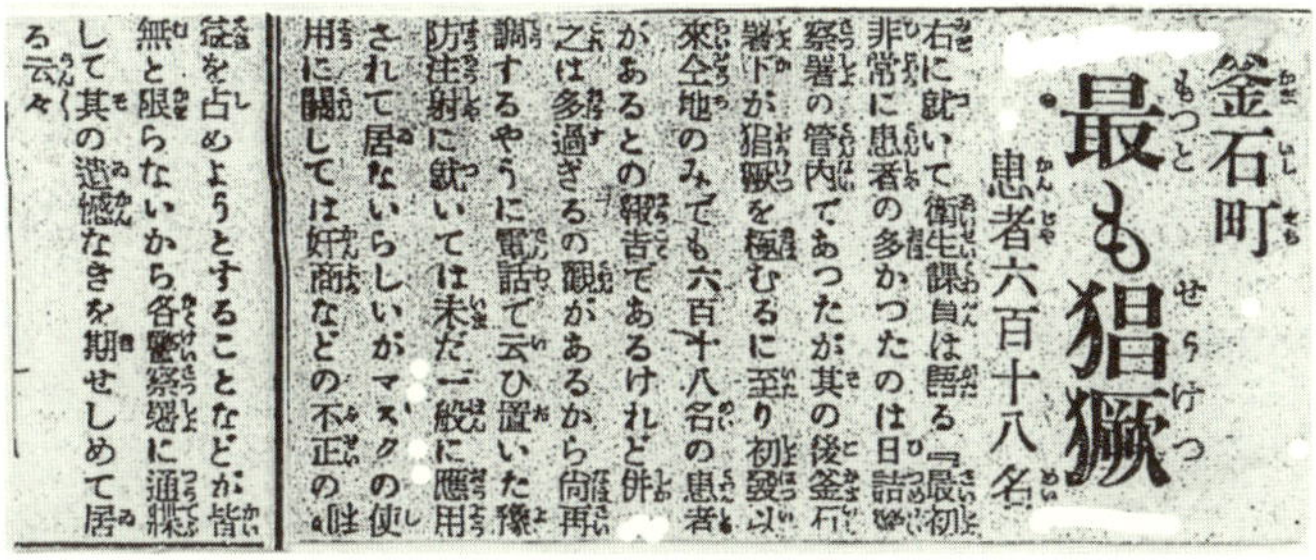

釜石町

最も猖獗

患者六百十八名

右に就いて衛生課員は語る『最初非常に患者の多かつたのは日詰警察署の管内であつたが其の後釜石署下が猖獗を極むるに至り初發以來全地のみでも六百十八名の患者があるとの報告であるけれど併之は多過ぎるの觀があるから尚再調するやうに電話で云ひ置いた豫防注射に就いては未だ一般に應用されて居ないらしいがマスクの使用に關しては奸商などの不正の壟斷を占めようとすることなどが皆無と限らないから各警察署に通牒して其の遺憾なきを期せしめて居る云々

写真5—28　『岩手日報』1920年1月22日付

（一九二〇年一月一三日付）。新聞は盛んに予防を訴え、マスクの使用、うがいの励行、予防ワクチンの接種を呼びかけている。

こういった状況下、流行猖獗の報は釜石から入った。初発以来、患者六一八名と報じている（一月二二日付、**写真5—28**）。やはり栃木県足尾と同様、鉱工業都市の故だろうか。一月二七日の紙面には県全体の患者総数一七〇〇名、死亡百数十名とある。

県内で最大の被害を出した釜石警察署管内では、大槌町を加え、死亡者七三名を数え、「流感海岸地方に猛威を振ふ」と伝えられている（二月一日付）。流行地は「散布状態」で、猖獗地とそうでないところが混在していた。地勢上、また季節上、孤立した町村が多かったからだろうか。

釜石町の死亡者は二月一七日までに一五六人に達した。小学校も休校になり、全体としては終息期に入ったが、猖獗地では、他所と同様、死亡率は高いままで、なお多くの死亡者を出した。しかし新聞の流感に関する報道は三月末で終わっている。

秋田県で最小、福島県で最大の被害

秋田県における「後流行」に関する報道は、大正九（一九二〇）年一月一一日に始まる（『秋田魁新聞』）。この時点では、初発以来の死亡者は一三名であった。軍隊における患者発生も、秋田の聯隊に限られていた。入院患者の顕微鏡検診の結果、無菌だったので退院させた、との記事もあるが、当時の知識としては仕方のないところであろう。

一月二〇日までの県下の患者数は三六〇名、死亡者一三名（一月二三日付）と依然として少なく、「市民と生徒は流感に嫌はれるか？」という見出し（二三日付）も出るほどだった。二月一日の紙面は、奥羽六県の流感の患者と死亡者の数を挙げているが、秋田県は患者五八五名、死亡者三一名と最少である。ちなみに最多は福島県で、患者一万一二〇名、死亡者四八八名と飛びぬけて多い。

秋田県では、その後、流感はやや拡がり、二月最初の三日間で一〇一名の患者と一三名の死亡者を出した。数は少ないが、やはり死亡率は高く、「後流行」特有の特徴を持っている。聯隊における流行も二月上旬になって患者続出し、衛戍病院も満員となったが、死亡者発生の報道はなく（二月一二日付）、やがて終息した（三月三日付）。

三月になって、郡部での流行、死亡者の発生が伝えられた（三月一四日、二〇日、三〇日付）が、四月一日の紙面に掲載された府県別の流感患者数・死亡者数の統計を見ると、相変わらず秋田県は最も少なく、罹患者二一九二人、死亡者二一七名で、同じ奥羽地方の福島県の約一〇分の一、最も多い東京や大阪に比べれば、患者数において〇・五パーセント、死亡者数において二パーセントにしか相当しない。

交通の要衝地での感染拡大

青森県では、一二月一日の新兵入営直後から軍隊内で流行性感冒が発生し、大正九（一九二〇）年一月五日までに三六名もの死亡者を出した。また、年内に青森の学校生徒が罹り（一九一九年一二月二三日付）、大正九（一九二〇）年一月一六日までに流行性感冒による死亡者は、青森市内だけで四〇人以上に達した（一月一八日付）。青森だけではなく、八戸においても死亡者が発生し、警察署にも罹患者が出た（一月二〇日付）。郡部においても流行は急速に拡がり、「流行速度迅速」（一月二八日付、**写真5―29**）と表現している。一月末までに、死亡者の累計は二二二一名となり、とくに東津軽、南津軽、上北の各郡と青森市に多数見られる。郡部に多いのが特徴である。

『東奥日報』は一月二八日の紙面から約一カ月間、「本県流感」と題して、郡市別に新患者数・死亡者数・死亡累計数の表を掲載している。間隔が必ずしも一定していないが、**表5―4**にこれを示した。最終の数字は、三月下旬までに生じた期間値である。なお国勢調査による各郡市の人口は筆者が加えた。住民の約九割が郡部に住んでいたこの県で、青森市の死亡者が多いのに、弘前市は少なく疑問が残る。郡部も場所によってかなり差がある。これは各郡の人口の差が原因ではない。むしろ各郡の人口には、大きな差はないといっていいだろう。

青森県の流行性感冒は、三月になって猛威を振るった。青森市では一六日・四名、一七日・五名の

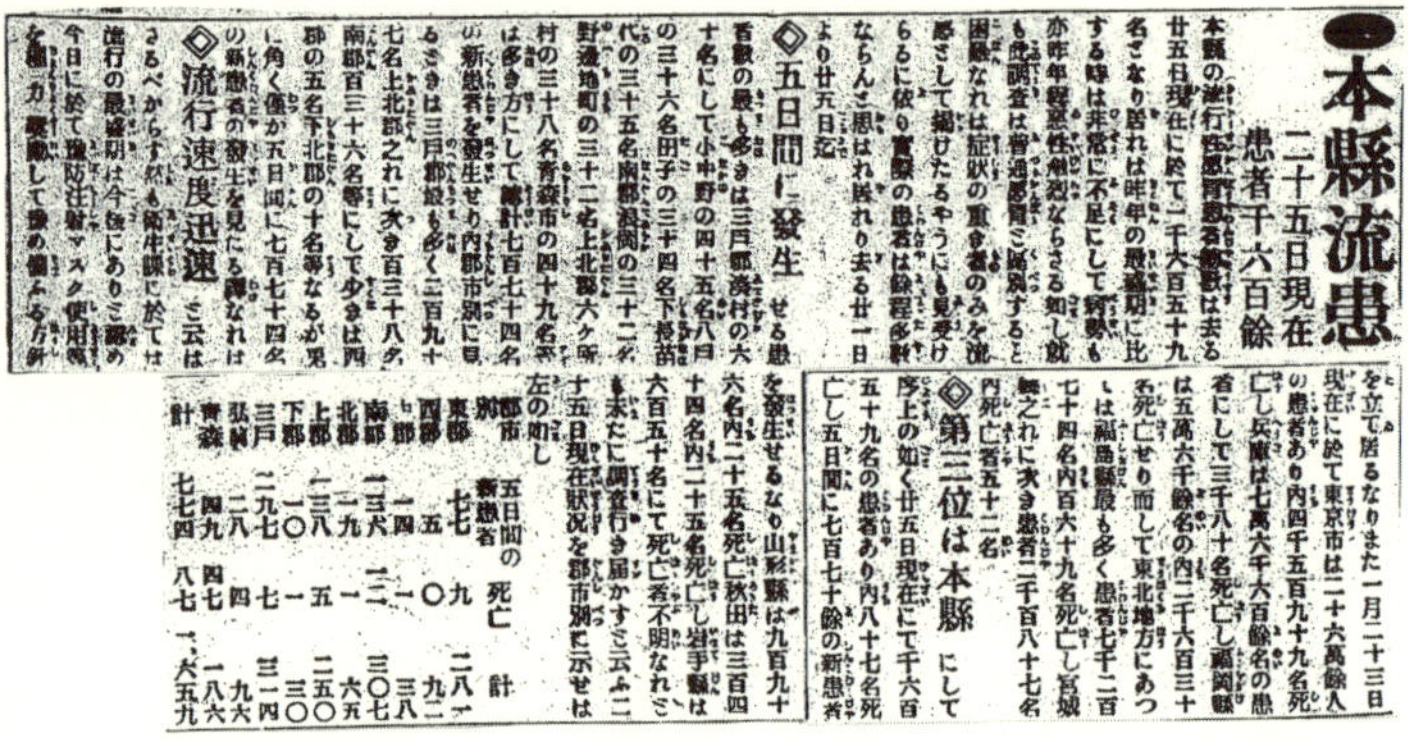

●本縣流患

二十五日現在　患者千六百餘

本縣の流行性感冒患者數は去る廿五日現在に於て一千六百五十九名となり居れは昨年の最盛期に比する時は非常に不足にして病勢も亦昨年程猛烈ならざる如し[illegible]も此調査は普通感冒と區別すると困難なれは症狀の重き者のみを流感として掲げたるやうにも見受けらるに依り實際の患者は餘程多數ならんと思はれ[illegible]去る廿一日より廿五日迄

◇五日間に發生 せる患者數の最も多きは三戸郡湊村の六十名にして小中野の四十五名八戸の三十六名田子の三十四名下長苗代の三十五名南郡浪岡の三十二名野邊地町の三十二名上北郡六ヶ所村の三十八名青森市の四十九名等は多き方にして總計七百七十四名の新患者を發生せり内郡市別に見るときは三戸郡最も多く二百九十七名上北郡之れに次ぎ百三十八名南郡百三十六名等にして少きは西郡の五名下北郡の十名等なるが兎に角く僅か五日間に七百七十四名の新患者の發生を見たる譯なれは

◇流行速度迅速 と云はざるべからず然も衛生課に於ては流行の最盛期は今後にありと認め今日に於て豫防注射マスク使用[illegible]を[illegible]力[illegible]して[illegible]の[illegible]方針を立て居るなりまた一月二十三日現在に於て東京市は二十六萬餘人の患者あり内四千五百九十九名死亡し兵庫は七萬六千六百餘名の患者にして三千八十名死亡し福岡縣は五萬六千餘名の内二千六百三十名死亡せり而して東北地方にあつては福島縣最も多く患者七千二百七十四名内百六十九名死亡し宮城縣之れに次ぎ患者二千百八十七名内死亡者五十二名

◇第三位は本縣 にして序上の如く廿五日現在にて千六百五十九名の患者あり内八十七名死亡し五日間に七百七十餘の新患者を發生せるなり山形縣は九百九十六名内二十五名死亡し秋田は三百四十四名内二十五名死亡し岩手縣は六百五十名にて死亡者不明なれども未だに調査行き届かずと云ふ二十五日現在狀況を郡市別に示せは左の如し

郡市別	五日間の新患者	死亡	計
東郡	七	九	二八一
西郡	五	〇	九二
中郡	一四	一	三八
南郡	一三六	一二	三〇七
北郡	一一九	一	六五
上郡	一三八	五	二五〇
下郡	一〇	一	三〇
三戸	二九七	七	三一四
弘前	二八	四	九六
青森	四九	四七	一八六
計	七七四	八七	一、六五九

写真５—29　『東奥日報』1920年1月28日付

死亡者を出し（三月一七日、一八日付）、一九日に至っては、一七人の死亡者中八人が流行性感冒による死亡であった（三月二〇日付）。弘前市でも、三月に入ってからの流行性感冒死亡者は三二名と報じられている（三月二六日付）。新聞の見出しも「流行感冒再燃　患者死亡続出」（三月二九日付）と、終息の期待は全く裏切られた。とくに津軽地方では流行著しく、惨状が伝えられている（四月一日、七日、一二日付）。五所川原町とその周辺では、患者数五三三名、死亡者一一〇名と死亡率は非常に高くなった。

しかし、四月も下旬になると、「青森流感終息」（四月二三日付）、「流感全く終息」（五月七日付）とようやく愁眉を開くことができた。青森市では、流行性感冒の死亡者数は、前年の二八一名に対し、この年は五六五名と倍増したのである。

なぜ隣県の岩手県、秋田県では流行は比較的軽かったのに青森県では激しかったのか。

第一に、青森県から北海道への出稼者が多く、全国からウイルスを持って集まった出稼労働者から感染し、そうした感

表5―4　青森県の流行性感冒死亡累計〔1920年〕

	人口*	1月25日	2月3日	2月10日	2月20日	3月21日-31日	計	死亡率(‰)
東津軽郡	83871	9	10	15	20	14	68	0.8
西津軽郡	67340	0	0	4	5	22	31	0.5
中津軽郡	65370	1	1	2	2	34	40	0.6
南津軽郡	104247	12	15	20	22	56	125	1.2
北津軽郡	69238	1	1	2	7	84	95	1.4
上北郡	93646	5	18	24	27	12	86	0.9
下北郡	52474	1	1	1	13	1	17	0.3
三戸郡	138560	7	8	33	38	6	92	0.7
弘前市	32767	4	4	4	4	?		
青森市	48941	47	55	65	81	13	261	5.3
計	756454	87	113	170	219	242	831	1.1

（注）人口は，1920年10月1日実施の第1回国勢調査による。

染者が青森県に帰ることによって流行を広めたことが考えられる。三月一七日の紙面（**写真5―30**）は、「漁夫続々死亡　流感猖獗して」という見出しで、北海道古宇郡（積丹半島の漁業地）で流行性感冒が猖獗し、青森県から出稼ぎに行っている者達が罹患し、中には帰ってきた者もいることを報じている。

第二に、初発時点における弘前師団の存在で、多数の流感患者を出し民間に感染を拡大させた。さらに第三に、青森には函館や室蘭とつながる航路があり、ここは北海道と内地を結ぶ結節点であった。インフルエンザ罹患者が行き来し、ウイルスを振りまいた可能性が高い。三月になると、北海道も漁期に入り、人の動きも激しくなった。それに伴って、青森県の流行性感冒は「再燃」したのである。

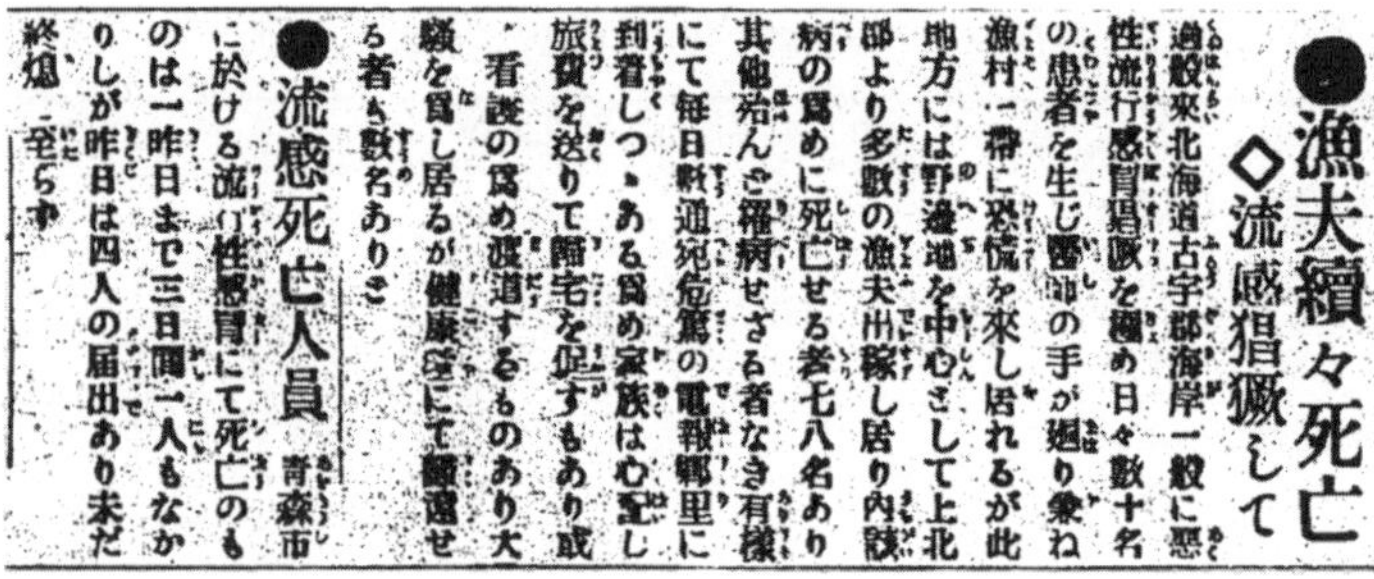

●漁夫續々死亡
◇流感猖獗して
過般來北海道古宇郡海岸一般に惡性流行感冒猖獗を極め日々數十名の患者を生じ醫師の手が廻り兼ね漁村一帶に恐慌を來し居れるが此地方には野邊地を中心として上北郡より多數の漁夫出稼し居り内該病の爲めに死亡せる者七八名あり其他殆んど罹病せざる者なき有樣にて毎日瀕死危篤の電報郷里に到着しつゝある爲め家族は心配し旅費を送りて歸宅を促すもあり或は看護の爲め渡道するものあり大騷を爲し居るが健康者にて歸還せる者も數名ありと
●流感死亡人員　青森市に於ける流行性感冒にて死亡のものは一昨日まで三日間一人もなかりしが昨日は四人の届出あり未だ終熄に至らず

写真5—30　『東奥日報』1920年3月17日付

北海道での惨状

その北海道であるが、『北海タイムス』紙は、早くも大正八（一九一九）年一一月三〇日の紙面で上川郡のある小学校で児童の半分が流行性感冒に罹り、休校に入ったことを報じている。その他年内に感冒流行は、小樽（一二月二五日付）でもみられた。

大正九（一九二〇）年になると、「札幌を襲いつゝある恐るべき流行感冒　十二月二十日から五日までに死亡者五十余名に達す」として、暮から始まった流行性感冒の猛威が伝えられている（一月九日付）。一月半ばには、岩見沢、釧路、岩内、十勝地方等から患者発生が伝えられ、一七日の紙面では、札幌の小学校の休校が報じられている。

一一月の初発以来、一月一五日に至る道内主要都市の流感患者と死亡者（カッコ内の数字）は、札幌二一三七名（五七名）、函館四一五名（三八名）、小樽三四八名（一四名）、旭川三九名（八名）、室蘭三二五名（三〇名）、釧路三〇二名（三五名）と報じられている（一月二〇日付）。この時点で、北見、宗谷、後志方面からは報告は入っていなかった。

最も被害の大きい札幌に関して言えば、元日から二七日の間に死亡総数三五〇名、うち流行性感冒によるもの二〇九名に達し、二十

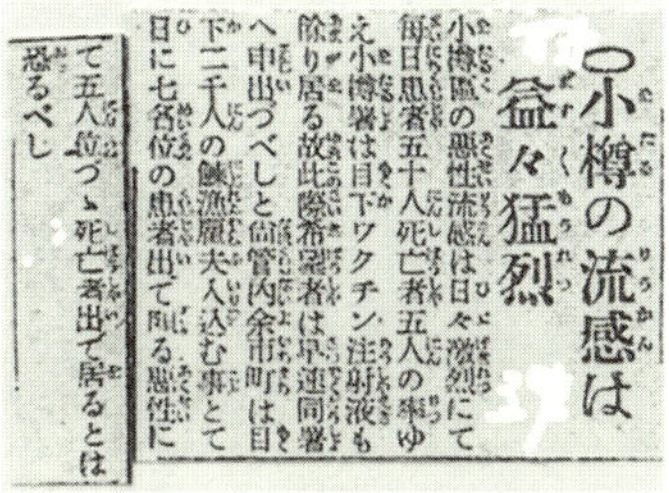

◯小樽の流感は益々猛烈

小樽區の惡性流感は日々激烈にて毎日患者五十人死亡者五人の割ゆえ小樽署は目下ワクチン注射液も餘り居る故此際希望者は早速同署へ申出づべしと尚管内余市町は目下二千人の鰊漁雇夫入込む事とて日に七名位の患者出で居る惡性にて五人位づゝ死亡者出で居るとは恐るべし

写真5—32
『北海タイムス』1920年3月8日付

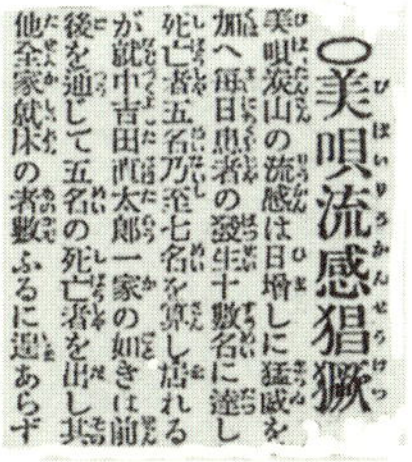

◯美唄流感猖獗

美唄炭山の流感は日増しに猛威を加へ毎日患者の發生十數名に達し死亡者五名乃至七名を算し居れるが就中吉田酒太郎一家の如きは前後を通じて五名の死亡者を出し其他全家就床の者數ふるに遑あらず

写真5—31
『北海タイムス』1920年2月24日付

一歳から三十歳が最も多く、六五名となっている。まさにスペイン・インフルエンザの特徴がはっきり示されている（一月三〇日付）。二月上旬になると、それまで流感を免れていた後志、北見、宗谷地方にも患者が発生し、全道が巻き込まれた。ここでも「後流行」の特徴は他と同様死亡率の高いことで、一つの町で多数の死亡者を出したことが報じられている。(9)

二月末になると、札幌の流感は下火（二月二四日付）となったが、炭坑で有名な美唄では流行の猖獗が伝えられ、毎日患者発生十数名、死亡者五名ないし七名に達している（同日付、**写真5—31**）。

三月の漁期になると、他県から出稼人が入るようになり、著名な鰊漁場の余市には二〇〇〇名が外部から移入し、連日、おおよそ患者七名、死亡者五名を出す状態であった（三月八日付、**写真5—32**）。余市に近い小樽も、流行も当初は比較的穏やかだったのが、急に患者・死亡者が増え、一月から二月末までの死亡者一七五名だったのが、三月には一二日までに五九名に達し、なお増える傾向が見られた（三月一七日付）。

北海道本島の流感報道は五月には終結したが、六月六日の紙面（**写**

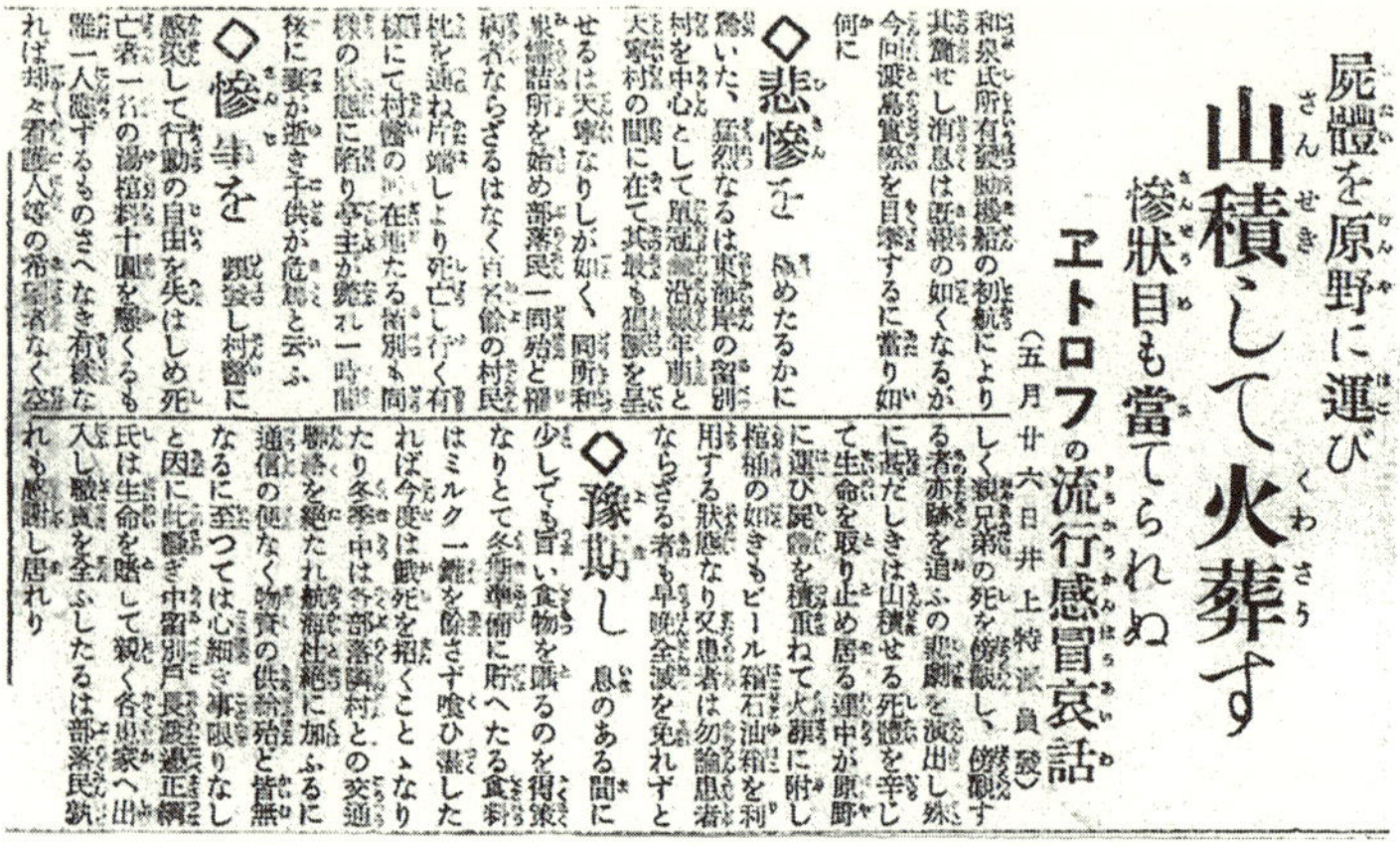

屍體を原野に運び
山積して火葬す
慘狀目も當てられぬ
エトロフの流行感冒哀話
（五月廿六日井上特派員發）

和泉氏所有[illegible]船の初航により其齎せし消息は斯報の如くなるが今回渡島實際を目撃するに當り如何に
◇悲慘を　極めたるかに驚いた、猛烈なるは東海岸の留別村を中心として單冠[illegible]沿岸年萌と天寧村の間に在て其最も猖獗を呈せるは天寧なりしが如く、同所和泉罐詰所を始め部落民一同殆ど罹病者ならざるはなく百名餘の村民枕を並ね片端しより死亡し行く有様にて村醫の[illegible]在地たる留別も同様の状態に陥り亭主が斃れ一時間後に妻が逝き子供が危篤と云ふ
◇慘毒を　暴發し村醫に感染して行動の自由を失はしめ死亡者一名の湯棺料十圓を懸くるも誰一人應ずるものさへなき有様なれば掃々看護人等の希望者なく空しく親兄弟の死を傍観し、傍観する者亦跡を追ふの悲劇を演出し殊に甚だしきは山積せる死體を辛じて生命を取り止め居る連中が原野に運び死體を積重ねて火葬に附し棺桶の如きもビール箱石油箱を利用する狀態なり又患者は勿論患者ならざる者も早晩全滅を免れずと
◇豫期し　息のある間に少しでも旨い食物を喰るのを得策なりとて冬期準備に貯へたる食料はミルク一罐を餘さず喰ひ盡したれば今度は餓死を招くことゝなりたり冬季中は各部落隣村との交通聯絡を絶たれ航海杜絶に加ふるに通信の便なく物資の供給殆ど皆無なるに至つては心細さ事限りなしと因に此騒ぎ中留別戸長渡邊正綱氏は生命を賭して親く各患家へ出入し職責を全ふしたるは部落民孰れも感謝し居れり

写真５—33　『北海タイムス』1920年６月６日付

真５—33）は、冬の間、交通・通信の途絶していた千島択捉島の惨状をおおよそ以下のように伝える。流行の最も激しかったのは東海岸の留別村を中心とする単冠（ヒトカップ）湾沿岸で天寧の缶詰製造所、先住民集落等のすべてを襲われ、百余名の村民が病臥し、次々死亡していった。患者も患者でない者も、早晩死亡を予想し、蓄積していた食料を食べつくし、今度は餓死に脅かされたが、この騒ぎのなか、留別戸長のＷ氏は身を挺して各患家を回り、職責を全うした、云々と報じている。

小括

「後流行」はところによっては大正九（一九二〇）年六月頃まで尾を引いたが、嵐のようにやってきて、短期間のうちに去っていった。繰り返すように、その特徴は低罹患率と高死亡率の組み合わせである。流行の季節は、一月下旬から三月にかけてがピークであったが、

「前流行」もこの時期には高死亡率型になっていた。ヒトやトリまたは他の動物の間を巡るうちに、ウイルスは変異して「毒性」を高くしていったのだろうか。

もう一つ、当時から言われていたことだが[10]、一度罹患した者は次の年には罹患しなかった可能性がある。しかしこのことの科学的証明には、小地域別の両度の流行状況についての統計が必要となるが、利用可能な府県や大都市単位のデータでは目が粗すぎ、不可能といっていい。第8章では、神奈川県の郡別の流行状況を例にしてみるが、次章末で、両度の流行状況の比較を試みることにしよう。

注

（1）Dorothy Ann Pettit, "A Cruel Wind : America Experienceds Pandemic Influenza, 1918-1920. A Social History," (unpublished Ph. D thesis) University of New Hampshire, 1976, p. 234. 以下アメリカに関する事項はこの論文による。

（2）『流行性感冒』第八章第二表。

（3）九州発行の新聞は『福岡日日新聞』と『鹿児島新聞』の二紙しかないので、これ以外の可能性もある。

（4）香川郡塩の江校久保訓導作詞、「一つとや　冷へるは風引く源なるぞ。めいめい身体に気をつけよ（以下略）。」

（5）たとえば、サンフランシスコの「マスク着用条例」。アルフレッド・W・クロスビー『史上最悪のインフルエンザ』一三三―一三八頁。

（6）大正七（一九一八）年の『日本帝国人口静態統計』によれば、現住人口二〇四一人であった。

（7）たとえば、知多郡半田町の東洋紡績知多工場は、工員六千余名を有し、前年末以降一三三一名の患者を出したが、「死亡者僅かに四十名に足らず」という状況であった（二月二日付）。

（8）一月二七日までは、長野・松本・上田三市と長野県の数字が掲載されているが、同月二八日以降は「長野県」に代わって「郡部」となった。「郡部」の数字は計算可能なので、**表5─1**はすべて「郡部」の数値となっている。

（9）たとえば一九二〇年二月一二日の『北海タイムス』紙の紙面では、網走町の感冒患者は初発以来四四六名、死亡者は二二名と伝えるが、人口二万七八九九人（一〇月の国勢調査人口）に対して少ないとはいえず、なお増加傾向にあった。

（10）『流行性感冒』八八頁に以下のような記事がある。後流行に関し、「其感染者ノ多数ハ前流行ニ罹患ヲ免レタルモノニシテ病性比較的重症ナリキ、前回ニ罹患シ尚ホ今回再感シタル者ナキニアラサルモ此等ハ大体ニ軽症ナリシカ如シ」。「概シテ前回激シキ流行ヲ見サリシ地方ハ本回ハ激シキ流行ヲ来シ、前回ニ甚シキ惨状ヲ呈シタル地方ハ本流行ニ於テハ其ノ勢比較的微弱ナリシカ如シ」。

第6章　統計の語るインフルエンザの猖獗

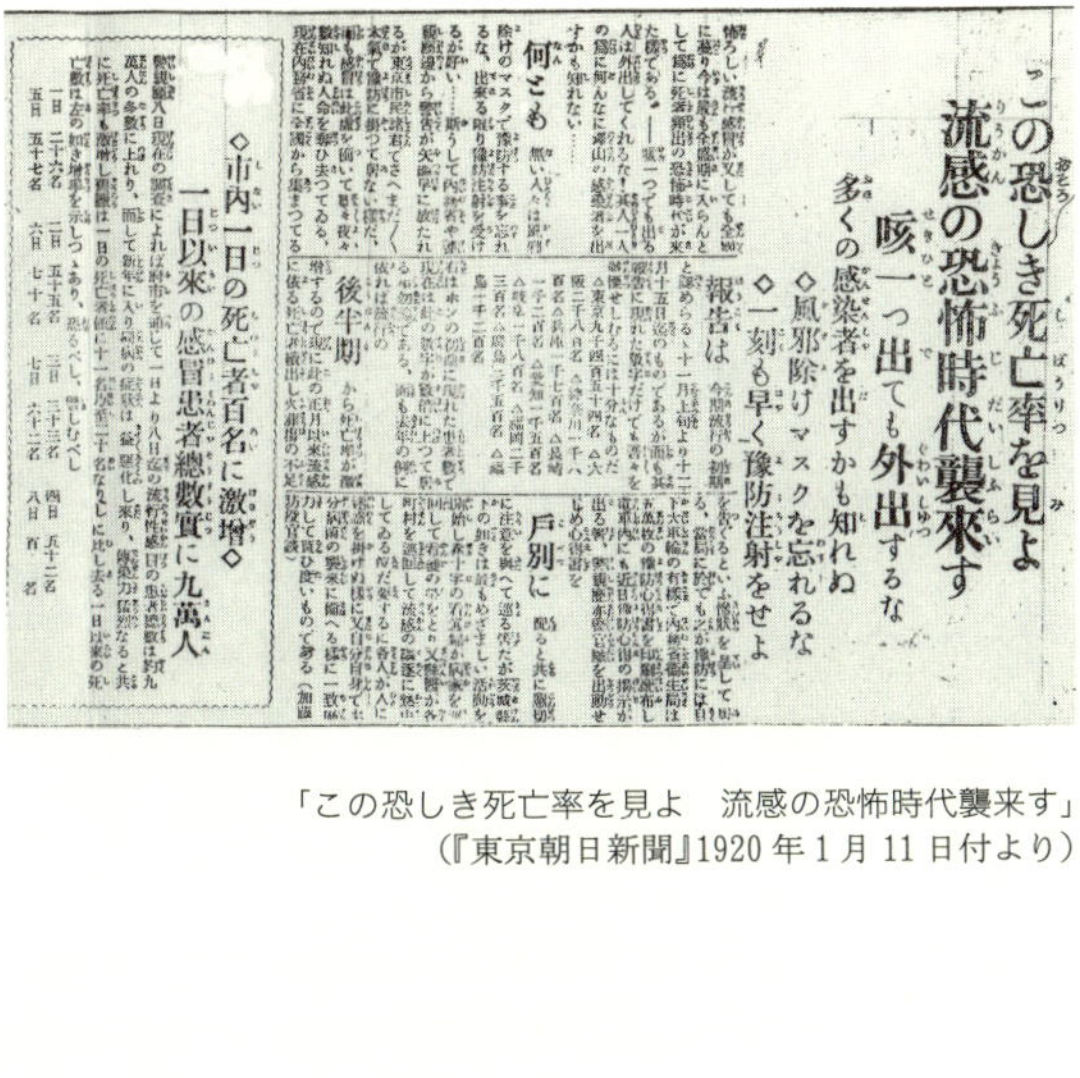
この恐しき死亡率を見よ
流感の恐怖時代襲來す
咳一つ出ても外出するな
多くの感染者を出すかも知れぬ
◇風邪除けマスクを忘れるな
◇一刻も早く豫防注射をせよ

報告は

戸別に

何ごも

後半期

◇市内一日の死亡者百名に激増◇
一日以來の感冒患者總數實に九萬人

一日 二十六名　二日 五十五名　三日 三十三名　四日 五十二名
五日 五十七名　六日 七十名　七日 六十二名　八日 百 名

「この恐しき死亡率を見よ　流感の恐怖時代襲来す」
（『東京朝日新聞』1920年1月11日付より）

国内の罹患者数と死亡者数

低く見積もられた『流行性感冒』における患者数と死亡者数

日本内地において、スペイン・インフルエンザにいったい何人の人が罹患し、死亡したのか。この基本的な疑問に直ちに答えられない、というのが実情である。内務省衛生局『流行性感冒』には、「前流行」の患者二一一六万八三九八人、死亡者二五万七三六三人、「後流行」の患者二四一万二〇九七人、死亡者一二万七六六六人という数字を挙げている。合計すると、患者二三五八万四九五人、死亡者三八万五〇二九人となる。多くの場合、この数字が用いられ、スペイン・インフルエンザの死者数と言えば、三八万五〇〇〇人という数字がまかり通っている。[1]

しかし、筆者は、この数字にはいくつかの問題がある、と考える。まず、ここで対象となっている「流行性感冒」は、『日本帝国死因統計』の分類に出てくる「流行性感冒」とは異なる。『流行性感冒』は、内務省衛生局調査によるものであり、『死因統計』は、内閣統計局編であり、系列が異なっている。[2]『流行性感冒』は、異常事態に際し、内務省が独自に行った調査報告とみるべきだろう。この報告書は、当時としては出色の出来ばえであるが、残念ながら肝心の「流行性感冒」の罹患者数や死亡者数の定義については何も記していない。単に内務省衛生局で調査した結果だ、というのである。

このことについては、『流行性感冒』にも断り書きがあって、『日本帝国死因統計』においては流行性感冒を含む呼吸器系疾患による死亡者の少ないことを挙げている。やや分かりにくい文章であるが、要するに『日本帝国死因統計』による「流行性感冒」の死亡者は、大正七（一九一八）年で六万九八二四人にすぎず、『流行性感冒』における「流行性感冒」死亡者は、『内閣死因統計』では「呼吸器系疾患特ニ肺炎及気管支炎死亡中ニ包含サルルナラン(3)」としている。

ここで、有力な根拠もなく、いずれが正しいかを論ずることは避けるべきだろう。そもそも「死因」の定義の問題は、今日でも難しい「死」の判定問題に直結する。このとき人間の「死」を「心臓の永久的機能停止」とすれば、それ以前における一切の病因は「心機能停止」になってしまう。しかし、多くは、その直前の病気、怪我が死因とされ、また遺伝性の病気の場合には家族への配慮から事実とは異なる死亡原因が死亡診断書に書かれる場合もあると聞く。

スペイン・インフルエンザの場合、その高熱や呼吸器の損傷により「流行性感冒」が死因とされる場合もあったろうし、肺炎や気管支炎に進んだり、併発して死に至る場合もあった。また、当時の医師では判断できず、死亡原因「不明」とする場合もあった。こういったことを考えると、スペイン・インフルエンザによる死亡を取り扱うに当って、当時の「流行性感冒」という死因の分類に拘泥する必要はなさそうである。こういった、いわば質的な問題が一つある。

次に量的な問題であるが、『流行性感冒』の巻末に附せられた「流行性感冒患死数調査表（第一回、第二回）を検討すると、この表は二つとも不完全な表であることに気づく。まず「前流行」を対象とした第一表では、京都府の数字が大正八（一九一九）年一月一六日以降掲載されていない。京都市をかかえる京都府は、多くの死亡者を出した府県で、この点だけに注意しても、死亡者数はかなり少なくなっている。同様に、「前流行」で多数の死亡者をだした岩手県については記載がなく、また死亡者は少なかったかもしれないが、沖縄県についての記載もない。この表は七月までの死亡者を掲載しているが、いくつかの県では報告を途中で止めてしまった。「後流行」に対応する第二表でも、大阪府については三月以降の記載がなく、千葉・宮城・岩手三県では、初発以来大正八（一九一九）年末までの数値が空欄である。

こういった『流行性感冒』における患者・死亡者数記載の不完全性は、当然のことながら、患者数・死亡者数を過小に計算する結果となった。そうすると、日本のスペイン・インフルエンザ死亡者三八万五〇〇〇人という数字は、過小評価であり、信頼できなくなる。しかし、死亡者数を知ることなしにスペイン・インフルエンザがもたらした被害の実態に迫ることはできない。ではどうすればいいのか。

超過死亡(excess death)による試算

筆者は、ここで思い切って『流行性感冒』の調査数値を用いず、全く異なる方法を使って、スペイン・インフルエンザによる日本内地の死亡者を計算しようと思う。

ただし、この『流行性感冒』の表は、重要な示唆を与えてくれる。それは「前流行」においては、全人口の四割近くが罹患したが、罹患者の死亡率は一二・一パーミル、すなわち患者一〇〇〇人につき一二人強であった。人口の多数が罹患したので、罹患者の死亡率が低くても、死亡者は多数になったのである。これに対して「後流行」では、罹患者は全人口の四パーセント強とはるかに少数であったが、罹患者の死亡率は五二・九パーミル、すなわち患者一〇〇〇人につき五三人弱であった。もちろん、この致死率は、ペストやコレラに比べればはるかに低いが、「前流行」時の五倍に達したから、当時の人々にとってたいへんな恐怖であったに違いない。このように『流行性感冒』は、単なる死亡者や患者の府県別・時期別の数値以外に重要な情報を与えてくれるが、統計上の基本的な問題はいかんともしがたい。

有効な方法とは、「超過死亡（excess death）」概念の適用である。ここでいう超過死亡とは、ある感染症が流行した年の死亡者数を求めるに際し、その病気やそれに関連すると思われる病因による平常年の死亡水準を求め、流行年との差をもってその感染症の死亡者数とする考え方である。ただし、いくつか前提があり、その感染症以外の感染症が流行していないこと、「関連すると思われる病因」の画定ができること、が最低必要である。

本書で用いた「超過死亡」の病因の範囲は、日本内地については、『日本帝国死因統計』中分類の流行性感冒、肺結核、急性気管支炎、慢性気管支炎、肺炎及気管支肺炎、爾余ノ呼吸器ノ疾患、不明ノ診断、原因不詳の八項目である。最後の二項目を加えたのは、大正七（一九一八）年に前年よりかなり増えたこと、また、スペイン・インフルエンザが、医師によっては既存の病因では分類できず、不明としたことが考えられるからである。他の呼吸器系疾患は、インフルエンザによって強い影響を受けるだろうし、肺炎や気管支炎はインフルエンザから進んだり、併発したりしたものである。それゆえ、もしスペイン・インフルエンザが来なかったら、それらの疾患による死亡率は変わらなかったと仮定できるだろう。

大正五・六（一九一六・一七）年、大正六・七（一九一七・一八）年、および大正九・十（一九二〇・二一）年の死亡を、「前流行」・「後流行」の流行月（「前流行」は前年の一〇月から次の年の五月に至る八ヵ月間、「後流行」は前年の一二月から次の年の五月までの六ヵ月間）に合わせて合算し、それぞれの期間の死亡者数を求め、平常年の死亡水準と考える。次にその水準とそれぞれ「前流行」期と「後流行」期の死亡者数との差をスペイン・インフルエンザ期の超過死亡とした。この間、人口増大があり、死亡者数は多少増加するわけだが、これは無視した。すなわち、もしスペイン・インフルエンザがこの時に日本に襲来しなかったら、死亡せずに済んだ結核患者、肺炎・気管支炎等の呼吸器系の疾患者が数多存在し、それがインフルエンザによって命を絶たれる結果となった、と考えるのである。これらのケースは、直接の死因はスペイン・インフルエンザではなく、肺結核・肺炎・気管支炎等だったが、呼吸器に疾患のある者にとって、スペイン・インフルエンザに罹ることは致命的であった。本書では、これらの人々の死を、スペイン・インフルエンザによる死亡とみなすのである。

逆に、スペイン・インフルエンザの流行していない年でも、呼吸器系の疾患で多くの人々が死亡した。とくに当時の日本では、肺結核による死亡は年々増える傾向にあり、このことを考慮すると、平常年においてこれらの病気で死亡した者は、スペイン・インフルエンザが来なくても死亡したとしなければならない。そこで、平常年の死亡水準を求め、スペイン・インフルエンザ流行年にもその水準の死亡者は存在した、とみなす。

したがって、「超過死亡」数は、これらの仮定の上に立った数値であることをまず確認しておきたい。また、この概念の適用に当っては、基準となる平常年に他の感染症が流行していなかったことが前提となる。実は、この問題で、いくつかの府県で問題のあることが分かった。しかし、大正期には、こういった死亡者数の変動こそ「平常」とも言え、こうした多少の「異常」を回避しようとして、他の年に代えれば、全体の構成が崩れてしまう。本書では、批判を覚悟で以上の方法で通した。

かくして求めた「超過死亡」を、本書では「インフルエンザ死亡者数」と呼ぶことにする。これは不完全とはいえ、『日本帝国死因統計』に戻り、統計処理を通じて求めたスペイン・インフルエンザによる直接・間接の死亡者数であり、『流行性感冒』に出てくるような「調査」によって得られた死亡者数と同質のものではなく、結果的にはそれを上回った。さらに、この「インフルエンザ死亡者数」を分子とし、人口を分母[4]として求めた数値を、「インフルエンザ死亡率」と呼ぶことにしよう。

全国の状況

死亡者数の合計

すでに述べたように、スペイン・インフルエンザは、大正七（一九一八）年の「春の先触れ」の後、本格的には、同年一〇月に始まる「前流行」として、さらに翌大正八（一九一九）年一二月に始まる「後流行」として、二度、日本を襲った。われわれの計算では「前流行」の「インフルエンザ死亡者」は二六万六四七人、「後流行」は一八万六六七三人、合計四五万三一五二人で、この数は、従来言われて

図6—1　月別インフルエンザ死亡者数（全国）〔1918年—1920年〕

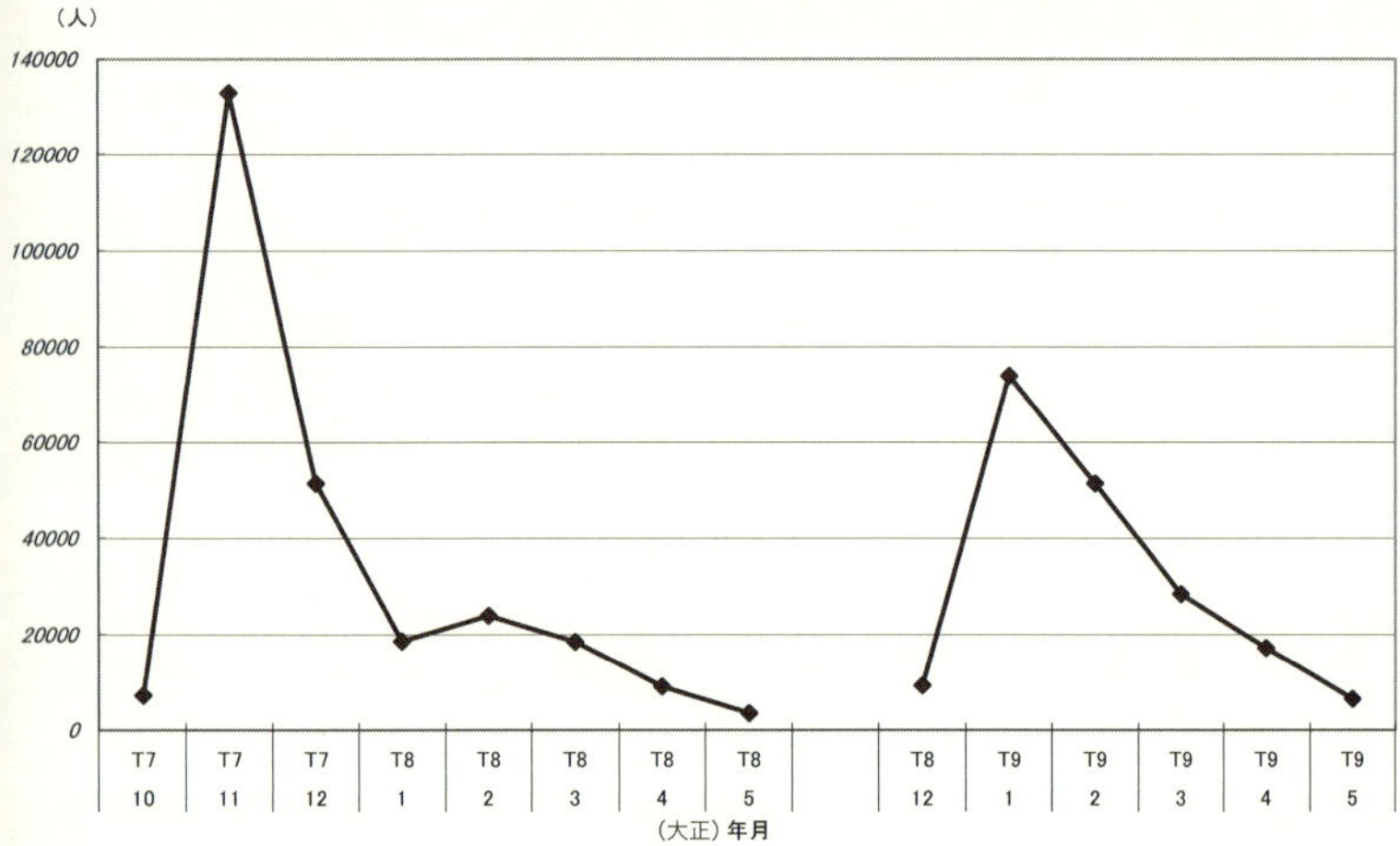

きたどの死亡者数よりも多い[5]。これは、従来用いられてきた『流行性感冒』の数値から離れ、『日本帝国死因統計』に戻り、「超過死亡」の考え方に基づいて死亡者数を計算し直した結果である（『流行性感冒』にも、超過死亡に近い見方をしている箇所があるが[6]）。本章では以後、専らこの「超過死亡」数に依拠して検討を進めたい。

月別の死亡者数

図6—1は、「前流行」期と「後流行」期の全国における月ごとの「インフルエンザ死亡者数」を図示したものである。

「前流行」の死亡者は急速に増大し、大正七（一九一八）年一一月だけで一三万人以上を記録した。翌年一月には二万人を下回ったが、二月には若干それを越え、五月にはほぼ終息している。実際には、後に見るように都市と農村、あるいは地方による差があり、全国で同一の軌跡を描いたわけではない。しかし、このグラフは、日本のスペイン・インフルエンザに、「前流行」と「後流行」の二つの山があったことを明白に示している。全国的にみれば、大正七（一九一八）年一一月と、大正九（一九二〇）年一月がピークで、ピーク時のインフルエンザ死亡者数は、それぞれ一三万人強、八万人弱に達した。

この「前流行」における一一月の一三万人という死亡者数は、当時の人々にとって衝撃的なものであったに違いない。これ以前、日本人の何万という大量死亡は、明治十九（一八八六）年のコレラ流行による一〇万八〇〇〇人、[7] 日露戦争の戦死者八万四〇〇〇人[8]が最高であり、しかもこれは一年または二年という、「年」間に生じた数値である。また、最近の再計算では、例えば関東大震災の死亡者には、従来言われてきた一四万人という数字に重複計算があり、実際は数万人少なかったという指摘がされている。[9] そうすると、大正七（一九一八）年一一月の一カ月間だけで死者一三万人という数字が、いかに膨大であったかが理解できるだろう。

死亡率の男女差

この「インフルエンザ死亡者数」に男女間の差があったのか否かをみたのが、**図6―2**である。ここでは、「インフルエンザ死亡率」をとったが、この図でみるかぎり、男女間に差はなかった。そこで本章では特に断りのないかぎり、男女合計で検討する。

図6―2　月別インフルエンザ死亡率（全国・男女別）〔1918年―1920年〕

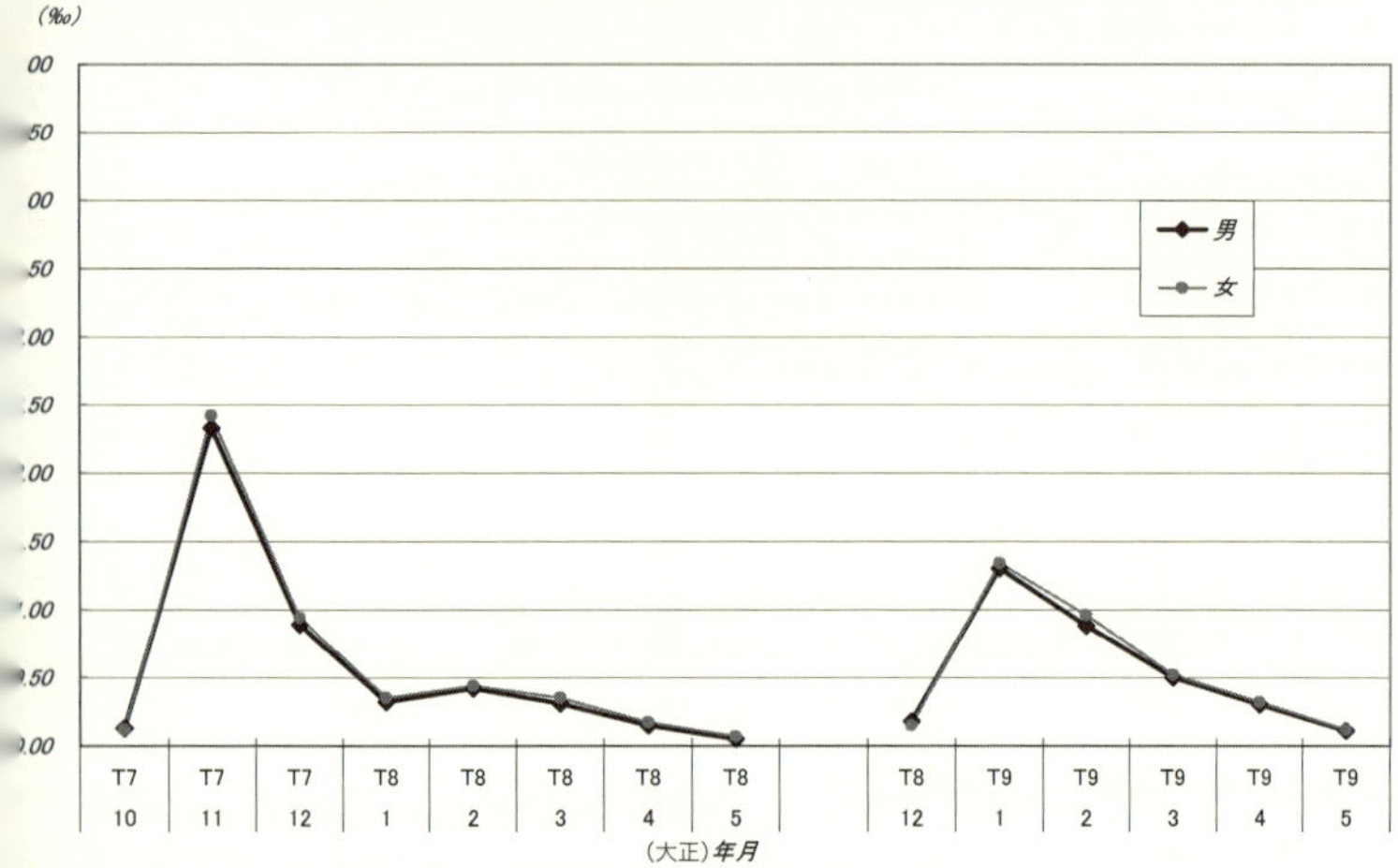

年齢別死亡率

次に、**図6―3**は、全国の年齢別（年齢階層別）「インフルエンザ死亡率」で、これには男女の差があり得ると考え、性別に計算した。[10] 分母は国勢調査の年齢別人口、分子は、「前流行」と「後流行」の死亡者を合算している。

縦軸は対数目盛であるが、五歳までの乳幼児期を過ぎると、いったん死亡率は低下し、十五―十九歳層から上昇し、男子では三十―三十四歳層、女子では二十五―二十九歳層をピークにあとは次第に下降する。このように、年齢別インフルエンザ死亡率は、男子・女子とも生産の担い手で、通常ならば年齢別死亡率の低い層で逆に高い、という特徴がみられる。また高齢者の死亡率は必ずしも高いわけではなく、八十歳以前では徐々に低下している。これもまた通常の年齢別死亡率と異なる軌跡であり、スペイン・インフルエンザ特有のものである。

図6—3　年齢別インフルエンザ死亡率（全国・男女別）〔1918年—1920年〕

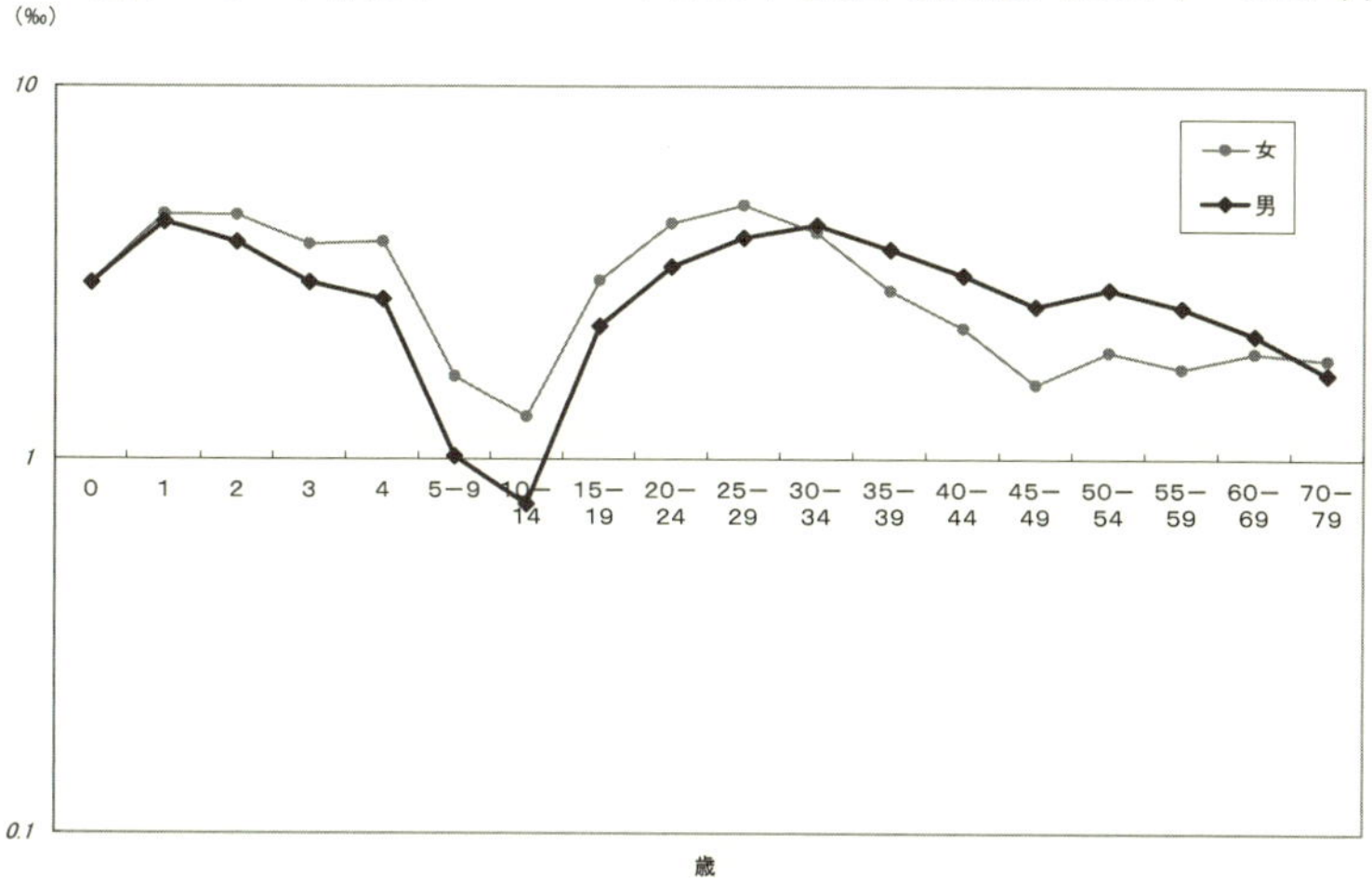

地方ごとの状況

地方ごとの月別インフルエンザ死亡率

「インフルエンザ死亡者」の月別分布は、全国どこでも同一の軌跡を描いたわけではなかった。地域差はかなり大きく、かつ比較をするためには、「インフルエンザ死亡者」ではなく、「インフルエンザ死亡率」を使う必要がある。これがゼロとなるのは平常年の水準と同じであることを意味する。

そこで、日本を、第4・5章で用いた地域区分、すなわち九州、中国・四国、近畿、中部、関東、北海道・奥羽の六地方に分け、それぞれの地方の月ごとの「インフルエンザ死亡率」を示したのが**図6—4—1**から**図6—4—6**である。「前流行」期と「後流行」期の死亡率を同じ図に示し、視覚的に、比較を容易にするため、縦軸の目盛の最高を五パーミルに統一した。

図6—4—1　月別インフルエンザ死亡率（九州）〔1918年—1920年〕

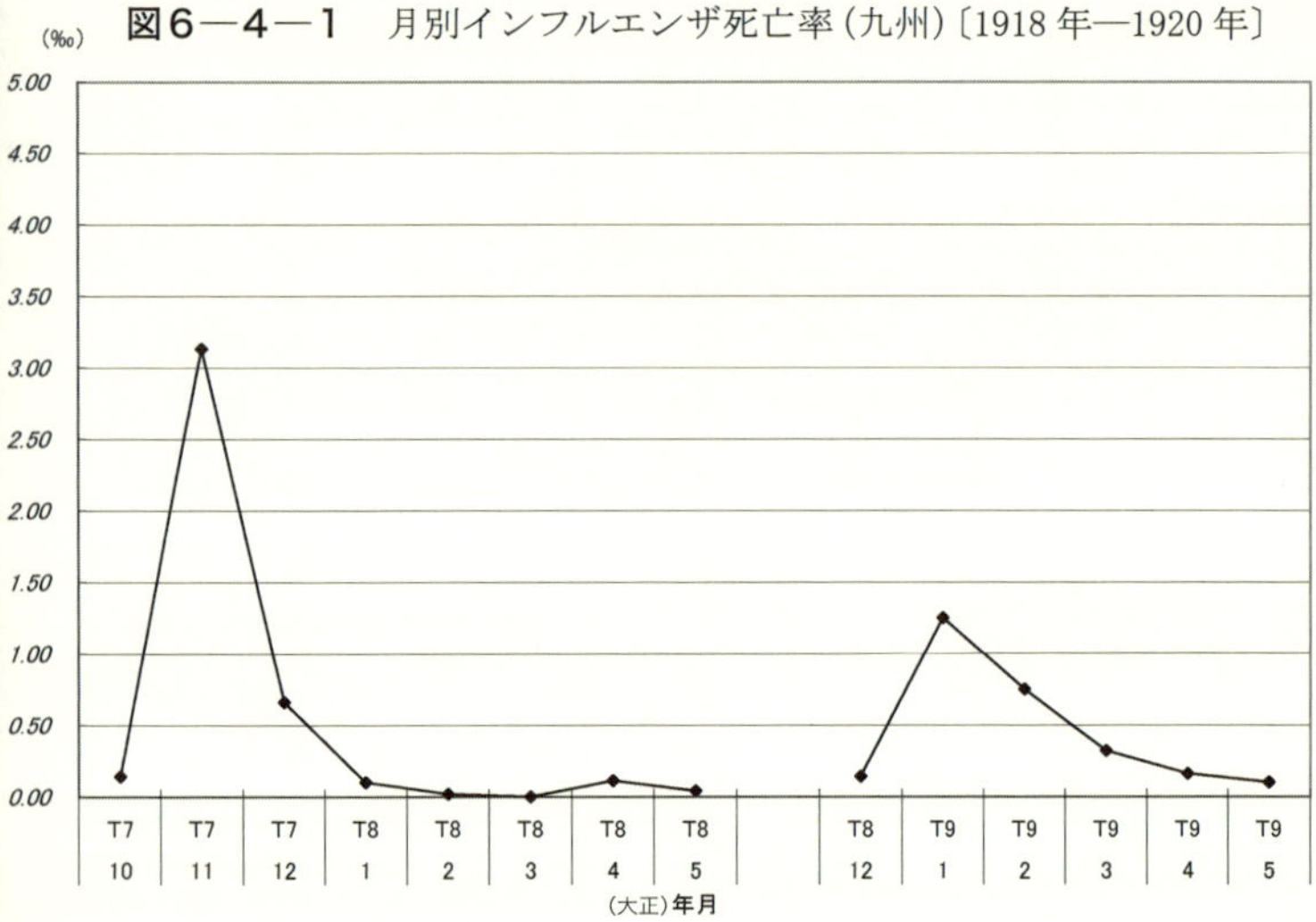

図6—4—2　月別インフルエンザ死亡率（中国・四国）〔1918年—1920年〕

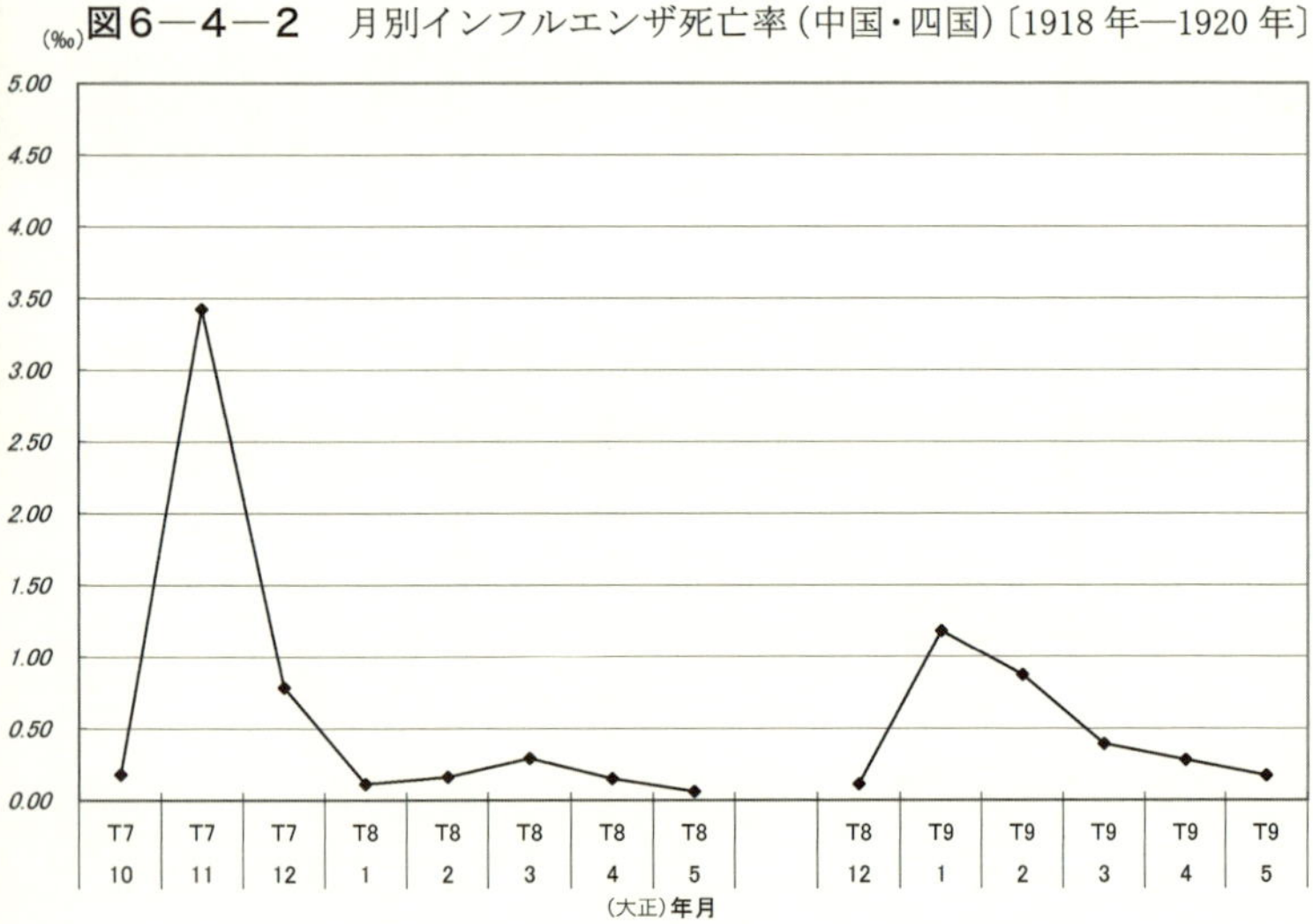

図6—4—3　月別インフルエンザ死亡率（近畿）〔1918年—1920年〕

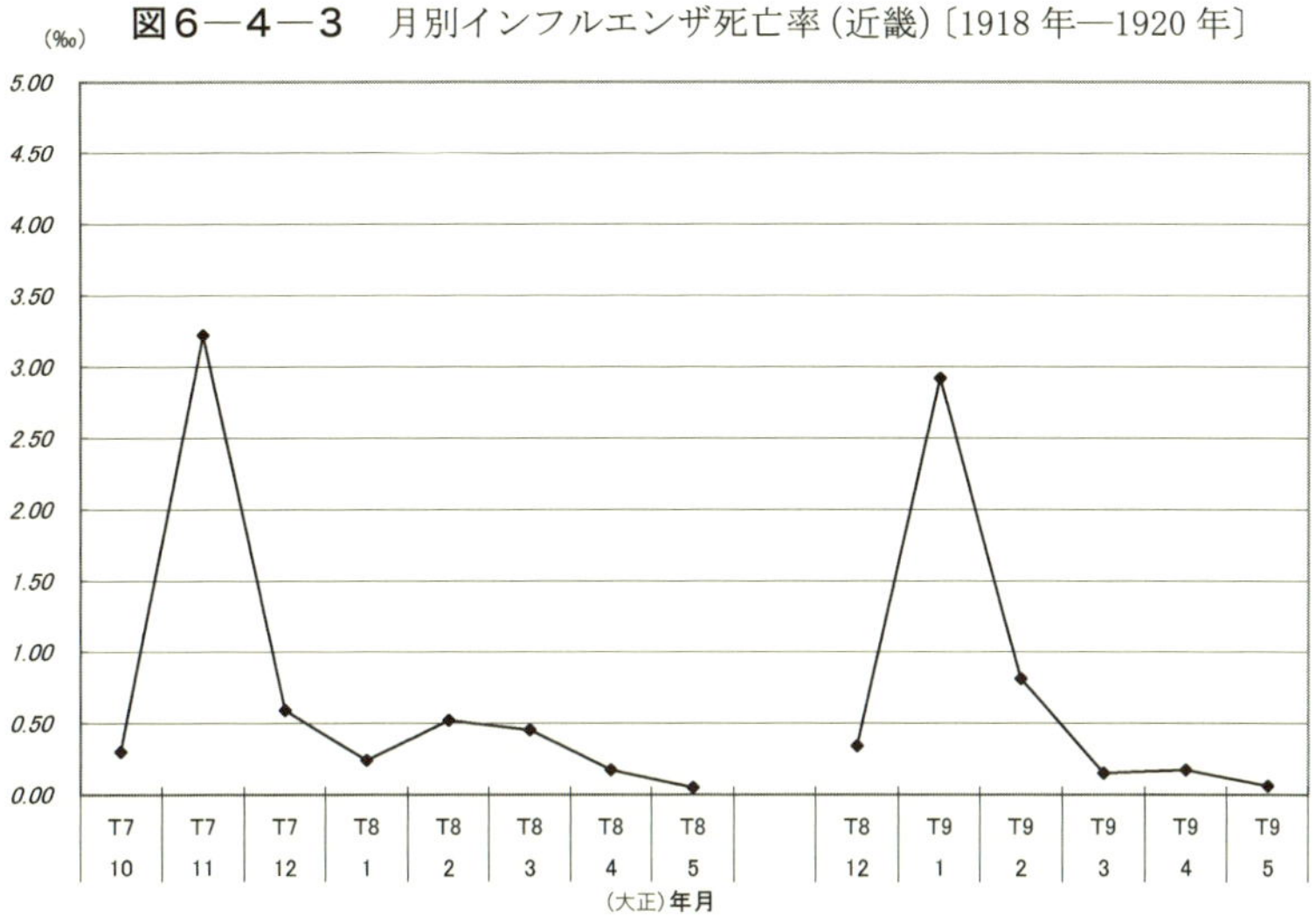

図6—4—4　月別インフルエンザ死亡率（中部）〔1918年—1920年〕

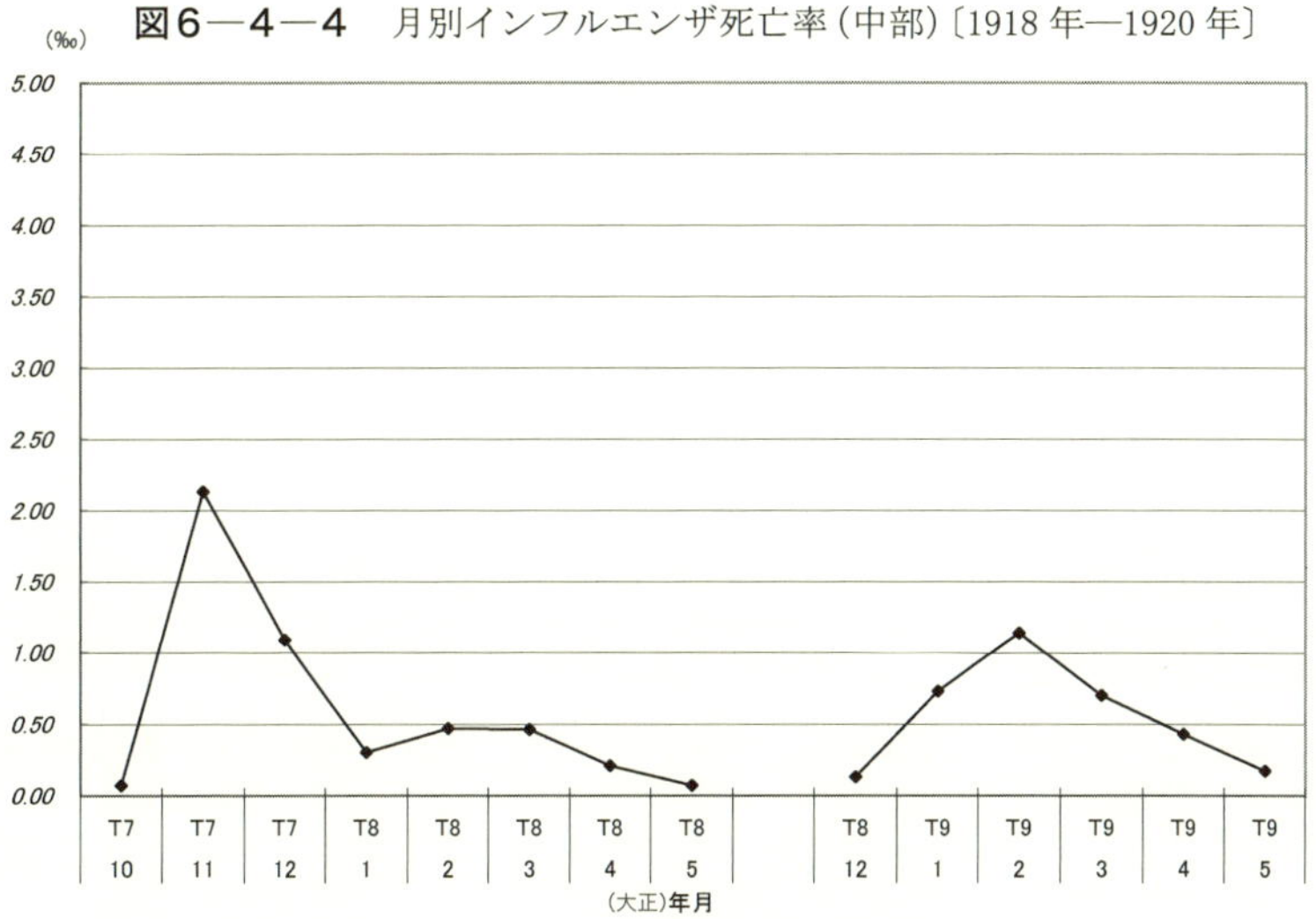

図6—4—5　月別インフルエンザ死亡率(関東)〔1918年—1920年〕

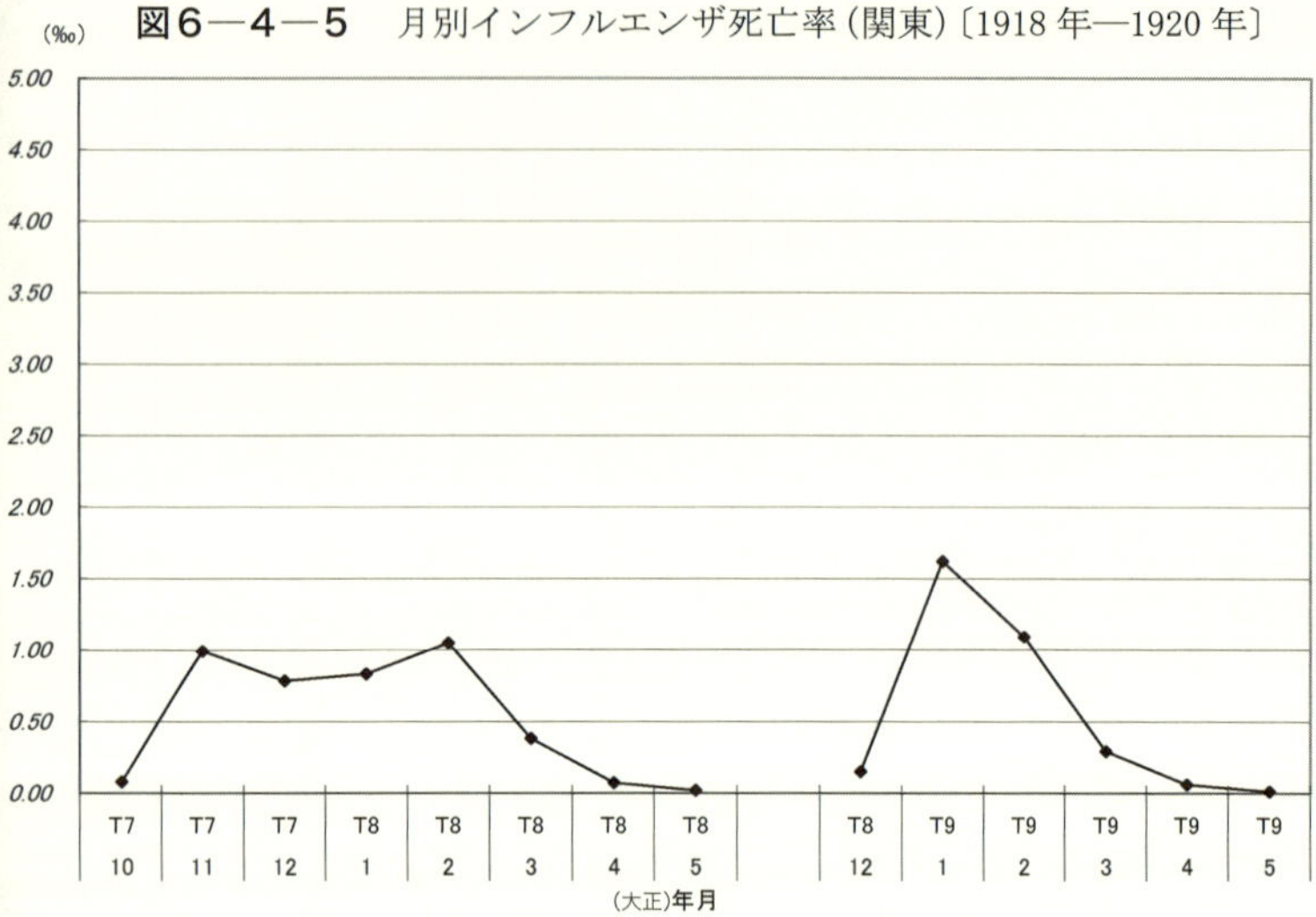

図6—4—6 月別インフルエンザ死亡率(北海道・奥羽)〔1918年—1920年〕

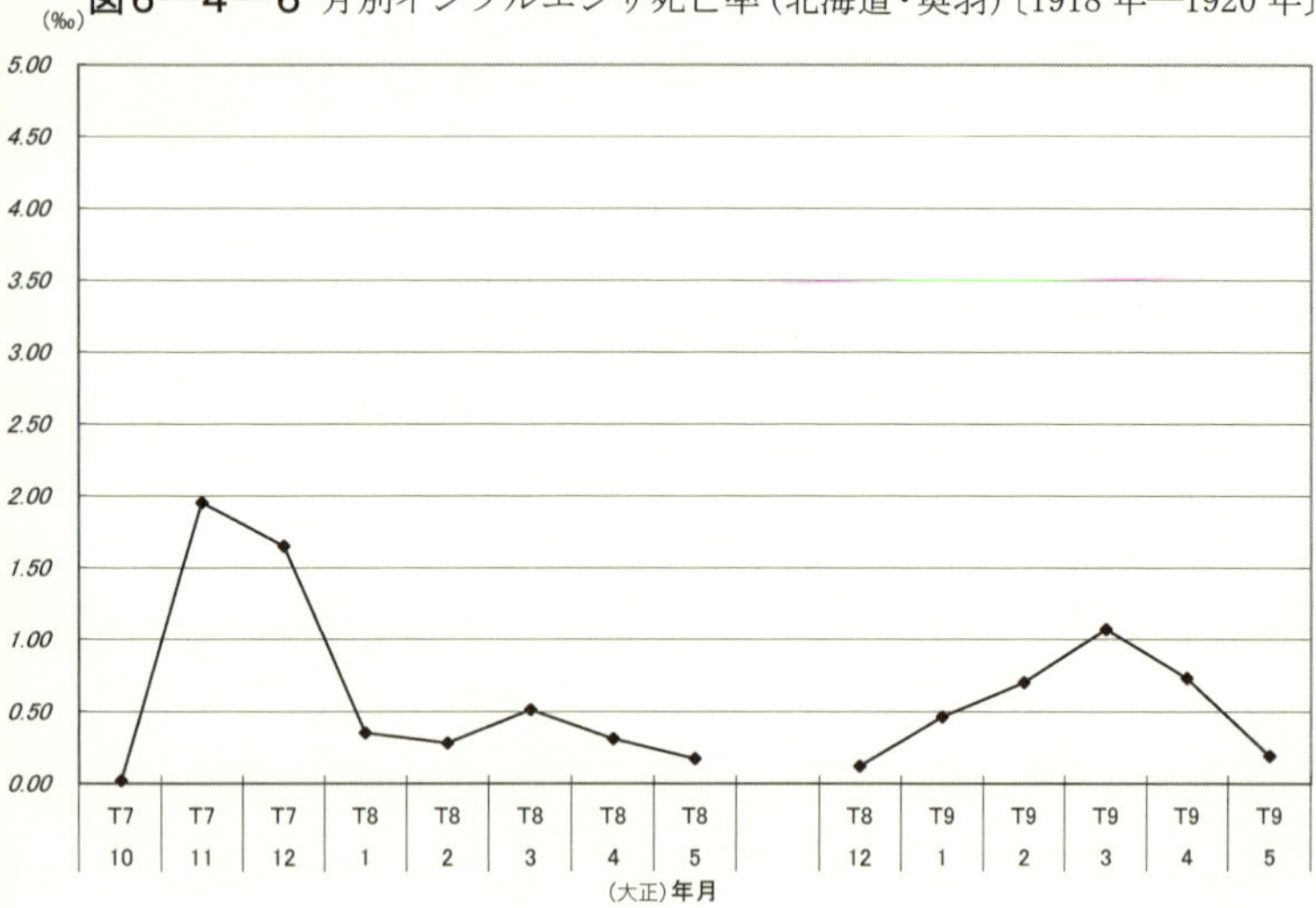

六つの図を比較すると、九州と中国・四国は、死亡率の月別分布の形状や程度が酷似していて、西日本は共通するパターンを持っていた、と言えそうである。「前流行」期には大正七(一九一八)年一一月に三パーミルあまりのピークを経験し、その後は急速に低下し、翌年一月にはほぼ終息している。つまり「猖獗」を極めた期間は、比較的短かった。このことは、この地域の新聞が、大正八(一九一九)年前半の状況をあまり報道していないことにも通じる。「後流行」の形状としては、大正九(一九二〇)年一月のピーク時に、一パーミル強を記録し、三月以降はゆるやかな終息過程に入った。

これに対して近畿地方の形状はかなり異なっていて、「前流行」期のピークの死亡率と「後流行」期のピークのそれはかなり近い。「前流行」期は、一一月に三・三パーミルというピークに達し、大正八(一九一九)年一月にいったん低下したが、二月、三月は一月より高く、四月以降になってようやく低下した。「後流行」期は大正九(一九二〇)年一月に三パーミル近くまで突出したが、二月以降は低下し、三月以降はほとんど平常年水準となった。

中部地方は、東海・東山・北陸一〇県にまたがる必ずしも均一とは言えない地方であるが、死亡率はやや低く、「前流行」期のピークでも二パーミル強にとどまっている。しかし、形状は近畿地方に似て、一一月にいったん下がった後、二、三月に一月を越える死亡率を出した。「後流行」期は、中部以西ではピークが大正九(一九二〇)年一月にあったのが、ここでは二月になっている。しかし、その率は一パーミル強と低かった。

関東地方については特異な形状が見出される。「前流行」の死亡率が非常に低い。これは実際に低かったのか、それとも「超過死亡」の算出に問題があったのか、のいずれかである。そこで、関東地方の「超過死亡」の算出過程を検討し直してみると、果たして大正六（一九一七）年一二月―大正七（一九一八）年二月に、呼吸器系病因による死亡者がかなり多いことが分かった。たとえば、大正七（一九一八）年一月の関東一府六県における呼吸器系病因による死亡者は一万六三一八人であるが、大正五（一九一六）年の七一八〇人、大正十（一九二一）年の七四五二人と比べて一万人近く多い。これは、大正六（一九一七）年一二月―大正七（一九一八）年二月に関東地方に呼吸器系の病気（『死因統計』では「肺炎及気管支炎」に集中している）が流行していたことを示している。インフルエンザ流行期ほどではないが、この年は「準異常年」で、「超過死亡」を求めるに際して、「平常年」として扱うことは危険であることが分かった。つまり、平常より多数の死亡者があったので、この年を「平常年」とすると、インフルエンザ流行年との差が小さくなり、「インフルエンザ死亡者数」が少なく、「死亡率」が低く計算されてしまうのである。この点は今後の検討課題である。

北海道・奥羽地方では「前流行」期が長く続き、「後流行」では三月をピークとしているが、「前流行」の死亡率の方がはるかに高かった。

都市[11]のインフルエンザ死亡率

地方別「インフルエンザ死亡率」と同じ基準で人口一〇万以上の都市について、「インフルエンザ死亡率」を求めた。人口一〇万以上の都市は、大正七（一九一八）年末当時、一三を数えたが、そのなか

図6—5　11都市のインフルエンザ死亡率〔1918年—1920年〕

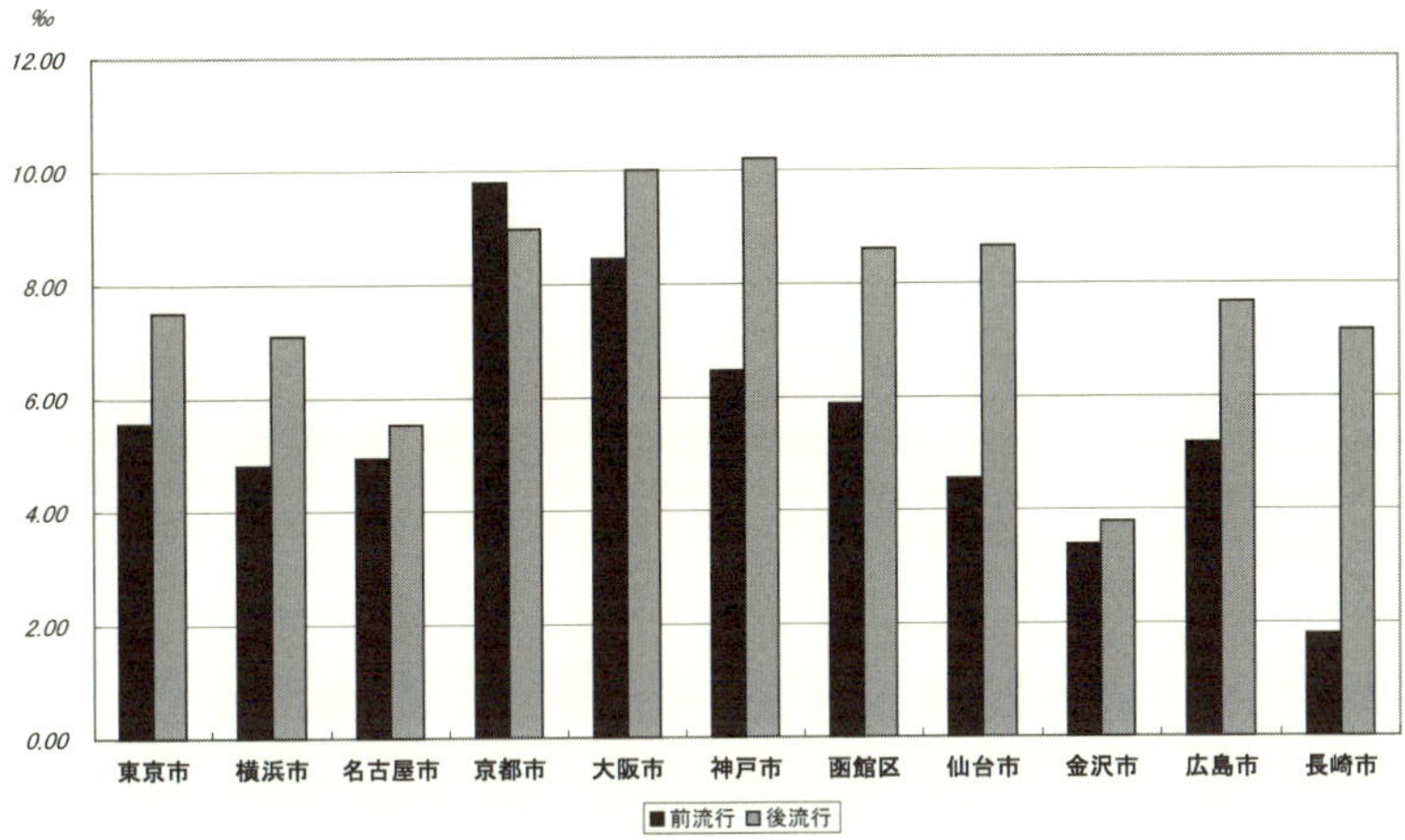

から、六大都市（東京、横浜、名古屋、京都、大阪、神戸）、および、それぞれの地方を代表する、函館、仙台、金沢、広島、長崎の合計一一都市について観察する。ただし、地方別インフルエンザ死亡率の計算と同様、東京市、横浜市は、大正六（一九一七）年一二月—大正七（一九一八）年二月にかなり多くの呼吸器系病因による死亡がみられるので、平常年は、大正五（一九一六）年一二月—大正六（一九一七）年五月と大正九（一九二〇）年一〇月—一〇年五月とした。

図6—5に一一都市の「インフルエンザ死亡率」を棒グラフで示した。「前流行」期と「後流行」期では、期間が異なるので、ともに年率に換算してある。換算すると、京都市以外では「後流行」期の方が死亡率は高かった。全体的には、京都市・大阪市・神戸市の近畿三都市の死亡率の高さが特徴的である。「前流行」期にも、「後流行」期にも、この三都市は最高の死亡率を記録した。東京市・横浜市は想像より低

図6―6　インフルエンザ死亡者数の全死亡者数に対する割合〔1918年―1920年〕

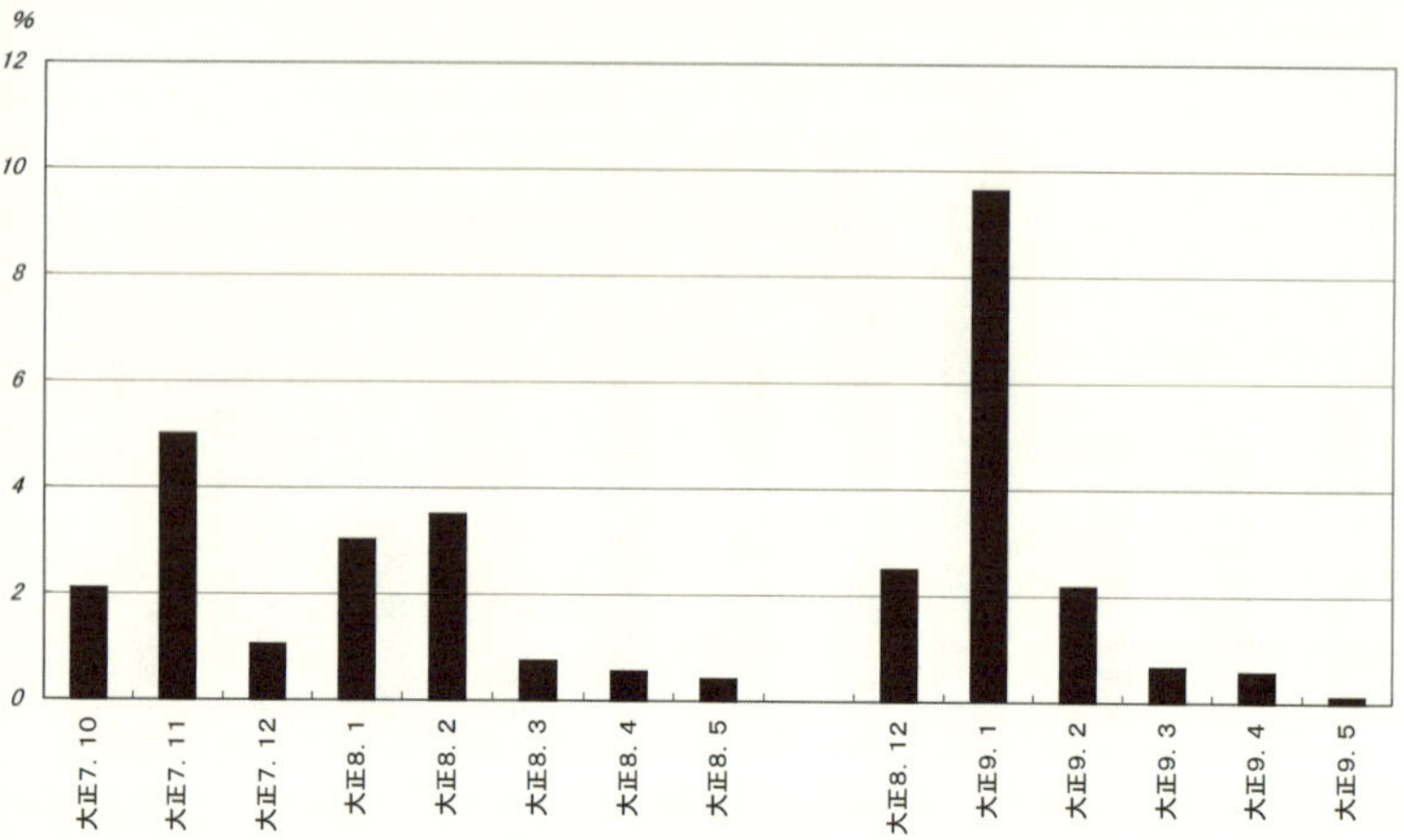

く、名古屋市はもっと低いから、人口規模が死亡率の決定要因ではなかった、と考えられる。六大都市以外では、「前流行」期に比べ、「後流行」期は死亡率が相対的に高く、函館区、仙台市、広島市では、東京市以上になっている。

インフルエンザ流行状況を知らせてくれるもう一つの統計に、「インフルエンザ死亡者数の全死亡者数に対する割合」がある。インフルエンザ死亡者も、全死亡者も、同じ月間をとった。すなわち、「前流行」期として大正七（一九一八）年一〇月から大正八（一九一九）年五月まで、「後流行」期として大正八（一九一九）年一二月から大正九（一九二〇）年五月までをとり、「インフルエンザ死亡者」が、全死亡者に占める割合を求めたのが**図6―6**である。

この図をみると、スペイン・インフルエンザによる死亡の多寡は、記述資料のそれと一致し、「前流行」期では大正七年一一月に、「後流行」期では大正九年一月にピークがあったことが明らかである。「前流行」期には、ピークのあと、一二月にいったん終息したかに見えた流行が、翌年一、二月に再燃したことは、多くの新聞が報道している。また、「後流行」では、大正九年一月の惨状が大都市を中心として伝えられた。その状況は、まさに「地獄絵」であった。

さらにインフルエンザ死亡者数の全死亡者数に対する割合を都市別に示したのが、**表6—1**である。ここでも、「前流行」期、「後流行」期とも、京都市、大阪市、神戸市が他を抜いており、スペイン・インフルエンザはこの三都市で最も猖獗を極めたことが明らかである。「前流行」期と「後流行」期の差は、京阪神では「前流行」期の方が高く、他では長崎市以外では顕著な差はない。金沢市はともに低く、流行の程度は低かったようである。

府県別インフルエンザ死亡者数

スペイン・インフルエンザは、全国に人的被害を与えたが、その程度にはかなりの地方差がある。この差は、猖獗を極めた時期、都市の存在、軍隊との関係、置かれた自然条件などからもたらされた。そこで、まず府県別に、「前流行」・「後流行」・「全期間」の三期について、「インフルエンザ死亡者数」を**表6—2**に示した。

この計算は、いままでの計算と同様、「超過死亡」の概念を適用して求めた。(12)

表6—2に従えば、両流行を通じて最大の死亡者を出したのは、東京府と大阪府で、二万七〇〇〇

表6—1　大都市のインフルエンザ死亡者の割合（前流行・後流行）

前流行			
都市	A. インフルエンザ死亡者	B. 全死亡者	A/B (%)
東京市	8047	29705	27.1
横浜市	1355	5665	23.9
名古屋市	1414	6498	21.8
京都市	3859	7513	51.4
大阪市	7061	17515	40.3
神戸市	2607	6245	41.7
函館区	568	2061	27.5
仙台市	361	1640	22.0
金沢市	292	2495	11.7
広島市	554	2522	22.0
長崎市	212	1820	11.6
後流行			
都市	A. インフルエンザ死亡者	B. 全死亡者	A/B (%)
東京市	8159	29785	27.4
横浜市	1502	5616	26.7
名古屋市	1188	5863	20.3
京都市	2652	8694	30.5
大阪市	6271	18918	33.1
神戸市	3080	8002	38.5
函館区	623	2082	29.9
仙台市	515	1864	27.6
金沢市	245	1965	12.5
広島市	615	2230	27.6
長崎市	632	2077	30.4

表6—2　府県別インフルエンザ死亡者数（前流行・後流行・合計）

府県	前流行	後流行	合計	国勢調査人口
北海道	12103	7779	19882	2359183
青森県	5104	2980	8085	756454
岩手県	5983	1895	7878	845540
宮城県	4688	3117	7806	961768
秋田県	4984	1802	6786	898537
山形県	4092	3674	7766	968925
福島県	5931	5465	11396	1362750
茨城県	4743	3523	8266	1350400
栃木県	4534	3454	7988	1046479
群馬県	5929	2788	8717	1052610
埼玉県	6495	4613	11108	1319533
千葉県	4696	5116	9812	1336155
東京府	13497	13787	27284	3699428
神奈川県	4255	3788	8043	1323390
新潟県	8479	7229	15708	1776474
富山県	3622	2472	6094	724276
石川県	3042	2281	5323	747360
福井県	4326	1840	6165	599155
山梨県	2030	2701	4731	583453
長野県	7980	4873	12853	1562722
岐阜県	7204	2938	10142	1070407
静岡県	5115	5627	10742	1550387
愛知県	8164	6264	14428	2089762
三重県	6693	2695	9388	1069270
滋賀県	3605	2475	6081	651050
京都府	7590	4983	12573	1287147
大阪府	14303	12998	27301	2587847
兵庫県	13072	12479	25551	2301799
奈良県	2985	1906	4891	564607
和歌山県	3651	1281	4932	750411
鳥取県	1996	1326	3321	454675
島根県	4440	1522	5962	714712
岡山県	4921	2972	7893	1217698
広島県	7353	5581	12934	1541905
山口県	4374	3327	7701	1041013
徳島県	4418	3337	7755	670212
香川県	5074	2072	7146	677852
愛媛県	5359	2558	7917	1046720
高知県	3414	1445	4859	670895
福岡県	8024	8380	16404	2188249
佐賀県	3250	1236	4486	673895
長崎県	3795	2959	6753	1136182
熊本県	5188	2725	7914	1233233
大分県	5018	2097	7116	860282
宮崎県	3217	1221	4438	651097
鹿児島県	6023	2650	8673	1415582
沖縄県	1716	2445	4161	571572
合計	266479	186673	453152	55963053

人、ついで兵庫県の二万五〇〇〇人となっている。無論、これらの府県については、東京市、大阪市、神戸市といった都市における死亡者がその大部分を占めている。その他、二万人近くの死亡者を出したのは、北海道である。北海道は、「前流行」の被害が最も大きかった府県の一つであった。ついで一万五〇〇〇人以上の死亡者を出したのが福岡県で、工業化・都市化が進み、県内に多くの炭坑を有していたことが影響したものと考えられる。このように、大都市[13]を有したり、都市化・鉱工業化の進んだ府県[14]で、とくに被害が大きかったことが確かめられる。

逆に被害の少なかった県として、死亡五〇〇〇人以下の県を挙げると、山梨県・奈良県・和歌山県・鳥取県・高知県・佐賀県・宮崎県・沖縄県である。これらの県は、そもそも人口が少なく、沖縄県以外は、人口五万以上の都市が県庁所在地の一カ所にしかなく、都市化の程度は進んでいなかった。またこれらの県には陸軍の師団司令部や海軍の軍港・要港がなく、蔓延の理由となる重要な条件を欠いていた。

この表の物語るもう一つの特徴は、「前流行」と「後流行」の死亡者の差に地域差の存在することである。全国として、「後流行」の方が約八万人少ないが、これを無視して比較すると、「前流行」の死亡者が「後流行」の死亡者より五〇パーセント以上多かった府県を割合の高い順に挙げると、岩手県・島根県・和歌山県・秋田県・宮崎県・佐賀県・三重県・岐阜県・香川県・大分県・高知県・福井県・鹿児島県・群馬県・愛媛県・熊本県・青森県・岡山県・長野県・奈良県・北海道・京都府・鳥取県・宮城県となる。すなわち北部日本、西部日本の県の多くが含まれる。

逆に、「後流行」の方が死亡者の多い、もしくは「前流行」期に近い死亡者を出した県は、沖縄県・

山梨県・静岡県・千葉県・福岡県・東京府・兵庫県・福島県・大阪府・山形県・神奈川県で、大都市を抱えた府県とその周辺の県が含まれる。

大都市を含む府県は例外として、このような「前流行」と「後流行」の地方的特徴から、「前流行」で死亡者の多かったところは、「後流行」はそれほどではなく、「後流行」で多くの死亡者を出したところは、「前流行」ではそれほどでもなかった、と言えそうである。このことの持つ意味は大きい。なぜなら、「前流行」と「後流行」の病原が同じであり、「前流行」によって免疫抗体を持った者は、「後流行」を無事乗り切り、「前流行」で免疫抗体を持たなかった者の多くが、「後流行」に際して、毒性を強めたウイルスの攻撃に晒され、死亡したことを示しているからである。このことの統計的観察は、本章の最後で行う。

府県別インフルエンザ死亡率

こういった府県別の被害状況の特徴を、より一層明確にするために、「死亡者」ではなく、「インフルエンザ死亡率」を用いてみることにしよう。「前流行」期、「後流行」期、および全期間の「インフルエンザ死亡率」を表6—3に示す。「死亡者」では、各府県の人口規模の違いが影響してくるが、「死亡率」では、その影響は排除されるので、府県ごとの違いがより明確になる。

この表から「前流行」期の死亡率上位一〇府県を取り出すと、高い順に、香川県・福井県・岩手県・青森県・岐阜県・徳島県・三重県・島根県・京都府・大分県となる。逆に、下位一〇府県は、沖縄県・

表6—3　府県別インフルエンザ死亡率（前流行・後流行・全期間）

	前流行		後流行		全期間	
府県	死亡率	年率換算	死亡率	年率換算	死亡率	年率換算
北海道	5.13	7.70	3.30	6.59	8.43	7.22
青森県	6.75	10.12	3.94	7.88	10.69	9.16
岩手県	7.08	10.61	2.24	4.48	9.32	7.99
宮城県	4.87	7.31	3.24	6.48	7.97	6.83
秋田県	5.55	8.32	2.01	4.01	7.55	6.47
山形県	4.22	6.34	3.79	7.58	8.02	6.87
福島県	4.35	6.53	4.01	8.02	8.36	7.17
茨城県	3.51	5.27	2.61	5.22	5.97	5.11
栃木県	4.33	6.50	3.30	6.60	7.53	6.46
群馬県	5.63	8.45	2.65	5.30	8.10	6.94
埼玉県	4.92	7.38	3.50	6.99	8.27	7.09
千葉県	3.51	5.27	3.83	7.66	7.13	6.11
東京府	3.65	5.47	3.73	7.45	7.31	6.26
神奈川県	3.22	4.82	2.86	5.72	6.00	5.14
新潟県	4.77	7.16	4.07	8.14	8.84	7.58
富山県	5.00	7.50	3.41	6.83	8.41	7.21
石川県	4.07	6.11	3.05	6.10	7.12	6.10
福井県	7.22	10.83	3.07	6.14	10.09	8.64
山梨県	3.48	5.22	4.63	9.26	8.11	6.95
長野県	5.11	7.66	3.12	6.24	8.22	7.05
岐阜県	6.73	10.10	2.74	5.49	9.47	8.12
静岡県	3.30	4.95	3.63	7.26	6.93	5.94
愛知県	3.91	5.86	3.00	5.99	6.90	5.92
三重県	6.26	9.39	2.52	5.04	8.78	7.53
滋賀県	5.54	8.31	3.80	7.60	9.34	8.01
京都府	5.90	8.85	3.87	7.74	9.77	8.37
大阪府	5.53	8.29	5.02	10.05	10.55	9.04
兵庫県	5.68	8.52	5.42	10.84	11.10	9.51
奈良県	5.29	7.93	3.38	6.75	8.66	7.43
和歌山県	4.87	7.30	1.71	3.41	6.57	5.63
鳥取県	4.39	6.58	2.92	5.83	7.30	6.26
島根県	6.21	9.32	2.13	4.26	8.34	7.15
岡山県	4.04	6.06	2.44	4.88	6.48	5.56
広島県	4.77	7.15	3.62	7.24	8.39	7.19
山口県	4.20	6.30	3.20	6.39	7.40	6.34
徳島県	6.59	9.89	4.98	9.96	11.57	9.92
香川県	7.49	11.23	3.06	6.11	10.54	9.04
愛媛県	5.12	7.68	2.44	4.89	7.56	6.48
高知県	5.09	7.63	2.15	4.31	7.24	6.21
福岡県	3.67	5.50	3.83	7.66	7.50	6.43
佐賀県	4.82	7.23	1.83	3.67	6.66	5.71
長崎県	3.34	5.01	2.60	5.21	5.94	5.09
熊本県	4.21	6.31	2.21	4.42	6.42	5.50
大分県	5.83	8.75	2.44	4.88	8.27	7.09
宮崎県	4.94	7.41	1.88	3.75	6.82	5.84
鹿児島県	4.26	6.38	1.87	3.74	6.13	5.25
沖縄県	3.00	4.50	4.28	8.55	7.28	6.24
合計	4.76	7.14	3.34	6.67	8.07	6.92

神奈川県・静岡県・長崎県・山梨県・茨城県・千葉県・東京府・福岡県・愛知県となる。

同様に「後流行」期の死亡率上位一〇府県をみると、高い順に、兵庫県・大阪府・徳島県・山梨県・沖縄県・新潟県・福島県・青森県・京都府・福岡県となり、「前流行」期の上位一〇府県と重なるのは、徳島県だけである。また「前流行」期には、下位一〇府県に入っていた山梨県・沖縄県・福岡県が、「後流行」期には上位一〇府県に入り、逆転現象が見られる。

「後流行」期の死亡率下位一〇府県は、低い方から、和歌山県・佐賀県・鹿児島県・宮崎県・秋田県・島根県・高知県・熊本県・岩手県・大分県であり、青森県を除く北部日本と、九州地方に集中している。岩手県・島根県・大分県は、「前流行」期には上位一〇府県に入っており、その際多くの県民が免疫抗体を持ったのかもしれない。

このように、大都市のある府県を除いて、「前流行」期と、「後流行」期の「インフルエンザ死亡率」は、高低が逆になっているところが多い。すでに見たように、「インフルエンザ死亡者数」においても同様であり、両期の「インフルエンザ・ウイルス」は同種であった可能性が強くなる。もちろんこれは状況証拠による推論であり、ウイルス遺伝子の塩基配列が同一という科学的証拠によるものではない。

このような一般的趨勢のなかで、例外として、「前流行」期、「後流行」期を通じてともに死亡率が比較的低かったのは、横浜市を擁する神奈川県である。この点については、神奈川県に、「春の先触れ」が最も早く到来し、その際、多くの県民が罹患したことが、かえってその後にプラスに影響したのかもしれない。

図6―7―1　府県別インフルエンザ死亡率（前流行）

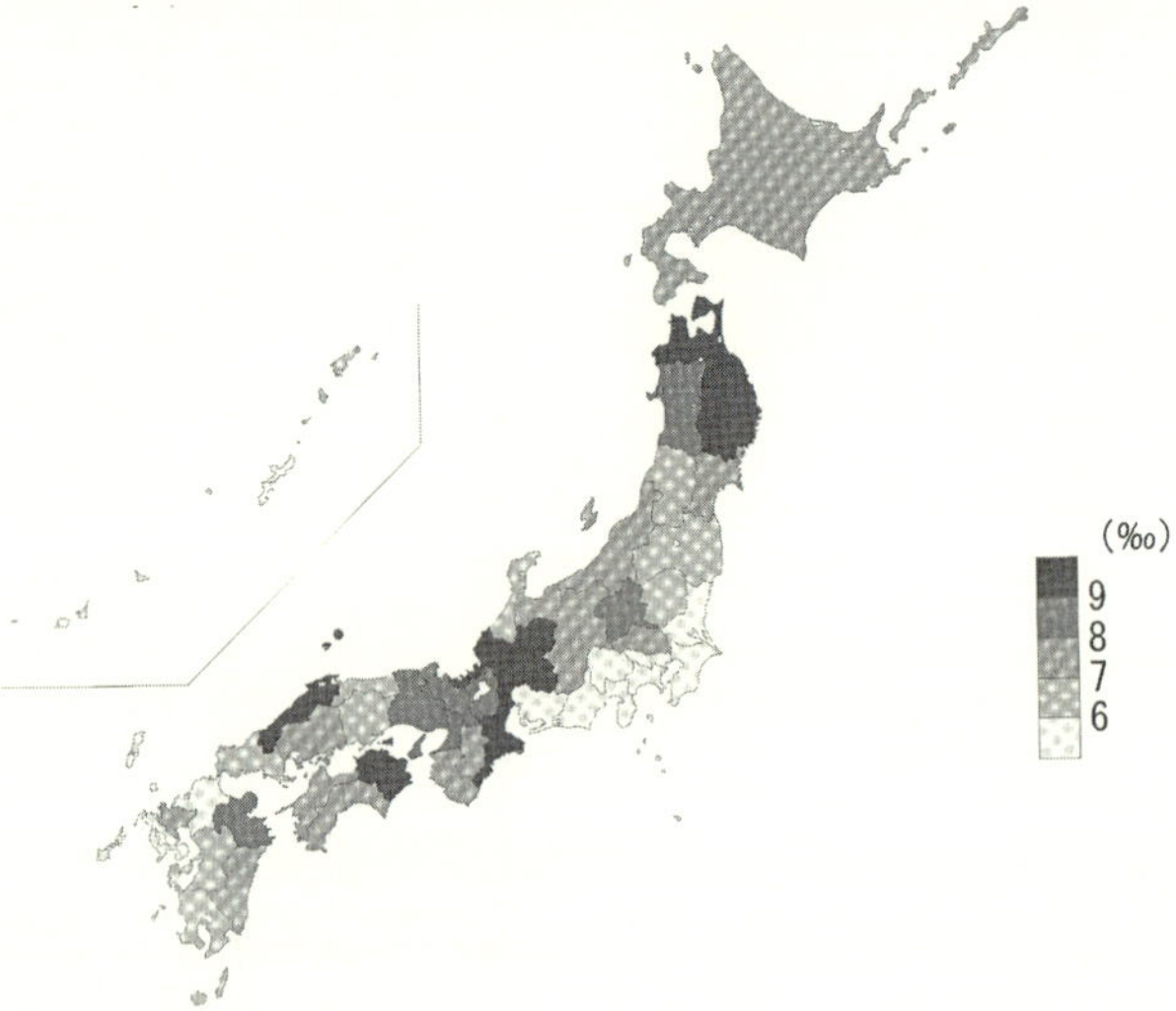

逆に徳島県だけは、両期とも死亡率が上位一〇位に入っている。大都市を擁しているわけではないこの県で、なぜ死亡率が高かったのか。これに答えるのも困難である。神奈川県と逆に、平常年の死亡率が低かったのかもしれないし、大阪や神戸からウイルスが容易に持ち込まれた可能性もある。

いくつか問題を有するにしても、「インフルエンザ死亡率」は、それぞれの府県における流行の程度を示す最適な指標と考えられるので、「前流行」期、「後流行」期、全期間の三つについて、各府県の死亡率を地図に示したのが、**図6―7―1**、**図6―7―2**、**図6―7―3**である。死亡率は、いずれも年率に換算した。

ここで各府県の「前流行」死亡率と「後流行」死亡率の相関関係を検討してみよう。**図6―8**は縦軸に「前流行」、横軸に「後流行」の

図6—7—2　府県別インフルエンザ死亡率(後流行)

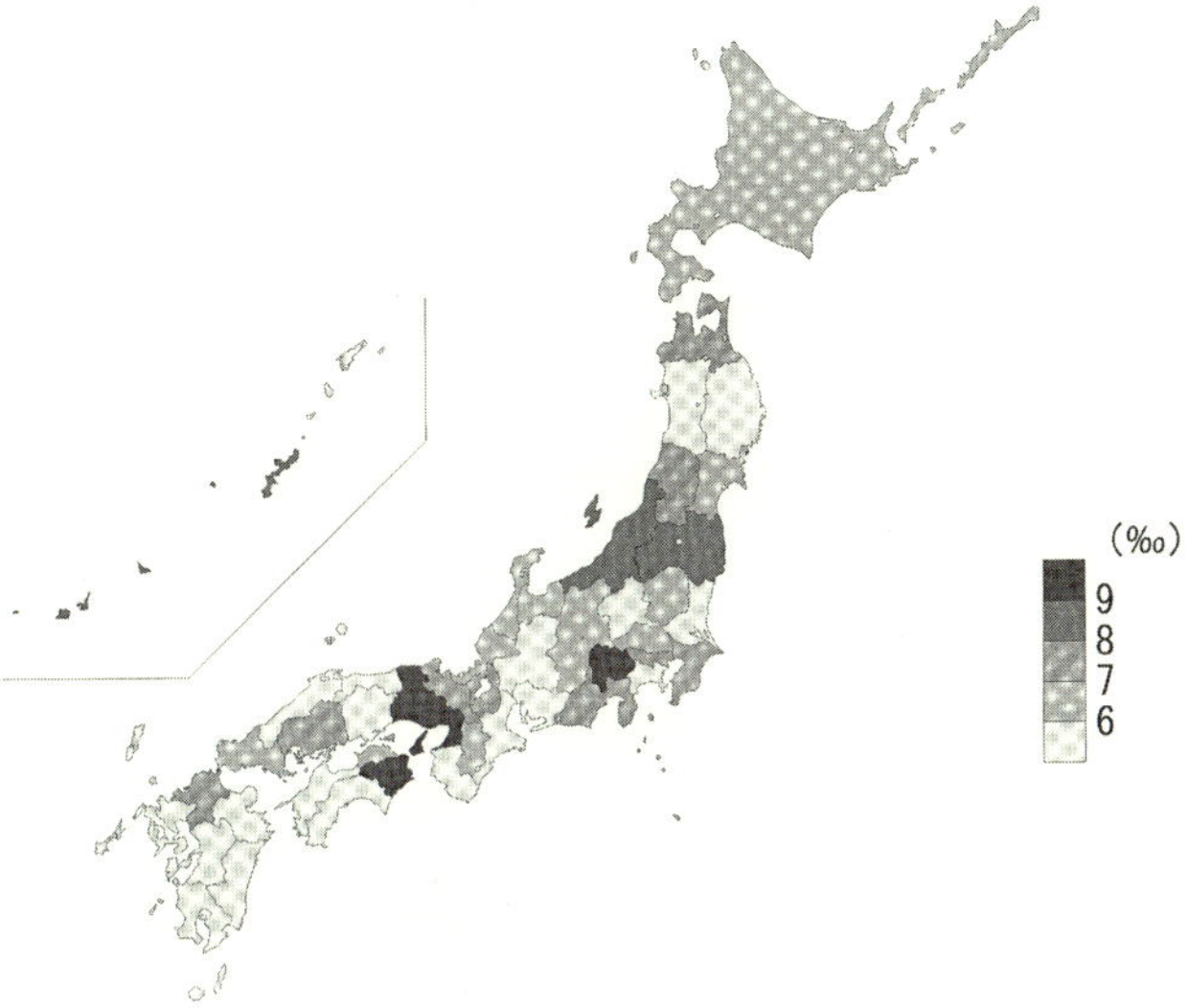

図6—7—3　府県別インフルエンザ死亡率(全期間)

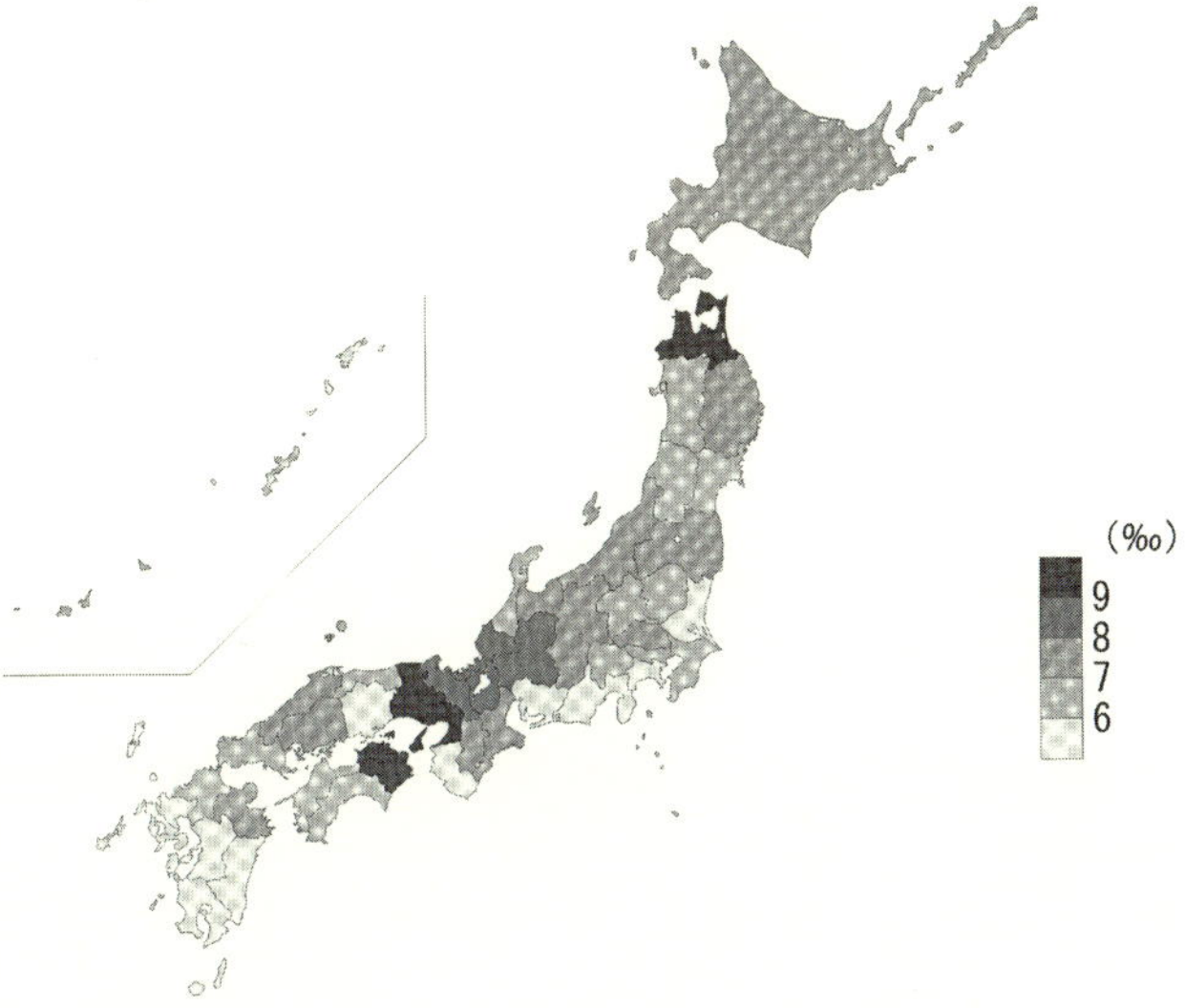

図6—8　府県別前流行の死亡率と後流行の死亡率の相関

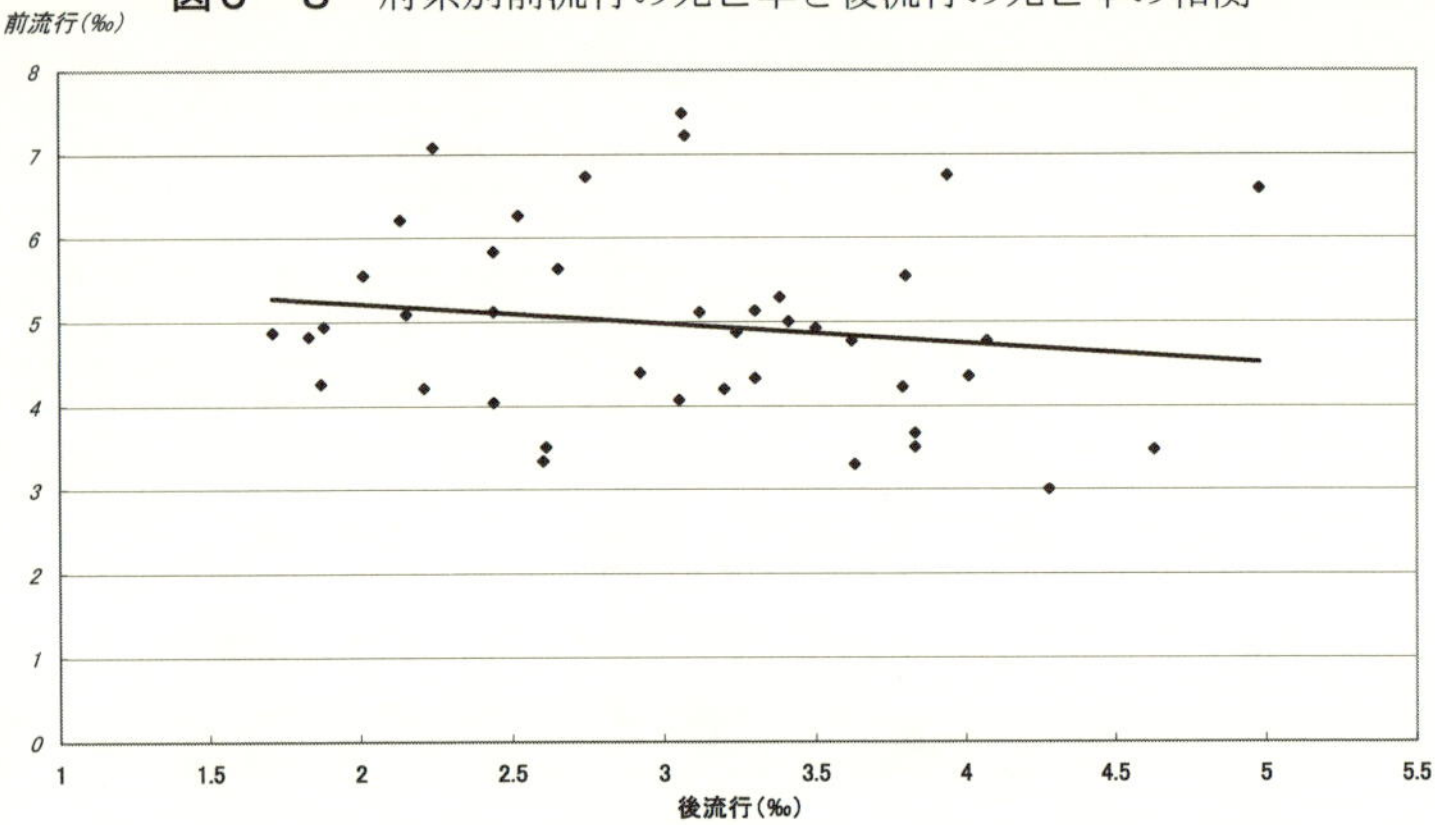

死亡率をとり、六大都市を含まない四一の府県の数値をドットしたものである。大都市は、種々の要素がくわわり、両流行とも死亡率が高い可能性があるので除外した。もし、「前流行」の死亡率が高かった県で「後流行」の死亡率が低かったら、ドットした点は、右下がりに並ぶ。もし右上がりならば、死亡率が高い県は、「前流行」・「後流行」を問わず高く、逆に低い件は、両度とも低かったことになる。

結果は、図に見るごとく、勾配は急ではないが、右下がりの傾向線を引くことが出来た。ただし、相関係数は決して高いわけではなく、マイナス〇・一六五であり、統計の規模からいって有意の範囲に入らない。しかし、そうだとしても、傾向線の勾配が右下がりであることは、「前流行」の猖獗した県では住民の多くが免疫抗体を持ったので、「後流行」では比較的被害を受けずに済んだこと、逆に、「前流行」では、多くの死亡者を出すほど猖獗しなかった県では、抗体を持った者が少なく、「後流行」で多くの死亡者を出したことを物語っている。そうすると、「前流行」と

「後流行」は同一のウイルスによってもたらされた可能性が強いと言えるのではなかろうか。
この観察結果から、スペイン・インフルエンザ死亡率の検討は、「前流行」と「後流行」に分けてなすべきことが分った。

注

(1) 内務省衛生局『流行性感冒』(一九二二年)では、「第三回流行」として、大正九(一九二〇)年八月から大正十(一九二一)年七月までの患者二二万四一七八人、死亡者三六九八人を挙げているが、これは「スペイン・インフルエンザ」流行によるものなのか、例年の「流行性感冒」によるものなのか断定できないので、ここでは無視した。

(2) 酒井シヅ『日本帝国死因統計』の解説参照。

(3)『流行性感冒』九五―九六頁。

(4) 人口は、大正九(一九二〇)年一〇月一日実施の第一回国勢調査の結果得られた数値を用いた。大正七(一九一八)年末・大正八(一九一九)年末の「推計人口」はあるが、国勢調査の結果とかなり差のある場合もあり、国勢調査の方は、スペイン・インフルエンザ流行期と時期的にそれほど離れていないので、確実性の方を選んだ。

(5) この人数は、かつて筆者が計算した四八万九一三三人(速水融・小嶋美代子『大正デモグラフィ』文春新書、二〇〇四年、一四〇頁)より若干少ない。これは、前著でも断っておいたように、推計というより推定で、基準となる「平常年」を大正六(一九一七)年の一年間をとり、流行年として大正七・八・九(一九一八・一九・二〇)年の三カ年をとった結果である。しかし、いずれにしても、結果は四五―四八万人前後となった。

(6)『流行性感冒』九五頁。なお、同書は、大正六（一九一七）年の呼吸器系疾患による死亡者数と大正七（一九一八）年の同死亡者数の差に注目している。つまり、もう一歩のところで「超過死亡」の概念に到達するところであった。

(7) 山本俊一『日本コレラ史』東京大学出版会、一九八二年、六八頁。

(8)『国史大辞典』吉川弘文館、一九九〇年、「日露戦争」の項。

(9) 国立天文台編『理科年表　平成一七年』（二〇〇四年一一月、丸善株式会社）によれば、死・不明一四万二千余人（七二〇頁）であったのが、『同平成一八年』（二〇〇五年一一月、同）では、死・不明一〇万五千余人（七二〇頁）名と、四万人近く減っている。なお、この件に関する情報は、上智大学鬼頭宏教授よりいただいた。

(10) 幸い『日本帝国死因統計』には、年齢別・病因別の死亡統計が掲載されている。ただし、全国を合算した統計である。

(11) 本章で「都市」という場合、六大都市、および、第4・5章の地域別観察を行った時に設定した「地方」を代表する人口一〇万以上の都市をいう。

(12) ただし、関東地方は、大正六（一九一七）年末から翌年初めにかけて、肺炎等の呼吸器病による死亡者が多く、局地的な感染症流行地だった可能性がある。このことから、日本がスペイン・インフルエンザの発生地だとする説すらある。このことから、関東地方の府県については、大正五（一九一六）年一〇月―大正六（一九一七）年五月を平常年とした。

(13) 六大都市の東京、横浜、名古屋、京都、大阪、神戸。

(14) 上記の六大都市を擁する府県以外に、その府県内に複数の人口五万以上の「市」（北海道および沖縄県では「区」）を有する府県として、北海道、宮城県、栃木県、群馬県、新潟県、富山県、石川県、福井県、山梨県、岐阜県、静岡県、和歌山県、岡山県、広島県、山口県、徳島県、福岡県、熊本県、鹿児島県、沖縄県があった。「インフルエンザ死亡者数」が一万人を越える一五府県のうち、一二府県がその中に含まれる。

第7章　インフルエンザと軍隊

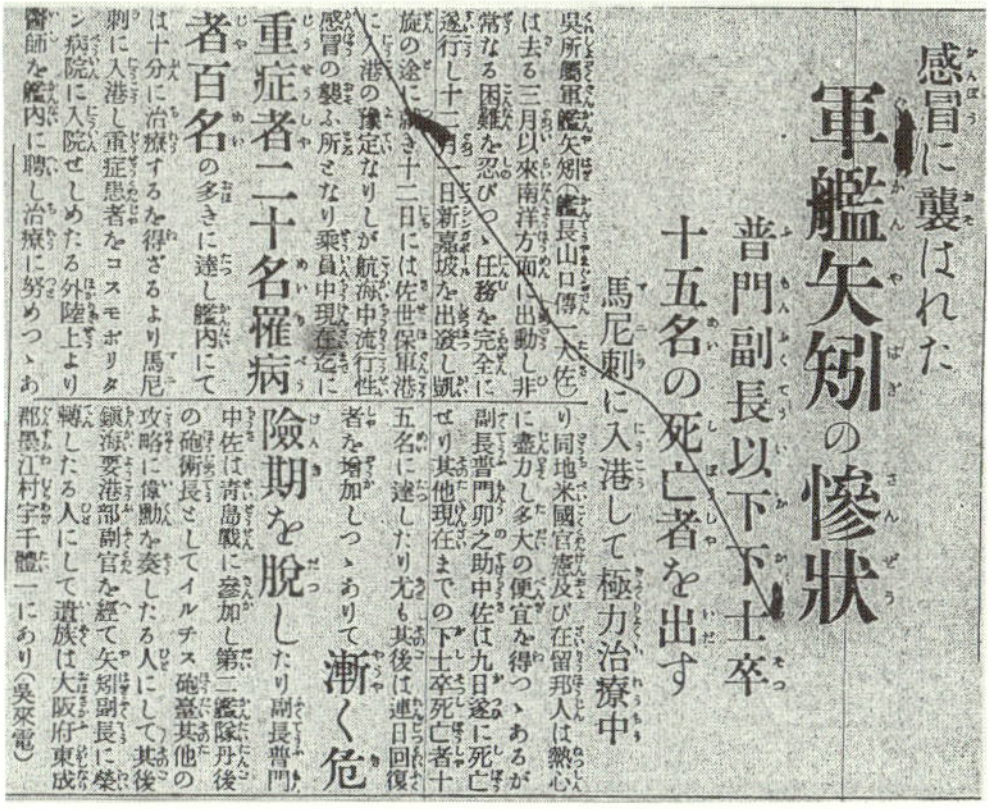

感冒に襲はれた
軍艦矢矧の慘状
普門副長以下下士卒
十五名の死亡者を出す
馬尼剌に入港して極力治療中

呉所屬軍艦矢矧（艦長山口傳一大佐）は去る三月以來南洋方面に出動し非常なる困難を忍びつゝ任務を完全に遂行し十二月一日新嘉坡を出發し凱旋の途に就き十二日には佐世保軍港に入港の豫定なりしが航海中流行性感冒の襲ふ所となり乘員中現在迄に重症者二十名罹病者百名の多きに達し艦内にては十分に治療するを得ざるより馬尼剌に入港し重症患者をコスモポリタン病院に入院せしめたる外陸上より醫師を艦内に聘し治療に努めつゝあり同地米國官憲及び在留邦人は熱心に盡力し多大の便宜を得つゝあるが副長普門卯之助中佐は九日遂に死亡せり其他現在までの下士卒死亡者十五名に達したり尤も其後は連日回復者を増加しつゝありて漸く危險期を脱したり副長普門中佐は靑島戰に參加し第二艦隊丹後の砲術長としてイルチス砲臺其他の攻略に偉勳を奏したる人にして其後鎭海要港部副官を經て矢矧副長に榮轉したる人にして遺族は大阪府東成郡墨江村字千體一にあり（呉來電）

「感冒に襲はれた軍艦矢矧の惨状」
（『大阪毎日新聞』1918年12月14日付より）

「矢矧」事件

最高級の資料

スペイン・インフルエンザに関し、邦語で残された最も詳細な資料は、軍艦「矢矧」の記録である。「矢矧」は、明治四十五（一九一二）年竣工、タービン機関を装備した快速の軽巡洋艦（五〇〇〇トン、正式には二等巡洋艦）であり、呉を母港としていたが、第一次世界大戦に際し、第一特務艦隊に編入され、シンガポール・マラッカ海峡、インド洋、オーストラリア、ニュージーランド方面の警戒、輸送船保護に当った。

幸い、その「戦時日誌」[1]が何冊か残されている。これらの日誌は、商船でいえば「航海日誌」に当るもので、一隻の艦の二年間の活動状況が詳細に記されている。しかし、本書との関係でいえば、日本帰還への途次、艦内に発生したスペイン・インフルエンザにより、乗組員の大多数が罹患し、死亡者続出という事件の詳細が掲載されている点に大きな意義がある。日本の領外で起こったこととはいえ、このインフルエンザの感染がある空間にどのような状況を作りだし、どのような結果を生んだのかを知る最高級の資料なので、これを「矢矧」事件と呼ぶとともに、最も核心となる部分「軍艦矢矧流行性感冒ニ関スル報告」（**写真7―1**）を巻末資料に収録した。

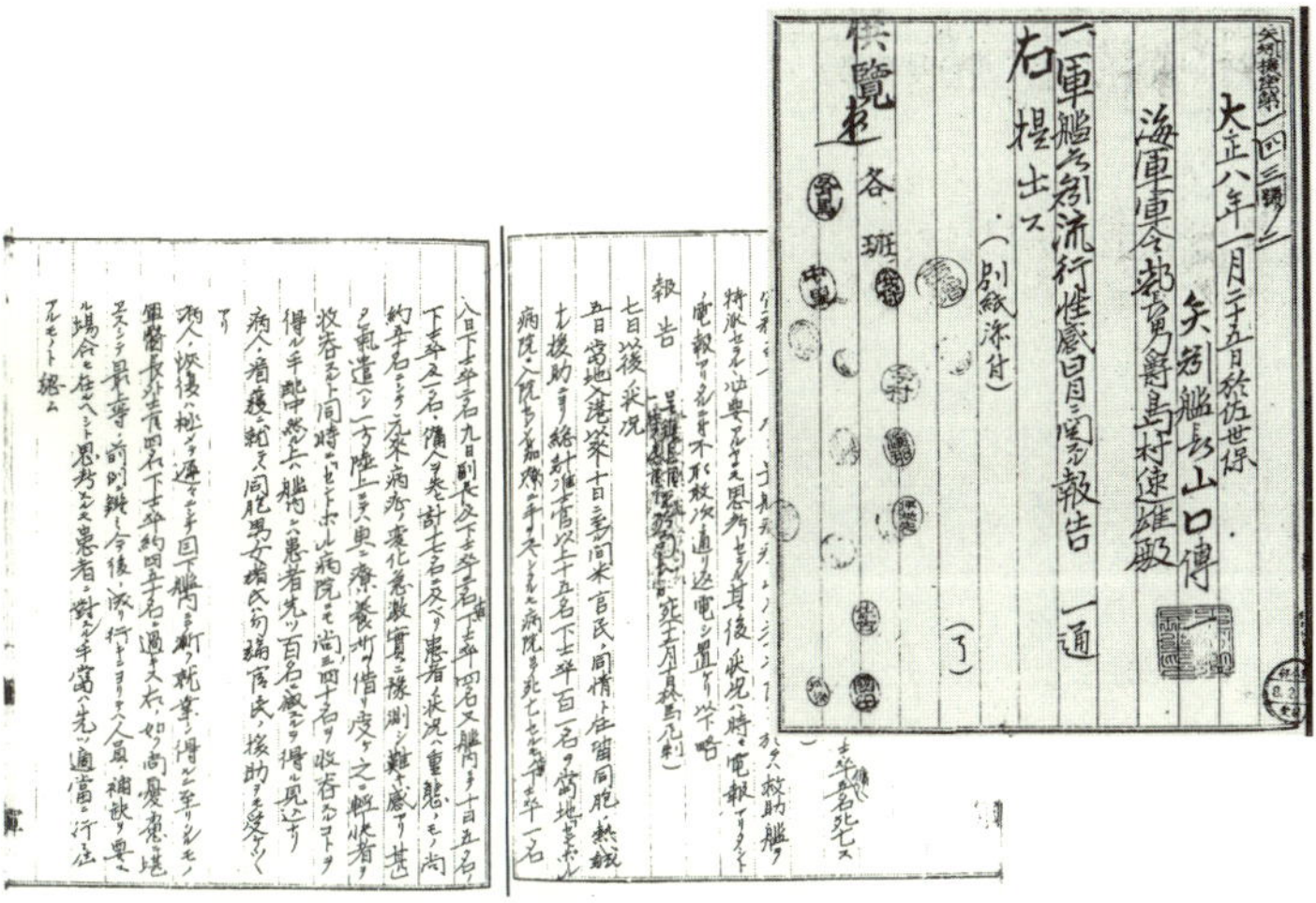
大正八年一月二十五日於佐世保
矢矧艦長山口傳
海軍軍令部長男爵島村速雄殿
一、軍艦矢矧流行性感冒ニ関スル報告　一通
右提出ス
（別紙添付）
供覧
各班

写真7—1　「軍艦矢矧流行性感冒ニ関スル報告」

上陸許可後に直ちに罹患

「矢矧」は、大正六（一九一七）年二月呉を出港、その後、二年近く行動した後、大正八（一九一九）年一月末、呉に帰投した。この間、演習を除いて、実弾は一発も放たず、逆に友軍から誤射される始末であったが、すでにドイツ太平洋艦隊や武装商船はこの海域から追われており、軍艦として戦闘すべき相手はいなかった。「矢矧」は一種の親善使節としてオーストラリア、ニュージーランド海域を航海、各地を訪問していたが、基地としていたシンガポールに戻り、内地より派遣される「千歳」と交代するよう命令を受けた。「矢矧」はシドニーから木曜島を経由し、大正七（一九一八）年一一月九日にシンガポールに戻り、当初の予定では一一月中旬に来航するはずの「千歳」を待ったが、その到着は遅れ、一一月三〇日になった。この間に、独墺側と連合国側の間に休戦条約が調印され、「矢矧」にも、休戦による「独墺軍ニ対スル戦闘動作ノ中止」が第一特務艦隊命令として伝えられていたから、「矢矧」は便々と約三週間、赤道直下、気温三〇度のシンガポールに碇泊していたことになる。

「矢矧」艦長の手記によれば、流行性感冒には十分気を付けており、「対馬」、「最上」、第一三駆逐隊が感染した同じ轍を踏まないように乗組員の上陸、現地住民の乗艦を禁止していたが、「千歳」来航が遅れ、近代的なシンガポール市街を目の前にして長期間乗組員を艦内に閉じ込めておくのは士気に影響すると判断したのだろうか、一一月二一日と二二日、乗組員の上陸を認めた。ただし無条件だったわけではなく、予防薬を服し、それぞれ四時間ずつ、行先も下士卒集会所に限る半舷上陸であった。また、シンガポールにおけるインフルエンザ流行は、「十月中悪性感冒ノ猛烈ニ流行セルヲ報ジ（同年一〇月一九日海軍省着電）[2]」とあったが、その後終息しつつあり[3]、在泊中の各艦の上陸者に異常がなかったことも、艦長にそのような判断をさせたのであろう。

ところが二四日になって、にわかに熱性患者四名が発生した。潜伏期間から言って、この発熱は、その数日前の上陸に際し、インフルエンザに感染した結果に間違いないが、当時はスペイン・インフルエンザに対する知識も少なく、これを通常の風邪と誤認し、隔離はしただけで、それ以上のことはしなかった。しかし、軍医に乗員の診断をさせたところ、二八日までに一〇名に同様の症状を示していることが分かった。しかし、艦では、兵員が甲板で寝たため風邪を引いたのだとして、三〇日、「千歳」との任務交替もそこそこに午後四時マニラに向け出港した。二年近い海外勤務の後、乗組員一同、帰心矢のごとくなっていたのだろう。

緩慢な病勢進行と急速な感染拡大

後で分かったことだが、この一〇名はインフルエンザ罹患者だった。したがって「矢矧」は、患者を乗せたまま航海に出たことになる。その報いはすぐやってきた。出港日の午後六時、総員の検診を行なったところ、約二五名の「軽易ナル熱性患者」を発見、翌一二月一日には数回検診を行なったが、毎回十数名の患者を発見、同日午後には六九名に達した。平時における「矢矧」の定員は四一四名で(4)あったが戦時であり、また便乗者もいたので、計四六九名が乗り組んでいた。この段階ですでに一五パーセント強が罹患していたことになる。しかし発病後の病勢の進行が緩慢であり、「其性質甚タ軽キモノ」(三─本章注(1)の各日誌に付した番号、以下同様)という甘い認識を捨てず、シンガポールへ帰港するより「伝染ノ妨遏ニ努メッツ」(三)マニラに向かう方を選んだ。しかし、この病気が流行性感冒であることは明白である。艦長はその旨旗艦に打電し、近隣の港湾に医薬の補給の可能性を問い合わせたが、各地ともインフルエンザ流行のため不能との返事であった。

二日午前には新患者五〇余名が出て、もはや隔離は不可能、看護部員二名も罹患し、病床に伏す有様となり、事は重大な様相を帯びて来る(三)。士官も一日に一名、二日には二名が罹病した。機関部に至っては、休業者五九名となり(四)、艦の航行にも影響が出始めた。機関部は、高温高湿の密閉空間で投炭作業という重労働を担う、艦内でも最も疲労する部署である。

三日には残っていた看護手も倒れ、軍医長も寝込んでしまった。休業者には新たに七九名が加わった。機関部では、部員の罹病の結果、機械部・罐部・電機補機部とも、通常の五直から、四直、そして三直（八時間ずつ、一日三交代）となり、水兵部から一二名を移してようやく機関を動かし得る状態になった。快速を誇る「矢矧」の速度は一一ノットに落ち、さらに一〇・五ノットにまで下がった(四)。「矢矧」は全部で六つの汽罐を備えていたが、四罐に減らし、ようやく前進を続けた。艦は南シナ海をよろよろ進んでいたわけだが、シンガポールを出てしまうと、マニラまで大きな港はなく、なんとしてもマニラに到着しなければならなかった。

隔離も行なわれず、治療・看護もおこなわれなくなったので、罹患者はさらに増え、四日には、一〇六名が新たに患者として加わっただけでなく、一等機関兵一名が死亡するという最悪の事態になった。どちらかというと感情を交えず、淡々と記されてきた「日誌」も、「四日ニハ僅少ノ士官ト三、四十ノ下士卒ノ外殆ント全員罹病シ、軍医長モ遂ニ就床スルニ至リ診療ニ対シテハ独リ便乗中ノ菅大軍医僅少ナル士官下士卒ト共ニ患者ノ治療看護ニ従事セリ。右ノ如キ状態ナルヲ以テ患者ノ診療投薬及看護意ニ任セズ艦内至ル所患者転顛シ呻吟苦悩ノ声ヲ聞クモ又如何トモスル能ハズ惨憺タル光景ヲ呈セリ」(三)と正視し得なくなった状況を記している。

すでに罹患していた「明石」の乗組員

食事をつくる烹炊員も減じ、食事は飯と塩という状況だった。しかし、「矢矧」にとって、不幸中の幸いだったのは、本来の乗組員の他に、シンガポールから日本に帰る便乗者がいたことである。彼らは巡洋艦「明石」の乗組員だった。「明石」は第二特務艦隊の旗艦として、大正六(一九一七)年、地中海に向かい、四月に基地マルタ島に到着、地中海における対Uボート作戦の旗艦となったが、八月に旗艦が「出雲」となり、再びシンガポールに戻り、以後その周辺地域を行動海域としていた。「明石」乗組員が、いつ、どこでインフルエンザと遭遇したのかは分からないが、彼らはそれに罹患していたので免疫を持ち、「矢矧」の乗組員が次々倒れても働き得た。報告にも「明石ヨリ乗艦セル僅カ下士卒(同艦ニテ已ニ罹病済ノ為今回罹病セス)」(三)とあって、流行性感冒に一度罹患すると、二度と罹らないことを身を以って体験していた。そのなかで、菅実海軍大軍医(海軍軍医大尉の当時の呼称)は、横須賀へ移るべく、たまたま「矢矧」に乗り合わせていたのであるが、「矢矧」乗組員の治療・看護に当った。もっとも乗組員の九割以上が罹患し、病名は分かっても治療法の分かっていなかった状況において、菅大軍医の存在は、心理的な存在以上のものではなかったかもしれないが。

かくして、「矢矧」は機関停止漂白寸前の状態で、五日正午マニラに着いた。防波堤の南端に投錨した(一)が、「矢矧」乗組員には錨を引き、艦を安定させる揚錨機を扱える者もいなければ、舷梯(舷側のタラップ)を降ろす者さえおらず、これらは「明石」の乗組員らが行なった(三)。一一月三〇日から一二月四日までの五日間に、士官一四名、特務士官・准士官六名、下士卒二八六名、計三〇六名の罹患者を出した(三)。これは本来の「矢矧」乗組員四五八名、便乗者一一名、計四六九名(三)の約六五パーセントに当る。

マニラ到着直後の安堵

しかし実際の悲劇は、むしろマニラ到着後に起こった。艦長は、入港に先立ち、在マニラ日本領事に連絡し、患者入院、医師・看護人の手配を依頼してあったので、到着後直ちに、重症患者をセントポール病院へ移すことができた。この病院は、「当地開業医の共同病院」(三)で、病室はあるが、医師、看護人は患者を連れて来る者が用意する形態であったようだが、それにしても二次感染の懼れが十分ある重症のインフルエンザ患者を多数、よくぞ収容したものである。五日には、准士官以上一一名、下士卒三五名、計四六名が入院した(三)。

マニラにおけるスペイン・インフルエンザ流行は、ほとんど資料を欠くが、「春の先触れ」が遅がけに襲来し、港湾労働者をダウンさせたことは第3章で述べた。英国衛生省『報告』では、フィリピンの状況として、一九一八年春・夏の第一波では死亡者がほとんど出なかったが、一〇月中旬から一一月末までの間には、八万五〇〇〇人の死亡者が出たといわれている、としている(5)。

入港当日の五日も、新たに患者九六名、翌六日には六四名が出て、罹患者累計は四六六名となった。これ以後も、七日・八日に四名ずつ、最後の九日に一名の患者が出たと記録され、「矢矧」本来の乗組員数を越えたのみならず、便乗者を加えても越えてしまう。これについては、毎日の患者発生数統計の次に、「右ハ軍医官ノ診察ヲ受ケタル者」という但し書きがあり、複数回診察を受けた者は、その度ごとにカウントされたことになるから、厳密にいえば、患者数ではなく、軍医の診察回数であろう。

ただマニラ到着で愁眉を開いたのは機関部である。五日当日、「流行性感冒ニヨル休業者一一二名」

(四)と、全滅に近い状態であったところ、碇泊によって汽罐を焚く必要がなくなったのである。五日の時点で機関部員の入院者は、士官三名、下士四名、卒一〇名と一七名を数え(四)、四六名の全入院者中、三七パーセントに達している。

「矢矧」の指揮官は患者を入院させ、一息ついたと思ったに違いない。六日に、海軍大臣・呉鎮守府長官・軍令部長・第一特務艦隊司令官に宛てた電報では、「十二月一日以来本艦ニ流行性感冒患者続発シ乗員殆ント全部罹病行動ニ支障アリ目下漸次軽快者ヲ生スルモ出動シ得ル迄ニハ今後十日乃至二週間ヲ要スル見込」(二)と、確かに乗組員のほとんどは罹患したが、治癒する者もあり、一〇日から二週間で艦を動かすことができるだろう、という内容の報告をしている(以下の「報告」は(三)による)。

死者続出の惨状

ところが、七日、一人の兵が病院において死亡した後、二〇日までの二週間、毎日、入院患者から、あるいは「矢矧」艦内において、さらには艦から病院への途上で死亡者が続くという前代未聞の事態となった。九日には、副長の普門中佐が、三名の下士卒とともに病院で死亡、一〇日に至っては、病院で八名、艦内で五名、病院へ送る途中で一名、計一四名が一日のうちに死亡した。一一日・五名、一二日・八名、一三日・四名の死亡者を出した時には、生存している者も全員、暗澹たる気持ちとなり、自らの生死について不安の極に達したに違いない。

艦長の報告も、一〇日には、計一七名を失ったこと、重態の者は約五〇名に達すること、病症の変化急激で予測し難く、艦内でようやく就業し得る者、四〇―五〇名に過ぎず憂慮に堪えないこと、今後の成り行きによっては人員の補欠を要する場合もあるかもしれない、と楽観的な見方は一変している。なお、文中に「最上」等の前例(6)もあり、とあるから、インフルエンザ罹患は「矢矧」のみに起こったわけではなかった。

一二日の報告では、死亡者が一〇日夜より一二日午前までで、下士卒一七名を数え、死亡累計三五名となった。このように死亡者が多いのは、「矢矧」が長く海外にあり、身体衰弱の者も多かったことをその一因として挙げている。すでに肺炎を起こし、「到底望ミナシト認メラルル重態ノ下士卒十余名アリ」と打電しなければならなかった。

こういった状況から、日本海軍当局は「最上」(砲艦)をマニラに向かわせ、一四日に入港した。乗組みの軍医を、臨時に「矢矧乗組み」とし、治療に当らせ、さらに軍艦「秋津洲」(巡洋艦)を、馬公(まこう)(台湾海峡の海軍基地)要港部から、軍医、看護人、薬剤を積んでマニラに派遣、一六日に到着した(一)。いずれも流行・罹病のピークを過ぎてからの到着であった。「矢矧」がマニラ到着以前か、せめて到着と同時に実情を伝えていたら、それらの到着ももう少し早かったかもしれない。しかし、もし数日早く到着できたとしても、患者はすでに罹患後の潜伏期間を過ぎており、また、インフルエンザに対する有効な治療方法は世界のどこにもなく、肺炎や気管支炎にたいしても、抗生物質の登場以前には、これといった特効薬もなかったから、どれだけのことができたかは疑問である。

しかし、一四日の報告では、何よりも死亡者が一二日午後より一四日午前までで四名に減ったこともあり、ようやく安堵感が出た。この時点で入院者は一一〇名、療養所（「セントポール」病院および一二日頃より入院し始めた「ゼネラル・ホスピタル」で、療養の結果、快方に向かったが未だ完治しない者を収容すべく市内に借り受けた）に四〇名がいるが、重態者約一〇名を除いて目下危険な者はいないこと、軍医のほか、米国の医師、フィリピンの医師、在留日本人医師が診療に当たり、快方に向かっている、とやや希望の出てきた内容となっている。

一七日、「最上」は、「矢矧」に便乗していた「明石」の乗組員一〇名を乗せて出港、退院者も出始めた（二）。

次の報告は一八日と間隔があいているが、そのこと自体、事態の緊迫性が後退したことの表れでもある。内容も、前回の報告以後の死亡者は六名となり、入院重態者中不良なる者四名、退院者は艦に復帰し、艦務に服するまでには退院後一週間を要するが、艦内消毒、ハンモックの乾燥作業等を行っていることが報告されている。

二三日の報告はさらに間隔が拡がったが、二〇日以降、死亡者が出なくなったこと、入院者は六十数名、重態者の外は、一週間か一〇日で退院予定、一月一〇日頃までには一段落という「朗報」であった。

階級による差

結局、「矢矧」は、マニラ到着以前の死亡者一名を加え、計四八名の死亡者を出した。乗員は、便乗者を加え四六九名であったから、死亡率は一〇・二パーセントとなる。

表7—1　「矢矧」の死亡者数と入院者数

月日	死亡者				入院者			
	士官	準士官△	下士卒＊	計	士官	準士官	下士卒＊	計
12月4日			1	1				
12月5日					10	1	35	46
12月6日								
12月7日			1	1	1		9	10
12月8日			2	2			5	5
12月9日	1		3	4			10	10
12月10日			14	14	1	2	42	45
12月11日			5	5	2		28	30
12月12日			8	8			30	30
12月13日			4	4	3	2		5 $
12月14日		1		1			2	2 $
12月15日			1	1				
12月16日			1	1				
12月17日			2	2				
12月18日			2	2				
12月19日			1	1				
12月20日			1	1				
計	1	1	46	48	17	5	161	183

（注）△印は特務士官を含む。＊印は傭人を含む。＄印は「ゼネラル・ホスピタル」入院者，他は「セントポール病院」入院者。「軍艦矢矧流行性感冒ニ関スル報告」より作成。

位階別にみると、士官三四名（うち便乗者七名——以下同様）のうち一名死亡、特務士官・准士官一〇名のうち一名死亡、下士卒傭人四二五名のうち四六名死亡と、やはり下士卒・傭人の死亡率の方が高い。入院者は、士官一七名、特務士官・准士官五名、下士卒・傭人一六一名と階級による差がはげしい。士官の罹患者は、ほとんど全員が病院で手当を受けたが、下士卒・傭人は、罹患者の四〇パーセント強しか入院できず、残りは艦内で手当てを受けた。彼ら全員は決して軽症だったわけではなく、マニラ碇泊中、艦内での死亡者は五名を数えている。

表7—1は、「矢矧」の乗組員のスペイン・インフルエンザによる死亡者と、

入院者を階級別にみたものである（(三)をもとに作成）。このような上級者優遇による死亡率の較差は、おそらく「矢矧」だけに限った問題ではなかろう。

機関部には独自の日誌(四)があり、日々の入院者、死亡者、退院者が、士官、准士官、下士、卒の四階級別に記録されている。その記述を統計化したのが、**表7―2**である。この表はいくつか矛盾を含んでいる。

第一は、入院者から死亡者を引いた数は退院者になる筈であるが、計算結果はそうならず、入院者合計八七名から死亡者二三名を引くと、六四名になる計算になるのに、五二名と一二名足りない。

第二に、下士・卒の別を記録していることは有難いのだが、下士は二〇名入院し、一四名死亡したので、退院者は六名の筈だが一四名と八名も多い。卒に至っては、六一名の入院、七名が死亡し、五四名の退院の筈が三四名と二〇名も多い。こうなると記述自身の信頼性を疑わざるを得ない。

第三の問題は、資料(二)による准士官の死亡者は一名であるが、機関部だけで二名の死亡者のいることである。これは、下士であった者が死亡に際して一階級昇進し、准士官となったことによるのだろう。だとすれば、入院時の卒が、死亡により下士となった可能性が出てくる。そうすると、下士と卒は一応区分されているが、下士卒として合わせて見た方がいいだろう。

いずれにしても、入院者八七名中二六パーセント以上に相当する二三名が死亡しており、「矢矧」全体の死亡者の半分が機関部員である。

表7—2　「矢矧」機関部員入院後の動静

	新規入院者					死亡者					退院者					在院者（計算値）				
	士官	准士	下士	卒	計	士官	准士	下士	卒	計	士官	准士	下士	卒	計	士官	准士	下士	卒	計
12月5日	3		4	10	17											3		4	10	17
12月7日			2	2	4											3		6	12	21
12月8日			1	13	14											3		7	25	35
12月9日			2	4	6				1	1						3		9	28	40
12月10日		1	4	13	18			7	1	8						3	1	6	40	50
12月11日	1		3	12	16			2		2						4	1	7	52	64
12月12日			4	7	11			3	3	6						4	1	8	56	69
12月13日		1			1				1	1						4	2	8	55	69
12月14日							1			1						4	1	8	55	68
12月15日								1		1						4	1	7	55	67
12月17日									1	1				10	10	4	1	7	44	56
12月18日							1	1		2						4	0	6	44	54
12月19日											4		1	5	10	0		5	39	44
12月21日														1	1			5	38	43
12月22日													1	2	3			4	36	40
12月23日													4	1	5			0	35	35
12月24日													1	1	2			-1	34	33
12月25日													1	1	2			-2	33	31
12月26日													1	1	2			-3	32	29
12月28日													1	1	2			-4	31	27
12月29日													1	3	4			-5	28	23
1月3日														2	2			-5	26	21
1月7日														1	1			-5	25	20
1月10日													2	2	4			-7	23	16
1月13日													1	3	4			-8	20	12
	4	2	20	61	87		2	14	7	23	4		14	34	52					

（注）マイナス符号は、実際と不突合の数字。「軍艦矢矧機関部戦時日誌」より作成。

症状に関する克明な記録

本資料の白眉は、スペイン・インフルエンザ蔓延の状況や病症に関する報告で、形式的には艦長が記録したものになっているが、搭乗して途中で自身も罹患した軍医長、および乗り合わせた菅実大軍医の観察や診療結果も含まれているだろうから、医学上の知識を持つ者が記した記録である点が貴重である。

それによると、罹患者は当初、「頭痛、咽頭痛、食欲不振、腰痛、身体違和、咳、嗽（たん）といった軽微な前駆症状を呈し、体温も三十七乃至三十八度」であったのが、三時間から六時間で悪寒、悪寒戦慄を感じ、体温も三八度以上に昇る。この高い体温は、軽症の者は二日から五日間続いた後、低下する。重症な者は高熱が続き、一度下がっても肺炎・気管支炎の併発で再び上昇し、三九度以上に達する。

罹患者は鼻粘膜がカタル状（粘液分泌を伴う強い炎症）になるが、中耳と鼻腔を結ぶ耳管に炎症を生じ、耳鳴、耳内疼痛を生じる者もいて、多くは一過性であった。なかには中耳炎を発し、治癒が遅れる者もある。咽頭は当初疼痛を訴えるが、徐々にその度を増し、紅潮し、腫れあがった。

気管支炎になる場合は割に遅いが、咳、嗽（たん）は初めは少なく、漸次粘り気の強いものになる。肺炎を起こした場合は、血痰が出たり、カタル性の症状を呈する。脈拍は体温に比例して上昇し、一〇〇から一二〇前後に上がる。概して不整はないが、不整となり死亡に至る場合も見られる。消化器の症状は変化が少ないが、神経系では、頭痛、背痛、腰痛、肢痛、関節痛、不眠症、譫譫（たわごと）、錯覚、知覚麻痺、下肢の運動麻痺等がある。心悸亢進、浮腫、神経不全麻痺、胸膜炎を伴うこともある。現在ならば、これは、インフルエンザ・ウイルスが上気道にとりつき、細胞を捉え、それを破壊して体内への感染を示す一連の動きであることが知られている。しかし、当時は、繰り返すように、まだ病原であるウイルスの存在さえ分かっていなかった。

同じように襲われた他の軍艦・商船

感染拡大の防止のためにできることといえば、せいぜい隔離くらいだったが、その隔離にしても、厳重に行わなければならず、「矢矧」のように患者が出てしまい、「初期消火」に失敗すると、全員罹患という事態にもなるのである。軍艦は広い海上に浮かぶ一種の「密室」で、さらにそこにはウイルスが一番好む年齢の、元気のよい集団が乗っていた。世界のどこでも、スペイン・インフルエンザは、陸上の兵営や、海上の軍艦を好んで襲ったのである。

外国でも、たとえば英国の軍艦「アフリカ」が、変異したインフルエンザ・ウイルスに襲われ、七七九人の乗組員中、七五パーセントが罹患し、五一人の死亡者を出している[7]。商船でも条件は似ていたが、軍隊のような強制がなく、まだしも空間に余裕があったので、それほどひどい被害には遭わなかった。しかし、ほとんど同じ時期に、ラングーンから日本に向け航海していた三井商船「浦賀丸」は、一〇月一八日、香港に入港したが、航海中船員三九名のうち、二八名が熱病に罹り、船長他一名が死亡したことが伝えられている。この熱病は、香港においてインフルエンザと認定された（一〇月一九日午後三時一〇分香港発電)[8]。また、日本郵船会社カルカッタ航路の「天王丸」は、大正八(一九一九)年一月二四日、神戸を出港後、船長以下多数の流行性感冒患者を出し、シンガポールまでの航海も不能となって台湾の基隆(キールン)に入港、罹病者は入院し、そこから先の航海ができなくなり、内地から交代要員を呼んでいる。[9]

「矢矧」の帰還

「矢矧」のその後の状況に戻るが、一二月一四日以降入院者はいなくなり、二〇日以後死亡者は出ず、入院していた者も、続々退院、帰艦した。一六日になって消毒が行なわれ、「全ク艦内ヲ常態ノ居住ニ充テタリ」となった。

死亡者のうち副長の普門中佐はマニラにあった南大寺に、准士官・下士卒は共同斎場に葬られた。火葬後遺骨は艦内特設祭壇に安置された。そして艦の出港前日、すなわち大正八(一九一九)年一月一九日、戦没者を追悼すべく郊外の「サンペドロ・マカチ」にある英国人墓地に分骨して墓碑が建てられた。[10] 墓碑に刻まれた艦長の銘文は、末尾の資料に示した。

出港前に一月七日から、「矢矧」艦長は、一月七日から、援助を受けた各方位に謝礼に赴いたり、艦に招待し、茶話会を催している。また、然るべきところには文書あるいは金品による謝礼を尽くし、一三日に最後の退院者を収容して、艦の行動について、二〇日出港、二五日佐世保寄港、三〇日呉帰港という予定を打電した。一八日には帰路の燃料として石炭二百トンを自力で搭載し、二〇日午前六

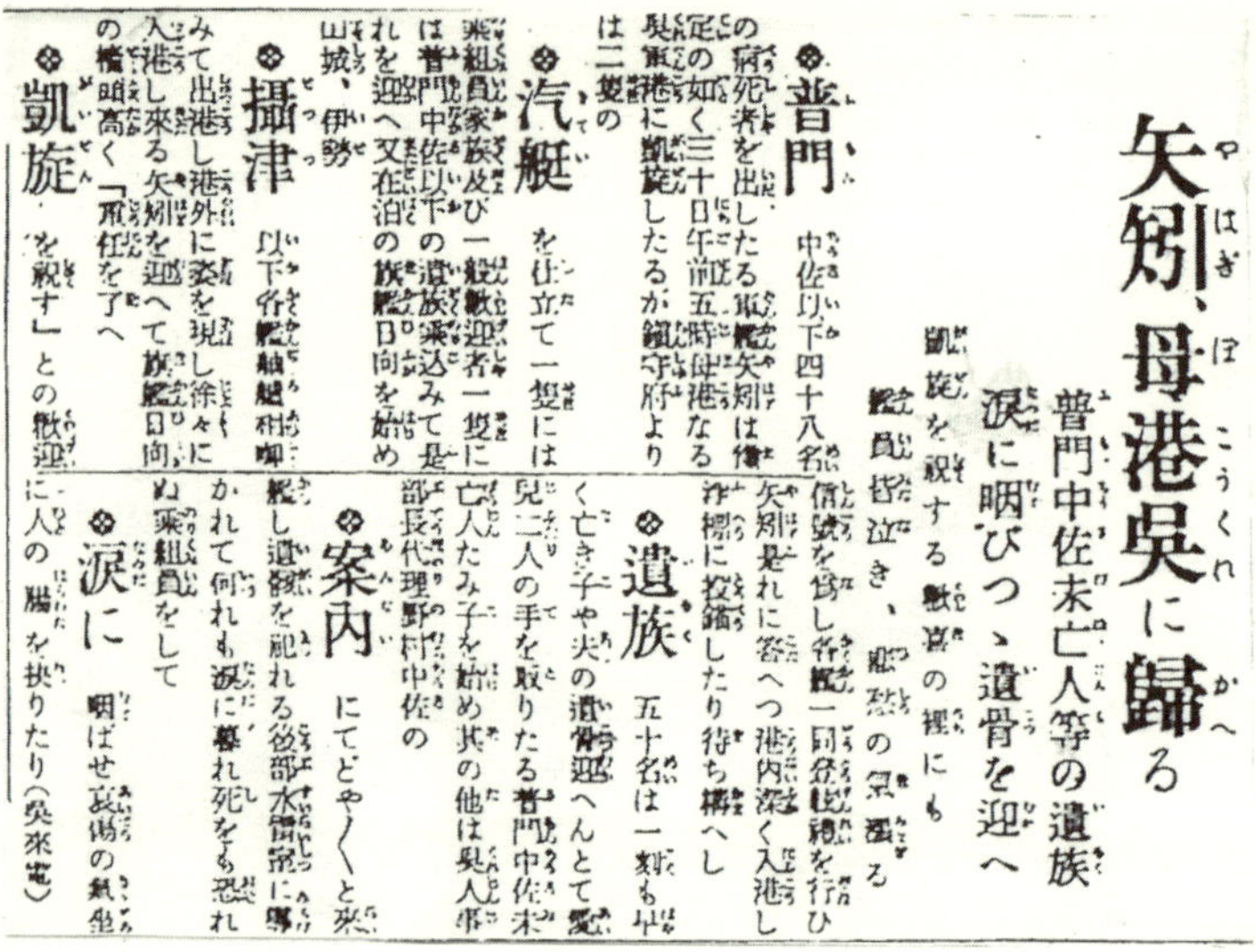

矢矧、母港呉に歸る

普門中佐未亡人等の遺族 涙に咽びつゝ遺骨を迎へ

凱旋を祝する歡喜の裡にも 艦員皆泣き、哀愁の氣漲る

◎普門 中佐以下四十八名の病死者を出したる軍艦矢矧は豫定の如く三十日午前五時母港なる呉軍港に凱旋したるが鎮守府よりは二隻の◎汽艇 を仕立て一隻には乘組員家族及び一般歡迎者一隻には普門中佐以下の遺族乘込みて是れを迎へ又在泊の旗艦日向を始め山城、伊勢◎攝津 以下各艦艇[illegible]みて出港し港外に姿を現し徐々に入港し來る矢矧を迎へて旗艦日向の檣頭高く「[illegible]任を了へ◎凱旋 を祝す」との歡迎の信號を揭げ各艦一同登舷禮を行ひ矢矧是れに答へつゝ港内深く入港し浮標に投錨したり待ち構へし◎遺族 五十名は一刻も早く亡き子や夫の遺骨を迎へんとて[illegible]兒二人の手を取りたる普門中佐未亡人たみ子を始め其の他は呉人事部長代理野村中佐の◎案内 にてどやくと來艦し遺骸を祀れる後部水雷室に導かれて何れも涙に暮れ死を[illegible]恐れぬ乘組員をして◎涙に 咽ばせ哀傷の氣坐に人の腸を[illegible]りたり(呉來電)

写真7―2 『神戸新聞』1919年1月31日付

時五八分抜錨、原速一〇ノット、二一日からは一四ノットに増速、二四日夜には佐世保港外黒島に到着、仮泊の後、翌朝百間鼻到着、ここで命じられた艦内消毒を行ない、午後四時五九分、佐世保内港の浮標に繋留、財部佐世保鎮守府司令長官の訪問を受けた。翌二六日には、新艦長の小倉嘉明大佐が着任、二八日午後五時、佐世保出港、大隅半島沖、豊後水道を経て一月三〇日午前九時、母港呉に帰着した。なお、小倉新艦長の次に艦長となった藤村昌吉大佐は、大正八（一九一九）年一二月一六日、スペイン・インフルエンザの「後流行」により、呉の海軍病院で死亡している。(11)

「矢矧」の帰港については各新聞が伝えたが、一例をあげよう（『神戸新聞』一九一九年一月三一日付、**写真7―2**）。「矢矧、母港呉に帰る 普門中佐未亡人等の遺族涙に咽びつつ遺骨を

迎へ　凱旋を祝する歓喜の裡にも艦員皆泣き、悲痛の気漲る　普門中佐以下四十八名の病死者を出したる軍艦矢矧は予定の如く三十日午前五時母港なる呉軍港に凱旋したるが鎮守府よりは二隻の汽艇を仕立て一隻には乗組員家族及び一般歓迎者一隻には普門中佐以下の遺族乗込みて是れを迎へ又在泊の旗艦日向を始め山城、伊勢、摂津以下各艦軸艪相銜みて出港し港外に姿を現し徐々に入港し来る矢矧を迎へて旗艦日向の檣頭高く『重任を了へ凱旋を祝す』との歓迎信号を為し各艦一同登舷礼を行い矢矧是に答へつ港内深く入港し浮標に投錨したり待ち構へし遺族五十名は一刻も早く亡き子や夫の遺骨迎へんとて愛児二人の手を取りたる普門中佐未亡人たみ子を始め其の他は呉人事部長代理野村中佐の案内にてどやどやと来艦し遺骸を祀れる後部水雷室に導かれて何れも涙に暮れ死をも恐れぬ乗組員をして涙に咽ばせ哀悼の気坐に人の腸を抉りたり（呉来電）」

遺骨は呉海兵団に引き渡され、呉鎮守府練兵場において、二月一日午後、合同葬儀が行なわれた。[12]

ピーク後も未感染者に活動場所を見出すウイルス

「矢矧」事件は何を物語るのか。「矢矧」がシンガポール碇泊中、乗組員を上陸させたことによってスペイン・インフルエンザ罹患者が出て、あとは洋上の「密室」となった艦内で感染が拡がり、マニラにようやくの思いで着いたが、ちょうどその頃から死亡者が続出し、罹患者を入院させても防ぐことはできなかった。したがって、当時の医療水準をもってすれば、交代艦「千歳」来航の遅れのため、碇泊は三週間にわたり、帰港日程も決まると、艦長は乗組員上陸を禁じてきたそれまでの方針を変えるべきではなかった。しかし他艦乗組員の上陸が特に異常を認めなかったことから、いわば「もう大丈夫だろう」として半舷上陸二回、つまり全員の上陸を許可した。確かにシンガポール市内のインフルエンザは、すでに流行のピークを越えていたかもしれない。だが、それは、住民の多くが程度の差こそあれ感染し、抗体を持つことによって流行が衰えていたのであって、そこへ未感染者が来れば、ウイルスは繁殖場所を見出し、新しい活動の場所を得たかのごとく暴れまわったのである。したがって、既罹患の「明石」乗組員には感染せず、「矢矧」は、便乗した彼らによって、極端にいえば、助けられたことになる。

艦長の報告を信ずれば、他艦の上陸者に異変がなかったことも手伝い、上陸を許可したが、実は他艦の乗組員は、すでにペナン等で上陸し、インフルエンザに罹患していたのである。「最上」（砲艦、一三五〇トン）では一〇月上旬、寄港地ペナンで乗員のほとんど全員がスペイン・インフルエンザに罹患し、乗員一八〇名中一七名が死亡している。率からすれば「矢矧」に匹敵する被害であった。[13] 幸い死亡しなかった乗組員は、ペナンで免疫抗体を持つことになったから、その後シンガポールで上陸しても罹患しなくて済んだのである。しかし、こういったことは、現在だから言えるのであり、すべての責を艦長に負わせるのは酷であろう。誰にも、スペイン・インフルエンザの病原体についての知識はなく、交替艦「千歳」の来航が遅れ、赤道直下のシンガポール碇泊が二〇日以上にもなっていた。そこで艦長は帰国を前に乗組員に上陸を認めるという「情」を押さえ切れなかったが、その「情」が「仇」になったのである。

海外におけるインフルエンザと軍隊

地中海派遣艦隊を襲ったインフルエンザ

同じく第一次世界大戦に際し、英国は日本に対し、地中海に艦隊を派遣し、ドイツUボートの攻撃から、航行する輸送船を護衛するよう依頼してきた。これは、Uボートの攻撃による被害が非常に大きく[14]、英国海軍は大西洋および西地中海海域の輸送船護衛に手いっぱいとなり、日英同盟に基づき、また戦後の太平洋におけるドイツ植民地獲得の思惑から、未経験の対Uボート作戦のため、日本は、大正(一九一七)六年第二特務艦隊を編成し、旗艦と駆逐艦八隻(後にもう四隻を追加)を地中海に派遣、マルタ島を基地として東地中海域の船舶護衛を行なった。休戦に至る一年半の間に、護送回数三四八回、主要交戦三六回、護送したイギリスおよびフランスの輸送船のうち、沈没船や被雷撃船の乗員多数の救助という結果を残している。[15]

艦隊のうち、駆逐艦「榊」は、一九一七年六月一一日、クレタ島北部で、逆に雷撃を受け、艦の前部に大損傷を生じ、艦長以下五九名を失った。それ以後、一九一八年一一月の休戦まで、一〇名を戦闘で失っているが、休戦後八名の死亡は、病死と思われる。[16] 艦隊が根拠地にしていたマルタ島(人口約二〇万人)では、一九一八年九月から一一月にかけてスペイン・インフルエンザの「第二波」が来襲し、肺炎・気管支炎を含め、この間にマルタ島の市民だけで九三五一人が罹患、五五一人が死亡している。

一方、マルタの王立海軍病院では、一九一八年五月、六月に「先触れ」のインフルエンザ患者三二〇〇名余を数えたが、死亡者は気管支肺炎による一名だけであった。九月になると、インフルエンザ患者の数は四八〇名、一〇月・二八九名、一一月・一四六名、一二月・一二六名となり、そのうち気管支肺炎に進んだ八一名から四一名の死亡者を出した。死亡は一〇月をピークとしている。[17]

以上のマルタにおける流行の状況に対し、艦隊の死亡者の日付をみると、対Uボート作戦が事実上終了した一九一八年一〇月以降、九名の死亡者が出ている。しかも、そのうち七名はマルタでインフルエンザが流行していた時期に死亡している。この数は戦闘が終わっている時期の死者の数としては過大であり、おそらくスペイン・インフルエンザ罹患による死亡の可能性が高い。もっとも、艦隊はマルタにじっと碇泊していたわけではなく、東地中海の各港を訪れていたし、なかにはトルコのイスタンブールまで航海した艦もあったから、乗組員がインフルエンザにどの港で罹患したのかは分からないが。

このように、第二特務艦隊の乗組員のなかに、何名かのインフルエンザ罹患者と死亡者がいたことはほぼ間違いないものと考えられる。

シベリア出兵とインフルエンザ[18]

大正七（一九一八）年八月、政府はシベリア出兵を宣言、まずウラジオストックに陸戦隊が上陸したのを始めに、兵力の増減はあったが、大正十一（一九二二）年まで内外の批判を受けつつ、兵を駐留させた。[19] シベリアは極寒の地であり、出兵当初、あたかもスペイン・インフルエンザの流行が始まった時期と重なり、多数の兵が罹患し、命を落とした。このことに関する全体の統計は、今のところ見つからないが、最近報道された、シベリア派遣軍野戦病院の診断記録は、一つの野戦病院のある限られた期間だけでも相当の罹患者のあったことを告げている[20]。

ところが、内務省衛生局『流行性感冒』では、「シベリア地方ニ於ケル状況」として以下のように報告している。「大正九年一月二十八日発ウラジオストック駐在日本領事ノ報告ニヨレハ昨年十一月初旬ヨリ十二月初旬ニカケ患者多数発生シタルモ死亡率割合ニ低ク日本陸軍部隊ハ発生当時ヨリ一月末日迄ノ患者千三百名死亡六十八人ニシテ海軍側目下患死者ナシ[21]」。だが、罹患者の五パーセントが死亡するのは、決して低くはない。また、出兵聯隊の所在県の新聞記事には、多数の罹患者、死亡者の出たことが報道されている。ただ、その全貌はつかめない。少なくとも『流行性感冒』の罹患者数、死亡者数は低すぎる感がある。

シベリア出兵は、国民を納得させる大義名分を欠いたまま、大正七（一九一八）年八月一二日、日本軍の、ついで一九日、アメリカ陸軍のウラジオストック上陸で始まった。日本、アメリカ以外にも、イギリス、フランス等が小兵力を参加させたが、日本軍はバイカル湖以東、満州北部との国境線沿いに七万以上の兵力を展開し、本来の名目であるチェコスロバキア軍救出という目的を大きくはみ出すこととなり、列国、とくにアメリカとの摩擦の原因となった。しかし、本書はシベリア出兵自体を対象としたものではないので、出兵した日本軍隊とスペイン・インフルエンザとの関係に限って論じる。

出兵の第一陣は、小倉第一二師団であった。小倉師団を構成する各聯隊は、門司から乗船してウラジオストックに向かったが、ちょうどこの八月は米騒動の時期で、中旬には全国の都市に騒擾が波及し、軍隊の出動によって鎮圧され、民衆に死亡者さえ出した。このことから、米騒動とシベリア出兵の関連を指摘することもできる。米騒動以前に出征した聯隊は多くの人々に見送られたが、米騒動以後は見送る人は減ったとされている。[22]

　ところで、筆者に利用可能な資料は、『福岡日日新聞』であるが、紙面を追うと、大正七（一九一八）年一〇月二四日付（**写真7—3**）で、「全戦線に悪疫流行　将卒患者一千余名に達す　例の流行性感冒の強烈なもの歟」という表題で、悪疫流行の結果、ハバロフスク第二野戦病院に入院治療中のものだけでも三百余名にのぼり、その他の野戦病院入院者を合計すれば一千余名に達するだろうこと、また第二野戦病院で死亡者一七名を出し、病状は流行性感冒に類似していることが報じられている。一軍医談として、「死亡率の比較的大なるには一驚を喫する」と報じている。

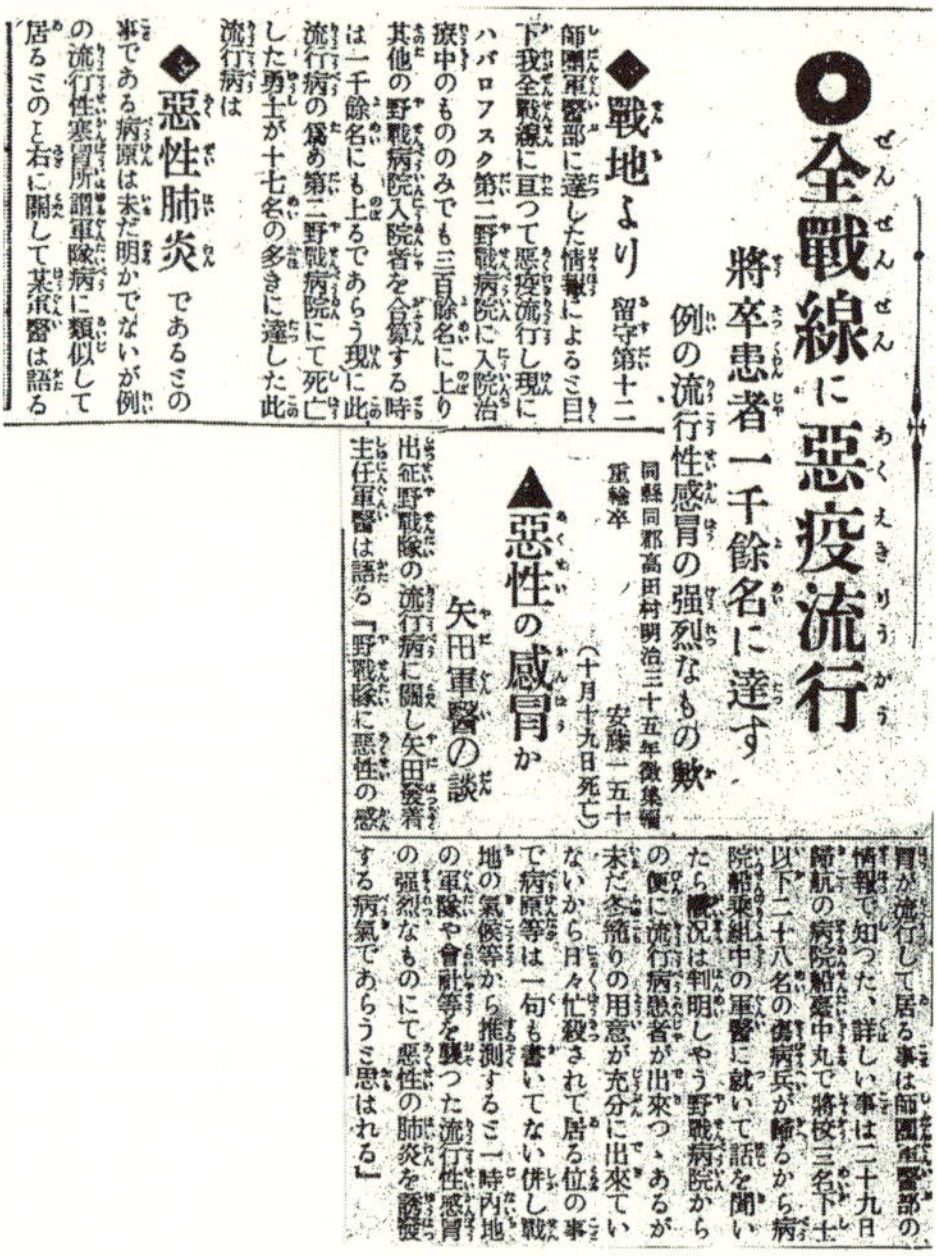

○全戰線に惡疫流行

將卒患者一千餘名に達す

例の流行性感冒の强烈なもの歟

◆戰地より 留守第十二師團軍醫部に達した情報によると目下我全戰線に亘つて惡疫流行し現にハバロフスク第二野戰病院に入院治療中のもののみでも三百餘名に上り其他の野戰病院入院者を合算する時は一千餘名にも上るであらう現に此流行病の爲め第二野戰病院にて死亡した勇士が十七名の多きに達した此流行病は

◆惡性肺炎 であるとの事である病原は未だ明かでないが例の流行性寒冒所謂軍隊病に類似して居るとの事右に關して某軍醫は語る

同縣同郡高田村明治三十五年徴集輜重輸卒 安藤一五十 （十月十九日死亡）

▲惡性の感冒か

矢田軍醫の談

出征野戰隊の流行病に關し矢田發着主任軍醫は語る『野戰隊に惡性の感冒が流行して居る事は師團軍醫部の情報で知つた、詳しい事は二十九日歸航の病院船嘉中丸で將校三名下士以下二十八名の傷病兵が歸るから病院船乘組中の軍醫に就いて話を聞いたら狀況は判明しやう野戰病院からの便に流行病患者が出來つゝあるが未だ各縮りの用意が充分に出來ていないから日々忙殺されて居る位の事で病原等は一句も書いてない併し戰地の氣候等から推測すると一時内地の軍隊や會社等を襲つた流行性感冒の强烈なものにて惡性の肺炎を誘發する病氣であらうと思はれる』

写真7—3　『福岡日日新聞』1918年10月24日付

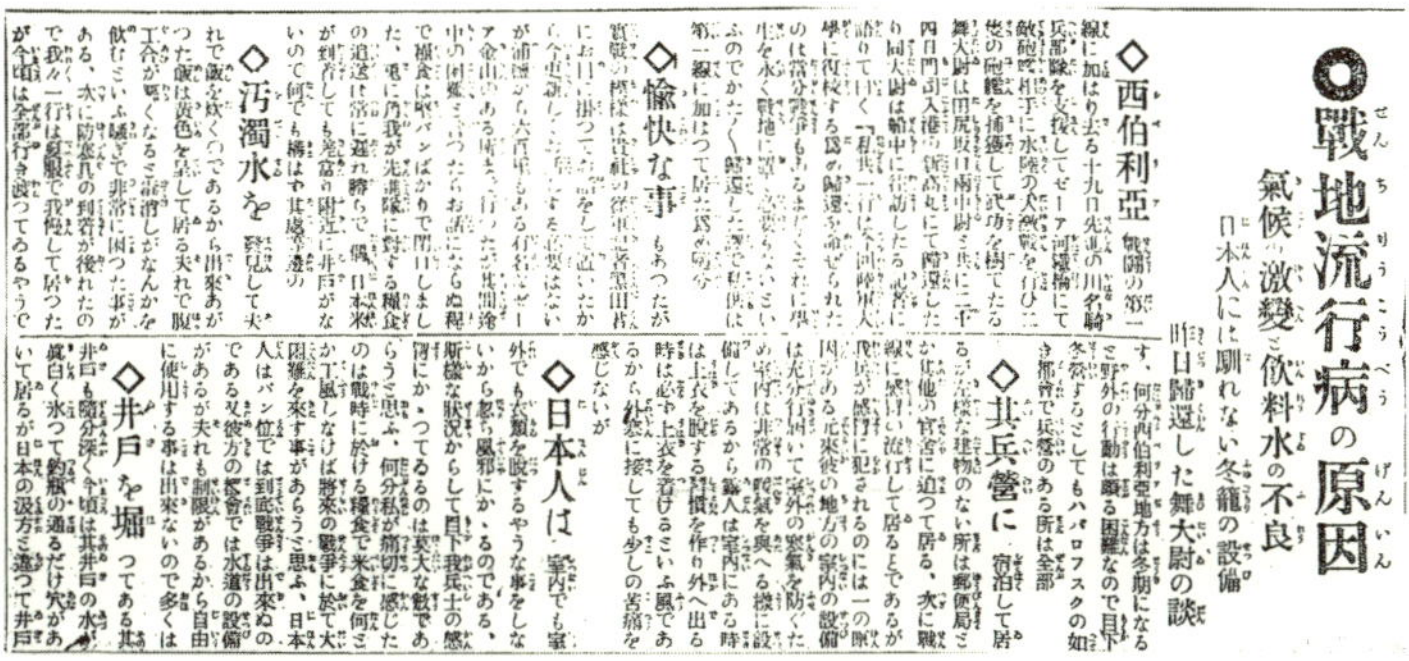

戰地流行病の原因
氣候の激變と飲料水の不良
日本人に馴れない冬籠の設備
昨日歸還した舞大尉の談

◇西伯利亞 戰闘の第一線に加はり去る十九日先進の川名騎兵部隊を支援してゼーア河鐵橋にて敵砲艦相手に水陸の大激戰を行ひ二隻の砲艦を捕獲して武功を樹てたる舞大尉は田尻取日兩中尉と共に二十四日門司入港の[illegible]丸にて歸還した り同大尉は船中に往訪したる記者に語りて曰く「我兵一行は[illegible]陸軍大學に復校する爲め歸還を命ぜられたのは[illegible]戰爭もあるまいそれに學生を永く戰地に置く必要もないといふのでかたく歸還した譯で私供は第一線に加はつて居ない[illegible]

◇愉快な事 もあつたが實戰の模樣は從軍の[illegible]記者諸君にお目に掛つてお話をした方が近いたか[illegible]今更新しいお話をする必要はないが浦鹽から六百里もある行程のゼーア金山のある所まで行つた時は北滿途中の困難といつたらお話にならぬ程で糧食は黑パンばかりで閉口しました、殊に我が先遣隊に對する糧食の追送は常に遲れ勝ちで偶〻日本米が到着しても宮[illegible]の附近に井戸がないので何でも構はず其處等邊の

◇汚濁水を 發見して夫れで飯を炊くのであるから出來あがつた飯は黄色を呈して居る夫れで腹工合が惡くなるとか[illegible]しがなんかを飲むといふ騷ぎで非常に困つた事がある、次に防寒具の到着が後れたので我々一行は[illegible]で我慢して居つたが今頃は全部行き渡つてゐるやうです、何分西伯利亞地方は冬期になると野外の行動は頗る困難なので目下冬營するとしてもハバロフスクの如き都會で兵營のある所は全部

◇其兵營に 宿泊して居るが左樣な建物のない所は郵便局とか其他の官舍に迫つて居る、次に戰線に感冒が流行して居るとであるが我兵が感冒に犯されるのには一の原因がある元來彼の地方の室内の設備は充分行屆いて室外の寒氣を防ぐため室内は非常の暖氣を與へる樣に設備してあるから露人は室内にある時は上衣を脫する習慣を作り外へ出る時は必ず上衣を着けるといふ風であるから外寒に接しても少しの苦痛を感じないが

◇日本人は 室内でも室外でも衣類を脫するやうな事をしないから忽ち風邪にかゝるのである、斯樣な狀況からして目下我兵士の感冒にかゝつてゐるのは莫大な數であらうと思ふ、何分私が痛切に感じたのは戰時に於ける糧食で米食を何とか工風しなければ將來の戰爭に於て大困難を來す事があらうと思ふ、日本人はパン位では到底戰爭は出來ぬのである又彼方の都會では水道の設備があるが夫れも制限があるから自由に使用する事は出來ないので多くは

◇井戸を堀 つてある其井戸も隨分深く今頃は其井戸の水が眞白く氷つて釣瓶の通るだけ穴があいて居るが日本の汲方と違つて井戸

写真7—4 『福岡日日新聞』1918年10月25日付

ついで一〇月二五日の紙面（**写真7—4**）では、「戦地流行病の原因」という題で、前線より帰国した一大尉の談話を紹介している。そのなかで、「我兵が感冒に犯されるのには一の原因がある。元来彼の地方の室内の設備は充分行届いて室外の寒気を防ぐため室内は非常の暖気を与へる様に設備してあるから露人は室内にある時は上衣を脱する習慣を作り外へ出る時は必ず上衣を着けるという風であるから外寒に接しても少しの苦痛を感じないが日本人は室内でも室外でも衣類を脱するやうな事をしないから忽ち風邪にかゝるのである」としている。日本の家屋は防寒性が弱く、室内でも厚着をして凌ぐ習慣であり、そのことが風邪を引く理由だ、とすることは確かだが、スペイン・インフルエンザ・ウイルスにとっては、そうした違いは、伝播の障害とはならなかったであろう。

出兵部隊のインフルエンザ罹患に関する次の報道は、一一月三日付の紙面（**写真7—5**）である。「最前線の感冒　戦地に於る状況」として、「第十二師団に悪性感冒流行し極めて多数の将卒該病に襲われ入院患者日に多きを加へ最近更に十数名の死者あ

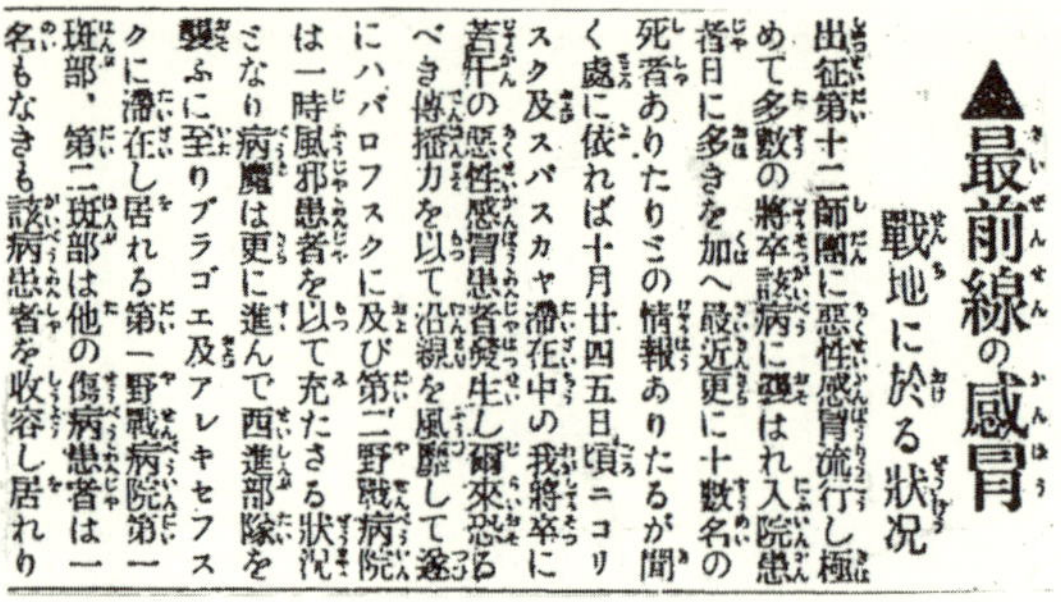
▲最前線の感冒
戰地に於る狀況
出征第十二師團に悪性感冒流行し極めて多數の將卒該病に襲はれ入院患者日に多きを加へ最近更に十數名の死者ありたりとの情報ありたるが聞く處に依れば十月廿四五日頃ニコリスク及スパスカヤ滯在中の我將卒に若干の悪性感冒患者發生し爾來恐るべき傳播力を以て沿線を風靡して遂にハバロフスクに及び第二野戰病院は一時風邪患者を以て充たさる狀況となり病魔は更に進んで西進部隊を襲ふに至りブラゴエ及アレキセフスクに滯在し居れる第一野戰病院第一班部、第二班部は他の傷病患者は一名もなきも該病患者を收容し居れり

写真7―5　『福岡日日新聞』1918年11月3日付

りたりとの情報ありたるが聞く処に依れば十月廿四五日頃ニコリスク及スバスカヤ滞在中の我将卒に若干の悪性感冒患者発生し爾来恐るべき伝播力を以て沿線を風靡して遂にハバロフスクに及び第二野戦病院は一時風邪患者を以て充たさる状況となり病魔は更に進んで西進部隊を襲うに至りブラゴエ及アレキセフスクに滞在し居れる第一野戦病院第一班部、第二班部は他の傷病患者は一名もなきも該病患者を収容し居れり」と報告している。ここに出てくる地名は、アムール河沿いのロシア側の都市で、部隊はインフルエンザ・ウイルスとともに鉄道で移動したのであろう。

一一月一二日の紙面は、ハバロフスクで戦病死者の招魂祭が行なわれたこと、福岡第廿四聯隊では四名の病死者を出したことを伝えている。

一一月一五日の紙面（**写真7―6**）は、帰還した輜重兵大隊長の談話が掲載されている。「出征地における流行性感冒は九月中旬頃から発生し各部隊に蔓延して我が部隊でも下士卒二十六名死亡し軍馬約百頭斃れたのは実に同情の念禁じ能はざる処である。戦地に於ける感冒の流行は将卒はもちろんのこと軍馬と雖も多少それに冒されぬ者はない。」ここで重要なことは、流行性感冒の軍馬への感染であり、インフルエンザ・ウイルスはヒトばかりでなく、ウマにも伝染したのである。

一一月一九日の紙面は、「西伯将卒と感冒」と題し、ロシア極東三州に出兵した第一二師団および第三師団について以下のごとく伝えている。「過般来内地を襲へる流行性感冒の伝染激しく各地に流行しつつありて而も頗る悪性にして病後肺炎を併発し為に仆るゝもの多く最近其筋に達せる報告に依れば第十二師団方面に於て約四十名第三師団方面に於て約三十名の死亡者を出したり。即ちシベリア派兵以来の戦死者の数よりも死亡者の数多きに至れる」という有様で、絶対数こそ遥かに少ないが、この年の夏から秋にかけて、ヨーロッパに派遣されたアメリカ軍の損失状況と同じ様相を呈するに至った。

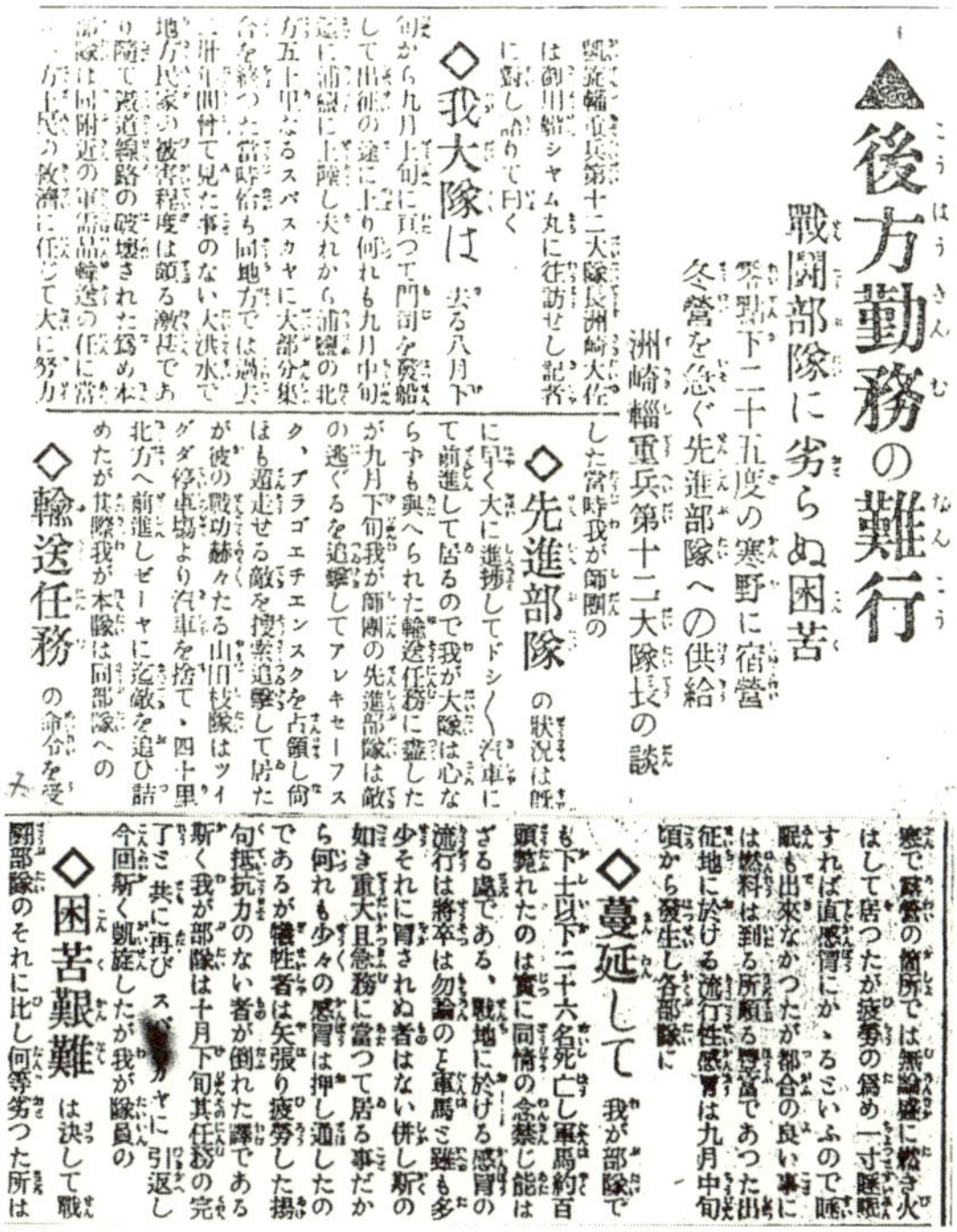

△後方勤務の難行

戰闘部隊に劣らぬ困苦

零點下二十五度の寒野に宿營

冬營を急ぐ先進部隊への供給

洲崎輜重兵第十二大隊長の談

凱旋輜重兵第十二大隊長洲崎大佐は御用船シャム丸に往訪せし記者に對し語りて曰く

◇我大隊は 去る八月下旬から九月上旬に亘つて門司を發船して出征の途に上り何れも九月中旬迄に浦鹽に上陸し夫れから浦鹽の北方五十里なるスパスカヤに大部分集合を終つた當時恰も同地方では過去二十年間絶て見た事のない大洪水で地方民家の被害程度は頗る激甚であり随て鐵道線路の破壊された爲め本部隊は同附近の軍需品輸送の任に當り一方土民の救濟に任じて大に努力した當時我が師團の

◇先進部隊 の状況は既に早く大に進捗してドシ／＼汽車にて前進して居るので我が大隊は心ならずも與へられた輸送任務に盡したが九月下旬我が師團の先進部隊は敵の逃ぐるを追撃してアレキセーフスク、ブラゴエチエンスクを占領し尚ほも遁走せる敵を捜索追撃して居たが彼の戰功赫々たる山田枝隊はツイグダ停車場より汽車を捨て・四十里北方へ前進しゼーヤに迄敵を追ひ詰めたが其際我が本隊は同部隊への

◇輸送任務 の命令を受

寒で露營の箇所では無論盛に焚き火はして居つたが疲勞の爲め一寸睡眠すれば直ぐ感冒にかゝるといふので睡眠も出來なかつたが都合の良い事には燃料は到る所頗る豐富であつた出征地に於ける流行性感冒は九月中旬頃から發生し各部隊に

◇蔓延して 我が部隊でも下士以下二十六名死亡し軍馬約百頭斃れたのは實に同情の念禁じ能はざる處である、戰地に於ける感冒の流行は將卒は勿論の事軍馬と雖も多少それに冒されぬ者はない併し斯の如き重大且急務に當つて居る事だから何れも少々の感冒は押し通したのであるが犠牲者は矢張り疲勞した揚句抵抗力のない者が倒れた譯である斯く我が部隊は十月下旬其任務の完了と共に再びスパスカヤに引返し今回斯く凱旋したが我が隊員の

◇困苦艱難 は決して戰闘部隊のそれに比し何等劣つた所は

写真7—6 『福岡日日新聞』1918年11月15日付

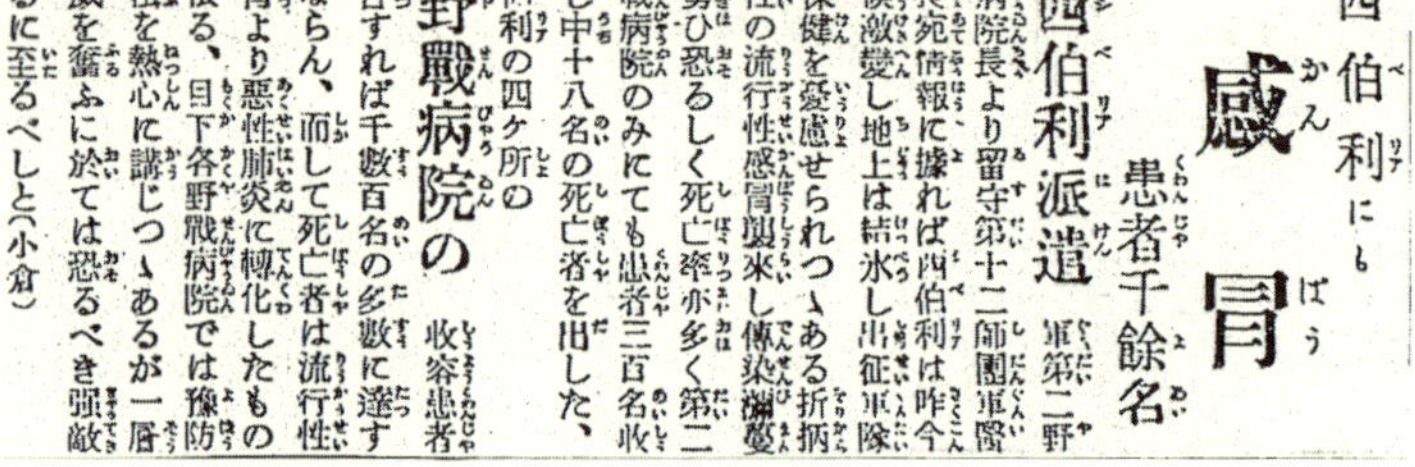

西伯利にも
感冒
患者千餘名

西伯利派遣

軍第二野戰病院長より留守第十二師團軍醫部長宛情報に據れば西伯利は昨今氣候激變し地上は結氷し出征軍隊の保健を憂慮せられつゝある折柄惡性の流行性感冒襲來し傳染猖獗の勢ひ恐るしく死亡率亦多く第二野戰病院のみにても患者三百名收容し中十八名の死亡者を出した、西伯利の四ケ所の

野戰病院の

收容患者を合すれば千數百名の多數に達するならん、而して死亡者は流行性感冒より惡性肺炎に轉化したものに依る、目下各野戰病院では豫防方法を熱心に講じつゝあるが一層猛威を奮ふに於ては恐るべき强敵たるに至るべしと（小倉）

写真7—7　『新愛知』紙1918年10月25日付

第一二師団は、やがて内地に帰還するので、『福岡日日新聞』から報道は消える。

次に、第一二師団に続いてシベリアに派遣された名古屋第三師団の状況を新聞『新愛知』紙によって見ることにする。

犠牲者に関する最初の記事は、大正七（一九一八）年一〇月一一日の紙面で、二名の輜重兵が流行性感冒により死亡した報告であるが、同月二五日には「シベリアにも感冒　患者千余名」という見出しで、『福岡日日新聞』の前日の記事とほとんど同じものが掲載されている（**写真7—7**）。

一一月初旬に兵一名ずつの流行性感冒による死亡記事があるが、同月九日には、大庭師団長の談話として、「何分にも流行性感冒の多いのに困る。一昨日も測図班の中尉が遂に死亡した（中略）まだ一度の銃声さへも聞かずに、可惜有為の将卒を病気の為に死なすのは実に遺憾である。」と伝えている。

また、一一月八日ウラジオストック発電として「最近流行感冒の為め一中隊中健康者は僅かに二人許りなりしが帰還と聞くや何れも一斉に起き上れり」という状況で、とても闘える状態にはなかった。第三

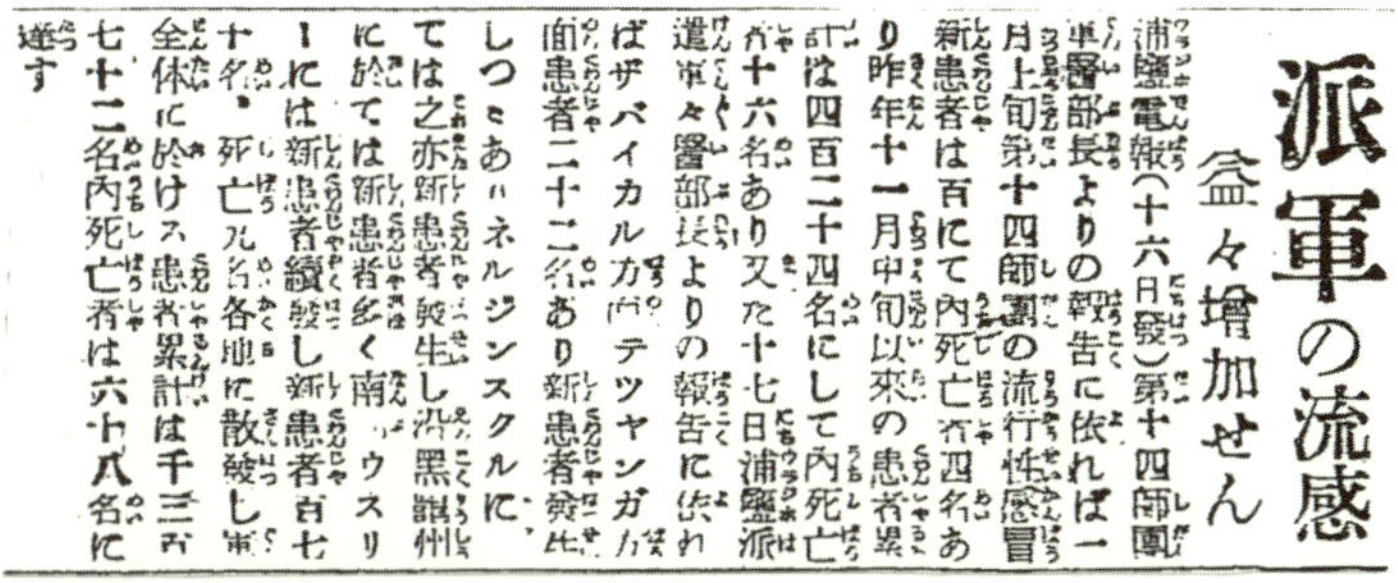

派軍の流感
益々増加せん

浦鹽電報(十六日發)第十四師團軍醫部長よりの報告に依れば一月上旬第十四師團の流行性感冒新患者は百にて内死亡者四名あり昨年十一月中旬以來の患者累計は四百二十四名にして内死亡者十六名あり又た十七日浦鹽派遣軍々醫部長よりの報告に依ればザバイカル方面テツヤンガ方面患者二十二名あり新患者發生しつゝあり(ネルジンスクルにては之亦新患者發生し沿黑龍州に於ては新患者多く南部ウスリーには新患者續發し新患者百七十名・死亡九名各地に散發し軍全体に於ける患者累計は千三百七十二名内死亡者は六十八名に達す

写真7—8 『新潟新聞』1920年1月22日付

師団は翌大正八（一九一九）年二月、内地に帰還し、記事もなくなった。

軍隊のシベリア派遣は、国際的な非難から、兵力を三分の一に減じ、宇都宮第一四師団が派遣されたが、『新潟新聞』によると、大正八（一九一九）年一一月頃より、「感冒患者続出し中には肺炎を併発するもの」も出てきた。大正九（一九二〇）年一月二二日の紙面（**写真7—8**）は、ウラジオストック一六日発として「派軍の流感益々増加せん」と題し、師団軍医部長の次のような報告を掲載している。「一月上旬第十四師団の流行性感冒新患者は百にして内死亡者四名あり。昨年十一月中旬以来の患者累計は四百二十四名にして内死亡者十六名あり。又た十七日ウラジオストック派遣軍軍医部長よりの報告に依ればザバイカル方面テツヤンガ方面患者二十二名あり新患者発生しつつあり。ネルチンスクルにては之亦新患者発生し沿黒流州に於ては新患者多く南部ウスリーには新患者続発し新患者百七十名死亡九名。各地に散発し軍全体に於ける患者累計は千三百七十二名内死亡者は六十八名に達す。」この数字はどこかで読んだと思う読者もおられるかもしれない。実は、本節の冒頭に挙げた内務省衛生局『流行性感冒』に出てくる数字なのである。

その後、この新聞には第一四師団の死亡者一名の記事があるのみだが、大正八（一九一九）年一一月一八日の『満州日日新聞』は、東京電報として「シベリア軍死傷病者　我軍の損害頗る多大」という表題で、戦死者数、負傷者数、病死者数、患者数を挙げている（写真7―9）。それによると、シベリア出兵以来、一一月一六日

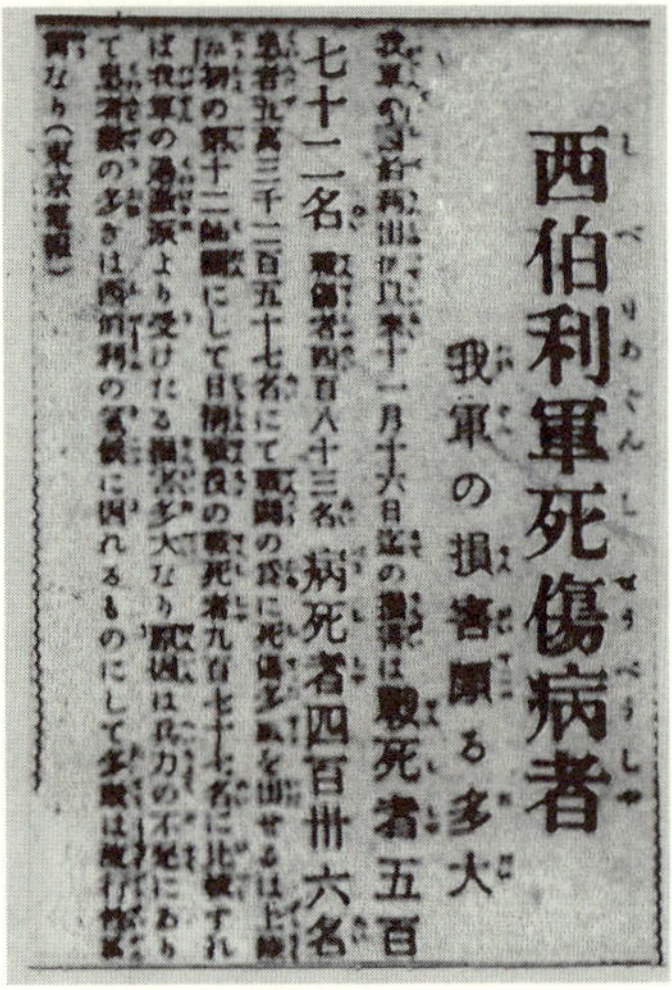
西伯利軍死傷病者
我軍の損害頗る多大
我軍の西伯利出兵以來十一月十六日迄の損害は戰死者五百七十二名 戰傷者四百八十三名 病死者四百卅六名 患者五萬三千二百五十七名にて戰闘の爲に死傷多數を出せるは上陸當初の第十二師團にして日淸戰役の戰死者九百七十七名に比較すれば我軍の過激派より受けたる損害多大なり 原因は兵力の不足にあり 而して患者數の多きは西伯利の氣候に因れるものにして多數は流行性感冒なり（東京電報）

写真7―9
『満州日日新聞』1919年11月18日付

までの損害は、戦死者五七二名、戦傷者四八三名、病死者四三六名、患者五万三二五七名としている。戦闘のために死傷者の多かったのは、上陸当初の第一二師団で、日清戦役の戦死者九七七名[23]にそれほど遠くない。患者数の多いのはシベリアの気候に慣れず、多数は流行性感冒による、としている。

これらの新聞記事から、大正七（一九一八）年九月頃からシベリア出兵軍にスペイン・インフルエンザが発生し、かなりの被害を出したことがうかがえる。系統的な統計がないので、罹患者数、死亡者数、罹患率や死亡率について知ることはできないが、野戦病院が患者で溢れたことは、流行の激しさを物語っている。

大正九（一九二〇）年、かなりの聯隊が帰国した後であるが、『新愛知』紙は、一月一一日の紙面（写

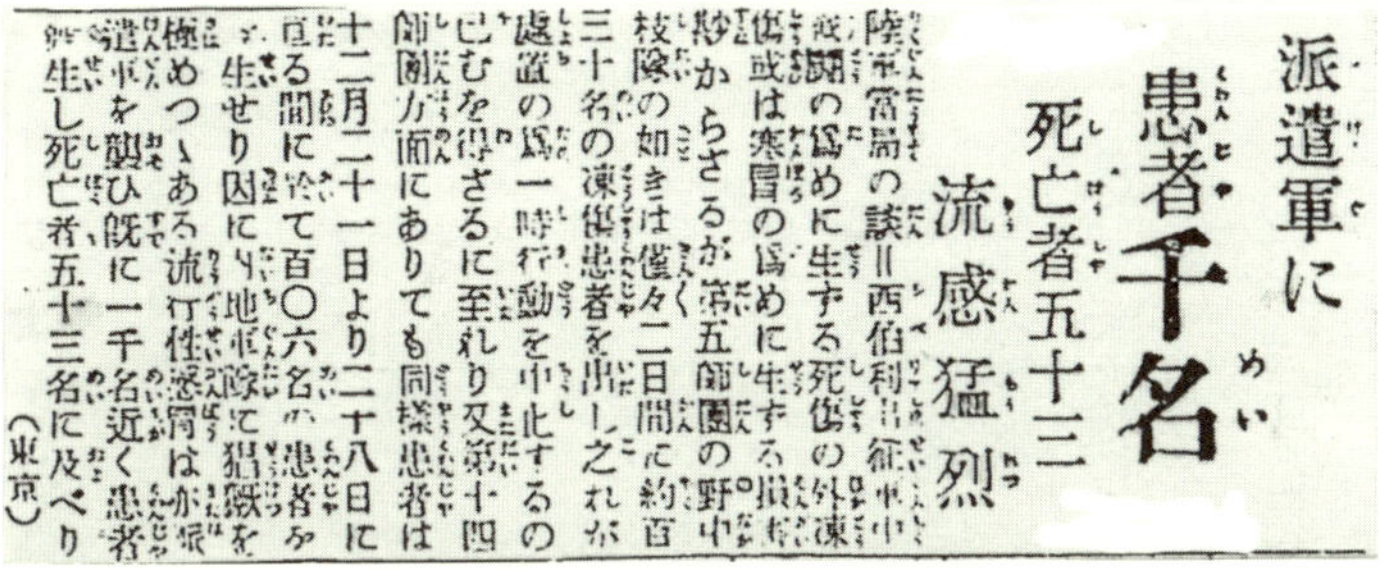

派遣軍に
患者千名
死亡者五十三
流感猛烈

陸軍當局の談＝西伯利征軍中の戦闘の爲めに生ずる死傷の外凍傷或は寒冒の爲めに生ずる損傷も少からざるが第五師團の野中枝隊の如きは僅々二日間に約百三十名の凍傷患者を出し之が爲遠征の途一時行動を中止するの已むを得ざるに至れり又第十四師團方面にありても同様患者は十二月二十一日より二十八日に至る間に於て百〇六名の患者を生ぜり因に地方部隊に猖獗を極めつゝある流行性感冒は派遣軍を襲ひ既に一千名近く患者を生し死亡者五十三名に及べり（東京）

写真7—10　『新愛知』紙1920年1月11日付

真7—10）で、「派遣軍に患者千名　死亡者五十三　流感猛烈」という表題で、凍傷とともに流行性感冒が派遣軍を大いに悩ませていたことを知らせている。また、二月二日には、「流感に苦しんでる我派遣兵」という表題で、ウラジオストックから敦賀へ帰還した某軍人談として「目下シベリア駐屯の日本兵中に流行性感冒が蔓延して続々死亡者を生じ尚猖獗に向ふ兆があるので当局では之が予防策に極力腐心している」と出兵軍が決して健全な状態ではないことを伝えている。

シベリア出兵に際しての被害の報道に関しもう一つ付け加えるべきなのは、損害の報道が赤裸々になされていることである。これは、昭和期の戦争報道には見られないことで、その理由として第一に、シベリア出兵が、大正十四（一九二五）年成立の治安維持法以前の事件だったこと、第二に、シベリア出兵に対する国内世論には反対もあり、損害を報道する意味を報道する側も認めていたこと、そして最後に、過大視することは控えたいが、世はまさに「大正デモクラシィ」の時代、人々は「知ることの権利」に目覚め始めた時代であったことを挙げられるだろうか。

国内におけるインフルエンザと軍隊

以上は、海外派遣された軍隊でのインフルエンザ流行についてであるが、ここで眼を転じて国内の軍隊における状況を見ることにする。

陸軍病院の状況

まず、『日本帝国統計年鑑』によって、陸軍および海軍の諸病院に入院したインフルエンザないしは呼吸器系の患者について観察する。**表7―3**および**表7―4**は、陸軍の各病院[24]で治療を受けた者の数、治療後の推移（転帰）について示したものである。大正六（一九一七）年は流行性感冒の発生以前で、平年の数値と見られる。肺炎による死亡者、死亡率の高いことが目につくが、一八個師団、兵員総数約三〇万の軍隊として、死亡者の割合〇・一パーセントという水準は高かったとはいえないだろう。

ところが翌大正七（一九一八）年になると、まず「流行性感冒」の患者が四五倍に跳ね上がり、その他の病因も一斉に増え、呼吸器系の患者は約四倍になった。呼吸器系疾患による死亡者数は約一〇倍となり、死亡率も上昇している。患者の病名は、重複している――たとえば最初流行性感冒だった患者が、急性気管支炎に、ついで肺炎に進むといったように――ので、延人数と考えるべきだが、まず症状の出た流行性感冒の八万余という数字は、少なくも全陸軍兵力の四分の一に達しただろうと思われる。しかし、この段階では、すでに述べたような、「第二波」が襲来したアメリカの兵営でのようなことはなかったし、死亡者や死亡率は「春の先触れ」の時より低かったのではなかろうか。参戦国ア

表7—3　陸軍病院の病名別患者数・死亡者数〔1917年—1921年〕

	病 名	1917年	1918年	1919年	1920年	1921年
患 者	流行性感冒	1793	80471	21733	37698	25159
	肺結核	887	1190	1008	1123	1148
	急性気管支炎	15842	20383	19372	20414	23269
	慢性気管支炎	422	440	419	524	415
	肺炎及カタル性肺炎	1114	1559	162	437	466
	胸膜炎	3535	5034	5003	5962	5701
	其他ノ呼吸器疾患	3456	4107	4914	5972	6964
	以上小計	27049	113184	52611	72130	63122
	総計	201877	311981	245908	283277	294125
死亡者	流行性感冒	1	85	646	1578	60
	肺結核	17	35	32	25	23
	急性気管支炎	0	0	0	0	0
	慢性気管支炎	0	0	0	0	0
	肺炎及カタル性肺炎	60	121	33	33	28
	胸膜炎	7	21	21	7	9
	其他ノ呼吸器疾患	1	1	42	5	4
	以上小計	25	263	774	1648	124
	総計	385	651	1157	1985	499
死亡率（‰）	流行性感冒	0.6	1.1	29.7	41.9	2.4
	肺結核	19.2	29.4	31.7	22.3	20
	肺炎及カタル性肺炎	53.9	77.6	203.7	75.5	60.1

（注）内地部隊,諸学校及び台湾ならびに在外部隊の病院合算。
出典:『日本帝国統計年鑑』38（1917年）,39（1918年）,40（1919年）,41（1920年）,42（1921）。

表7—4　陸軍病院治療患者の転帰〔1917年—1921年〕

病名	処置	1917年	1918年	1919年	1920年	1921年
流行性感冒	患者平均治療日	8	4	10	13	10
	全治	1778	79611	20186	34605	24360
	事故止療	18	413	529	1189	598
	除役	0	0	24	13	5
	残留	1	362	348	313	136
肺結核	患者平均治療日	27	21	69	28	27
	全治	0	4	1	4	2
	事故止療	46	25	34	45	32
	除役	795	1099	914	1008	1057
	残留	29	27	27	41	34
急性気管支炎	患者平均治療日	8	8	9	9	8
	全治	15452	19828	19748	19762	22609
	事故止療	226	414	384	438	454
	除役	0	1	1	2	3
	残留	164	140	239	212	203
慢性気管支炎	患者平均治療日	35	48	37	35	34
	全治	309	303	276	318	254
	事故止療	24	43	49	86	59
	除役	71	79	77	95	91
	残留	18	15	17	25	11
肺炎及カタル性肺炎	患者平均治療日	31	32	34	35	37
	全治	896	1227	51	296	304
	事故止療	119	178	60	85	93
	除役	6	5	9	5	15
	残留	34	28	9	18	26
胸膜炎	患者平均治療日	55	59	56	51	51
	全治	2167	2641	2487	3008	2588
	事故止療	351	486	496	548	471
	除役	776	1458	1545	1966	2270
	残留	234	428	454	433	363
総計	患者平均治療日	11	9	11	11	10
	全治	102448	298929	231410	266070	279237
	事故止療	3269	4693	4569	5790	5344
	除役	3221	4503	4662	5489	5707
	残留	2554	3205	4110	3944	3338

(注)事故止療とは,「士官候補生、諸生徒ノ罷免若クハ其病殆ント治癒シ勤務上ノ都合ニシテ帰隊シタル者及転症セシ者等ナリ」(『日本帝国第二十八統計年鑑』740頁)。
出典:『日本帝国統計年鑑』38(1917年),39(1918年),40(1919年),41(1920年),42(1921)。

メリカと違って、日本は、青島（チンタオ）占領と海軍の一部、シベリア出兵以外では戦争状態ではなく、演習や行軍の強度もそれほどではなかったことも関連しているのかもしれない。

しかし、さらに進んで大正八（一九一九）年になると流行性感冒の患者数は四分の一近くに減ったが、死亡者は七・六倍に激増した。他の呼吸器系疾患による死亡者は、前年と比べてばらつきがあり、統計上の連続性を疑わせるが、流行性感冒による死亡者は間違いなく増大し、罹患者の死亡率も三〇パーミル近くにまで上昇した。肺炎患者に至っては、サンプルサイズが小さいが、罹患者の五人に一人は死亡するといった悲惨な状態となり、これだけを見れば、アダミックの描いたアメリカ南部の兵営の状態の水準である（第3章参照）。大正八（一九一九）年は、日本の場合、年初から春にかけての「前流行」と、この年の暮に発生した「後流行」の二つを含んでいる。

大正九（一九二〇）年になると、流行性感冒による死亡者は流行の三カ年中最大となり、罹患者の死亡率も四二パーミルに近づいた。この年のインフルエンザは四月には終息しているので、最初の三カ月間で最大の死亡者を出したことになる。

この表に関しての一つの疑問は、急性あるいは慢性気管支炎の死亡者数がこの三年、どの年をとってもゼロだということである。流行性感冒患者の多くは、気管支炎または肺炎を併発するか進行させて死亡する、といわれてきた。したがって、気管支炎による死亡者ゼロというのは首肯し難いものがある。

そこで、**表7―4**を見てみよう。この表は、**表7―3**と対になっているもので、両者を連結して利用すると、以下のごとくになる。例えば大正八（一九一九）年、流行性感冒の患者二万一七三三人が新規に病院で治療を受けた。この年に病気が全治した者は二万一八六人、全治はしなかったが、都合で帰隊したり、諸学校の生徒で罷免になった者および治療を受ける病気の種類が変わった者（事故止療）が五二九人、兵役を除かれた者（除役）が二四人、治療を翌年まで続ける者（残留）が三四八人となる。逆に、この年に治療を受けた者は、新規に治療を受けた者と、前年からの「残留」者、三六二人を合わせた人数となり、さらに前年には他の病名で治療を受けていた者が、「転症」して「流行性感冒」で治療を受けるようになった者の何名かを含むことになる。それらを合計した「流行性感冒」患者のうち、六四六名が死亡し、死亡しなかった者の内訳は上記のごとくであった。そうすると、大正八（一九一九）年の「気管支炎」患者のなかには、転帰して病名が肺炎となり、その年もしくは翌年、肺炎の死亡者として統計に出てくる可能性を持っているのではなかろうか。

結局、大正七・八・九（一九一八・一九・二〇）の三年間に、陸軍病院では、流行性感冒により二三〇九人が、これを含め呼吸器系疾患により二六八五人が死亡した。大正六（一九一七）年、平時における流行性感冒の死亡者数はゼロに近く、呼吸器系の疾患全部でも二五人程度であったことを考慮するなら、大正七・八・九（一九一八・一九・二〇）年の呼吸器系疾患による死亡者数は、スペイン・インフルエンザによる直接・間接の被害であるとしていいだろう。これはミニマムの数値で、統計上分類できないが、「其の他」とある病名不詳のなかにも多くのインフルエンザによる死亡者が含まれていたであろう。

各師団の死亡者数

表7—5は、兵員の死亡を各師団ごとに示したものである。シベリア出兵中の各師団の死亡者は含まれていないものと思われる。師団の所在地は、当時の師団司令部の都市名である。これでみると、年代の上では、大正七（一九一八）年からどの師団においても死亡者が増え、大正九（一九二〇）年にピークを迎えている。これは、**表7—3**の呼吸器系疾患、とくにその大部分を占める流行性感冒の死亡者数の推移と符合し、各師団における死亡者数の推移は、もっぱらこの流行性感冒による兵員の死亡者数の推移を示している。

一つの師団が有する兵員数には大きな違いはなかったものと思われるので、師団による死亡者数の差は、その師団の被害の大きさとみなすことができる。大正八（一九一九）年の名古屋第三師団、大正九（一九二〇）年の高田第一三師団の数値は死亡者数が少なすぎるのでミスプリントの可能性が高いが、被害の大きかったのは、東京に本拠を置く近衛、第一の二師団、大阪第四、姫路第一〇の二師団で、いずれも大都市かその近郊が本拠である。また大正九（一九二〇）年、仙台第二、小倉第一二師団の死亡が一〇〇人を越えている。

逆に被害が少なく済んだのは広島第五、金沢第九、宇都宮第一四などの師団である。シベリア出兵との関連では、小倉第一二師団の出兵中の数値が低く、帰国後の大正九（一九二〇）年に跳ね上がっているのが目を引く。名古屋第三師団は小倉第一二師団とともに、出兵中の大正七（一九一八）年は少な

表7―5　陸軍兵員師団別死亡者数〔1917年―1921年〕

師団	司令部所在地	1917年	1918年	1919年	1920年	1921年
近衛	東京	25	25	65	171	30
第1	東京	27	45	70	137	35
第2	仙台	15	23	64	132	17
第3	名古屋	8	19	2	76	10
第4	大阪	12	37	64	140	18
第5	広島	14	23	23	31	22
第6	熊本	16	33	23	89	19
第7	旭川	14	10	72	36	16
第8	弘前	18	22	68	96	17
第9	金沢	10	21	34	55	5
第10	姫路	14	34	54	209	17
第11	善通寺	15	31	31	81	3
第12	小倉	25	15	21	148	33
第13	高田	10	30	78	5	7
第14	宇都宮	15	31	52	16	23
第15	豊橋	17	23	87	55	18
第16	京都	19	49	57	45	20
第17	岡山	12	27	56	78	21
第18	久留米	16	26	30	62	19
諸学校		2	7	4	21	12
その他		2	0	0	0	0
計		306	531	955	1683	362

いが、その翌年跳ね上がる。

このような師団による死亡者数の違いは、その地域のインフルエンザ流行の程度を示しているように思われる。ただし、その師団の状況——演習や訓練の強度、医療・衛生の状態——も影響しただろうから一概には言えないことを付記しておこう。

海軍病院の状況

次に海軍である。海軍の病院関係の統計は、大正十（一九二一）年を欠いている。関東大震災によって罹災、焼亡したのかもしれない。陸軍の場合と同様に、まず海軍の諸病院[25]における治療の状況を**表7―6**に示した。陸軍の病院の場合と同様の傾向を見てとることができる。大正六（一九一七）年には微々たる数に過ぎなかった「流行性感冒」患者が、翌大正七（一九一八）年には飛躍的に増加し、大正八・九（一九一九・二〇）年にはかなり下がっている。患者総計から小計（呼吸器系疾患の患者数）を引いた呼吸器系以外の病因による患者数は、毎年四万五〇〇〇人と安定しており、このことは、患者総数の変化が、呼吸器系の病因による患者数の多寡によって決まっていること、つまり、スペイン・インフルエンザこそ、海軍の病院の患者数を左右する原因となっていたことを知る。

呼吸器系患者の死亡者数も、大正八（一九一九）年をピークとしているが、注目されるのは、大正八・九（一九一九・二〇）年の死亡者総計から呼吸器系死亡者の小計を引いた値が、ほぼ二五〇人であり、これは、大正六年・七（一九一七・一八）年にも当てはまることである。大正六（一九一七）年には、地中海

表7—6　海軍病院の病名別患者数・死亡者数〔1917年—1920年〕

	病　名	1917年	1918年	1919年	1920年
患　者	流行性感冒	95	16465	5153	3238
	肺結核	346	425	567	527
	気管支疾患	3408	3331	3908	3182
	肺炎	119	202	51	454
	胸膜炎	1085	1746	1795	1531
	其他ノ呼吸	863	848	1086	447
	以上小計	5916	23017	12560	9379
	総計	50037	67327	57770	53842
死亡者	流行性感冒	1	111	218	53
	肺結核	20	47	45	52
	気管支疾患	0	2	1	2
	肺炎	18	32	2	0
	胸膜炎	10	18	23	18
	其他ノ呼吸	0	6	3	1
	以上小計	49	216	292	126
	総計	360	941	551	367
死亡率（‰）	流行性感冒	10.5	6.7	42.3	16.4
	肺結核	57.8	110.6	79.4	98.7
	肺炎	151.3	158.4	39.2	0

出典:『日本帝国統計年鑑』。ただし,1921年の数値は掲載されていない。

派遣艦隊に属する駆逐艦「榊」の大破があり、これにより五九名を失っているから、これを除去するとほぼ二五〇人になる。また、大正七（一九一八）年には、戦艦「河内」の火薬庫爆発による沈没事故があり、これにより約六〇〇名を失ったことに留意する必要がある。このように、海軍には艦船の沈没という一度に大量の犠牲者を出す事故があるので、死亡者数の合計は、必ずしもインフルエンザの蔓延と並行していない。

以上の検討から、**表7―4**の死亡者数には、日本国内のみでなく、国外での作戦行動や、国内でも病院以外での事故死亡も含まれていることが分かる。「矢矧」のスペイン・インフルエンザによる四八名の死亡は、大正七（一九一八）年の流行性感冒もしくは肺炎による死亡に含まれていると考えられる。その「流行性感冒」の死亡率は、陸軍の場合とやや異なっている。海軍では大正八（一九一九）年にピークがあり、肺炎の死亡率は逆に低下している。もっとも、大正九（一九二〇）年の死亡者ゼロという統計には信頼が置けないが。

表7―7の患者の転帰統計の読み方については陸軍の場合と同様である。大正八（一九一九）年の流行性感冒患者が全治せず、かなりの数が「残留」して、翌年まで治療を続けなければならなかった。陸軍と比較すると、陸軍では「除役」が多く、病気を理由に除隊になる者が率の上で多かったのに対し、海軍では率が低い。病気の故に除隊になる者は相対的に少なかった。これは、陸軍が徴兵制で兵を集めたのに対し、海軍では志願制だったことが影響していると思われる。

陸軍の**表7―5**師団別死亡者の表に相応するのが、**表7―8**で、海軍死亡兵員の類別である。艦船乗

表7—7　海軍病院治療患者の転帰〔1917年—1920年〕

病名	処置	1917年	1918年	1919年	1920年
流行性感冒	全治	95	16079	4097	3119
	免除	0	0	1	0
	事故止療	0	61	28	13
	残留	0	214	809	53
肺結核	全治	0	0	0	0
	免除	275	287	419	362
	事故止療	2	16	53	44
	残留	49	75	50	69
気管支疾患	全治	3104	2991	3619	2957
	免除	19	27	25	10
	事故止療	194	221	203	122
	残留	91	90	60	91
肺炎	全治	100	32	44	214
	免除	0	0	0	0
	事故止療	1	13	4	99
	残留	6	4	1	79
胸膜炎	全治	537	922	926	815
	免除	99	263	269	209
	事故止療	216	321	373	258
	残留	223	222	204	231
総計	全治	44203	60187	60075	47872
	免除	697	916	1272	1043
	事故止療	2832	3168	3336	2546
	残留	1945	1458	2536	2014

(注)事故止療については,表7—4を参照。
出典:表7—4に同じ。

表7—8　海軍軍人死亡類別〔1917年—1920年〕

類　別	1917年	1918年	1919年	1920年
艦船乗組中	269	732	281	162
横須賀海兵団	25	67	78	53
呉海兵団	15	41	69	24
佐世保海兵団	27	37	42	49
舞鶴海兵団	12	32	64	22
各要港部	4	14	2	5
各学校	7	15	15	15
其の他	1	3	0	37
計	360	941	551	367

(注)各要港部は,旅順,馬公,大湊,鎮海。各学校は,兵学校,機関,経理,砲術,水雷学校艦船乗組中,1917年は戦艦「筑波」の爆発沈没による死者73人,1918年は戦艦「河内」の爆発沈没による死者640人。
出典:表7—4に同じ。

組中の死亡が多いが、すでに述べたように、大正六・七（一九一七・一九一八）年には戦死、事故死があり、それらの理由による死亡のなかった大正八年・九（一九一九・二〇）年にスペイン・インフルエンザ罹患に基づく死亡者が多く含まれているものと思われる。

最後に、海軍の死亡統計には、大正六年・七（一九一七・一八）年のみであり、ここには掲げないが、死亡の月別統計が含まれている。これを見るとスペイン・インフルエンザとは関係のない大正六（一九一七）年は、事故死や戦死の傷跡が刻まれ、大正七（一九一八）年も七月の数字（六〇〇名）は事故死であってインフルエンザとは関係がない。しかし、大正七（一九一八）年の一〇月以降はかなりの死亡者があった（一〇月・五二名、一一月・三五名、一二月・一二〇名）。一〇月には、ペナンでスペイン・インフルエンザに罹患し、死亡した「最上」乗組員一七名が含まれて

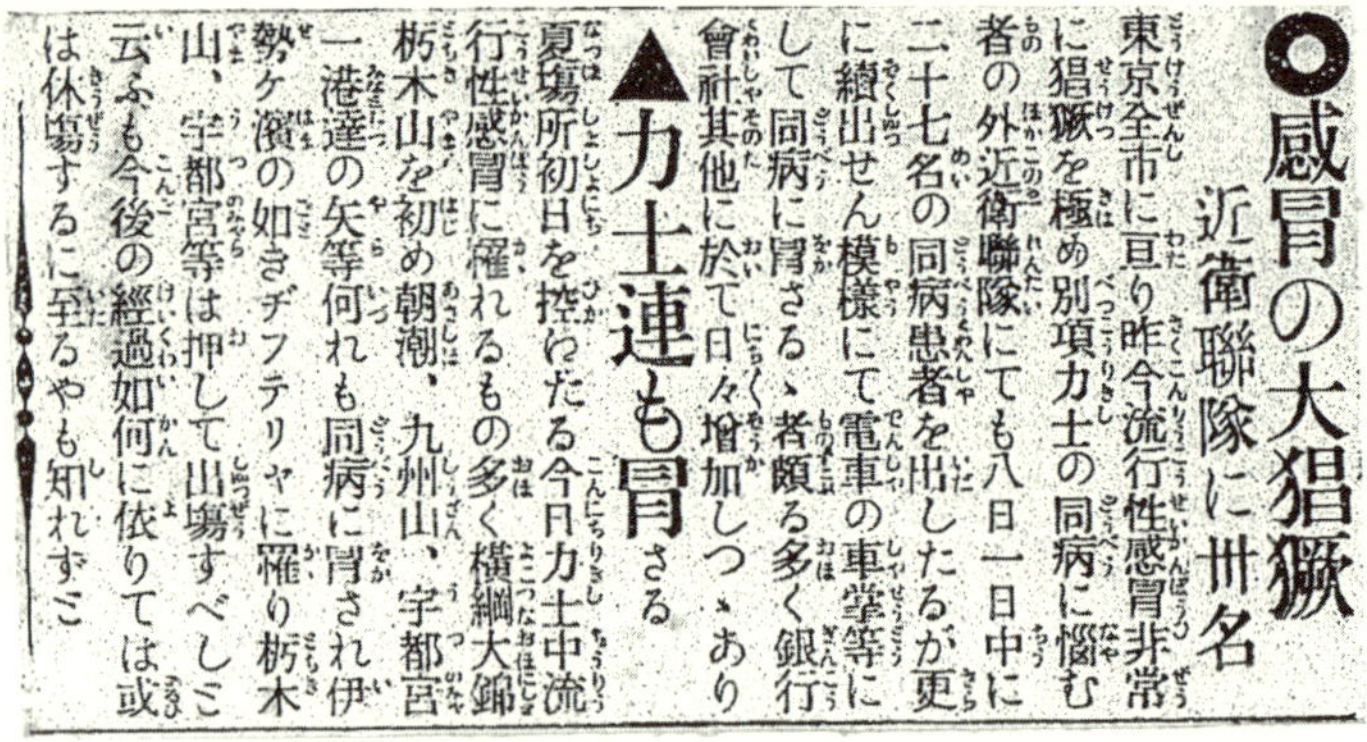

○感冒の大猖獗
近衛聯隊に卅名

東京全市に亘り昨今流行性感冒非常に猖獗を極め別項力士の同病に悩む者の外近衛聯隊にても八日一日中に二十七名の同病患者を出したるが更に續出せん模様にて電車の車掌等にして同病に冒さるゝ者頗る多く銀行會社其他に於て日々増加しつゝあり

▲力士連も冒さる

夏場所初日を控ゐたる今日力士中流行性感冒に罹れるもの多く横綱大錦栃木山を初め朝潮、九州山、宇都宮一港達の矢等何れも同病に冒され伊勢ケ濱の如きヂフテリヤに罹り栃木山、宇都宮等は押して出場すべしと云ふも今後の經過如何に依りては或は休場するに至るやも知れずと

写真7—11　『富山新報』1918年5月10日付

いるし、一二月には、四六名の「矢矧」乗組員の死亡が含まれる。これらを除いてもなお平常月より死亡が多いのは、やはりインフルエンザ流行に伴う直接・間接の結果からである。

新聞報道

インフルエンザと軍隊の関連についての新聞報道は枚挙に暇がないほどである。

まず、大正七（一九一八）年の「先触れ」についても、早くから盛んに報道された。最も早いのは、大正七（一九一八）年五月一〇日付各紙で、『下野新聞』、『富山新報』（**写真7—11**）に、東京の近衛聯隊で八日に流行性感冒患者が出たことを伝えている。もっともその扱いは小さく、角力力士の罹患休場と並べて報じられた。また同じ日付の『大阪毎日新聞』においては、姫路野砲兵第一〇聯隊が四月九日より丹波方面で野営中、熱病患者の出たこと、帰営後、擬似症を含めパラチフス患者百余名を出した、と伝えている。この記事には流行性感冒の字はないが、気になる報道である。

このほか五月中に『大阪毎日新聞』に再度、それに加え、『神戸新聞』の紙面に、軍隊における流行性感冒発生の記事が出た。『大阪毎日新聞』は、五月三一日の紙面で、「小倉聯隊の熱病」という見出しで、歩兵第一四聯隊の兵二八名が二一日に、一七名が二三日に発病し、衛戍病院で流行性感冒と診断されたことを報じている。

軍隊における「先触れ」に関し、最も熱心な報道を行なったのは『神戸新聞』である。まず五月二二日、「軍隊に脳髄炎か」と題し、姫路歩兵第三九聯隊の兵が野外演習後、急死した事件を取り上げ、当時流行していた脳脊髄膜炎ではないだろうか、としている（写真7—12）。しかし、六月四日に、これは流行性感冒であり、歩兵第一〇聯隊に発生した患者一〇七名を衛戍病院に収容、他に隔離患者三〇名以上のあることを報じた。衛戍病院は満員となり、兵営内に隔離室を設けるに至ったが、患者の経過は良好で、重症患者でも五日から七日で退院している旨、翌日の紙面で伝えている。しかし、同月七日には、第一〇聯隊の流行性感冒患者は急増し、入院六九名、隔離四三八名に達したこと、かくも多数の患者を出すのは、兵舎が明治七（一八七四）年の建築で、通風・換気・採光に問題があるのではないか、と的

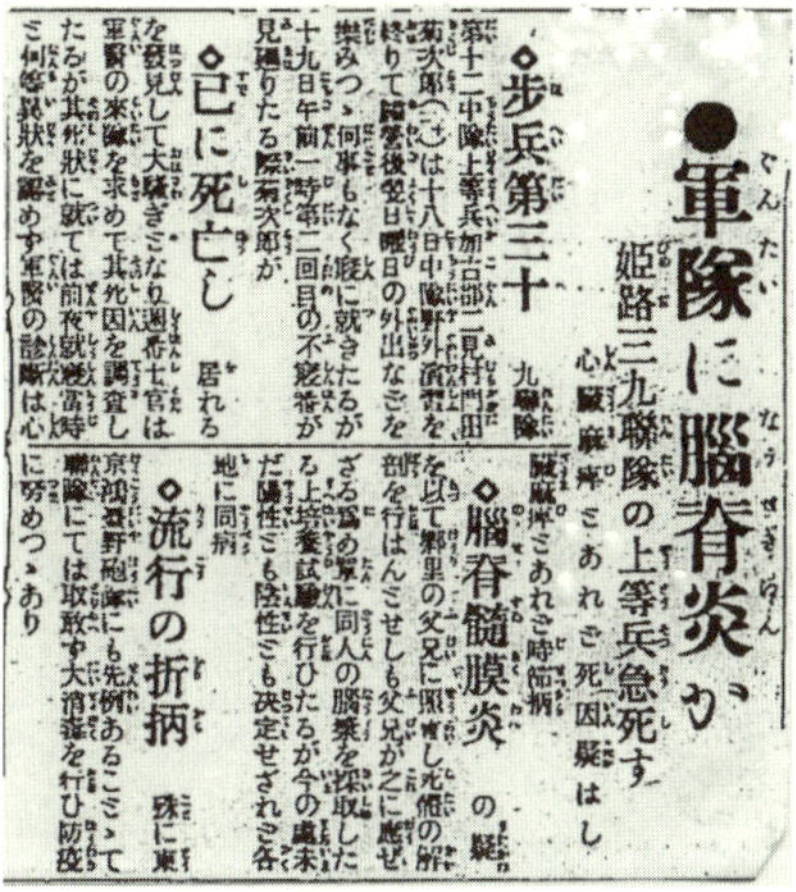

●軍隊に腦脊炎か
姫路三九聯隊の上等兵急死す
心臓麻痺とあれど死因疑はし

◇歩兵第三十九聯隊第十二中隊上等兵加古郡二見村門田菊次郎(二十)は十八日中隊野外演習を終りて歸營後翌日曜日の外出なども樂みつゝ何事もなく寢に就きたるが十九日午前一時第二回目の不寢番が見廻りたる際菊次郎が

◇已に死亡し居れるを發見して大騒ぎとなり週番士官は軍醫の來隊を求めて其死因を調査したるが其死状に就ては前夜就寢當時と何等異状を認めず軍醫の診斷は心臓麻痺とあれど時節柄

◇腦脊髓膜炎の疑を以て郷里の父兄に照會し死體の解剖を行はんとせしも父兄が之に應ぜざる爲め單に同人の腦漿を採取したる上培養試驗を行ひたるが今の處未だ陽性とも陰性とも決定せざれど各地に同病

◇流行の折柄殊に東京師團野砲隊にも先例あることゝて聯隊にては取敢ず大消毒を行ひ防疫に努めつゝあり

写真7—12
『神戸新聞』1918年5月22日付

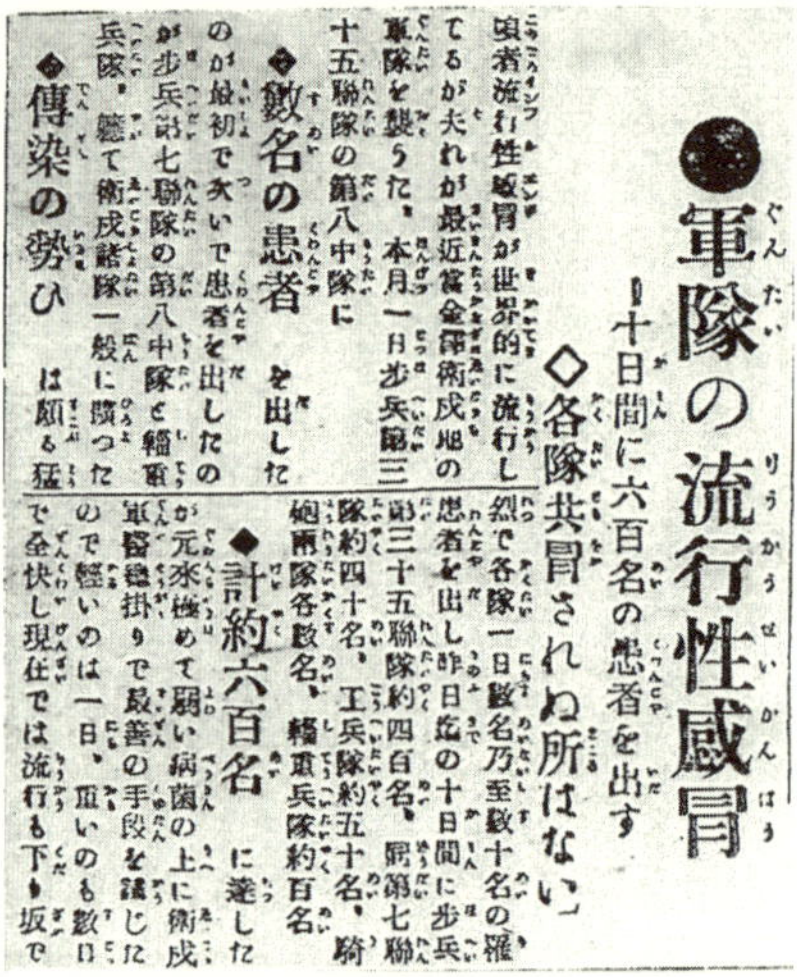
軍隊の流行性感冒
—十日間に六百名の患者を出す
◇各隊共冒されぬ所はない

[illegible]流行性感冒が世界的に流行してるが夫れが最近當金澤衛戍地の軍隊を襲うた、本月一日歩兵第三十五聯隊の第八中隊に
◆數名の患者 を出したのが最初で次いで患者を出したのが歩兵第七聯隊の第八中隊と輜重兵隊、聽て衛戍諸隊一般に蔓つた
◆傳染の勢ひ は頗る猛烈で各隊一日數名乃至數十名の罹患者を出し昨日迄の十日間に歩兵第三十五聯隊約四百名、同第七聯隊約四十名、工兵隊約五十名、騎砲兩隊各數名、輜重兵隊約百名
◆計約六百名 に達したが元來極めて弱い病菌の上に衛戍軍醫總掛りで最善の手段を講じたので輕いのは一日、重いのも數日で全快し現在では流行も下り坂で

写真7—13
『北国新聞』1918年6月11日付

を射た疑問を発している。

患者は陸軍だけではなかった。すでに五月に横須賀軍港に碇泊中の艦内に流行性感冒患者の発生を見たが、今度は呉軍港碇泊中の軍艦二隻で患者百余名が発生し、二〇名は海軍病院に収容したが、三日から五日で快方に向かうという流行性感冒であったことを六月八日に伝えている。さらに六月一〇日には、舞鶴でも海軍工廠で職工一〇〇〇名余が罹患、軍艦乗組員にも二百人余の罹患者を出したと伝えている。神戸は貿易港湾都市で、海外との交通も盛んであったから、流行性感冒の情報に敏感だったと思われるが、他の新聞はどうだったか。

二、三の顕著な例を挙げる。大正七（一九一八）年六月上旬、金沢第四師団下の各聯隊に流行性感冒罹患者が発生した。この頃になると、「流行性感冒」という病名も定着している。これを報じたのは地元の『北国新聞』と『富山新報』で、前者の六月一一日の紙面は、「軍隊の流行性感冒　十日間に六百名の患者を出す」という見出しで、各聯隊の罹患状況を報じている（**写真7—13**）。最初の患者は六月一日に見つかったが、ただし「元来極めて弱い病菌の上に衛戍軍医総掛りで最善の手段を講じたので軽

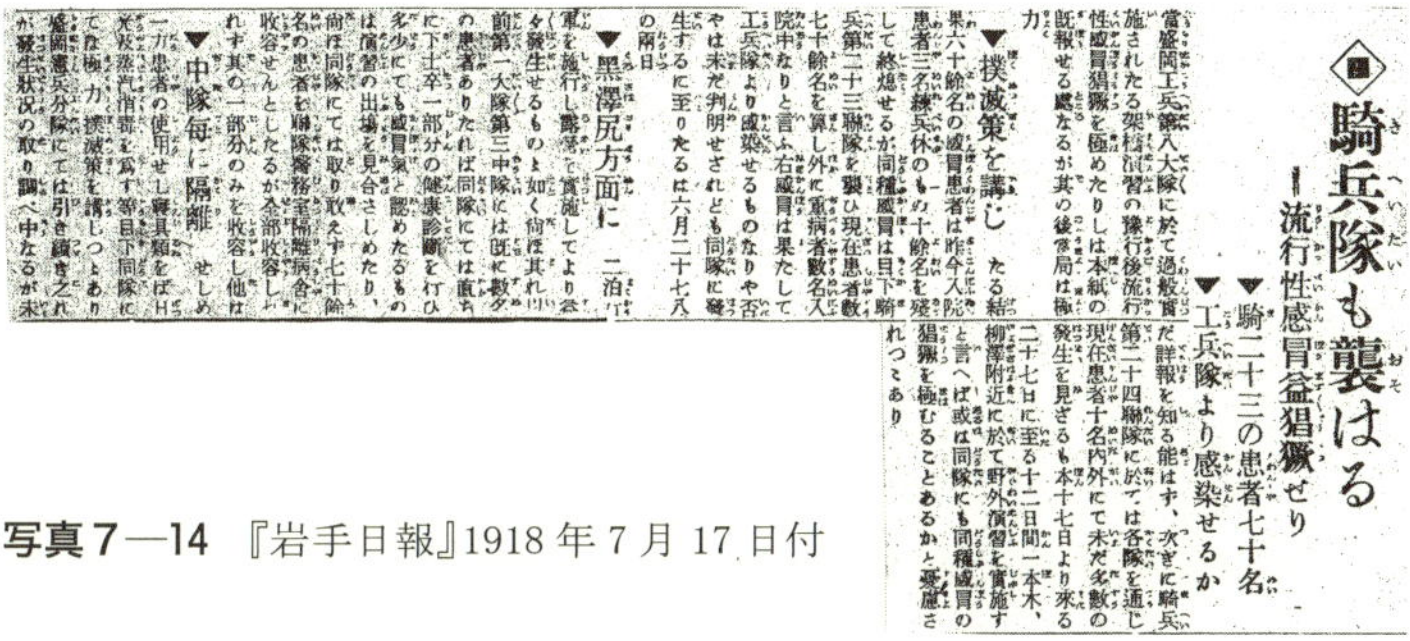
騎兵隊も襲はる
―流行性感冒益猖獗せり
▼騎二十三の患者七十名
▼工兵隊より感染せるか

當盛岡工兵第八大隊に於て過般實施されたる架橋演習の豫行後流行性感冒猖獗を極めたりしは本紙の既報せる處なるが其の後當局は極力

▼撲滅策を講じ たる結果六十餘名の感冒患者は昨今入院患者三名練兵休のもの十餘名を殘して終熄せるが同種感冒は目下騎兵第二十三聯隊を襲ひ現在患者數七十餘名を算し外に重病者數名入院中なりと言ふ右感冒は果たして工兵隊より感染せるものなりや否やは未だ判明せざれども同隊に發生するに至りたるは六月二十七八の兩日

▼黒澤尻方面に 一泊行軍を施行し露營で實施してより各々發生せるものゝ如く尙ほ其れ以前第一大隊第三中隊には既に數多の患者ありたれば同隊にては直ちに下士卒一部分の健康診斷を行ひ多少にても感冒氣と認めたるものは演習の出場を見合さしめたり、尙ほ同隊にては取り敢えず七十餘名の患者を聯隊醫務室隔離病舍に收容せんとしたるが全部收容しきれず其の一部分のみを收容し他は

▼中隊毎に隔離 せしめ一方患者の使用せし寢具類をば日光殺蒸汽消毒を爲す等目下同隊にて極力撲滅策を講じつゝあり盛岡憲兵分隊にては引き續き之れが發生狀況の取り調べ中なるが未だ詳報を知る能はず、次ぎに騎兵第二十四聯隊に於ては各隊を通じ現在患者十名内外にて未だ多數の發生を見ざるも本十七日より來る二十七日に至る十一日間一本木、柳澤附近に於て野外演習を實施すと言へば或は同隊にも同種感冒の猖獗を極むることあるかと憂慮されつゝあり

写真7―14 『岩手日報』1918年7月17日付

いのは一日、重いのも数日で全快し現在では流行も下り坂」と楽観的な見方をしている。後者では、各聯隊の罹患状況を概観したあと、「其伝播力の如何に激烈なるかを想像するに足るべし」（六月一四日付）として注意を喚起している。

続いて、七月一二日から一七日にかけ、『東奥日報』、『岩手日報』、『秋田魁新聞』、『山形新聞』といった奥羽地方の各紙に、弘前第八師団所属の各聯隊における流行性感冒猖獗の記事が一斉に現れた（**写真7―14**）。東京の『時事新報』、他に『信濃毎日新聞』、『北国新聞』でも取扱われている。記事は『岩手日報』が最も詳しいが、七月一二日には、弘前歩兵第五二聯隊で約一〇〇〇名、第三一聯隊で七〇〇名、野砲兵聯隊で一〇〇名、秋田聯隊で七〇〇名、青森聯隊で四〇〇名、初発以来四〇〇〇名に達する患者の発生を伝える。一四日には騎兵聯隊、一六日には工兵聯隊へと拡がったことが報じられ、師団兵力の半分近くは罹患したものと思われる。ただし、死亡に関する記事はなく、一週間で治癒したとある。

大正七（一九一八）年の夏をすぎると、しばらくインフルエンザと軍隊に関する記事はみられなくなった。一〇月に始まる「前流行」の時

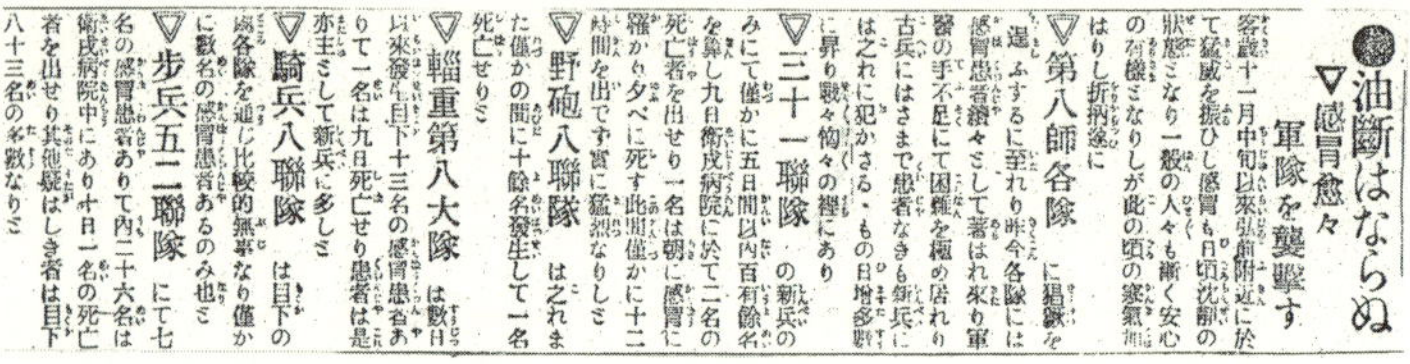

●油断はならぬ
▽感冒愈々 軍隊を襲撃す
客歳十一月中旬以來弘前附近に於て猛威を振ひし感冒も日頃沈靜の狀態となり一般の人々も漸く安心の有樣となりしが此の頃の寒氣加はりし折柄遂に
▽第八師各隊 に猖獗を逞ふするに至れり昨今各隊には感冒患者續々として著はれ來り軍醫の手不足にて困難を極め居れり古兵にはさまで患者なきも新兵には之れに犯かさる〻もの日増多數に昇り戰々恟々の裡にあり
▽三十一聯隊 の新兵のみにて僅かに五日間以内百有餘名を算し九日衛戍病院に於て二名の死亡者を出せり一名は朝に感冒に罹かり夕べに死す此間僅かに十二時間を出でず實に猛烈なりしと
▽野砲八聯隊 は之れまた僅かの間に十餘名發生して一名死亡せりと
▽輜重第八大隊 は數日以來發生し目下十三名の感冒患者ありて一名は九日死亡せり患者は是亦主として新兵に多しと
▽騎兵八聯隊 は目下の處各隊を通じ比較的無事なり僅かに數名の感冒患者あるのみ也と
▽歩兵五二聯隊 にて七名の感冒患者ありて内二十六名は衛戍病院中にあり十日一名の死亡者を出せり其他疑はしき者は目下八十三名の多數なりと

写真7—15　『東奥日報』1918年12月12日付

期にも、散見はするが、一般市民の罹患、死亡が多かったので、新聞記事はもっぱらそちらの方を報じている。あるいは、「先触れ」が軍隊の間で猛烈に流行し、将兵の多くがスペイン・インフルエンザ・ウイルスに対する抗体を持つようになったのかもしれない。

大正七（一九一八）年の暮になると、各紙で兵営における流行性感冒患者の出現が報じられている。

今回の特徴は、一、死亡者が出たこと、二、初年兵（新兵）に罹患者が多いことであろう。「先触れ」の時には、多数の罹患者の発生が報じられたが、死亡者については一例も報告されなかった。ところが、暮の発生時には、多くの死亡者の発生が紙面に見られる。そして、この死亡者には、初年兵（新兵）が多かった。当時、新兵の入営は一二月一日で、それを機としたように兵営に死亡者が出るようになったのである。詳細を伝える二、三の例を示そう。

弘前第八師団の状況について、地元の『東奥日報』（青森市発行）は、一二月一二日に、一般市民の間の流行性感冒は沈静化したにもかかわらず、第八師団の各聯隊において、罹患者が続発し始めたことを報じている（**写真7—15**）。第三一聯隊では、五日間に百余名の患者を数え、衛戍病院で死者二名を出すに至ったこと、なかには朝、発病し、一二時間後には死亡するという酷い事

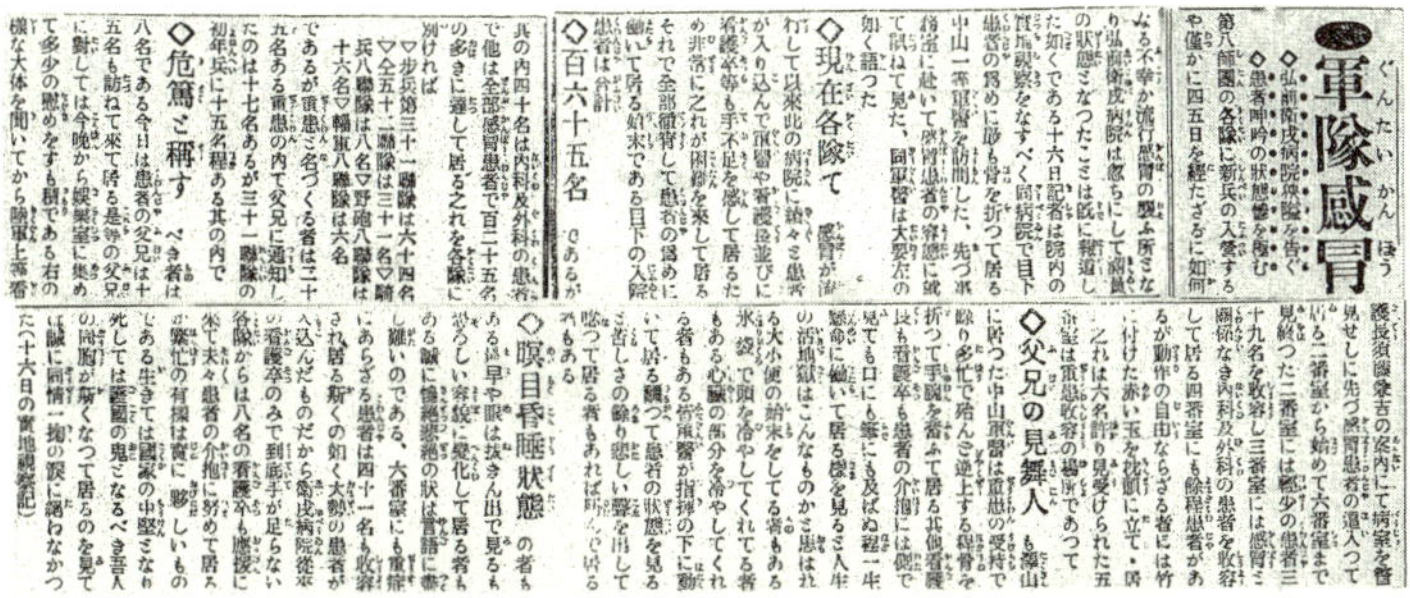
軍隊感冒

◇弘前衛戍病院危険を告ぐ
◇患者呻吟の状態惨を極む

第八師團の各隊に新兵の入營するや僅かに四五日を經たざるに如何なる不幸か流行感冒の襲ふ所となり弘前衛戍病院は忽ちにして滿員の状態となつたことは既に報道した如くである十六日記者は院内の實施視察をなすべく同病院で目下患者の爲めに夢も骨を折つて居る中山一等軍醫を訪問した、先づ事務室に赴いて感冒患者の容態に就て訊ねて見た、同軍醫は大要左の如く語つた

◇現在各隊て 感冒が流行して以來此の病院に續々と患者が入り込んで軍醫や看護長並びに看護卒等も手不足を感じて居るため非常に之れが困難を來して居るそれで全部徹宵して患者の爲めに働いて居る始末である目下の入院患者は合計

◇百六十五名 であるが其の内四十名は内科及外科の患者で他は全部感冒患者で百二十五名の多きに達して居る之れを各隊に別ければ

▽歩兵第三十一聯隊は六十四名▽全五十二聯隊は三十一名▽騎兵八聯隊は八名▽野砲八聯隊は十六名▽輜重八聯隊は六名

であるが重患と名づくる者は二十五名ある重患の内で父兄に通知したのは十七名あるが三十一聯隊の初年兵に十五名程ある其の内で

◇危篤と稱す べき者は八名である今日は患者の父兄は十五名も訪ねて來て居る是等の父兄に對しては今晩から娯樂室に集めて多少の慰めをすも積である右の様な大体を聞いてから陸軍上等看護長須藤錄吉の案内にて病室を普見せしに先づ感冒患者の這入つて居る二番室から始めて六番室まで見終つた二番室には輕少の患者三十九名を收容し三番室には感冒と關係なき内科及外科の患者を收容して居る四番室にも餘程患者があるが動作の自由ならざる者には竹に付けた赤い玉を枕頭に立て・居之れは六名許り見受けられた五番室は重患收容の場所であつて

◇父兄の見舞人 も澤山に將つた中山軍醫は重患の受持で餘り多忙で殆んど逆上する程骨を折つて手腕を奮ふて居る其他看護長も看護卒も患者の介抱には側で見ても口にも筆にも及ばぬ程一生懸命に働いて居る様を見ると人生の活地獄はこんなものかと思はれる大小便の始末をしてる者もある氷嚢で頭を冷やしてくれてる者もある心臓の部分を冷やしてくれる者もある指揮醫が指揮の下に働いて居る觸つて患者の状態を見ると苦しさの餘り悲しい聲を出して唸つて居る者もあれば[illegible]で居る者もある

◇瞑目昏睡状態 の者もある最早や眼は拔きん出で見るも恐ろしい容貌に變化して居る者もある誠に慘絶悽絶の状は言語に盡し難いのである、六番室にも重症にあらざる患者は四十一名も收容され居る斯くの如く大勢の患者が入込んだものだから衛戍病院從來の看護卒のみで到底手が足らない各隊からは八名の看護卒も應援に來て夫々患者の介抱に努めて居るが繁忙の有様は實に夥しいものである生きては國家の中堅となれ死しては護國の鬼となるべき吾人の同胞が斯くなつて居るのを見ては誠に同情一掬の涙に絶わなかつた(十六日の實地觀察記)

写真7—16　『東奥日報』1918年12月19日付

例も報じられている。紙面は、一般県民の間とは対照的に悪化する師団各聯隊の模様を報じ、二一日の紙面では、患者数延べ一四七六名、死亡者二九名で、各聯隊別の患者数と死亡者数が掲載されている。

重要なのは、死亡者は「盛岡騎兵隊の二名の古兵を除き残余二七名の全部は新兵である」という文言である。入営した新兵は、甲種合格の体格の持ち主であったが、彼らこそスペイン・インフルエンザ・ウイルスにとっては免疫抗体を持たない好餌だった。古兵のなかにも例外的に罹患者はいたが、おそらく彼らは「先触れ」の時期に罹患して免疫抗体を持っていて、その多くは罹患しなかった。これに対して入営してくる新兵は青森・岩手・秋田という農村色の強い県の出身で、大部分はそこに居住していただろうから、「先触れ」にも晒されなかったばかりか、秋の「前流行」も免れた者もいたであろう。彼らは無防備のまま入営し、インフルエンザ・ウイルスを吸い込み、発病し、中には入営後二週間も経たないうちに帰らぬ人となった。

この『東奥日報』の記者が、衛戍病院の訪問記を書いている（一二月一九日付、**写真7—16**）。軍医によると、一六日現在の入院患者は内科・

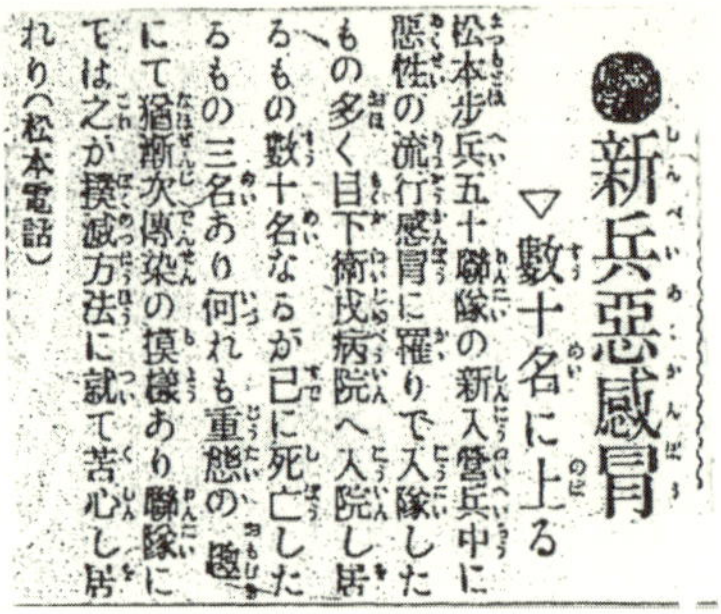
新兵惡感冒
▽數十名に上る
松本步兵五十聯隊の新入營兵中に惡性の流行感冒に罹りて入隊したもの多く目下衞戍病院へ入院し居るもの數十名なるが已に死亡したるもの三名あり何れも重態の趣にて猶漸次傳染の模樣あり聯隊にては之が撲滅方法に就て苦心し居れり（松本電話）

写真7—17
『信濃毎日新聞』1918年12月9日付

外科の四〇名を除き、一二五名が流行性感冒患者である。そのうち重患は二五名、第三一聯隊の初年兵に一五名いる。記者は病室を見て回ったが、重患収容の五号室の様子は「人生の活地獄はこんなものかと思はれる。大小便の始末をしてる者もある。氷袋で頭を冷やしてくれてる者もある。皆軍医が指揮の下に働いて居る。翻って患者の状態を見ると苦しさの余り悲しい声を出して唸って居る者もあれば叫んで居る者もある。瞑目昏睡状態の者もある。最早や眼は抜きん出て見るも恐ろしい容貌に変化して居る者もある。誠に惨絶悲絶の状は言語に尽し難いのである」。

軍隊は兵の行動を強制的に制約し、多少体調が悪くても規律・練習・演習を逃れることはできない。一方、兵営は、ウイルスにとっては繁殖に好都合な若者の集団であり、免疫抗体を持たない兵は、文字通り好餌であった。このウイルスに最も適した二つの条件が揃ったのが軍隊であり、陸軍の兵営であろうと海軍の艦艇であろうと同じような状況であった。

もう一つ例を挙げよう。高田第一三師団、とくに松本歩兵第五〇聯隊の状況である。最初に聯隊のインフルエンザ罹患を報じたのは、地元の『信濃毎日新聞』で、大正七（一九一八）年一二月九日の紙面（**写真7—17**）に「新兵悪感冒　数十名に上る」という表題で、松本歩兵第五〇聯隊の新入営兵中に流行性感冒に罹り、衛戍病院に入院したもの数十名、すでに死亡した者三名という記事を掲載している。一五日には、初年兵の罹患者二百余名、入院六〇余名、死亡一二名となった。一七日の記事では、流行性感冒の伝染は古兵にはあまり生じないが、新兵にはなお続き、衛戍病院に収容しきれず、「新兵教育は到底完全に行う能はず」といった状態になった。元気な者が急に四〇度にも発熱し、肺炎を起こしやすく、従来の感冒とは全く異なる、としている。これがようやく下火になったのは年末で、それまでに初年兵の死亡者数は一九名に及んだ。

松本聯隊の惨状は、一二月一五日付の『東京朝日新聞』も伝えているが、この聯隊だけがウイルスの目標となったわけではなかった。松本聯隊の属する高田第一三師団もまた甚大な損害を蒙り、師団を構成する各聯隊も、松本と同様の損害を受けていた。翌一六日の『東京朝日新聞』は、第一三師団の流行性感冒による死者が三五名に達していることを高田特電として報じている。

『信濃毎日新聞』においても、記事は松本聯隊に留まらず、第一三師団全体に及ぶようになった。『東京朝日新聞』と同じ一二月一六日の紙面で、松本以外に、高田、新発田、村松の各聯隊の状況を概観し、この日までの死亡者は計三四名と報じている。一九日の紙面（**写真7—18**）では、第一三師団の患者総数は一〇六四人に達し、二九五名が重態で入院していること、師団当局談として、これは全国の師団中最悪であり、陸軍省医務局から軍医正が視察に訪れたことを報じている。

二一日の紙面では、師団の衛戍病院軍医が、流行性感冒による死亡者について、父兄の許可を得て屍体解剖、菌培養をしているが、兵士の大部分は急性肺炎となっており、気道は粘液で満ち、肺は一

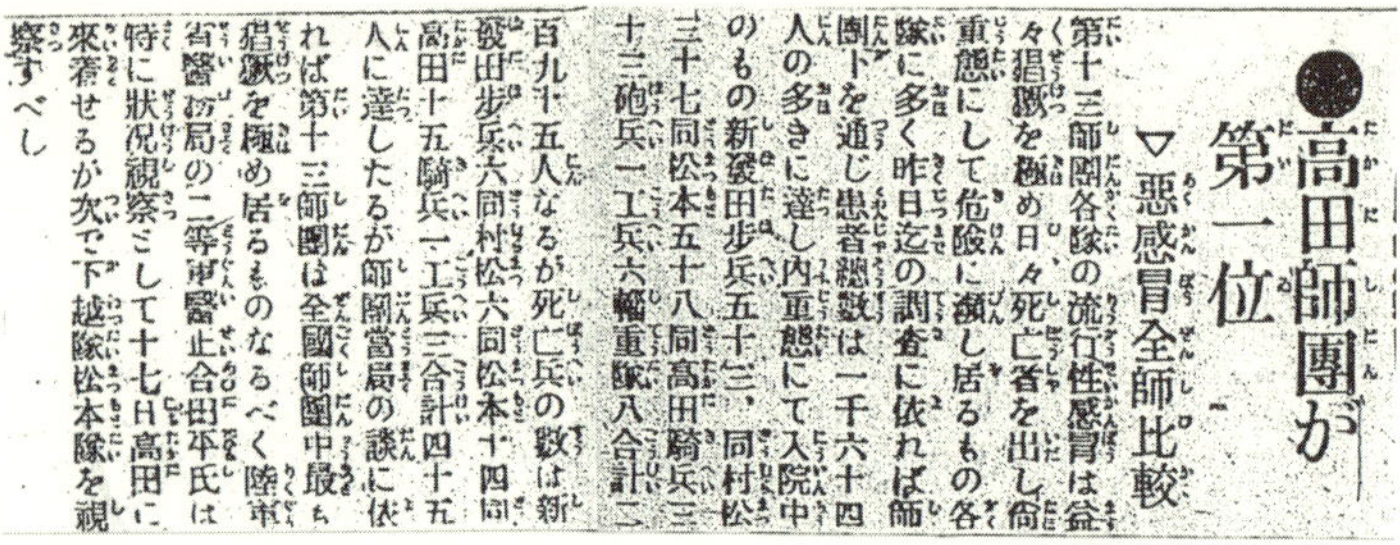
●高田師團が第一位
▽悪感冒全師比較
第十三師團各隊の流行性感冒は益々猖獗を極め日々死亡者を出し尚重態にして危険に瀕し居るもの各隊に多く昨日迄の調査に依れば師團下を通じ患者總數は一千六十四人の多きに達し内重態にて入院中のもの新發田歩兵五十三、同村松三十七同松本五十八同高田騎兵三十三砲兵一工兵六輜重隊八合計二百九十五人なるが死亡兵の數は新發田歩兵六同村松六同松本十四同高田十五騎兵一工兵三合計四十五人に達したるが師團當局の談に依れば第十三師團は全國師團中最も猖獗を極め居るものなるべく陸軍省醫務局の二等軍醫正合田平氏は特に狀況視察として十七日高田に來着せるが次で下越隊松本隊を視察すべし

写真7—18 『信濃毎日新聞』1918年12月19日付

面に出血していることを見出している、と報じている。これは、スペイン・インフルエンザの特徴である。現在のわれわれは、スペイン・インフルエンザ・ウイルスが肺の細胞を冒し、出血に導くことを知っているが、当時の医学上の知識からすれば、この肺の出血は驚くべきことであったに違いない。

そして翌大正八（一九一九）年一月八日の紙面では、師団の流行性感冒患者数を初年兵と二年兵別に、それと死亡者を聯隊別に示している。貴重な統計なので**表7—9**としてここに掲載する。合計および死亡率は筆者の計算である。

表でみるように、初年兵は二年兵の五倍近く罹患者を出し、おそらく死亡者に占める割合はもっと高かったであろう。

この新兵入隊時のインフルエンザ流行は、翌年も繰り返された。繰り返すどころか、全国のほとんどの新聞で報道された。『東奥日報』は、前年、弘前第八師団におけるインフルエンザ流行の状況を克明に伝えた経験があったからか、早くも一二月七日に師団が大いに警戒していることを伝え、少数の患者発生を伝えている。この時点で衛戍病院に隔離されている流行性感冒患者は二九名、うち重病一七名、危篤三名

表7―9　高田第13師団流行性感冒患者数・死亡者数

	患者			死亡者	死亡率（‰）
聯隊（所在地）	初年兵	二年兵	計		
歩兵第16（高田）	186	41	227	11	48.5
歩兵第30(新発田)	192	29	221	8	36.2
歩兵第50（松本）	273	37	310	22	71.0
歩兵第58（村松）	251	34	285	16	56.1
騎兵第17	30	38	68	4	58.8
砲兵第19	4	1	5	1	200.0
工兵第13	35	16	51	3	58.8
輜重第13	24	4	28	4	142.9
合　計	995	200	1195	69	57.7

であった。最も重症な者は、やはり入営したばかりの初年兵であった。

九日の紙面では、流行性感冒が弘前市内に拡がっていることから、「軍隊から市民へ」という副題をつけた記事を掲載している（**写真7―19**）。もしこれが事実だとすれば、この時の流行性感冒流行は前年とは逆に、軍隊から始まったことになる。前年は、一〇月から始まった流行性感冒が一段落した一二月に軍隊で再発するという、市民↓軍隊の方向で拡がったのに対し、大正八（一九一九）年一二月は、逆ということになる。

『東奥日報』はこのことを意識したのか、弘前市民の罹患も、軍隊附近に限られている旨を伝えている。そして一二月一三日には、入院二〇五名、死亡者四名の出たことを報じている。しかし、初年兵の中には入営当時すでに流行性感冒に罹っていることが分かり、入営させずに入院させた例もあった（一二月一四日）ことは、一般県民の間にすでにある程度流行が始まっていたことを物語っている。

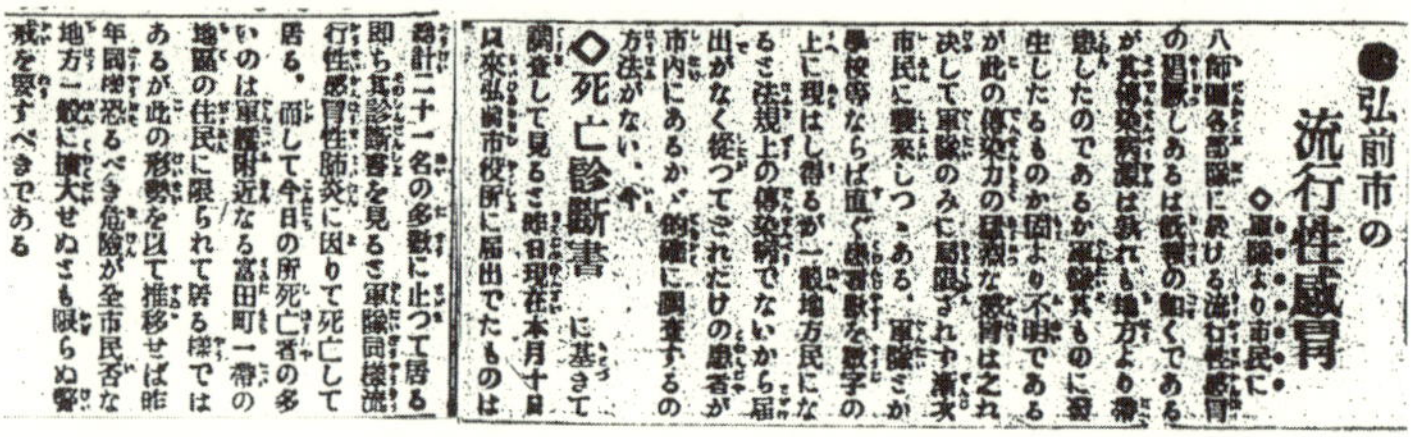

●弘前市の流行性感冒 ◇軍隊より市民に

八師團各部隊に於ける流行性感冒の猖獗しあるは既報の如くであるが其傳染病源は孰れも地方より傳染したのであるか軍隊其ものに發生したるものか固より不明であるが此の傳染力の猛烈な感冒は之れ決して軍隊のみに局限されず漸次市民に襲來しつゝある。軍隊さか學校等ならば直ぐ患者數を數字の上に現はし得るが一般地方民になると法規上の傳染病でないから屆出がなく從つてこれだけの患者が市内にあるか、的確に調査するの方法がない。今

◇死亡診斷書 に基きて調査して見ると昨日現在本月十日以來弘前市役所に屆出でたものは總計二十一名の多數に止つて居る即ち其診斷書を見ると軍隊同樣流行性感冒性肺炎に因りて死亡して居る。而して今日の所死亡者の多いのは軍隊附近なる富田町一帶の地區の住民に限られて居る樣ではあるが此の形勢を以て推移せば昨年同樣恐るべき危險が全市民否な地方一般に擴大せぬとも限らぬ警戒を要すべきである

写真7—19 『東奥日報』1919年12月9日付

いずれにしても、弘前の師団でも市内でも、流行はつのり、患者や死亡者は暮に向かうにしたがい増えていった。

前年と同じように、師団の患者の圧倒的多数は初年兵であった。二一日の紙面では、第三一聯隊の入院一四八名中、古兵は二一名に過ぎないこと、死亡者一五名中、初年兵が一三名を占めていることを伝えている。弘前師団の流行性感冒は、大正九（一九二〇）年一月になると下火となったが、一月六日の紙面によると、入院患者数は減っているが死亡者数は増え、五日までに三六名が茶毘に付された。最終的には、死亡患者は四一名であった（一九二〇年一月二三日付）。青森県一般における流行は、その後も続き、「全く終息」が報じられたのは五月七日の紙面においてで、終息は日本で最も遅く、死者は「前流行」時の二八一人の二倍、五六五人に達した。このような報道から、青森県の「後流行」は、軍隊と一般県民の同時に起こったとるのが妥当であろう。

この時の軍隊を襲った流行性感冒は、前年同様に初年兵を目標とし、より広く全国的に拡がった。『新愛知』紙によれば、地元の豊橋各聯隊の状況について、「感冒は初年兵の入隊と同時に」侵入し、入院患者の「大部分は初年兵」としている（一九一九年一二月一六日付）。同紙は、同じ日に呉軍港の

感冒猖獗も伝え、一八日には「近衛師団の感冒　患者六百名に達す」と、各地の状況を報道している。近衛師団に罹患者が多いのは、同師団には全国から初年兵が入ったからではないか、とその原因を察している。確かに同じ東京にある師団でも、第一師団ではこの時点ではまだ罹患者は少なかった。二二日には、満州駐屯の京都第一六師団下の聯隊に多数の患者と死亡者の出たこと、津（三重県）の聯隊では、衛戍病院入院者一五〇名のほか、隔離患者二〇〇名を出し、一向に衰える気配のないことを伝えている。横須賀、佐世保、舞鶴の海兵団、学校、艦船の状況も同様で、患者・死亡者とも新規入隊者に多かった。

二七日の紙面では、陸軍各師団の罹患者が八五〇〇名に達したこと、最も多いのは近衛師団で一三〇〇名、以下弘前第八師団の七四六名、龍山（朝鮮）第二〇師団の七〇〇名、仙台第二師団の六八〇名と列挙している。津聯隊では死亡者四〇名を数えるに至り、赤十字病院に救護の出動を要請している。二九日には、陸軍全体の罹患者は九八六一名に達し、死亡者も三五〇名と患者の三・五パーセントとなったと報じ、これは前年よりかなり高く、「昨年のよりも悪性」としている（**写真7―20**）。

翌大正九（一九二〇）年一月には、豊橋聯隊の流行性感冒が終息に向かいつつあること、死亡者累計一七名であることを伝えた七日の報道から始まり、一一日の紙面には、前記シベリア派遣軍の流行状況が、そして豊橋聯隊で再度流行し始めたという記事を見ることができる。翌一二日には、各地の流行状態をかなり大きく伝え、新兵の入営以前にすでに敦賀の歩兵第一九聯隊に発生していたのが、全師団に蔓延し、患者数一万三二〇〇名、死亡者六百余名に達する大惨事となったことを述べている（**写**

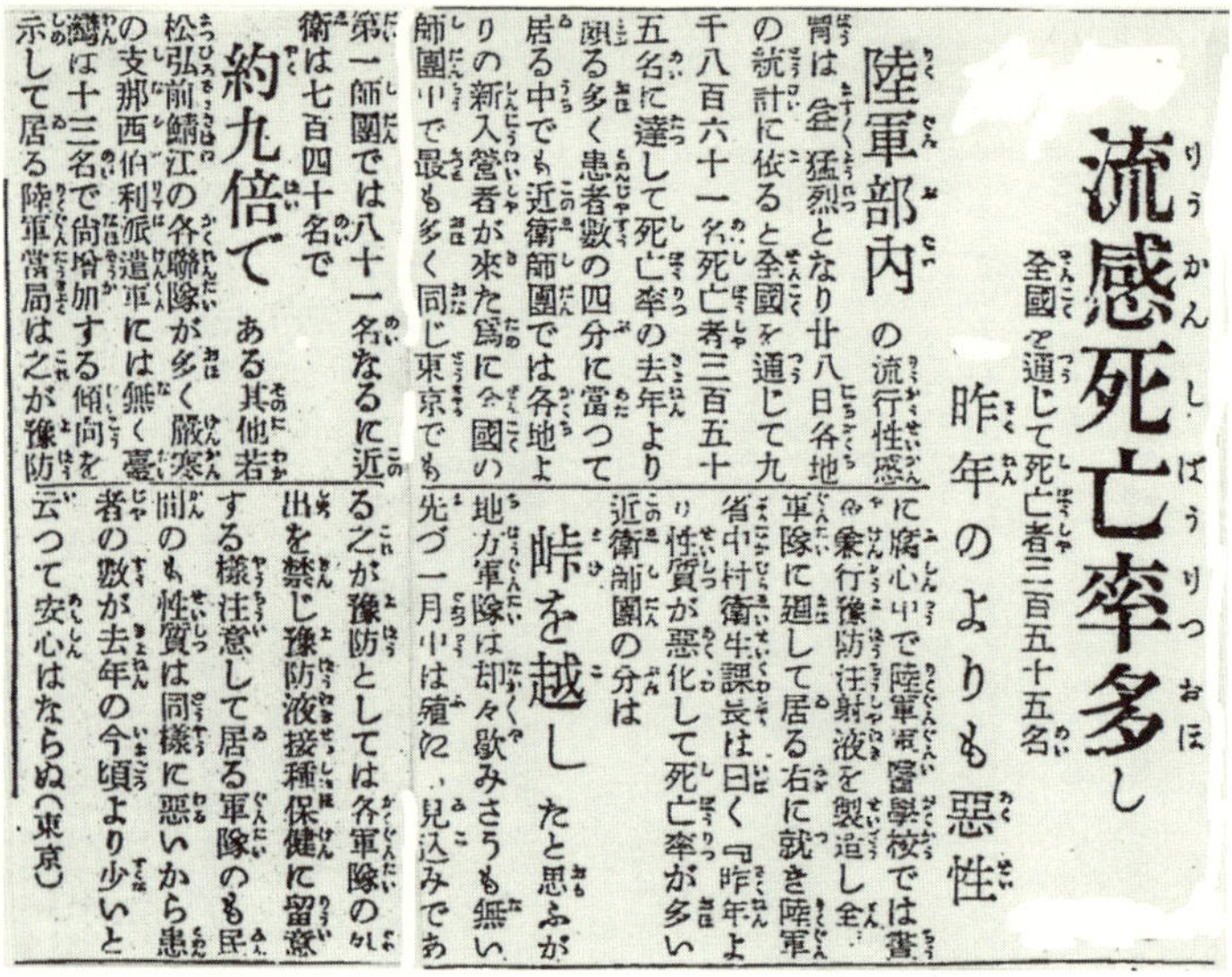

流感死亡率多し
全國を通じて死亡者三百五十五名
昨年のよりも悪性

陸軍部内 の流行性感冒は益猛烈となり廿八日各地の統計に依ると全國を通じて九千八百六十一名死亡者三百五十五名に達して死亡率の去年より頗る多く患者數の四分に當つて居る中でも近衛師團では各地よりの新入營者が來た爲に全國の師團中で最も多く同じ東京でも第一師團では八十一名なるに近衛は七百四十名で

約九倍で ある其他若松弘前鯖江の各聯隊が多く嚴寒の支那西伯利派遣軍には無く臺灣は十三名で尚増加する傾向を示して居る陸軍當局は之が豫防に腐心中で陸軍軍醫學校では舊臘行豫防注射液を製造し全軍隊に廻して居る右に就き陸軍省中村衛生課長は曰く『昨年より性質が悪化して死亡率が多い近衛師團の分は

峠を越し たと思ふが地方軍隊は却々歇みさうも無い先づ一月中は殖に見込みである之が豫防としては各軍隊の外出を禁じ豫防液接種保健に留意する様注意して居る軍隊のも民間のも性質は同様に悪いから患者の數が去年の今頃より少いと云つて安心はならぬ（東京）

写真7—20　『新愛知』紙1919年12月29日付

真7—21）。東京においても、死亡者一〇〇名に達した近衛師団とともに、第一師団においても罹患者、死亡者が続出している状況と報じている。

一月も末に向かうと、地元師団の流行はようやく終息に向かったが、三〇日の紙面で、「陸軍部内の流感患者　死亡累計千三百余名に及ぶ」として、今回の陸軍各部署の流行状況をまとめている。それによれば、内地および外地の各師団、駐屯軍、派遣軍の患者総計二万五七四八名、死亡一三三六名と、罹患者の死亡率は五・二パーセントという高率に達した。全体としては下火に向かっているが、大阪第四師団ではなお患者が発生しつつあり、最もひどい被害を受けたのは姫路第一〇師団であった。

続いて三月二日の紙面で「流行性感冒に

冒されたる者は総数三万一千余名に達し内死亡せる者は一千八百名に達せり」としめくくっている。死亡率は罹患者の五・八パーセントであった。新入営兵に罹患者が多かったことから、入営前の壮丁にワクチン注射をする計画が陸軍で持ち上がった（三月八日付）が、実行されたか否かは不明であるし、もし実行されたとしても、流行性感冒そのものには役に立たなかった。

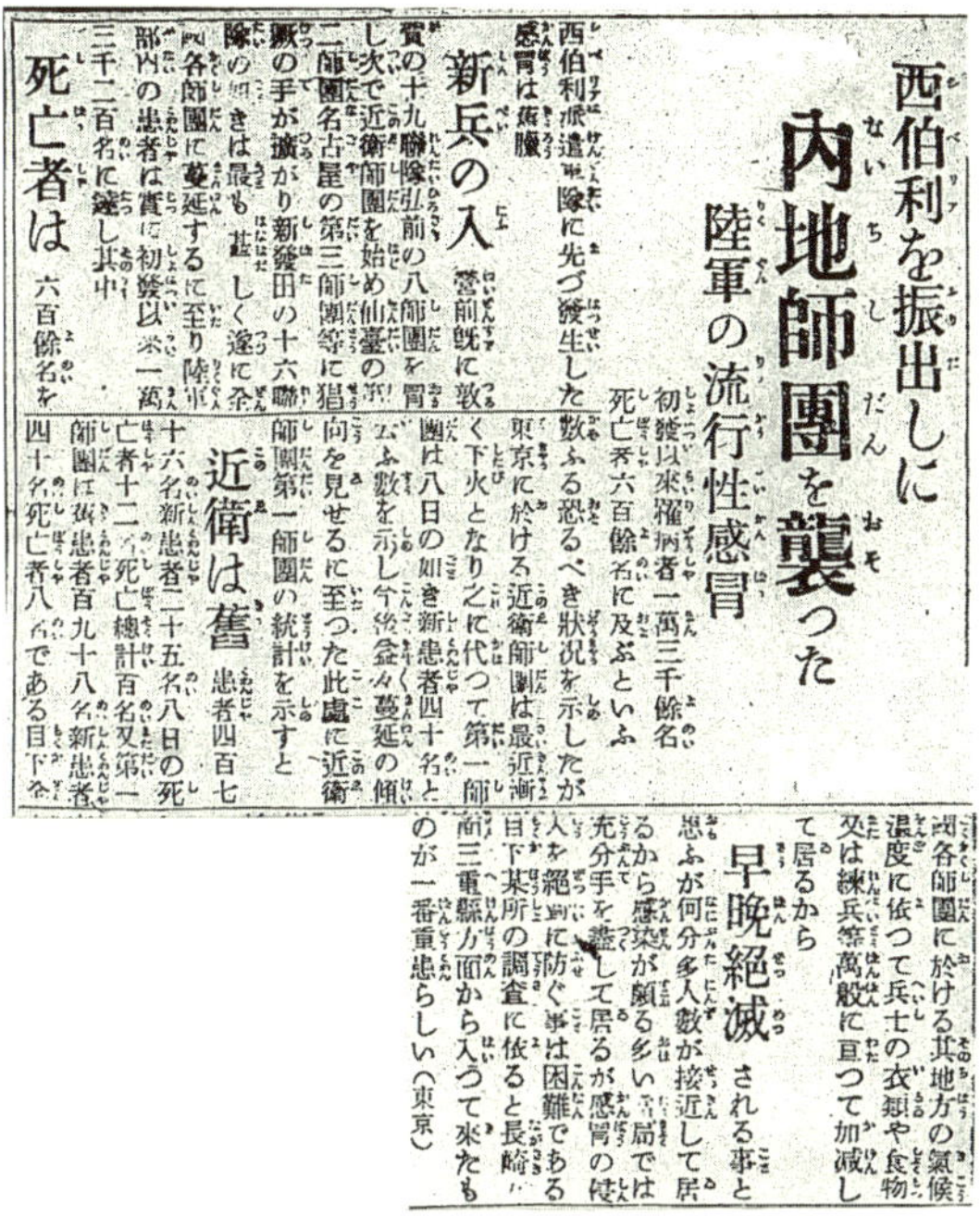
西伯利を振出しに
内地師團を襲った
陸軍の流行性感冒

西伯利派遣軍隊に先づ發生した感冒は[illegible]

新兵の入營前既に[illegible]賀の十九聯隊弘前の八師團を冐し次で近衛師團を始め仙臺の第二師團名古屋の第三師團等に猖獗の手が擴がり新發田の十六聯隊の如きは最も甚しく遂に全各師團に蔓延するに至り陸軍部内の患者は實に初發以來一萬三千二百名に達し其中

死亡者は 六百餘名を

初發以來罹病者一萬三千餘名死亡者六百餘名に及ぶといふ數ふる恐るべき狀況を示したが東京に於ける近衛師團は最近漸く下火となり之に代つて第一師團は八日の如き新患者四十名といふ數を示し今後益々蔓延の傾向を見せるに至つた此處に近衛師團第一師團の統計を示すと

近衛は舊 患者四百七十六名新患者二十五名八日の死亡者十二名死亡總計百名又第一師團は舊患者百九十八名新患者四十名死亡者八名である目下各

國各師團に於ける其地方の氣候溫度に依つて兵士の衣類や食物又は練兵等萬般に亘つて加減して居るから

早晩絶滅 される事と思ふが何分多人數が接近して居るから感染が頗る多い當局では充分手を盡して居るが感冒の侵入を絶對に防ぐ事は困難である目下某所の調査に依ると長崎、而三重縣方面から入つて來たものが一番重患らしい（東京）

写真7—21 『新愛知』紙1920年1月12日付

小括

インフルエンザ・ウイルスは、軍隊内に好住居を見つけ、そこで猛威を振るった。一般市民から罹患する場合もあったし、市民を侵す場合もあった。スペイン・インフルエンザ・ウイルスの場合、ちょうど軍隊に入った青壮年層が、ウイルスにとって最も居心地のいい場所だったので、軍隊は一層インフルエンザと関連深い集団となったのである。

軍隊はある限られた空間で集団

生活をし、そこには必ず「強制」が伴う。ちょっと具合が悪いからといって訓練を休むわけには行かない。発熱し、咳や痰が出るようになってはじめて将兵は病院を訪れ、診察を受ける。ところがもうその段階ではインフルエンザは、かなり進んでいるのである。もっとも、そうなる前であっても、インフルエンザに対する治療法は当時何もなかったから、結果的には罹患・死亡を軽減できたわけではない。

第二章の冒頭に述べたように、スペイン・インフルエンザの最初の報道は、アメリカ中西部の兵営であり、西部戦線で両側の兵士を襲い、ヨーロッパかアフリカの港町で変異して再びアメリカの聯隊にとりつき、多数を死に追いやった。さらに、そのアメリカ兵たちが大西洋を渡って欧州戦線に赴き、そこで彼ら自身のみならず、フランスやイギリスの兵たち——もちろんドイツ軍を含めて——を病に追いやり、何十万の命を奪った。あたかも軍隊がスペイン・インフルエンザ・ウイルスを背負って行進したかの如くである。その過程で、多数の一般市民が巻き添えを食い、罹患し、死線を彷徨い、不運な者は落命した。

日本の場合は、必ずしもその通りではなかったが、特筆に値するのは、毎年一二月一日が新兵の入営日であり、徴兵検査で現役候補となった青年が兵営の門をくぐった。海軍は志願制であったが、両軍合わせて毎年、おそらく七・八万名は新兵となったと考えられる。その一二月一日という日が、「前流行」、「後流行」にかかわってくる。

「前流行」においては、多くの府県で一〇月以来猖獗を極めたインフルエンザが、小康状態を得た時期であったが、新兵の入営を待っていたかのように、各聯隊や海兵団では罹患者が発生した。しかも、二年兵にはわずかで、ほとんどが新兵だった。中には、入営後一〇日以内に、罹患し死亡する例もあった。彼らは、秋の流行に罹患せず、ウイルスに対する免疫抗体を持っていなかったのである。

「後流行」においても事情は同じで、状況は第五章で述べた通りである。公式統計には、陸軍だけでも大正七年の死亡者六五一名、八年が一一五七名、九年が一九八五名であり、平常年の三〇〇―五〇〇名をはるかに上回っている。[26]この外に、「除役」という項目があって、やはりこの三年間の数字が多い。そのなかには、罹患して除隊した者が含まれていたと思われる。

このように、日本では、海外派遣の海軍艦艇やシベリア出兵時の罹患死亡者もさることながら、入営した新兵が入営後まもなく罹患し、死亡する者が少なくなかったのである。

このように、当時の軍隊は、日本だけではなく、どこでも感染症流行の温床となる危険を秘めた存在であった。

注

(1) 防衛庁防衛研究所図書館所蔵。なお日誌は(一)「大正六年、七年、八年矢矧戦時日誌」、(二)「軍艦矢矧自大正六年二月至八年一月行動任務報告」、(三)「軍艦矢矧流行性感冒ニ関スル報告」、(四)「軍艦矢矧機関部戦時日誌」の四資料からなり、(一)・(二)・(三)は一括りにされている(日独T3―171)。(四)は別冊である(日独T3―230)。いずれも「海軍」の名が入った罫紙に縦書きされ、文語調カタカナ表記である。引用・収録に当っては、ほぼそのままとしたが、漢字は当用漢字、漢字表現の地名はカタカナで示した（たとえば、新嘉坡＝シンガポール）。以上のうち（一）は、艦長山口伝一海軍大佐によって毎日記録されたもので、正午時における艦の位置、天候が記録され、報告・伝達事項は〔記事〕として記されている。冒頭「二月十二日進達」の下に「第一特務艦隊司令官」の角印が押されているから、「矢矧」が帰還した後提出されたことを示している。表紙には「呉鎮守府長司令長官」の文字があるが、筆者が利用した資料には、（海軍）「軍令部八、2・24、接受」と読める印が押してあるから、これらの部署にも提出されたのであろう。（二）は「矢矧」の出港から帰投に至る間の行動報告で、資料の性質上、インフルエンザについては一箇所しか触れていない。ただし、「矢矧」が各地で何を行い、どのように接遇されたのかを知ることができる。（三）は、本書にとって最も重要な「矢矧」におけるインフルエンザ発生・流行の状況を詳細に述べたもので、その被害の大きさから、海軍当局が特に艦長に命じて作成・提出を求めたものと考えられる。艦長名の下には「矢矧艦長之印」が押され、最終頁には、提出先として、海軍大臣、第一特務艦隊司令官、呉鎮守府司令長官の名があげられている。日付が大正八（一九一九）年一月二五日となっているが、これは、「矢矧」が佐世保に寄港した日付であり、（一）と同じ軍令部の印が押してある。総頁数三三頁に達している。（四）は、最も多くの人的被害を出した機関部の日誌である。本書では、以上の四資料のうち、（一）、（三）、（四）によって「事件」の状況を述べることとする。

（2）内務省衛生局『流行性感冒』五一頁。

（3）シンガポールにおけるスペイン・インフルエンザ流行について、まとまった研究はないが、注（2）のごとく、地政学上の要衝でもあるこの地には、各国の艦船が行き交い、当然インフルエンザは蔓延していた。内務省衛生局『流行性感冒』一一四頁には、一〇月一九日、在シンガポール山崎領事発外務大臣宛の電報を掲げている。「悪性感冒目下ペナン・マレー半島ニ亘リ猖獗ヲ極メ肺炎モシクハ心臓麻痺ヲ続発シテ死亡スルモノ頗ル多ク一般ニ恐慌ヲ来タシ居レリ　当地寄港本邦汽船ニハ夫々警告中ナリ」。同じ日付の海軍省宛の電報は注（2）参照。英国衛生省『報告』は、海峡地区英領植民地（Straits Settlements）のインフルエンザ流行に関しては報告を受け取っていないこと、一九一八年のその地区の全死亡者数三万六二九四人中、インフルエンザに帰すべきもの三五〇〇とあるに留まる。なお、ラブアン島（Labuan, 現在のカリマンタン島マレーシア領の島嶼で、位置はブルネイとの国境の北東）のインフルエンザは、一九一一年以来最高の死亡率を示した、とある。なお、この地区の人口は、八〇万九八六九人であった（Ministry of Health, *Report*, p. 386.）。

（4）インターネット・サイト「日本巡洋艦史　第二章」http://www.geocities.co.jp/Bookend-Ohgai/3853/clh/jyun4.htm による。

（5）Ministry of Health, *Report*, p. 386.

（6）資料（三）の別の個所では、軍艦「対馬」、「最上」、「第十三駆逐隊」（いずれも第一特務艦隊所属）でも流行性感冒の患者を出したことが記録されているが、その内容や程度については今のところ分かっていない。

（7）アルフレッド・W・クロスビー『史上最悪のインフルエンザ――忘れられたパンデミック』西村秀一訳、みすず書房、二〇〇四年、五六頁。

（8）内務省衛生局『流行性感冒』一一五頁。

（9）『時事新報』一九一九年一月二七日付。

（10）インターネット・サイトの「呉海軍墓地合祀一覧」によると、この墓碑について、「マニラのサンペドロマガチの日本人墓地には『軍艦矢矧病没者墓』（高さ一丈六尺）が大正九年一月一九日に建立されている」とあり、現在形で示されている。

（11）『福岡日日新聞』一九一九年一二月一七日付。

（12）『河北新報』一九一九年二月一日付。

（13）『大阪毎日新聞』一九一八年一二月二七日付の紙面は、このような被害を出した「最上」が、マニラを経由、「矢矧」の救援に当った後、一二六日、母港佐世保に帰港したことを伝えている。また、『神戸新聞』一九一八年一〇月三〇日付によれば、「矢矧」艦長の報告書に出てくる「対馬」（二等巡洋艦、三四二〇トン）は、一九一八年一〇月二九日、母港舞鶴に帰着したが、ペナンでスペイン・インフルエンザに襲われ、乗組員の八割が罹患、死亡者一名を出した。

(14) イギリスのUボートによる沈没商船は、開戦の一九一四年に六二万トン、一五年一六〇万トン、一六年二七二万トンに達した（紀脩一郎『日本海軍地中海遠征記』原書房、一九七九年、一五頁）。
(15) 同書、二八四頁および三三二―三三三頁所収の表七による。
(16) 同書、三二二―三二七頁所収の表五による。
(17) マルタのインフルエンザ流行状況は、Ministry of Health, *Report*, p. 243-249による。
(18) この項は、決して充分な資料収集を行なった後の成稿ではない。井竿富雄氏の『初期シベリア出兵の研究』（九州大学出版会、二〇〇三年）には、『福岡日日新聞』や、出兵した小倉第一二師団関係の資料を駆使した労作である。一読し、筆者が本書を草するに当たり、当然参照すべき地方紙、軍関係資料の所在を知ったが、今回の執筆には残念ながら間に合わなかった。他日を期したい。
(19) ただし、ソ連領土からの完全な撤兵は、一九二五年、日ソ基本条約に基づいてなされた北樺太からの撤兵をまたねばならなかった。
(20)『読売新聞』二〇〇五年五月一七日の紙面に「旧日本陸軍で猛威　スペインかぜ」という見出しで、シベリア出兵軍のための第五野戦病院の一三二人分の「診断書」（カルテ）、東京第一衛戍病院の三九八人分の「診断書」、「病床日誌目録」が発見されたことを報じている。これらの資料は、国立国際医療センターの川名明彦氏らにより分析が進行中で、結果の一部はすでに学会で報告された。川名明彦ほか「スペインかぜ流行期間中の日本の軍隊内における『流行性感冒肺炎』集団発生事例の検討」第七九回日本感染症学会総会、二〇〇五年四月。資料は、旧日本陸軍の衛生関係部署の文書。資料閲覧の機会を与えていただいた川名氏に感謝申し上げたい。
(21) 内務省衛生局『流行性感冒』五四―五五頁。
(22) 井竿富雄『初期シベリア出兵の研究』一一七頁。
(23) 最近の研究では、日清戦争の日本側死亡者は戦闘による者一四一五人、戦病死一万一八九四人となっている。『国史大辞典』第一一巻、「日清戦争」の項目による。なお、戦闘による死者の八倍にも達する戦病死者の大部分は、コレラと、白米を兵食とした陸軍兵の脚気による死亡である。山下政三『明治期における脚気の歴史』東京大学出版会、一九八八年、四四二頁所収、表六六を参照。

(24) 大正七（一九一八）年の陸軍の病院は、衛戍病院（師団司令部や聯隊本部の所在地に付属する病院）として、本院八一、分院四三、軍医正および軍医二六四名、その他の関係人数を含め総計一九八〇名を擁していた（『日本帝国統計年鑑』三九）。

(25) 海軍の病院数は統計にないが、現役の軍医数（一九一九年末時点）は、将官八名、左官（上長官）一五五名、士官二七二名、准士官（看護師）五三名、下士（看護手）三七一名、卒（看護）八一〇名という大世帯であった（『日本帝国統計年鑑』三九）。

(26)『日本帝国統計年鑑』四二、第五一〇表、四九四頁。

第8章　国内における流行の諸相

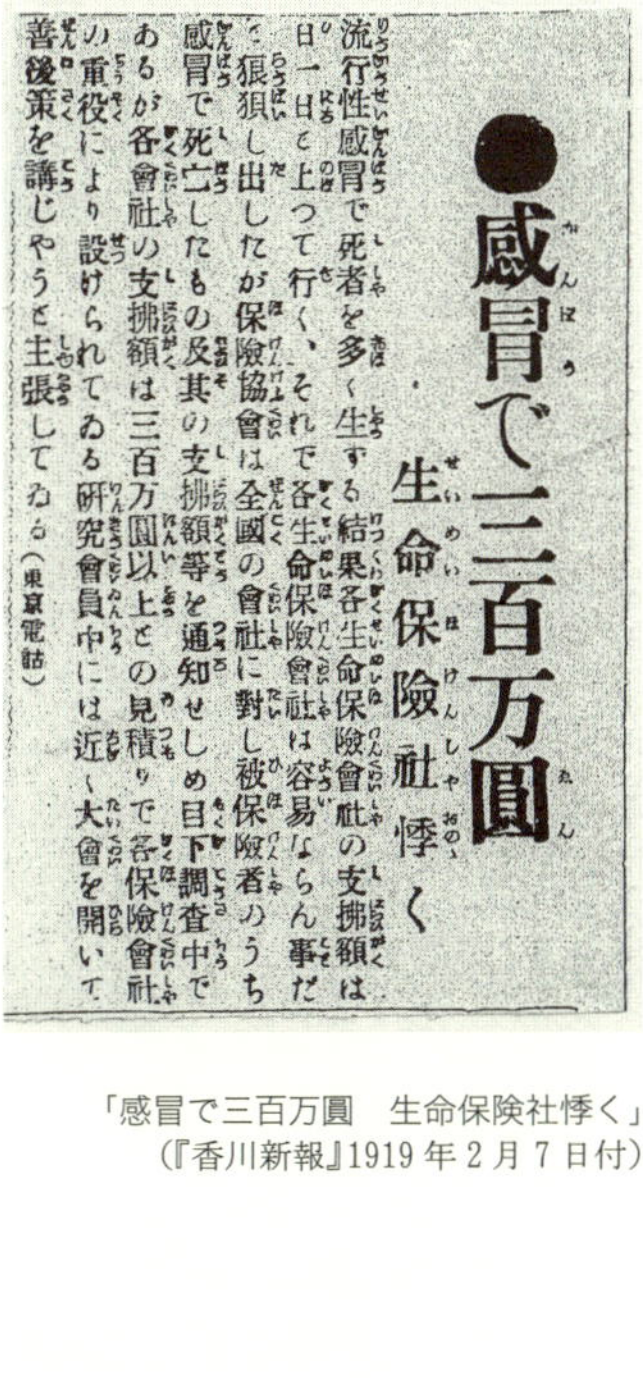

●感冒で三百万圓　生命保険社悸く

流行性感冒で死者を多く生ずる結果各生命保険會社の支拂額は日一日と上つて行く、それで各生命保険會社は容易ならん事だと狼狽し出したが保険協會は全國の會社に對し被保険者のうち感冒で死亡したもの及其の支拂額等を通知せしめ目下調査中であるが各會社の支拂額は三百万圓以上との見積りで各保険會社の重役により設けられてゐる研究會員中には近く大會を開いて善後策を講じやうと主張してゐる（東京電話）

「感冒で三百万圓　生命保険社悸く」
（『香川新報』1919年2月7日付）

神奈川県

豊富な資料

国内におけるスペイン・インフルエンザ流行の詳細な実態に迫る上で、神奈川県を選んだのは、これを許すような資料が比較的揃っているからである。まず同県には『大正七・八年、八・九年　流行性感冒流行誌』[1]（以下『流行誌』と略す）という府県レヴェルでは唯一所在が明らかになっている流行性感冒調査報告書が存在する。また、平常時の同県や横浜市の人口については小嶋美代子『明治・大正期の神奈川県　人口構造と変動を中心に』[2]があり、これまた府県単位の人口誌としては他に例を知らない。最後に、インフルエンザ流行期の地元新聞、『横浜貿易新報』（以下『新報』と略す）が利用可能であったこともこの県で起こった事象の詳細に迫ることを可能にしてくれる。

流行の時期

神奈川県は、すでに第2章で述べたように、スペイン・インフルエンザの「先触れ」が、おそらく日本内地で最初に確認される県である。すなわち、大正七（一九一八）年五月上旬、横須賀軍港に碇泊中の軍艦に患者が発生し、横須賀市内、横浜市へと拡がったと言われる。しかし、これらは大事に至らずに終息した。九月になって、横浜港に入港する船舶に、流行性感冒患者が乗船している場合もあったが、[3]とくに問題にならなかった。

県内の本格的なスペイン・インフルエンザの流行、すなわち「前流行」は、大正七（一九一八）年一〇月九日、小田原中学校寄宿舎における一九名の熱性感冒患者の集団発生を以って最初とする。[4] しかし、川崎や大磯では、九月下旬に発生していたという情報[5]もあり、実際にははっきりしない。『流行誌』によれば、流行性感冒の初発は、神奈川県二市一一郡のうち、川崎町の所在する橘樹郡および大磯町の所在する中郡が九月下旬、横浜・横須賀両市と都筑、三浦、鎌倉、高座、足柄下、愛甲、津久井の諸郡が一〇月初旬、足柄上が中旬、久良岐が大正八（一九一九）年一月初旬となっている。横浜市に隣接する久良岐郡の初発が遅かったり、この記事の信憑性には問題なしとは言えないが、いずれの市・郡でも、ピークは大正八（一九一九）年一月、終息は大正八（一九一九）年三月上旬から四月下旬にかけてであった。

流行の初発

県内の流行性感冒患者の死亡は、大正七（一九一八）年一〇月二四日の『新報』において、宮谷小学校（横浜市西区か）で、欠席者三百余名に達し、一八日、一九日に一名ずつ、二三日に二名の生徒が死亡したことが報道されている（**写真8―1**）。それでも一〇月中は、足柄上郡で一名、横浜で一家の母子四人が数日の間に死亡したと報道されるに留まった。流行の報道は学校が中心となっているが、原因が不明で、伝染性が極めて強く、肺炎を併発する、といった特徴の指摘は正鵠を得ている。

一〇月末になると、『新報』は県下や日本全国、さらには世界各地での流行の記事で埋め尽くされ、とくに世界各地と航路で結ばれている横浜を擁するだけに、「恐怖すべき悪性感冒世界の死亡者日々数千人を算ふ」（一〇月二五日付、**写真8―2**）といった見出しで、マレー半島、インド、南アフリカ（ただし「南米」となっている）などの流行状況を伝えている。また、横浜という最大の港湾都市として、船舶に関する記事も多く、たとえば、三井物産船舶の「浦賀丸」がラングーンより香港に入港した時、三九名の乗組員中二八名が罹患し、船長が死亡したことを伝えている。(6) また、東洋汽船会社の「静洋丸」も、ニューヨークで乗員八四名中六四名が病臥し、航行できなくなり（二六日付）、高級船員一名が死亡した（二七日付）。

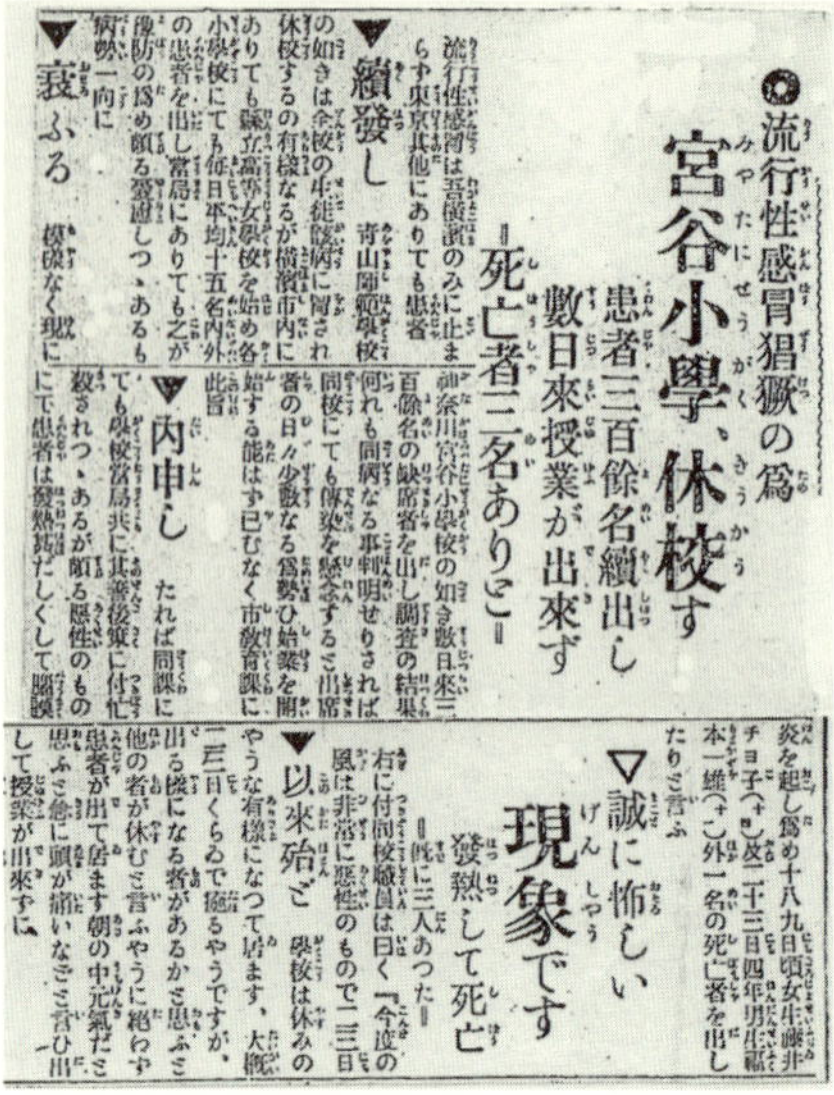
◎流行性感冒猖獗の爲

宮谷小學、休校す

患者三百餘名續出し
數日來授業が出來ず

＝死亡者二名ありと＝

流行性感冒は吾横濱のみに止まらず東京其他にありても患者

▼續發し　青山師範學校の如きは全校の生徒殆病に冒され休校するの有樣なるが横濱市内にありても縣立高等女學校を始め各小學校にても毎日平均十五名内外の患者を出し當局にありても之が豫防の爲め頗る盡瘁しつゝあるも病勢一向に

▼衰ふる　模樣なく現に神奈川宮谷小學校の如き數日來三百餘名の缺席者を出し調査の結果何れも同病なる事判明せりされば同校にても傳染を懸念すると出席者の日々少數なる爲め勢ひ始業を開始する能はず已むなく市教育課に此旨

▼内申し　たれば同課にても學校當局共に其善後策に付忙殺されつゝあるが頗る惡性のものにて患者は發熱甚だしくして腦膜炎を起し爲め十八九日頃女生徒チヨ子（十）及二十三日四年男生福本一雄（十二）外一名の死亡者を出したりと言ふ

▽誠に怖しい

現象です

發熱して死亡
＝既に三人あった＝

右に付同校職員は曰く『今度の風は非常に惡性のもので二三日

▼以来殆ど　學校は休みのやうな有樣になつて居ます、大概二三日くらゐで癒るやうですが、出る樣になる者があるかと思ふと他の者が休むと言ふやうに絶わず患者が出て居ます朝の中元氣だと思ふと急に頭が痛いなどと言ひ出して授業が出來ずに

写真8―1
『横浜貿易新報』1918年10月24日付

死者の増大

県下では、学校以外に、県庁、鉄道、工場等が襲われ、次第に死亡の記事も増えている。一一月六日の記事は、横須賀市で死亡届出数が、平年の三倍の十数名に達したこと、死亡原因は流行性感冒に

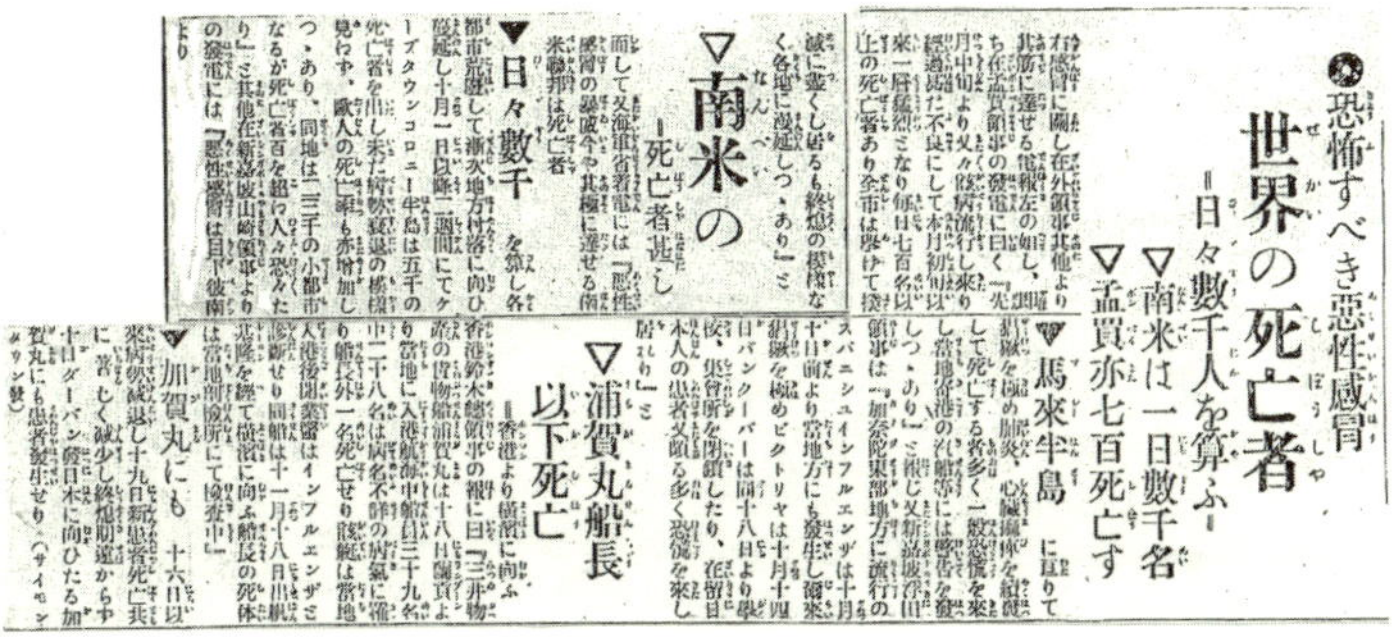
恐怖すべき悪性感冒
世界の死亡者
＝日々數千人を算ふ＝
▽南米は一日數千名
▽孟買亦七百死亡す
恐怖すべき悪性感冒に關し在外領事其他より其筋に達せる電報左の如し、卽ち在孟買領事の發電に曰く「一先月中旬より又々該病流行し來り經過頗る不良にして本月初旬以來一層猛烈となり毎日七百名以上の死亡者あり全市は擧げて撲滅に盡くし居るも終熄の模様なく各地に漫延しつゝあり」と
▽南米の
－死亡者甚し
[illegible]
▼日々數千
[illegible]
▼馬來半島に亘りて猖獗を極め肺炎、心臓痲痺を續發して死亡する者多く一般恐慌を來し當地各港の汽船等には警告を發しつゝあり」と報じ又[illegible]浮田領事は「加奈陀東部地方に流行のスパニシュインフルエンザは十月十日前より當地方にも發生し漸次猖獗を極めビクトリヤは同十八日より學校、集會所を閉鎖したり、在留日本人の患者又頗る多く恐慌を來し居れり」と
▽浦賀丸船長以下死亡
－香港より横濱に向ふ
[illegible]
▼加賀丸にも
[illegible]

写真８―２　『横浜貿易新報』1918 年 10 月 25 日付

併発する肺炎がほとんどであることを報じている。ことに郵便局の欠勤者が多いため、電報・電話の取り扱いに支障を来したという（七日付）。同日、先の「浦賀丸」が、船長のほか一名を喪い、ようやく横浜にたどりついた。

また、七日、タコマから来港した「アフリカ丸」(7)は、出航後、一〇月二五日、乗客に二名の流行性感冒患者が発生したのを皮切りに患者が続発、その後、三六名に達し、うち一一名もの死亡者を出した。このほか、一一月一〇日、日本郵船のシアトル航路「熱田丸」の船員一名の死亡、一一月一四日入港の東洋汽船「明海丸」では、電信員をハワイの病院に入院させたため、第一次大戦の休戦協定の締結も知らずにいたこと、などが報道されている。

いったん終息、その後再発

猛威を振った流行性感冒も一一月下旬になるとひとまず下火になった。横浜市の火葬場も、二八体火葬した九日以降低下し、終息するかに見えた。しかし、大正八（一九一九）年一月中旬になると県下のあちこちで再発したことが伝えられている。横浜市では、

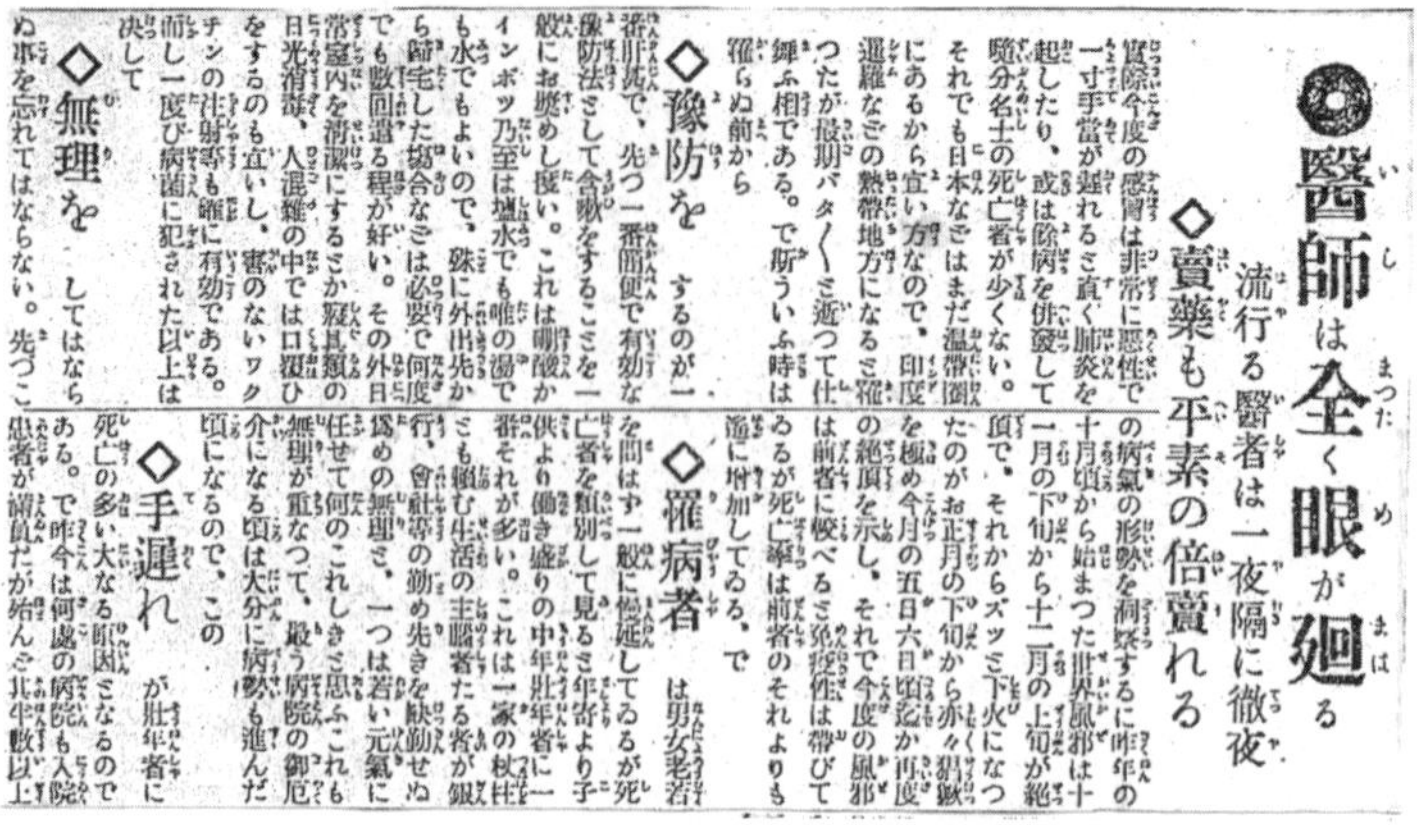

●醫師は全く眼が廻る
流行る醫者は一夜隔に徹夜
◇賣藥も平素の倍賣れる

實際今度の感冒は非常に惡性で一寸手當が遅れると直ぐ肺炎を起したり、或は餘病を併發して隨分名士の死亡者が少くない。それでも日本などはまだ温帶圏にあるから宜い方なので、印度暹羅などの熱帶地方になると罹つたが最期バタ〳〵と逝つて仕舞ふ相である。で斯ういふ時は罹らぬ前から

◇豫防を するのが一番肝要で、先づ一番簡便で有効な豫防法として含嗽をすることを一般にお奬めし度い。これは硼酸かインボツ乃至は鹽水でも唯の湯でも水でもよいので、殊に外出先から歸宅した場合などは必要で何度でも數回遣る程が好い。その外日常室内を清潔にするとか寢具類の日光消毒、人混雑の中では口覆ひをするのも宜いし、害のないワクチンの注射等も確に有効である。而し一度び病菌に犯された以上は決して

◇無理を してはならぬ事を忘れてはならない。先づこの病氣の形勢を洞察するに昨年の十月頃から始まつた世界風邪は十一月の下旬から十二月の上旬が絶頂で、それからズツと下火になつたのがお正月の下旬から亦々猖獗を極め今月の五日六日頃迄か再度の絶頂を示し、それで今度の風邪は前者に較べると惡性は帶びてゐるが死亡率は前者のそれよりも遙に増加してゐる、で

◇罹病者 は男女老若を問はず一般に蔓延してゐるが死亡者を類別して見ると年寄より子供より働き盛りの中年壯年者に一番それが多い。これは一家の柱石とも頼む生活の主腦者たる者が銀行、會社等の勤め先きを缺勤せぬ爲めの無理と、一つは若い元氣に任せて何のこれしきと思ふこれも無理が重なつて、最う病院の御厄介になる頃は大分に病勢も進んだ頃になるので、この

◇手遅れ が壯年者に死亡の多い大なる原因となるのである。で昨今は何處の病院も入院患者が滿員だが殆んど其半數以上

写真8—3　『横浜貿易新報』1919年2月15日付

市役所の死体検案係の取り扱った件数が、一月一四日の一四人から漸増して二五日には四九人となった。このなかには、流行性感冒以外の理由で死亡した者も含まれるが、明らかにインフルエンザは再発したのである。横浜市ばかりでなく、郡部も同様である。こういった感冒猖獗の下では、一家の夫婦が死亡し、残された子どもが遺児となる場合（二月一五日付）が少なくなかった。記事にも「罹病者は男女老若を問はず一般に蔓延しているが死亡者を類別して見ると年寄より子供より働き盛りの中年壮年者に一番それが多い」（同日付、**写真8—3**）としている。

二月も下旬になると、ようやく流行は下火となり、学校も開校された。新聞に掲載された大正八（一九一九）年初―春の流行性感冒に関する記事の最後は、四月一五日、足柄上郡のある村で患者が出たというものであった。

後流行の猛威

「前流行」は過ぎ去ったが、人々は続いて発生するか

もしれない次の流行に戦々恐々であった。『新報』も大正八（一九一九）年一一月三日の紙面で「……油断は大敵　世界感冒が又候狙ってゐる」と警戒を呼びかけている。神奈川県でも「予防心得」を配し（同月七日付）、日光消毒、健康維持、痰咳くしゃみへの注意を促している。神奈川県では、北里研究所のワクチンを有効とみなし、その製造と接種実施を始めた。

果たして、一二月になると、全国の聯隊で入営したばかりの初年兵に流行性感冒が発生、横須賀碇泊中の軍艦にも罹患者が出始めた。一九日時点で、海軍病院の患者数一七四名、うち一〇名死亡という状況になった。年末には、流行性感冒は軍隊から市民にうつり、年末に富士瓦斯紡績会社保土ヶ谷工場では女工五〇〇人以上が罹患、十数名が死亡し、翌大正九（一九二〇）年になると、燎原の火のように拡がっていった。横浜市では、正月早々「火葬場の繁昌」（一月一二日付）が伝えられるに至った。「前流行」と違って、この「後流行」は、罹患者数は相対的に少ないが、罹患者の死亡率が高かった。インフルエンザ・ウイルスが同じH1N1型だったとしても、不連続抗原変異により、性質の異なるウイルスとなり、「毒性」が強くなっていたか、「先触れ」や「前流行」でウイルスに出会わなかった者が、待ち構えていたウイルスに襲われたのかもしれない。

そういった最中、一二月一三日朝、アメリカから東洋汽船「サイベリア丸」が横浜に帰ってきた。この船には、ワシントンで開かれた国際労働会議に出席していた二人の大使、資本・労働側の代表を乗せていたが、同時にインフルエンザ患者が乗船していたことから、三等船客に八〇名の患者を出し、七名が航海中に死亡している。なかには二児を遺して死亡した母親もあり、一八名は直ちに入院した

（一四日付）。

火葬場は昼夜兼行で死体の焼却に追われ、それでも間に合わず棺桶の行列で埋まるところもあった。神奈川県に限ったことではないが、「後流行」時の大正九（一九二〇）年一月の流行性感冒および呼吸器系疾患による死亡者数は突出しており、短期間ではあるが、いかに猛威を振ったかが分かる。一家の柱を喪って途方にくれる遺族、悲観のあまり自殺する者、さらには一家全員死亡など悲劇は後を絶たなかった。医師や看護婦はどこでもその数が足りず、夜を徹して治療に回り、自身が罹患する場合も少なくなかった。

「流感下火」の見出しが出たのは、二月五日のことで、新患者は減少し始めたが、死亡者はなお相ついだ。とくに郡部では終息が遅れ、二月末になっても、箱根の旧東海道沿いの畑宿、須雲川といった集落では、襲来も遅かったが、終息も遅かった。ウイルス伝播の時間差からである。『新報』紙面に「流感漸く終息す」の文字が出たのは、二月二〇日のことであった。最後まで患者の発生を続けたのは、足柄上・下郡など、県内では僻遠の地で、流行性感冒が横浜・横須賀といった都市部から拡散していった結果であろう。『新報』によれば、「後流行」の患者は五万三四五〇人、死亡者二一五三人、患者の死亡率四〇パーミルに達した。県の流感調査も二月二七日を以って打ち切りとなった（二八日付）。

与謝野晶子が感じた「死の恐怖」

ところで『新報』は、この時期全盛時代で、発行部数一五万部、東京発行のどの新聞より県下で広

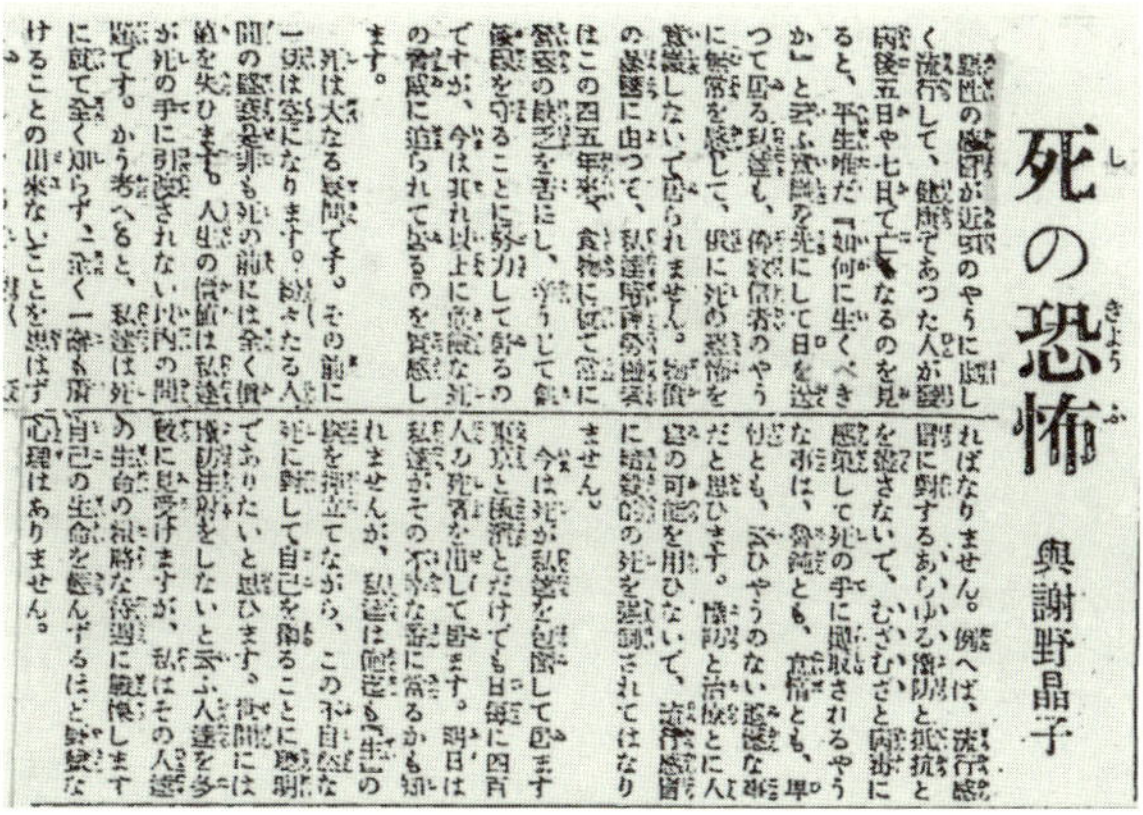

死の恐怖

与謝野晶子

悪性の感冒が近所のやうに[illegible]く流行して、健康であつた人が發病後五日や七日で亡くなるのを見ると、平生唯だ『如何に生くべきか』と云ふ意識を先にして日を送つて居る私達も、俄に[illegible]者のやうに無常を感じて、俄に死の恐怖を意識しないで居られません。[illegible]の[illegible]に由つて、私達[illegible]はこの四五年来、食物に[illegible]の[illegible]を[illegible]にし、[illegible]して[illegible]健康を守ることに努力して居るのですが、今は其れ以上に危険な死の脅威に迫られて居るのを實感します。

死は大なる疑問です。その前に一切は空になります。[illegible]たる人間の[illegible]も死の前には全く價値を失ひます。人生の價値は私達が死の手に引渡されない以内の間だけです。かう考へると、私達は死に就て全く知らず、全く一[illegible]けることの出来ないことを思はず[illegible]ればなりません。例へば、流行感冒に對するあらゆる豫防と抵抗とを盡さないで、むざむざと病毒に感染して死の手に[illegible]されるやうな事は、[illegible]とも、[illegible]とも、卑怯とも、云ひやうのない[illegible]な行為だと思ひます。豫防と治療とに人[illegible]の可能を用ひないで、流行感冒に[illegible]の死を強制されてはなりません。

今は死が私達を包囲して居ます。東京と横濱とだけでも毎日四百人の死者を出して居ます。明日は私達がその不幸な籤に當るかも知れませんが、私達は飽迄も『生』の[illegible]を押立てながら、この不自然な死に對して自己を衛ることに聰明でありたいと思ひます。世間には[illegible]をしないと云ふ人達を多数に見受けますが、私はその人達の生命の[illegible]な[illegible]に驚[illegible]します。自己の生命を軽んずるほど[illegible]な心理はありません。

写真8—4 『横浜貿易新報』1920年1月25日付

く読まれていた。[8] そして評論家として与謝野晶子からしばしば寄稿を受けていた。流行性感冒に関し、与謝野は二度の論評を掲載している。

第一回は、「前流行」のさなか、大正七（一九一八）年一一月一〇日で、「感冒の床から」と題し、その伝染性の強さから説き起こし、自分の一人の子どもが小学校で感染したら家族全員に伝染したことを述べ、ついで、日本の対応の遅さに怒りをぶつけている。政府はなぜ早くから、伝染防止のため、「大呉服店、学校、興行物、大工場、大展覧会等、多くの人間の密集する場所の一時的休業を命じなかったのでせうか」。一方では、警視庁の衛生係ではなるべく人ごみに出るなと警告していることを挙げている。このような政府における意志の不統一は多くの国民を危険にさらしているのだ、と気焔をあげている。彼女が我慢ならなかったのは、「日本人に共通した目前主義や便宜主義の性癖」であった。あとは折からの大戦終結に向けての意見なのでここでは省略する。

第二回は「後流行」のさなか、大正九（一九二〇）年一月二五日で（**写真8―4**）、「死の恐怖」と題し、かなり悲観的、達観的な筆致になっている。死とは何か、から始まり、今回の流行性感冒によって自分が死ぬとしても、最後まで子ども達[9]のために生きたい、それには予防をし、注射を受け、全力を注いで生きるべく努め、「生」への欲を高揚させること、その後なら「人事を尽くした」のだから、運命とあきらめることもできる、としている。「君死にたまふことなかれ」は有名な晶子の詩であるが、ここではそれを自分に向けたかのように感じられる。

二つの貴重な統計

ところで、『流行誌』には、インフルエンザ流行に関する貴重な統計が二種類掲載されている。第一は、神奈川県の当時の行政単位市・町・村別に、大正七（一九一八）年一〇月一日から大正八（一九一九）年一月一五日まで、そして同年一月一六日以降四月三〇日までは半月ごとに、患者数と流行性感冒死亡者数を挙げているものである。第二は、流行以前の大正六（一九一七）年一〇月一日から大正七（一九一八）年三月三一日まで、大正七（一九一八）年から大正八（一九一九）年までの同期間、大正八（一九一九）年一二月一日から大正九（一九二〇）年三月三一日までの毎日の横浜市における肺炎による死亡届出数を挙げているものである。前者は神奈川県における「前流行」の空間的拡がりを、最末端の行政単位まで精度を上げて観察したものであるのに対し、後者は、横浜市という限られた空間であるが、スペイン・インフルエンザ流行以前と流行期の肺炎死亡者数を毎日示すという、時空間にまたがる観察がなされたもので、得難い統計資料である。

もちろん問題がないわけではない。前者では、大正八(一九一九)年一月下旬以降は時間単位が半月となっているが、それ以前は大正七(一九一八)年一〇月一日以降、一括りであり、大正七(一九一八)年秋の発生・伝播状況が分からない。これは、内務省衛生局の『流行性感冒』に付せられた府県ごとの統計においても同様であるから、警察ないしは衛生局の統計の作成方針だったと考えられる。また、死亡者は、流行性感冒の死者となっているが、繰り返すように、この概念は曖昧で、死亡診断書の死因が流行性感冒とあるものだけを示すのか、流行性感冒から肺炎・気管支炎に進んで死亡した者も含むのか、は明示されていない。最後に、患者数であるが、法定伝染病でない流行性感冒患者の数え方が、全県一定の基準でなされたのか否か、問題が残る。患者数がラウンド・ナンバー(末尾が○○で終わるような概数)の村が、とくに県の僻地にいくつか見られるのも、患者数の数え方に問題のあることの証拠である。

また、後者については、数字は「肺炎による死亡届出数」であり、流行性感冒そのものではない。しかし、インフルエンザが肺炎に進んだり、併発して死亡する例は多かったから、おおよそこれをもってスペイン・インフルエンザ流行の指標とすることはできる。

そこでまず、**表8―1**に、神奈川県における「前流行」期スペイン・インフルエンザ流行の状況を、市・郡別[10]に、大正八(一九一九)年一月一五日以前と以後、二つの時期の合計値を示した。問題はあるにしても、流行の状況の大概は知ることができるだろう。表のなかで「死亡率1」とあるのは、人口に対する死亡率で、「死亡率2」は、罹患者に対する死亡率である。「前流行」全体をみると、人口[11]に対する死亡率は、三・八〇パーミルで、この頃の神奈川県の普通死亡率[12]の約六分の一である。ただし、これは「流行性感冒」による死亡とされたものに限っているので、実際は、インフルエンザ罹患が原因かもしれないその他の呼吸器系の病気による死亡、理由不明の死亡を加えると、さらに高くなるだろう。

僻地で高い罹患率

表8―1で見る限り、流行期間全体にわたる、県内市郡別罹患率や死亡率にはかなりの差異があった。罹患率は、津久井郡という最も離れたところで高く、人口の半分以上が罹患している。このことについては、相反する二つの解釈が可能である。第一は、実際に罹患率が高かったことで、なんらかの理由があって多数の罹患者を出した。第二は、罹患率の高さは見かけ上の現象であり、津久井郡では町村での罹患者数を概数で示している場合が多く、他郡における調査結果と異なっていた。実際、津久井郡二二町村のうち、大正七（一九一八）年一〇月―大正八（一九一九）年一月一五日の間の罹患者数で末尾がちょうど一〇〇の位で終わる村が四、〇で終わる町村が七あって、どうみても不自然である。患者数を過大に見積もった可能性は確かにある。しかし、大正八（一九一九）年一月一六日以降の調査数値にはそのような不自然さは少なくなるので、末位の数字から罹患率の確かさを判断することは適当ではない、と考えられる。この点を考慮して、一九一八年一〇月初から一九一九年三月末まで

表8—1—1　神奈川県・各郡市罹患者数・死亡者数〔1918年10月初—1919年1月15日〕

	人口1918年末	罹患者	死亡者	罹患率 ‰	死亡率1 ‰	死亡率2 ‰
横浜市	447423	71026	1013	158.7	2.3	14.3
横須賀市	88742	12760	142	143.8	1.6	11.1
久良岐郡	18017	3464	12	192.3	0.7	3.5
橘樹郡	137239	13186	277	96.1	2.0	21.0
都筑郡	43217	1384	119	32.0	2.8	86.0
三浦郡	100944	8101	219	80.3	2.2	27.0
鎌倉郡	60807	15220	79	250.3	1.3	5.2
高座郡	109818	13978	221	127.3	2.0	15.8
中郡	112596	15733	195	139.7	1.7	12.4
足柄上郡	49551	6929	64	139.8	1.3	9.2
足柄下郡	83591	13988	48	167.3	0.6	3.4
愛甲郡	39452	4730	74	119.9	1.9	15.6
津久井郡	31629	12259	77	387.6	2.4	6.3
合計	1323026	192758	2540	145.7	1.9	13.2
市部合計	536165	83786	1155	156.3	2.2	13.8
郡部合計	786861	108972	1385	138.5	1.8	12.7

表8—1—2　神奈川県・各郡市罹患者数・死亡者数〔1918年1月16日—3月末〕

	人口1918年末	罹患者	死亡者	罹患率 ‰	死亡率1 ‰	死亡率2 ‰
横浜市	447423	30237	746	67.6	1.7	24.7
横須賀市	88742	796	38	9.0	0.4	47.7
久良岐郡	18017	1354	56	75.2	3.1	41.4
橘樹郡	137239	15071	456	109.8	3.3	30.3
都筑郡	43217	2854	149	66.0	3.4	52.2
三浦郡	100944	951	66	9.4	0.7	69.4
鎌倉郡	60807	8116	116	133.5	1.9	14.3
高座郡	109818	16136	293	146.9	2.7	18.2
中郡	112596	9732	214	86.4	1.9	22.0
足柄上郡	49551	2726	60	55.0	1.2	22.0
足柄下郡	83591	4309	88	51.5	1.1	20.4
愛甲郡	39452	2187	110	55.4	2.8	50.3
津久井郡	31629	4718	89	149.2	2.8	18.9
合計	1323026	99187	2481	75.0	1.9	25.0
市部合計	536165	31033	784	57.9	1.5	25.3
郡部合計	786861	68154	1697	86.6	2.2	24.9

表8—1—3　神奈川県・各郡市罹患者数・死亡者数〔1918年10月初—1919年3月末〕

	人口1918年末	罹患者	死亡者	罹患率 ‰	死亡率1 ‰	死亡率2 ‰
横浜市	447423	101263	1759	226.3	3.9	17.4
横須賀市	88742	13556	180	152.8	2.0	13.3
久良岐郡	18017	4818	68	267.4	3.8	14.1
橘樹郡	137239	28252	733	205.9	5.3	25.9
都筑郡	43217	4238	268	98.1	6.2	63.2
三浦郡	100944	9052	285	89.7	2.8	31.5
鎌倉郡	60807	23336	195	383.8	3.2	8.4
高座郡	109818	30114	514	274.2	4.7	17.1
中郡	112596	20964	409	186.2	3.6	19.5
足柄上郡	49551	9655	124	194.8	2.5	12.8
足柄下郡	83591	18297	136	218.9	1.6	7.4
愛甲郡	39452	6917	184	175.3	4.7	26.6
津久井郡	31629	16977	166	536.8	5.2	9.8
合計	1323026	287439	5021	217.3	3.8	17.5
市部合計	536165	114819	1939	214.1	3.6	16.9
郡部合計	786861	172620	3082	219.4	3.9	17.9

表8—1—4　神奈川県・各郡市罹患者数・死亡者数〔1919年10月上旬—1920年6月末〕

	人口1918年末	罹患者	死亡者	罹患率 ‰	死亡率1 ‰	死亡率2 ‰
横浜市	447423	32065	908	71.7	2.0	28.3
横須賀市	88742	2255	91	25.4	1.0	40.4
久良岐郡	18017	586	51	32.5	2.8	87.0
橘樹郡	137239	10570	478	77.0	3.5	45.2
都筑郡	43217	566	74	13.1	1.7	130.7
三浦郡	100944	777	73	7.7	0.7	94.0
鎌倉郡	60807	873	70	14.4	1.2	80.2
高座郡	109818	2534	128	23.1	1.2	50.5
中郡	112596	2867	210	25.5	1.9	73.2
足柄上郡	49551	1095	77	22.1	1.6	70.3
足柄下郡	83591	2203	172	26.4	2.1	78.1
愛甲郡	39452	279	36	7.1	0.9	129.0
津久井郡	31629	322	30	10.2	0.9	93.2
合計	1323026	56992	2398	43.1	1.8	42.1
市部合計	536165	34320	999	64.0	1.9	29.1
郡部合計	786861	22672	1399	28.8	1.8	61.7

表8—1—5　神奈川県・各郡市罹患者数・死亡者数〔1918年10月初—1920年6月末〕

	人口1918年末	罹患者	死亡者	罹患率 ‰	死亡率1 ‰	死亡率2 ‰
横浜市	447423	133328	2667	298.0	6.0	20.0
横須賀市	88742	15811	271	178.2	3.1	17.1
久良岐郡	18017	5404	119	299.9	6.6	22.0
橘樹郡	137239	38822	1211	282.9	8.8	31.2
都筑郡	43217	4804	342	111.2	7.9	71.2
三浦郡	100944	9829	358	97.4	3.5	36.4
鎌倉郡	60807	24209	265	398.1	4.4	10.9
高座郡	109818	32648	642	297.3	5.8	19.7
中郡	112596	23831	619	211.7	5.5	26.0
足柄上郡	49551	10750	201	216.9	4.1	18.7
足柄下郡	83591	20500	308	245.2	3.7	15.0
愛甲郡	39452	7196	220	182.4	5.6	30.6
津久井郡	31629	17299	196	546.9	6.2	11.3
合計	1323026	344431	7419	260.3	5.6	21.5
市部合計	536165	149139	2938	278.2	5.5	19.7
郡部合計	786861	195292	4481	248.2	5.7	22.9

の数値を合計した表も作成した（表8—1—3）。

とすれば、第一の解釈になるが、一つ考えられるのこととして、津久井郡が県内の僻陬の地であるだけに、春の「先駆け」の洗礼を受けなかったため、本格的な流行性感冒来襲に際して、多数の罹患者を出したのではないだろうか。

ただし、人口に対する死亡率をみると、五・二パーミルと確かに高い方になるが、罹患者に対する死亡率は一〇パーミル以下で、低い方に属する。

横浜市については、ほぼ神奈川県全体の水準に近い。もっとも、横浜市の人口は、表に見るように、神奈川県の三分の一以上あり、横浜市の罹患率、死亡率が、神奈川県のそれに強い影響を与えていることも事実である。全体的に、市部と郡部——都市部と農村部と置き換えてもいいが——の間に、全期間を通じれば大きな違いはない。

しかし、横浜市・横須賀市に隣接する都筑郡・

表8—2　神奈川県郡部の罹患率と死亡率〔1918年初—1919年3月末〕

郡名	罹患率の差	対人口死亡率	判定
久良岐郡	低下	高	
橘樹郡	上昇	高	○
都筑郡	上昇	高	○
三浦郡	低下	低	○
鎌倉郡	低下	低	○
高座郡	上昇	高	○
中郡	低下	低	○
足柄上郡	低下	低	○
足柄下郡	低下	低	○
愛甲郡	低下	高	
津久井郡	低下	高	

（注）判定○は、立てた仮定に合致する郡。

三浦郡は特異な数値を示している。両郡とも罹患率は県のなかで最も低い。ところが、都筑郡は、人口に対する死亡率、罹患者に対する死亡率とも県内最高である。三浦郡も、罹患者死亡率は二番目に高い。ともに隣接する都市住民の罹患が影響したのだろうか。

都市部と農村部の違い

大正八（一九一九）年一月一五日を境に「前流行」前期と後期の二つに分けて観察すると（偶然、両時期とも三カ月半と等しい）、さらに興味深い結果が出てくる。郡部のみを見ると、前期と後期の罹患率の差の程度と、後期の対人口死亡率の間に、関係があるように見える。罹患率が下がった郡で死亡率が低く、上った郡で高いのである。この場合、死亡率が「高い」、「低い」は、神奈川県全体の郡部の対人口死亡率を基準とする。**表8—2**に結果を示そう。一一の郡のうち八郡に、この関係が見出される。残り三郡も、久良岐郡は横浜市に接し、「農村部」とするには問題の多い郡である。愛甲・津久井二郡は、県の西北に位置し、先述した津久井郡の特異性の説明がここでも適用され得る。多少の強引さを承知で言えば、三つの郡は論拠のある例外として取り扱うことができる。

とすれば、「前流行」前期で、罹患者を多く出した郡では、後期には罹患者が少なく、死亡率も低く、逆に前期に罹患者をあまり出さず、むしろ後期に罹患者をより多く出した郡では、死亡率も高かった。このことは、スペイン・インフルエンザ流行のタイミングが、その地の死亡率水準に時間差を与えたことを意味する。それとともに、神奈川県では、まず都市部に起こったこの流行病が、漸次農村部に浸透し、それとともに死亡率上昇が波状に拡がっていったことを物語っている。

郡部で罹患者死亡率の高かった後流行

「後流行」について、『流行誌』は市郡別に、流行期間全体にわたる患者数と死亡者数、患者死亡率を示している（**表8—1—4**）。また、流行の発生、拡大については、横須賀市（一九一九年一〇月上旬）↓横浜市（一二月中旬）↓郡部（一二月上旬）という動きも示している。「後流行」期のパターンとして、「前流行」時に比べて人口に対する死亡率は半分以下に下がったのに、罹患者の死亡率は二倍以上に増えていることが指摘できる。また、人口に対する死亡率には市部・郡部の間に差はないが、罹患者死亡率は郡部が市部の二倍以上であり、郡部では、罹患した者の六〇パーミル以上が死亡した。とくに罹患者死亡率の高かったのは、都筑・愛甲二郡で、一三〇パーミルに達している。これは、「前流行」期、とくにその後半と類似している。ここには何か関連があるのだろうか。また人口に対する死亡率をみ

図8—1　インフルエンザ前流行と後流行の対人口死亡率

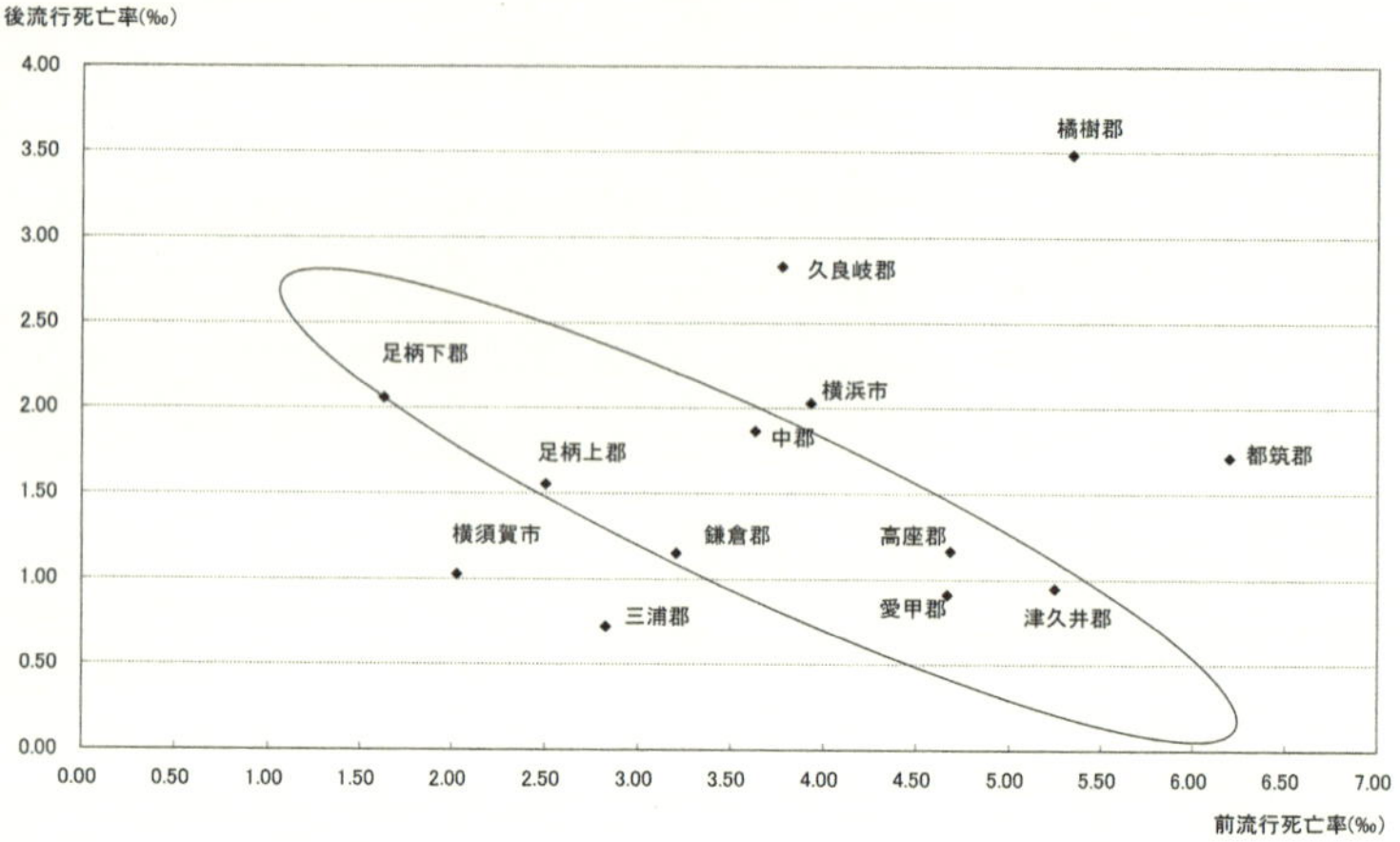

ると、久良岐郡、橘樹郡といった横浜市に隣接する郡で高くなっている。逆に罹患者死亡率の方は、少なくとも、より「都市」的性格を有していたと思われる橘樹郡に限って見れば、とくに高かったわけではなく、むしろ郡部平均以下でさえある。

前流行と後流行の相関関係

さらに「前流行」期と「後流行」期の対人口死亡率を図示してみると、興味深い事実が浮かびあがる。**図8—1**は、縦軸に「前流行」期、横軸に「後流行」期の対人口死亡率をとり、市・郡ごとに分布を示した。一見、相関はなく、拡散している（全市・郡の決定係数R2＝〇・〇三三）ようにみえるが、鎌倉、高座、中、足柄上、足柄下、愛甲、津久井の七郡に限ってみると、右下がりの分布が明らかで有意の相関をみることができる（r＝マイナス〇・六五二）。この七郡を「郡部グループ」と名付けると、そこでは、「前流行」

期に死亡率の高かった郡は、「後流行」期には低く、逆に「前流行」期に低かった郡は、「後流行」期に高かったこと示している。やはり、スペイン・インフルエンザ・ウイルスへの抗体免疫の有無が原因と言えないだろうか。そうだとすると、「前流行」のウイルスと「後流行」のウイルスは、同じH1N1型だったことになる。

しかし、郡部でも、この傾向に近い三浦郡は別にして、久良岐・橘樹・都筑の三郡は異なった位置にあり、とくに橘樹・都筑二郡では、「前流行」期も、「後流行」期も、対人口死亡率が高かった。おそらくこれについては、隣接する横浜市の存在や、当時は橘樹郡に川崎町やその周辺等、工業化・都市化の進んだ事実上の「都市」が含まれていたことから説明可能であろう。

さらに興味深いのは、横浜市、横須賀市が、この郡部グループを挟むような位置にあることで、横浜市では、死亡率は両時期とも高く、横須賀市では低かった。ただし、横須賀市における死亡者数に海軍将兵はおそらく含まれていないだろう。

一九二〇年一月における死者の激増

このように、『流行誌』から、さまざまな流行の詳細を知ることができるが、最後に、横浜市における流行期の肺炎死亡の年別比較をみることにする。**図8―2**は、大正六（一九一七）年一〇月一日―大正七（一九一八）年三月三一日（平常年）、大正七（一九一八）年一〇月一日―大正八（一九一九）年三月三一日（「前流行」期）、大正八（一九一九）年一二月一日―大正九（一九二〇）年三月三一日（「後流行」期）の三年間

図8—2　横浜市日別肺炎死亡者数〔1917年—1920年〕

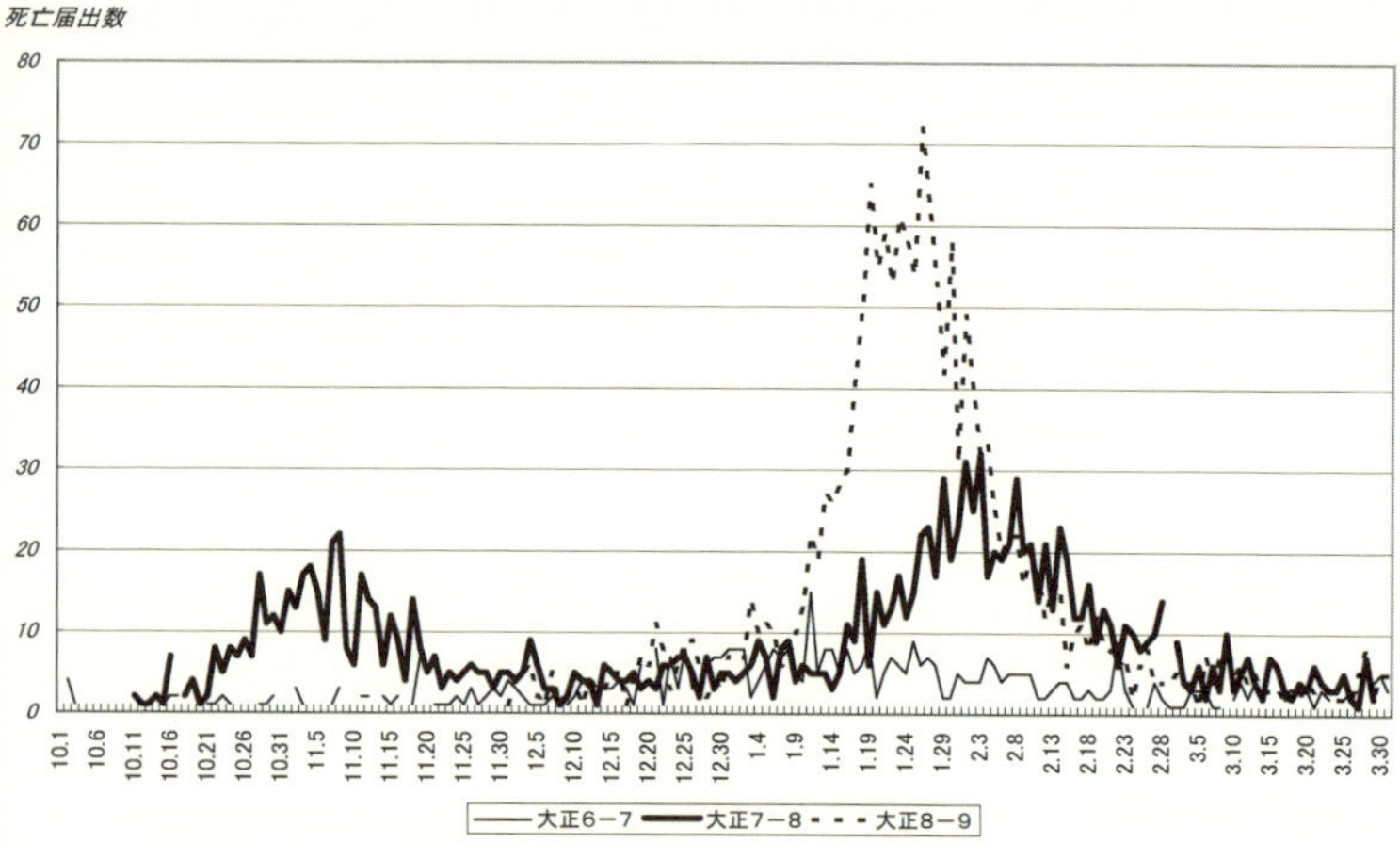

の死亡届出数をグラフで示したものである。ただし、一月一日は、死亡届の受付をしなかったようなので、二日受付数を一日と二日に等分した。また、大正九（一九二〇）年は閏年で、二月二九日があるが、これを三月一日としたので、三月末日は他の年の三月三〇日に相当する。

一つの都市で、インフルエンザが流行していない平常年と流行年の死亡状況（ただし肺炎による死亡）を毎日記録し、公表している例は稀少なことではないだろうか。図に見るように、大正六—七（一九一七—一九一八）年を平常年とするならば、大正七（一九一八）年の一〇月下旬から一カ月間、死亡者数はほぼ二倍となり、一一月下旬に平年の水準になった後、翌年一月初旬までは平年並みに推移した。しかし、一月下旬に向かって再度上昇し、二月初旬にはピークとなり、三月には平年の水準に戻った。このように横浜市の「前流行」期には、死亡者増加のピークに二つの山があり、これは「前流行」が前半と後半の二回あったことを示している。大正八（一九一九）年―大正九（一九二〇）年の「後流行」はさらに劇的であった。図にみるように大正八（一九一九）年の一二月中は平年・前年と区別できないほど同水準だったのが、一月一〇日を過ぎると急上昇に転じ、一月後半は平年の三倍にも達する勢いであった。新聞で「火葬場が大混雑」という見出しが躍った時期に相当する。

しかし、注意しなければならないことは、この「死亡届出数」は、「流行性感冒死亡者」ではなく、あくまで「肺炎死亡者」の届出数であることだが、これについては、『流行誌』に、「本県ハ十数年来『ペスト』病予防ノ目的ヲ以テ、横浜市内ニ於ケル死体検案ノ必要上、市役所ニ届出ヅル死亡診断書ノ検閲ヲ行ヒツツアリタル所ナレバ之ヲ流行性感冒死ノ調査ニ応用セリ。流行性感冒ニテ死亡スルモノハ殆ンド総テニ於テ之ニ続発或ハ併発セル肺炎ノタメニ斃レタルモノナルヲ以テ、連日ノ死亡者殊ニ肺炎死亡者数ノ消長ヲ以テ、感冒流行ノ推移ヲ判断セントスルコトハ無謀ノ企テニ非ルベシト信ジ、此ノ目的ノ為ニ左表ヲ調製セリ(13)」との断り書きがあり、この資料の作成目的を知ることができる。

三井物産

『社報』も語る死者の増大

一つの企業でスペイン・インフルエンザの流行状況を完全に記録したところは未だ見つかっていない。ただ、三井物産株式会社では、休日以外、毎日『社報』が印刷発行され、社内の人事、報告事項が記録されていた。これによって、スペイン・インフルエンザ流行時の社員死亡の状況を知ることができる。ただし、死因はごく一部を除いて書かれていないので、このなかで、インフルエンザによる死亡がどれほどの割合を示していたのかは分からない。また、罹患の状況についても記録されていない。しかし、「前流行」期（一九一八年一〇月—一九一九年四月）、「後流行」期（一九一九年一二月—一九二〇年五月）には、そうでない期間に比べて死亡者は非常に多いから、インフルエンザの直接、間接の影響によってかなり多くの死亡者を出したことは確実である。

表8—3は、大正七（一九一八）年六月から大正九（一九二〇）年五月に至る間の『社報』にあらわれた社員の死亡を『社報』の日付順に整理したものである。

当時の三井物産は、社員三〇〇〇人を要する日本最大の貿易商社で、世界各地に支店を持ち、自社船も持って活動していた。表に見るように、死亡者は国内のみならずアジア各地の支店勤務者を含んでいる。ただし勤務支店と死亡場所が異なる例も多く、仮にインフルエンザによる死亡だとしても一概に勤務地で罹患した、とはし難いが、死亡者の勤務地として台湾・関東州を含め、中国が多いのが目立っている。

表には四二人の死亡が掲げられているが、日本国内の流行期を基準とすると、「前流行」期には一六名、「後流行」期には一七名が死亡し、全体二五カ月のうち、流行十三カ月間に死亡の七九パーセントが集中している。このうちの多くは、スペイン・インフルエンザによる死亡とみてよいのではないだろうか。

表8—3　三井物産社員死亡者数〔1918年—1920年〕

社報月日	所属等	逝去日	備考
1918.6.13	孟買支店	1918.6.10	腹潰瘍のため死亡
1918.7.17	門司支店	1918.7.9	
1918.9.13	本店	1918.9.13	今朝、須磨に於いて
1918.9.16	本社	1918.9.15	昨日、鎌倉に於いて
1918.9.25	機械部大連支店	1918.9.23	一昨朝、死去
1918.10.7	石炭部	1918.10.1	郷里富山県に於いて
1918.10.10	名古屋支店	1918.10.7	
1918.10.24	石炭部門司支店	1918.10.23	
1918.11.4	大阪支店	1918.11.3	任地に於いて死去
1918.11.22	台南支店	1918.11.21	
1918.12.23	船舶部門司出張所附	1918.12.20	
1919.1.6	大津支店	1918.12.30	
1919.1.11	上海支店	1919.1.10	青島へ出張中、病死
1919.1.27	石炭部	1919.1.26	
1919.1.29	大阪支店	1919.1.27	
1919.1.31	ニューヨーク支店	1919.1.29	心臓麻痺にて死去
1919.2.1	石炭部	1919.2.1	病死
1919.2.21	機械部	1919.2.14	
1919.3.8	天津支店兼穀肥部天	1919.3.7	九州帝大病院にて死
1919.3.15	マニラ出張所	1919.3.14	任地に於いて死去
1919.4.4	天津支店	1919.4.3	病気のため死去
1919.5.19	横浜支店	1919.5.18	昨日、病死
1919.7.14	長春出張所	1919.7.13	北海道野付牛に於い
1919.10.4	大連支店	1919.10.1	病死
1919.12.11	罷役	1919.12.10	病死
1919.12.17	大連支店	1919.12.16	任地に於いて死去
1919.12.18	船長	1919.12.11	西貢において死亡
1920.1.6	会計課木材部	1919.12.31	病死
1920.1.6	ボンベイ支店カラチ	1920.1.5	東京に於いて病死
1920.1.7	嘱託	1920.1.7	大坂において病死
1920.1.13	穀肥部門司支店嘱託	1920.1.12	
1920.1.13	大連支店見習		去る12月、郷里高山
1920.1.27	穀肥部名古屋支店	1920.1.27	病死
1920.1.29	調査課	1920.1.29	病死
1920.1.30	大阪支店	1920.1.29	病死
1920.1.31	二等運転士	1920.1.23	去る23日死亡
1920.2.9	穀肥部香港支店	1920.2.8	伊勢山田赤十字病院
1920.2.18	機械部大阪市部	1920.2.17	大阪赤十字病院にて
1920.2.24	本店	1920.2.23	名古屋に於いて病死
1920.3.4	船舶部	1920.3.1	病死
1920.4.5	小樽支店	1920.3.21	東京に於いて病死
1920.4.20	本店文書課秘書	1920.4.19	病死

社員家族を襲った悲劇

新聞報道でも、『東京朝日新聞』の大正七（一九一八）年一一月五日の紙面で、「夫妻感冒に殪（たお）れて　三井の支店長代理」と、物産大阪支店長代理一家の悲劇を伝えている。**表8―3**の同年一一月三日死亡したM氏の場合である。それによれば、M氏の妻は、妊娠中であったが、流行性感冒に罹り、肺炎を併発し、二日に死去、引き続き三日には、M氏自身が肺炎を起こし死去、遺された四人の子女も罹患し、全員が赤十字病院に入院しており、うち二人は重態、とある。罹患以前には、幸福に満ちていたに違いない一家が、たちまちのうちに悲惨のどん底に落ちた。物産の『社報』は社員の家族の罹患状況までは伝えていないが、実際にはこのような悲劇が他にも少なからずあったに違いない。

三菱各社

流行期に上昇している社員の死亡者数

三菱傘下の各社に関して、スペイン・インフルエンザ流行期のいくつかの事例を、『三菱社史』、『（三菱合資会社）年報』[14]、および三菱重工業株式会社から閲覧の許可をいただいた資料から明らかにしよう。『三菱社史』には、本社（三菱合資会社）採用の社員（「役員」と呼ばれている）の入社・退職が記録されている。退職の大部分は「依願」、つまり自己意思による退職であるが、死亡退職も含まれている。大正六（一九一七）年から大正九（一九二〇）年にかけ、四年間に合計一二二〇人が退職している。ただし、三菱ではこの間に大幅な経営形態の変更があり、大正六（一九一七）年は一〇月末まで、すべての事業は三菱合資会社のもとにあったが、一一月からは三菱造船株式会社、三菱製鉄株式会社が分立し、大正七（一九一八）年四月には三菱倉庫株式会社、五月には三菱商事株式会社、三菱鉱業株式会社が分立、大正八（一九一九）年一〇月には三菱海上火災保険株式会社、株式会社三菱銀行が分立、大正九（一九二〇）年七月には三菱内燃機製造株式会社が分立というように、大戦中の好景気から新規事業に乗り出したり、従来の三菱合資会社下にあった部局の独立が進み、合資会社の持株会社化が進んだ。しかし、『社史』や『年報』は三菱系各社を横断する中核的な社内情報誌だった。

この資料を扱うに当たって留意しなければならない問題は三つある。第一は、このように三菱社内で新会社の設立が相つぐと、当然三菱合資会社から新会社への転職も多数あったと思われる。これも「退職」に数えられたのだろうか。第二は、『社史』に掲載されている人事が、どの範囲のものであったかが不明な点である。第三は、分母になる「役員」（当時、社員を「役員」と呼んでいた）数の問題である。

第一の問題は、三菱社内での転職は、退職ではなかったと考えられる。というのは、ほとんどの退職者には退職金が支払われており、転勤ならば考え難い。実際『年報』ではこのようなケースは「転入」、「転出」という扱いで記載され、その数が一致しているから、「三菱」社内での転勤である。第二の問題については、『年報』に「三菱合資会社、分系会社及関係場所役員雇員異動竝年末現在表」があり、三菱に雇傭される人員は大別して「役員」と「雇員」からなり、前者は「本社辞令使用人」と「場所限傭員」（一九二〇年には「准員」）からなっている。大正八（一九一九）年末における「役員」は計五六八

図8—3　三菱各社社員の月別死亡者数〔1917年—1920年〕

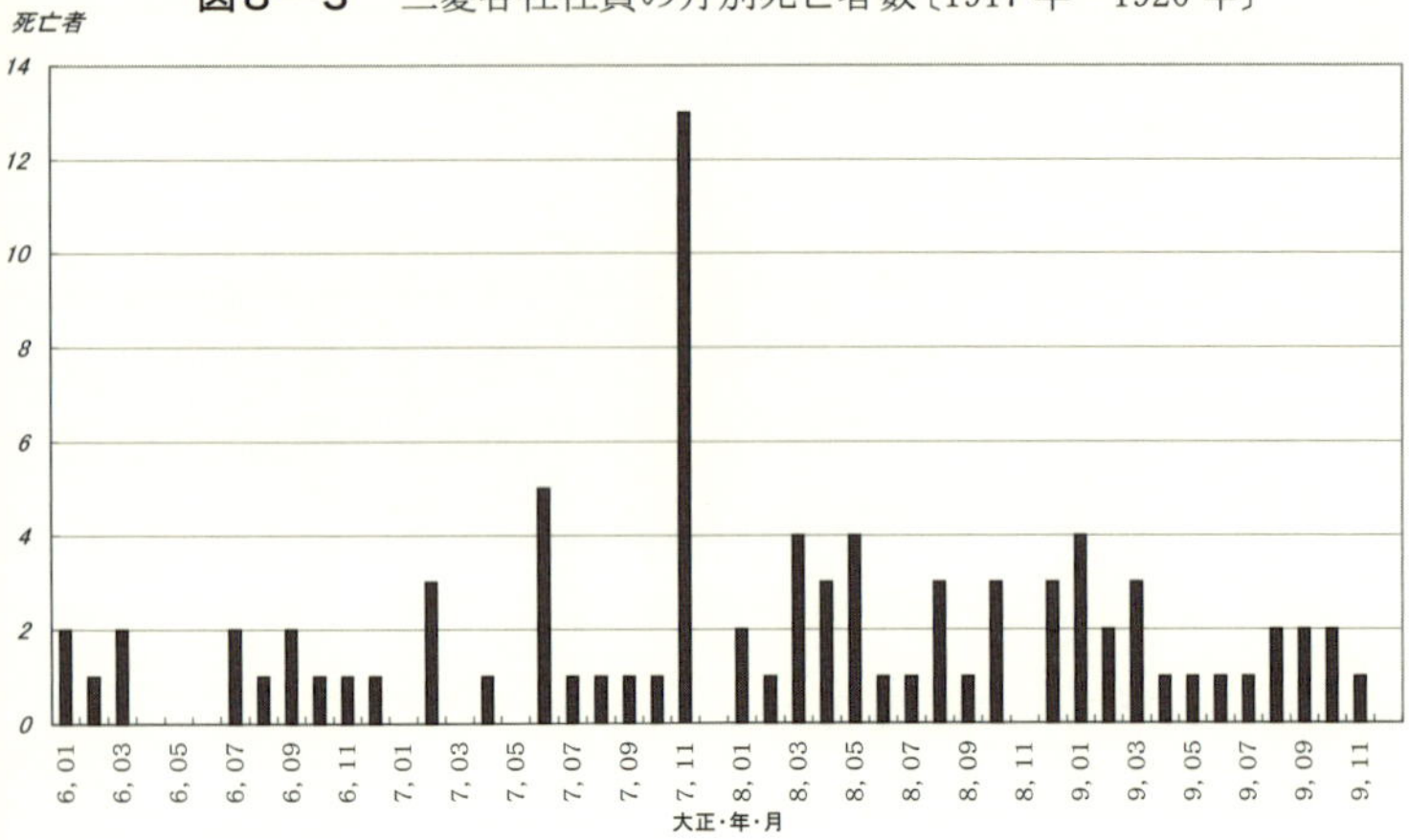

一人、うち「本社辞令使用人」は二八一六人であった。この「本社辞令使用人」の動静が『社史』に掲載されたのではなかろうかと思われる。その数は、大正七（一九一八）年末には二三三五人、大正九（一九二〇）年末には三四八七人と、急速に増大している。第三の従業員数の問題もそこから解決される。

　スペイン・インフルエンザ流行期間（一九一八年六月一日—一九二〇年六月三〇日付）内の「役員」の死亡者数は、『年報』によれば、五九人であった。これがすべてインフルエンザの犠牲者であったとはいえない。しかし、「春の先触れ」期（一九一八年六月）の五名、「前流行」期（罹患者の死亡の遅れを考慮し、一九一八年一一月—一九一九年六月とした）の二八名、「後流行」期（同様の理由で、一九一九年一二月—一九二〇年六月とした）の一四名は突出している。すなわち、インフルエンザ流行期に四七名の死亡があり、そのすべてがスペイン・インフルエンザの犠牲者だったわけではないとしても、その多くがそうだったとみなすことができるだろう。

図8―3は、大正七・八・九（一九一八・一九・二〇）年における三菱各社の月別にみた「役員」死亡者数である。これによると、非流行期には一―二名であった死亡者は、大正七（一九一八）年六月、「春の先触れ」の時期、同年一一月の「前流行」期に突出し、大正八（一九一九）年三月―五月の「前流行」末期、大正九（一九二〇）年一月をピークとする「後流行」期に集中している。とはいえ、大正七（一九一八）年一一月の一三名死亡は多すぎ、内容を検討する必要がある。

鉱山など生産現場に多い犠牲者

そこで『社史』にある死亡退職者には、勤務の系列会社に関する情報が掲載されているので、これを見てみると、大正七（一九一八）年一一月の死亡者一三名の内訳は、三菱鉱業九名、造船二名、製鉄一名、商事一名であった。断然生産現場に勤務していた者が多い。三井系の各社と異なり、三菱系の各社は、生産現場をより多く持ち、そこで勤務する「役員」も多かったと考えられる。とくに三菱鉱業は、鉱山であれ、炭坑であれ数多くの「役員」技術者が現場で勤務していた。彼らの多くが「前流行」襲来時に犠牲になったと考えられる。福井県の九頭竜川上流の面谷鉱山だけで五名の犠牲を出しているが、この鉱山では、インフルエンザ・ウイルスが猛威を振ったに違いない。

ところで、三菱各社に働く現場労働者の状態についての記録はないのだろうか。『年報』には、月別統計の形式で系列各社の死亡者数が掲載されている。最も大きな犠牲を出しているのは「三菱鉱業」

図8―4　三菱鉱業労働者月別死亡者数〔1918年―1920年〕

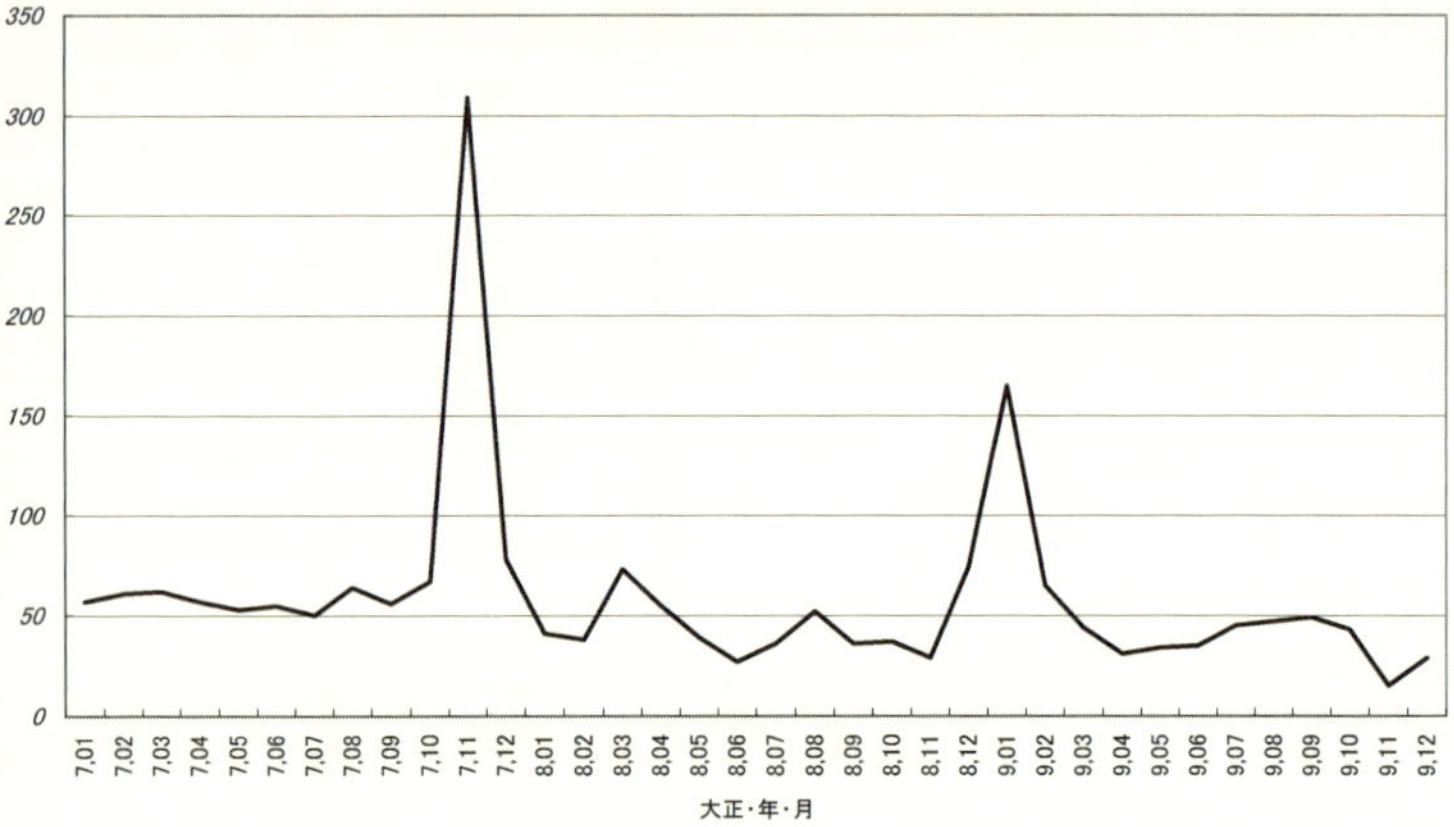

で、「役員」の場合と変らない。図8―4に鉱業（炭坑を含む）労働者の大正七・八・九（一九一八・一九・二〇）年における月別死亡者数を示した。鉱山労働は危険を伴う作業であり、インフルエンザの流行していない平常年でも月平均五〇名前後の死亡者を出していたが、「前流行」期の大正七（一九一八）年一一月には約六倍に跳ね上がった。その後は小康状態が続いたが、「後流行」期の大正九（一九二〇）年一月前後にもう一つのピークがあり、前後の月を合算すれば平常月の五倍近い犠牲者を出している。

鉱山に働く者は、「役員」であれ、労働者であれ、普段から粉塵を吸い、呼吸器を痛めていたから、インフルエンザ流行には抵抗力が弱かったのである。おそらく、職種別には、スペイン・インフルエンザの犠牲者は、鉱山で働く者が最も高かったのではないだろうか。

東京市電気局

罹患者の多かった「春の先触れ」

東京市電気局は、市民に電力を供給し、また市内電車を走らせる組織であった。大正七（一九一八）年の統計[15]によれば、同年中の東京市電気局の受電総量は、電車用が六一五三万キロワット、電燈および電力用が六四四一万キロワットとなっている。[16]電燈用や電機用の電力は、市電気局より大部分は民間の会社によってなされていたので、市電気局の主な事業は市電の運転である。この時期、東京市内の公共交通機関は、国有鉄道（当時は鉄道院）が東京、上野、万世橋、両国橋とターミナル方式を解消しきれず、したがって現在のような山手線の環状運転、中央線の東京駅乗り入れ、総武線と中央線の連絡運転もなかった。いわんや地下鉄は片鱗もなく、バスも市内では運転されていなかった。市内の交通は、もっぱら市電によっていたのである。しかし、道路拡幅をせず、舗装も充分でないところを、軒をかすめて走る電車は満員で事故も相次ぎ、折から走り出した自動車との衝突は絶えず、当時の新聞紙面を賑わしている。人口二三〇万を越え、他から入ってくる旅客も加えて輸送する市電は、車両一四五三両を有していたが、九〇八両は収容人員の少ない四輪車で、ボギー車の増備が叫ばれていた。この市電を動かす人員は、大正七（一九一八）年末時点で、監督二七五名、車掌三〇一七名、運転士二一一八名、信号人等二一七人、計五六二七人である。[17]

このような人員を擁する東京市電気局において、従業員の疾病調査が行なわれ、報告書が残されて

図8―5　東京市電気局月別感冒患者数〔1918年―1920年〕

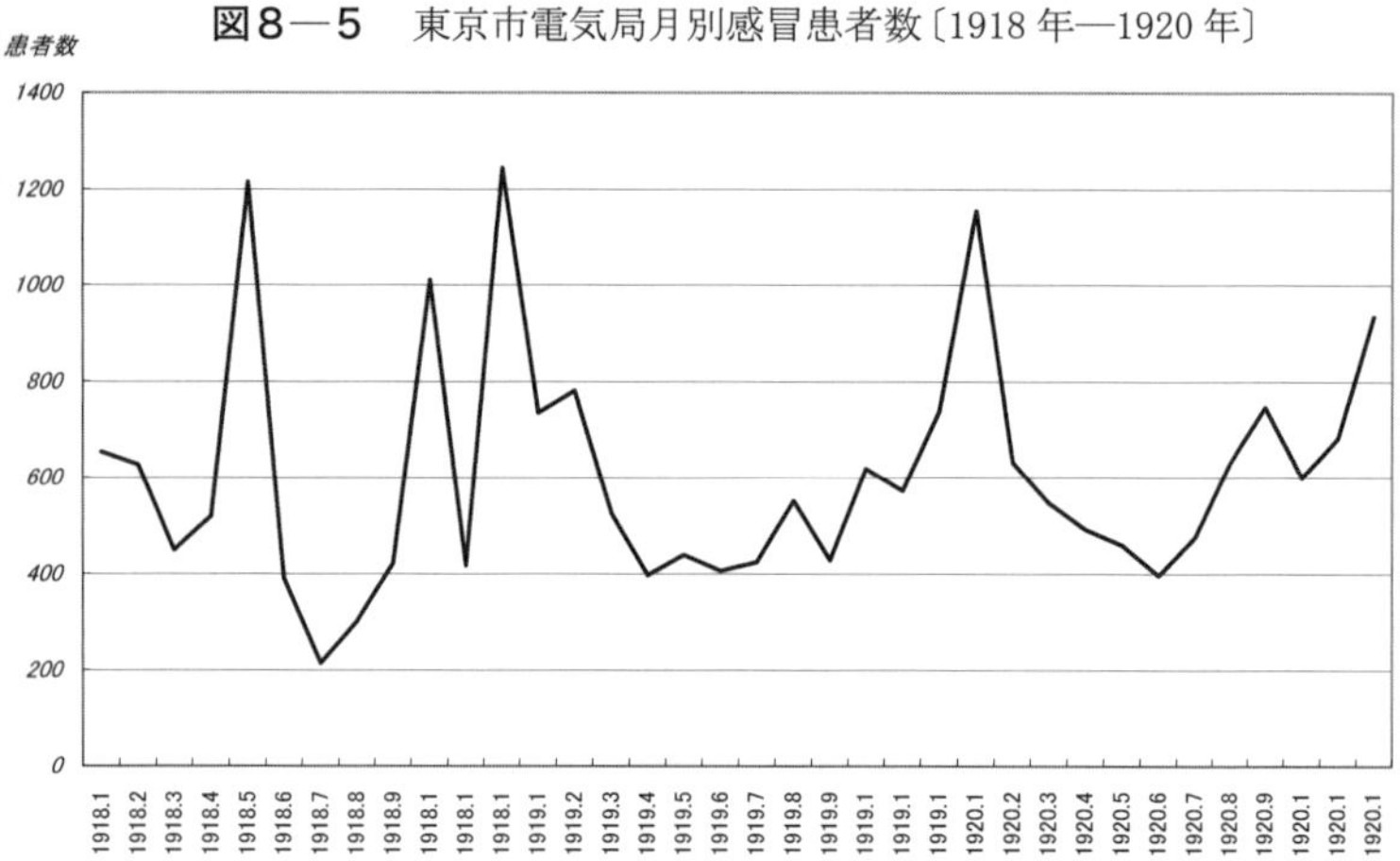

いる。[18] 調査の行なわれた大正七―九（一九一八―一九二〇）年は、ちょうどスペイン・インフルエンザ流行期であり、これを用いてその時期の市電気局従業員の健康状態を検討する。

この調査資料は、ほぼ当時の病因大分類別に、電気局の職種ごとの患者数を毎月表にし、これを一つにした折りたたみの大表、三年間合計した毎月の職種ごとの患者数グラフからなっている。「流行性感冒」は、大分類の「全身病及伝染病」に含まれているが、患者数はインフルエンザが猛威を振った時期においてもほとんどゼロであって、この調査では「流行性感冒」としてカウントされていなかったことがほぼ明らかである。それに代わって、「感冒」の項目が「全身病及伝染病」にあり、これをもってインフルエンザに関連する病症とみることができる。そこで、インフルエンザの流行を見た大正七（一九一八）年の一月から、それが終息した大正九（一九二〇）年の一二月に至る間の「感冒」患者数の推移を**図8―5**に示した。ただしここでは原表にある「新患」、「旧患」を合計した。

図をみると、凹凸が激しいが、大正七（一九一八）年五月の「春の先触れ」、一一月、大正八（一九一九）年一月の「前流行」、大正九（一九二〇）年一月の「後流行」と、患者数のピークはすべて流行時期に対応している。平常月の水準を四〇〇人とすると、インフルエンザ流行のピーク時にはその三倍に達する「患者」が出たとみることができるだろう。

この資料は、健康調査なので死亡に関する情報は掲載されていない。しかし、他資料にはない、「春の先駆け」時の患者数が出ており、それがかなりの人数であったことを確認できる。

大角力協会

「角力風邪」

同様に「春の先触れ」の存在を証言する資料として大角力関連の資料を挙げることができる。第2章で示したように、大正七（一九一八）年五月の東京夏場所は、流行性感冒による休場者が相次ぎ、「角力風邪」という言葉が生まれたほどであった。**表8—4**に、各場所終了後、勧進元の「大角力協会」が発表する公式記録「星取表」[19]により、大正六（一九一七）年春場所から大正九（一九二〇）年夏場所まで四年間八場所における各力士（十両以上）の休場数を示した。実際には、各力士の休場という より、「星取表」に「や」の字が附されている回数である。というのは、現在と異なり、不戦勝、不戦敗はなく、取組発表後、休場した力士に「や」の字が付くのはもちろんだが、その取組相手力士にも

表8－4　大角力協会各場所（東京）休場者数〔1917年―1920年〕

場　所	大正6春	大正6夏	大正7春	大正7夏	大正8春	大正8夏	大正9春	大正9夏
「や」0	22	34	21	25	28	28	38	29
「や」1	8	4	8	8	6	6	1	4
「や」2		1	3	1	1			
「や」3	1	1	2	2			1	1
「や」4		1	1	2		3		
「や」5	4	2	3		5	4	2	5
「や」6	3	1	3	1			1	
「や」7	1	1	2		1	1		
「や」8	1			1	1	1		
「や」9	3		1	1				
「や」10	3	1	4	5	4	3	1	5
計（関取力士数）	46	46	48	46	48	46	44	44
Aや	24	12	27	21	18	18	6	15
Bや	16	8	19	13	12	12	5	11
Bやの割合（%）	34.8	17.4	39.6	28.3	26.1	26.1	11.4	25
延取組数A	230	230	240	230	230	230	220	220
延取組数B	182	206	186	188	194	195	208	190
B／A（%）	79.1	89.6	77.5	81.7	84.3	84.8	94.5	86.4

（注）各場所後発表される大角力協会の「星取表」から筆者が作成。「Aや」は,「や」が1回でもあった力士の数,「Bや」は,「や」が2回以上あった力士の数を示す。「延取組数A」は,「や」がなかった場合のその場所の総取組数,「延取組数B」は,実際の取組総数を示す。

「や」の字が付いた。したがって、「や」の字の数は直ちに休場を意味するわけではない。表において「や」が一回という力士が多いのはこのような理由からであろう。当時は一場所十日であったから、「や」十回は全休である。

ところで、**表8―4**によると、大正七（一九一八）年の夏場所は特別に休場者が多かったわけでもないように見える。「や」印が付いている力士の数は、むしろ大正六（一九一七）年の春場所、大正七（一九一八）年の春場所の方が多かった。これは季節にもよるのだろうが、大正七年夏場所の唯一の特徴は、全休者が五人いることである。上述のようにこれに「ほとんど全休」（「や」が八から九）を加えると、七人の力士が全場所またはほとんど全場所休場し、このような例は他の場所にはみられない。かれらは流行性感冒で熱を出したり、充分な稽古ができなかったりしたので休場し、「角力風邪」の名前が付けられたのだろう。また、もう一つの特徴として、大正七（一九一八）年夏場所としては、他のどの年の場所よりも「や」の字の付いた力士数が多く、「や」が一件もないと仮定した場合に対する実際の取組数の割合が最も低いことである。こうなると、「角力風邪」という命名は当を得ていた、とも言える。

「先触れ」で免疫を得た力士

確かに休場者は高熱のため寝込んだのだが、死亡者は出なかった。そしてこのときの流行性感冒は症状の軽い「先触れ」で、逆にこのとき罹患した者は、一種の免疫を得たのであろうか、翌年の春場所や、さらに次の年の「後流行」を無事乗り切り、その後の角力界としても、この場所のように多数

表8—5　慶應義塾大学学生の中途退学者数と死亡者数〔1917 年—1921 年〕

	死亡	病気	その他	計	在学生数	死亡率
1917 年	8	84	376	468	3746	2.1
1918 年	24	95	325	444	4111	5.8
1919 年	31	77	313	421	4911	6.3
1920 年	32	73	391	496	4954	6.5
1921 年	25	59	330	414	4762	5.2

出典：慶應義塾学事及会計報告。

の「や」を出すことはなかった。

慶應義塾大学

民間における青年・壮年層の被害の実態

軍隊と同様、学校も集団生活をすることから、インフルエンザ・ウイルスにとって格好な標的となった。ほとんどの新聞が、インフルエンザは、まず小学校で蔓延し、その後、中等学校へうつり、各校で休校措置がとられたと伝えている。

しかし、もしスペイン・インフルエンザが、二十歳以上の青年・壮年層に最も大きな被害を与えたとするなら、小中学校より、大学・高専の学生に被害が大きかったに違いない。

そこで、慶應義塾大学の場合を見ることにする。当時の学制では、小学校で六年間、中学校で五年間学んだ後、慶應義塾大学予科に入り二年間、ついで学部三年間在学というコースが一般的であった。したがって、大学在学生は、徴兵検査の結果、入営する年齢の兵士と同一の年齢層であり、事実、『学籍簿』には、徴兵による一時休学者が何人も見られる。

そこで、慶應義塾大学所蔵の「慶應義塾学事及会計報告」、および「学

籍簿 大学部第一号―第九号」により、慶應義塾大学学部および予科在学生の在学者数と退学者数（死亡退学を含む）を見ると、**表8―5**のごとく、「前流行期」の一九一八年に死亡者数、死亡率とも急増している。病気による退学者も増えている。ただし、インフルエンザが終息した一九二一年になっても、死亡者、病気退学者は流行以前より多い。これはこの統計が、月単位ではなく、年単位なので、スペイン・インフルエンザの影響を明確に反映していないとも言える。しかし、インフルエンザが青年層を襲った証拠として、その特徴を捉えていることは確かであり、不十分ながらも、今後なすべき研究の方向を示すためにもこの表を掲載する。

帝国学士院

罹患と外出忌避による欠席者の増加

スペイン・インフルエンザ来襲を、帝国学士院（当時は院長・穂積陳重）会員も免れることはできなかった。大正七（一九一八）年五月から大正九（一九二〇）年三月に至る間の総会出席率を**表8―6**に示した。出席率を求めるためには、会員の現員数と総会出席者数を知る必要がある。このうち現員数は、『日本学士院要覧』[20]の物故会員の選定年月、退任年月から求めた。これでみると、インフルエンザ流行以前の大正七（一九一八）年五月、六月頃は、総会への出席率は七五パーセント以上であったのが、七月以降は五〇パーセント前後に減り、四〇パーセント以下になる時もあった。やはりインフルエンザ流行時に、自身や家族が罹患したか、外出を避けたためであろう。

表8—6　帝国学士院総会出席状況〔1918年—1920年〕

年月	現員	出席者数	出席率（%）
1918年5月	50	40	80.0
6月	52	39	75.0
7月	52	18	34.6
10月	52	28	53.8
11月	52	27	51.9
12月	51	23	45.1
1919年1月	51	19	37.3
2月	52	26	50.0
3月	53	23	43.4
4月	54	24	44.4
5月	53	29	54.7
6月	53	25	47.2
7月	53	31	58.5
10月	52	30	57.7
11月	50	20	40.0
12月	51	24	47.1
1920年1月	51	31	60.8
2月	51	25	49.0
3月	51	28	54.9

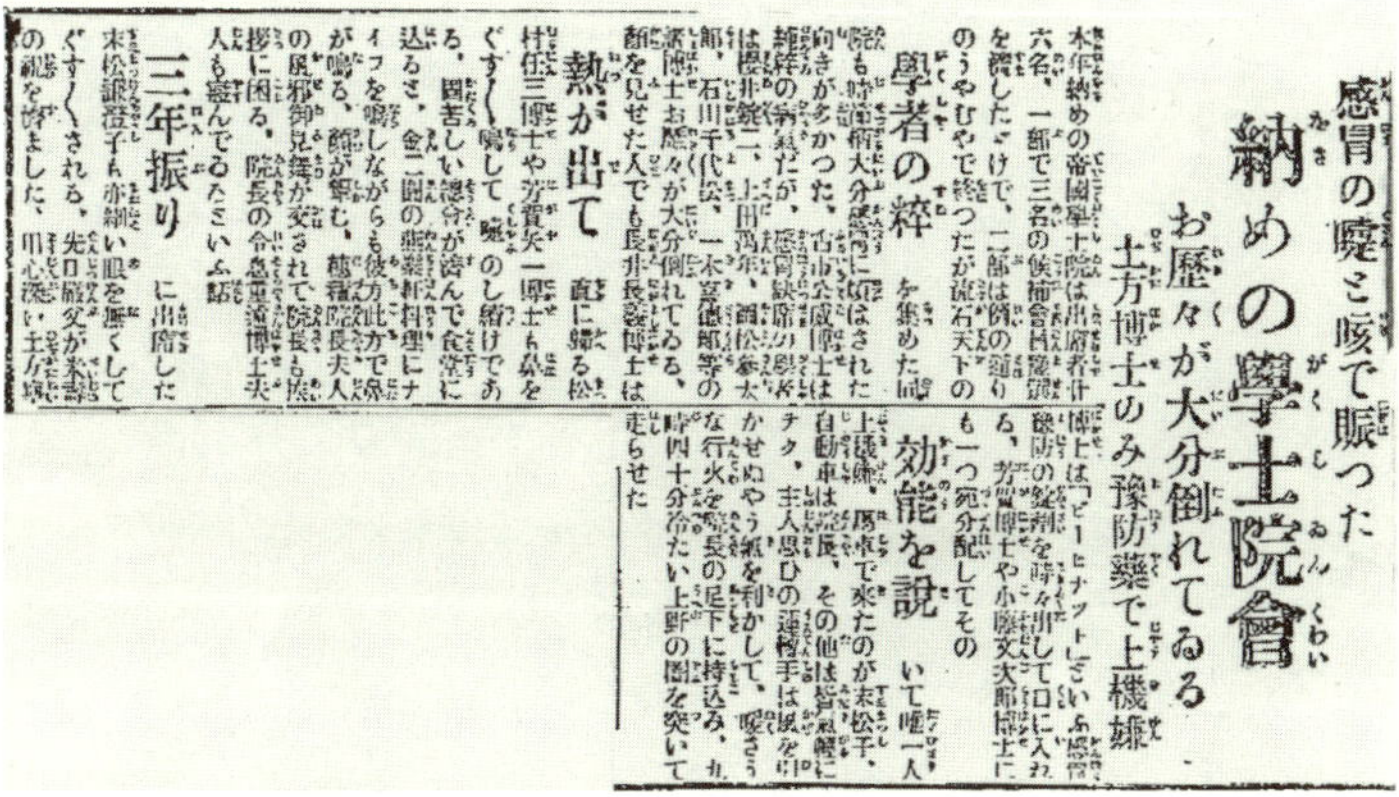
感冒の噂と咳で賑つた
納めの學士院會
お歴々が大分倒れてゐる
土方博士のみ豫防藥で上機嫌
學者の粋
効能を説
熱が出て
三年振り

写真8—5　『読売新聞』1919年12月15日付

インフルエンザによる物故会員は大正七（一九一八）年一一月二一日に亡くなった中島力造会員一人であったと思われる。中島力造氏は東京帝国大学の倫理学の教授で、『東京朝日新聞』は一二三日の紙面で、「中島力造博士　一昨日午後突然逝去す　感冒より肺炎に変化」との二段の見出しでその死を伝えている。六十一歳であった。桑木厳翼博士が談話を発表し、中島博士が留学した英米の倫理学に長じ、なかんずくグリーン[21]の学説の紹介者、自由意志に関する絶対論派の倫理説の唱道者であったことを述べている。中島教授死去の報は全国各紙にも掲載され、その影響の大きかったことを物語っている。当時、日本の哲学界は京都大学において西田幾多郎教授を中心とする「京都学派」が誕生しつつあり、東京大学にとって中島教授の急逝は痛手であったに違いない。

なお、大正八（一九一九）年一二月の例会の模様を、『読売新聞』（一五日付、**写真8—5**）が伝えている。当時一二月は納会だったようである。本院の記録では出席者は二四名であり、二名違っているが途中帰宅者もあっただろうから、ほぼ記事の通りであっただろう。出席は定員の四割という寂しい納会であったが、記事をのぞいてみよう。

学士院も「(前略) 時節柄大分感冒に煩わされた向きが多かった。古市公威博士(工学——カッコ内は速水による) は純粋の病気だが、感冒欠席の学者は桜井錠二(化学)、上田萬年(言語学)、岡松参太郎(民法)、石川千代松(動物学)、一木喜徳郎(憲法) 等の諸博士お歴々が大分倒れてゐる。顔を見せた人でも長井長義博士(薬学) は熱が出て直に帰る。松村任三博士(植物学) や芳賀矢一博士(国文学) も鼻をぐずぐず鳴して嚔(くしゃみ) のし続けである。固苦しい総会が済んで食堂に込ると、金二円の燕楽軒料理にナイフを鳴らしながらも彼方此方で鼻が鳴る、顔が顰む(しかむ)、穂積院長夫人の風邪御見舞が交されて院長も挨拶に困る。(中略) 用心深い土方寧博士(民法) は「ビーヒナット」という感冒予防の錠剤を時々出して口に入れる。芳賀博士や小藤文次郎(理学) 博士にも一つ宛分配してその効能を説いて唯一人上機嫌(後略)」。スペイン・インフルエンザ流行下の学士院納会の状況が伝わってくる。

文芸界

スペイン・インフルエンザは文芸の世界と無縁ではなかった。ここでは、国内の犠牲者と、インフルエンザを主題にしたり、それに触れた文学作品のいくつかを紹介したい。

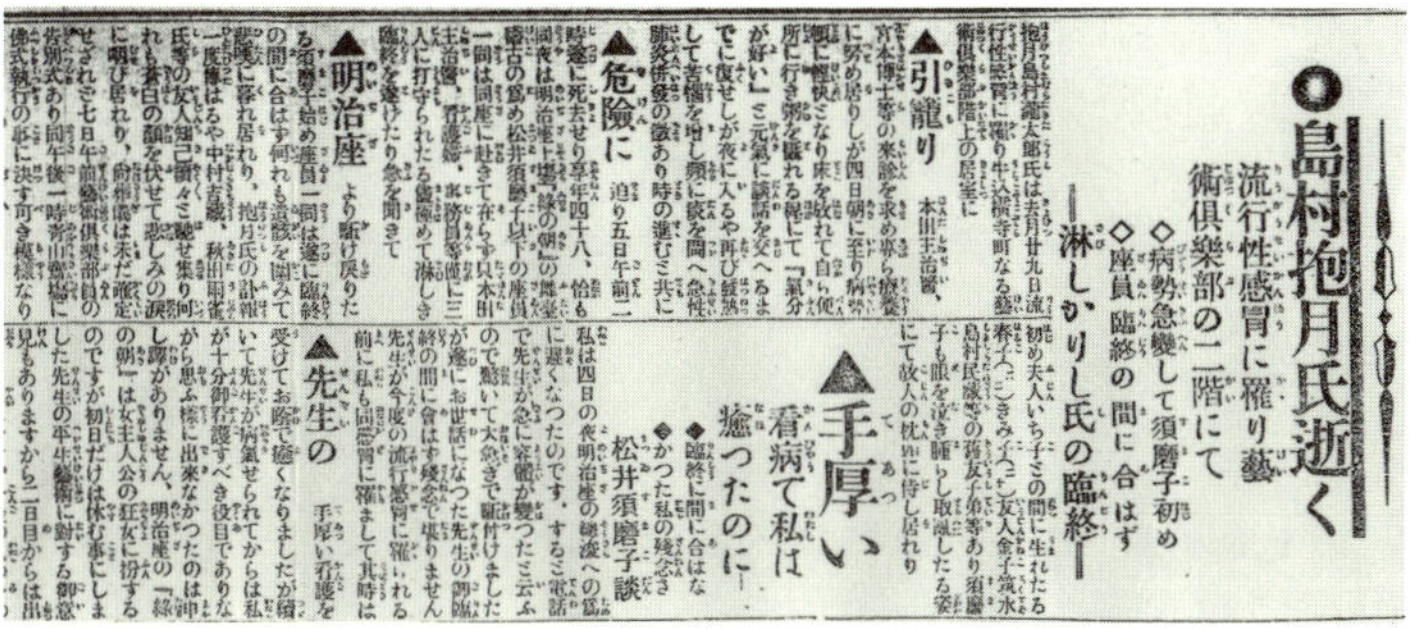

島村抱月氏逝く

流行性感冒に罹り藝術倶樂部の二階にて

◇病勢急變して須磨子初め

◇座員臨終の間に合はず

―淋しかりし氏の臨終―

▲引籠り

▲危險に

▲明治座

▲手厚い看病て私は癒つたのに―

◆臨終に間に合はなかつた私の殘念さ

松井須磨子談

▲先生の

写真８―６　『東京朝日新聞』1918 年 11 月 6 日付

犠牲者

スペイン・インフルエンザといえば、必ず名前が出てくるのが島村抱月である。劇作家・演出家として活躍した抱月は、新劇運動を通じて演劇を広めたことで著明であった。しかし、大正七（一九一八）年一〇月末、スペイン・インフルエンザに罹患、一一月五日、芸術倶楽部で没した。これをさらに有名にしたのが、抱月が育て、恋愛問題にまで発展した相手の松井須磨子が翌年一月、自殺したからである。(22)

ともかく、抱月の死に関する当時の新聞報道は、一一月六日の『東京朝日新聞』（**写真８―６**）において、以下のごとくであり、他紙もほとんど変らない。見出しは「島村抱月氏逝く　流行性感冒に罹り芸術座倶楽部の二階にて　病勢急変して須磨子初め座員臨終の間に合わず　淋しかりし氏の臨終」。本文は、氏が一〇月二九日罹患、牛込の芸術座倶楽部の居室で療養、四日には、一たん病状は回復したかに見えたが、夜になると急変、肺炎併発の模様で、五日午前二時死去、とある。このような状況だったので、死去に際して、傍らには主治医、看護婦がいるのみであった。大正七（一九一八）年一〇月末から一一月初旬は、東京におけるインフルエンザ流行のピークで、多数の罹患者を出し、死亡者の多い時期であった。

抱月以外では、あまり知られていないが、将来を嘱望されていた画家、村山槐多も、大正八（一九一九）年二月、インフルエンザの犠牲となった。村山の作品はほとんど残されていないが、大正三（一九一四）年の第一回二科展に十八歳で入賞した水彩画があり、大正六（一九一七）年、第四回日本美術院展に出品、院章を授賞されている。その画風は、強烈な青と赤を基調とする色彩、大胆な筆致によって、個人的主張を正面に押し出した画期的なものであったとされ、二十三歳という早世が惜しまれている。[23]

文学作品

海外（英語圏）におけるスペイン・インフルエンザを主題にした文学作品についてはすでに述べた。日本においてはどうだったのだろうか。唯一反応を見せたのは、台頭してきた白樺派の作家であった。関川夏央氏によれば、「大正七年秋から大正八年にかけて、スペイン風邪が流行した……。（志賀）直哉は満一歳半の留女子がスペイン風邪に感染することを神経質なまでに恐れ、ときに女中として雇った村娘の不注意をきびしく叱咤した。このことは大正八（一九一九）年四月「白樺」に発表した『流行性感冒と石』（のち『流行感冒』と改題）に書かれた[24]」。

「石」とは、雇った女中の名前で、この頃、志賀は手賀沼のほとり、我孫子に住んでいたから、付近の農家の娘であろう。志賀は長男を亡くしているので、子どもには余計心配だった。娘をどこにも出さぬようにし、ちょっとしたことでも不機嫌になった。町に芝居がやってきた晩、「石」が外出したことを疑い――結局行っていたのだが――、「石」を辞めさせるところだったのを妻の説得で留まった。流行性感冒は次第に下火になったが、家に入れた植木屋が罹患し、それから主人公、妻、東京から呼んだ看護婦、もう一人の女中に罹り、とうとう娘も罹患し、罹らなかったのは、もう一人の看護婦と「石」だけだった。作品は、その「石」が結婚のため辞めるところまで続くが、志賀は、この間の自分の気持ち、時には「石」の行動に対して、どなりつけたり、憐れんだり、そのような自分に対する嫌悪感を書いている。

白樺派のもう一つの作品は、武者小路実篤の『愛と死』である。インフルエンザ流行後二〇年以上を経て発表されたこの作品は[25]、現在でも読者を有する作品である。恋人の婚約者を日本において、ヨーロッパに出かけた主人公が、帰途、香港で彼女のインフルエンザによる急死を知らされ、慟哭する物語である。バラ色の世界から舞台が暗転し、感性の文学としての白樺派の面目躍如たるものがある。しかし、志賀直哉同様、第一次世界大戦の文字一つ出てこない。事の良し悪しは別として、英米の文学に通底する「社会性」に欠ける作品となった。日本文学の底に流れる耽美主義が反映されているように思う。

戦後では、気の付いた限り、宮尾登美子が『櫂』のなかで、高知市を襲ったスペイン・インフルエンザのさなか、主人公の岩五が貧窮の底にある人々を救おうとする場面を描いている。激しい気性を持った主人公の、誰にも真似のできなかった一面を知らされる[26]。

最後に、日本国内の流行ではないが、地中海派遣の第二特務艦隊をめぐる出来事を中心に書かれた、秋月達郎『マルタの碑』では、スペイン・インフルエンザにより、休戦条約締結後、マルタやイギリスで乗組員の何人かが死に、愛人と死の別れをしなければならなかった者もいたことがストーリーの一つとなっている。(27)

以上が、スペイン・インフルエンザについて触れていることがともかく知りえた文学作品のすべてであるが、もしそうだとすると、あまりに少なすぎると言わざるを得ない。版を重ねたのは、武者小路の作品くらいであるが、アメリカのアン・ポーター『幻の馬・幻の騎手』のように未だに多くの読者を持ち、一時代を代表するような作品は遂に生まれなかった。国内で五〇万人に達する死者を出したスペイン・インフルエンザは、日本の作家の心を捉えなかったのだろうか。

日記にみる流行

ここで採り上げる日記は、すべて印刷刊行されているものである。全国の図書館・文書館には、手稿本を含め、多数の日記が所蔵されているだろうし、個人の邸宅にも、ひそかに眠っているに違いない。歴史研究者は、書簡を含め、そういった第一次資料を掘り起こすべきであろうが、これには膨大な時間と費用が必要である。ここでは、身の回りの図書館から得ることのできる、ごく一部の日記に限定せざるを得なかった。

原敬日記(28)

「平民宰相」として、大正七(一九一八)年九月内閣を組織した原は、国内的には戦時景気の最終段階を利用して地域開発を行い、国際的には親アメリカ路線をとって人気を博したが、就任早々スペイン・インフルエンザに罹った。一〇月二六日の項には「風邪にかゝり、夜に入り熱度三十八度五分に上る」とある。二九日には、「午前腰越より帰京、風邪は近来各地に伝播せし流行感冒(俗に西班牙風と云ふ)なりしが、二日間斗りにて下熱し、……」。三〇日、「……枢密院の会議ありしも、余流行感冒後一週間を経ざるに付御前に出づる事を遠慮して出席せず」。

一一月一日、「皇室典範の追加枢密院の議に上る。余は流行感冒全快後一週間を経ざるに因り出席遠慮せしも出御なきに因り出席然るべしと枢密院よりの申越に付出席したり」。九日、「過日来の風邪全快せざれば休暇を利用して腰越別荘に赴きたり」。

一二月四日、「風邪引籠中なりしが東京各組合団体の聯合会より招待せられ兼ての約束に付押して出席し一場の演説をなしたり」。五日、「風邪の為め終日引籠療養せり」。一五日、「風邪全快せず、且つ日曜日なるを以て腰越別荘に留る」。罹患者は首相のみではなかった。一九日、「田中陸相発熱の為め出席せず」。

しばらく間を置き、翌大正八(一九一九)年三月になると、一日、「……腰越別荘に赴く、風邪全く快方ならざるに因る」(帰京は四日――この間に朝鮮においていわゆる三・一事件が起こった――速水注)。九日、罹患し、欠席の多かった内田外務大臣が出席できないので、原が自ら外務省を訪れ、アメリカ上院における国際聯盟加入反対の状況、石井駐米大使更迭といった重要案件を聴取している。二二日、「……風邪も全快せざるに因り午前腰越別荘に赴きたり。少々発熱し殊に咽喉甚だ悪し」。

以上の原の「風邪」が、どこまでスペイン・インフルエンザによるものであったか、知る由もないが、当時六十一歳になっていた原がこれほど「風邪を引いた」のは、むしろ一つにはインフルエンザを懼れたからかもしれない。また、枢密院顧問官や、大臣に罹病者が多かったことは、当時の新聞も伝えており、内政外交多端な折に、原の構想がスムーズに展開しなかった可能性も考えられる。

秋田雨雀日記㉙

秋田は同門で先輩の島村抱月と親しく、松井須磨子をもよく知っていたから、抱月の病死、須磨子の自殺に関する叙述が多い。その前に、大正七（一九一八）年五月、インフルエンザの「春の先触れ」、いわゆる「角力風邪」に罹っていた可能性を示す記述がある。一六日、「すこし発熱した」。一七日、「すこし発熱したが発汗したらたいへんいい気持になった」。

しかし、一〇月二六日には、「風邪。ひじょうな発熱！　苦しい。身体が痛んでしかたない」。二七日、「風邪。ますますいけない。全身が痛む。発熱（流行性感冒）」。三〇日、「ぼくは風邪がなおったが、島村先生は須磨子と共に流行性感冒に苦しめられている。すこし心臓が弱いので、島村先生は呼吸困難を感じていられる由だ。医者を呼んで診てもらったそうだ。須磨子はかなりよくなったようだ」。三一日、「……島村先生はかなり悪いので明治座へはゆかれないようだ」。

一一月二日、「……島村先生はまだいけないようだ……」。四日、「二時ごろ、島村先生危篤の報に接した。なんとも名状しがたい不安が襲うてきた」。五日、「午前二時七分前、師島村抱月は芸術倶楽部の一室で死んだ。みんな明治座の舞台から帰ったときはまったく絶命していた」。

この後は、葬儀、納棺、墓参、遺産配分（島村家と須磨子間での）、芸術座の件が記されている。一四日には、「家に帰ると、井出正一氏の死んだ電報が来ていたので、急に着物を着かえてくやみにいった。……（たびたび死を見せられると、死に対する驚きがすくなくなる）」。

翌年一月五日の須磨子の自殺については、直接にはインフルエンザとは関係ない記述なので略すが、秋田は須磨子の抱月没後の恋愛関係、松竹との関係などに触れている。

翌大正八（一九一九）年も同じ頃、秋田は風邪を引いた。また、知人の流行性感冒による死亡も伝えている（一九二〇年一月一九日付）。

善治日誌[30]

この日記は農民の日記として貴重なものなので、スペイン・インフルエンザ関連の記事を取り出した。大正九（一九二〇）年二月九日（陽暦[31]）の項に「……午後二時頃ヨリ風邪予防ノ注射シテモライ木ノ内ノ教員住宅ニ行キ……」とあり、善治自身が予防ワクチン注射を受けたことが分かる。翌三月一五日の項には家族の「敬四郎瀬見ニ湯治一週間前行キタルガ瀬見デ風邪流行ノ為メ昼迄帰リ来ル……」。一七日には敬四郎が「瀬見ヨリ風引テ来リ居ルニ付宮内ノ大井医師ニ小間使モ行キ」。

一八日になると、「敬四郎風引テ咳スル為メ観音寺村ノ南ノ咳止大師ニ咳止メテクレトテ拝ミ行キ」と、敬四郎が湯治先でインフルエンザに罹患したことを認めている。

そして罹患したのは敬四郎だけではなかった。三月二〇日には「休ミ　風引テネテ休ミ」。翌二一日も「……休ミ　風引テ休ミ」と二日間であるが寝込んでしまった。善治の症状は比較的軽かったが、罹患した敬四郎の名が日誌に戻るのは五月二日で「風引直リテ敬四郎今日ヨリ馬耕セリ」とある。約一カ月半、農作業から離れざるを得なかった。

その他何人もの人の日記がスペイン・インフルエンザに触れている。ただ、それらはまさに「触れる」に過ぎないので、一人一人引用はしない。森鷗外[32]、永井荷風[33]、魯迅[34]らの日記で触れられている。逆に、当然、何か記録されていてもいいと思われるのに、不思議に一行の記載もないのは、かつて人口や衛生に強い関心を示し、調査を行ない、様々な政策も実施した後藤新平の日記である。後藤は日本で「前流行」が激しかった頃、国外に出ていたが、そのことも何か関係しているのかもしれない。

注

(1) 神奈川県警察部衛生課『大正七・八年、八・九年　流行性感冒流行誌』神奈川県警察部、一九二〇年。なお、この資料は、慶應義塾大学経済学部友部謙一教授の主催する文科省先端研究「暦象プログラム」による収集資料である。

(2) 小嶋美代子『明治・大正期の神奈川県　人口構造と変動を中心に』麗澤大学出版会、二〇〇四年。なお該書は、『神奈川県統計書』『横浜市統計書』等を駆使し、いままで明らかにされていなかった明治・大正期の諸人口指標を示し、さらに計算の基礎となった統計資料がCD—ROMで付属しているので、詳細な統計数値を得ることができる。スペイン・インフルエンザについては、同書一三八—一四一頁参照。また、大正二—四（一九一三—一五）年と、大正七—九（一九一八—二〇）年の年齢別死亡率の比較が図4—14（一一七頁）に示されている。図でみると、大正七—九（一九一八—二〇）年の方が全体として高く、とくに、年齢二十歳—四十歳で二つの線の乖離が大きい。

（3）たとえば、九月二日、アメリカより入港した東洋汽船会社「安洋丸」では、航海中に十六名のインフルエンザ患者を出した旨報告されている。『流行誌』四七頁。

（4）『流行誌』四七頁。なお、同書によれば、「続イテ同地ノ小学校、工場等ニ蔓延ヲ見タ……」とある。『新報』では、一〇月一七日付で、小田原における流行性感冒猖獗を伝えた。

（5）『流行誌』四八—四九頁所収の「流行性感冒郡市別患死者調」による。

（6）ただし、浦賀丸船長の死亡は、後述の『三井物産社報』には出てこない。船舶には傭船等、多くの利用形態があり、船長は三井物産の社員ではなかったものと思われる。

（7）タコマは、アメリカ西海岸シアトルの南に位置する都市で、日本人移民が多く居住していた。

（8）『国史大辞典　第十四巻』吉川弘文館、一九九三年、「横浜貿易新報」の項目による。

（9）与謝野は一一人の子どもを産んでいる。

（10）原表が町村別であるにもかかわらず、市郡別にまとめたのは、当時の神奈川県の市町村数が約二〇〇あり、到底一つの表にできないこと、小人口の村の数値をそのまま示すと、数値の幅が非常に大きくなるからである。なお、当時の「郡」の位置と中心地を示すと、久良岐郡は横浜市の南に隣接し、現在の金沢区、橘樹郡は、現在の川崎市と隣接する横浜市の一部、都筑郡は現在の横浜市都筑区、三浦郡は三浦半島、鎌倉郡は戸塚・藤沢附近、高座郡は藤沢・茅ヶ崎から座間・大和へ拡がる地域、中郡は大磯・平から伊勢原・秦野を含む地域、足柄上郡は箱根の外輪山北部、足柄上郡は小田原を含む同南部、愛甲郡は厚木から相模川上流にかけての地域、津久井郡は与瀬を中心とする現在の相模湖地域、である。

(11) ここでいう「人口」とは、大正七(一九一八)年の『日本帝国人口静態統計』の数値で、同年末の「現住人口」である。この「現住人口」(甲種)は、本籍人口に「入寄留」人口を加え、「出寄留」人口を引いて机上で求めたものであり、国勢調査以後の調査票による集計方式をとっていない。そのため、都市部では「入寄留」人口の重複があり、過大に計算されている。分母が過大になるので、人口を分母とする率は過少に表示されることになる。この点については、速水融・小嶋美代子『大正デモグラフィ』文春新書、二〇〇四年、第二章、および、小嶋美代子『明治・大正期の神奈川県』麗澤大学出版会、二〇〇四年、第一章参照。

(12) 小嶋美代子『明治・大正期の神奈川県』九九頁所収の表、数値は同書に添付されているCD—ROM上の統計より。

(13) 『流行誌』六四頁。

(14) 三菱経済研究所三菱史料館所蔵。利用に際しては同館の山田尚子司書を始めとする方々を煩わした。記して感謝申し上げたい。

(15) 東京市役所『第十六回　東京市統計年表』一九二〇年。

(16) 東京市役所『第十六回　東京市統計年表』「商工　第二五　東京市電気局受電総量(交流)」七九二——七九三頁。当時は、市民への電力供給主体としては、市電気局のほか、東京電燈株式会社、日本電燈株式会社があり、市電気局は、電燈において全体の約一五パーセント、電力において約二パーセントを供給していた。

(17) 東京市役所『第十六回　東京市統計年表』「交通　第一三　市営電車車両及現業者」九五八頁所収。

(18) 東京市電気局調査課『大正七年以降九年に至る従業員の疾病調査』東京市電気局調査課能率調査室、一九二三年(「能率及保健調査資料　第二輯」)。この調査は東京市電気局嘱託、高峰博医学士によって実施された。内容は、当時の病類大分類にしたがって、職種、病名別の患者数の表が作成された貴重な文献である。

(19) この資料を利用できたのは、江戸東京博物館長竹内誠氏のご厚意による。同氏から、当時の相撲の勝負の決まり方、本書で用いた「や」の字の解釈についてもご教示を得た。

（20）総会出席者数については、日本学士院事務局の鎌田桃子氏から調査結果をいただいた。感謝申し上げたい。なお、当時の帝国学士院は定員六十名、八・九月を除く毎月十二日に例会を開いていた。
（21）Thomas Hill Green, 1836-82. 英国オックスフォード大学の道徳哲学教授。
（22）須磨子の自殺は、必ずしも抱月の死ばかりが原因ではなかった、とする秋田雨雀の日記——後述——の見方もある。
（23）インターネット・ウエッブ、東京国立近代美術館・所蔵作品検索。
（24）関川夏央『白樺たちの大正』文藝春秋、二〇〇三年、三五一頁。なお、本文は、『志賀直哉全集　第二巻』岩波書店、一九五五年、二五三—二七四頁に掲載されている。
（25）武者小路実篤『愛と死』新潮文庫版、二〇〇〇年（初版一九五二年）。小田切進の解説によれば、この作品は当初、昭和十四（一九三九）年に『日本評論』に発表され、青年書房から刊行された。大正八（一九一九）年に発表された『友情』のような青年小説を、と乞われて書いた、と記されている。
（26）宮尾登美子『櫂』上、中公文庫版、一九七八年、六六頁以下。『櫂』で、スペイン・インフルエンザ流行は一挿話に過ぎないが、高知市を襲った情景を描いている。
（27）秋月達郎『マルタの碑』詳伝社、二〇〇二年。
（28）『原敬日記　第五巻　首相時代』原奎一郎編、福村出版、二〇〇〇年、三二一—八〇頁。
（29）『秋田雨雀日記　第一巻』尾崎宏次編、未来社、一九六五年、一四二—二〇七頁。
（30）『善治日誌・下——山形県庄内平野における一農民の日誌』豊原村研究会編、農業総合研究所、一九七七年。
（31）日誌は旧暦で記されていた。編者が新暦をカッコで示している。
（32）『鷗外全集　第三五巻』岩波書店、一九七五年、七六四、七九一頁。
（33）『新版　断腸亭日乗　第一巻』岩波書店、二〇〇一年、四三—四八頁。
（34）魯迅全集『日記Ⅰ』飯倉照平ほか訳、学習研究社、一九八五年、二二〇—三三四頁。

第9章　外地における流行

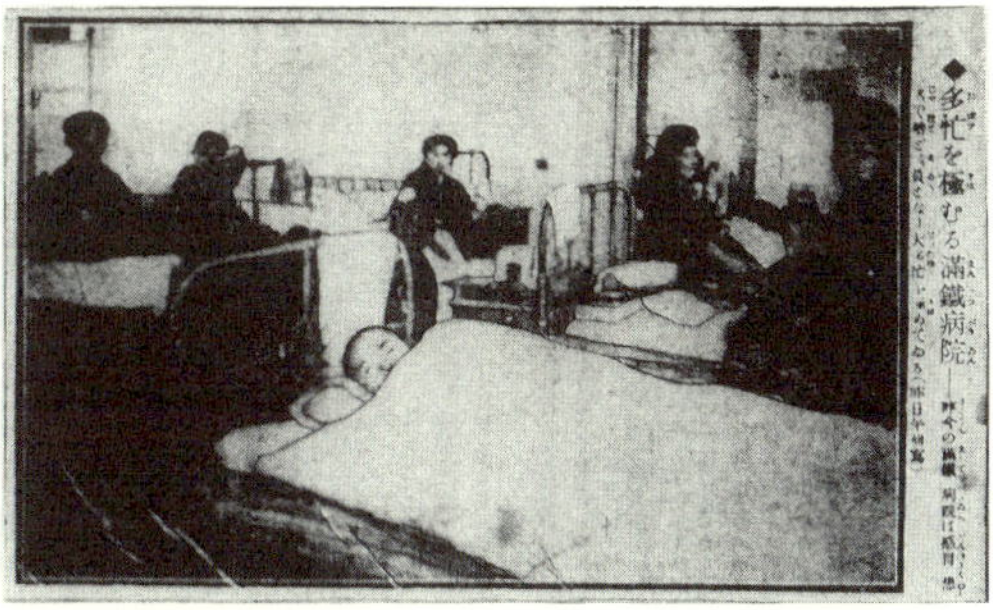

「多忙を極むる満鉄病院」
(『満洲日日新聞』1918 年 10 月 28 日付より)

ここで外地というのは、樺太（厳密には北緯五〇度以南の樺太島南部）、朝鮮、関東州、台湾である。関東州は「領土」ではなく租借地であるが、他は戦争や政治力による併合により日本の領土となったところである。ベルサイユ条約後、国際聯盟により日本の委任統治地となる旧ドイツ領の南洋群島は、大戦初期に日本が占領し、軍政を敷いていたが、資料がなく状況は不明で、ここでは取り上げない。

樺太(1)

漁期に流行

日露戦争終結間際に、日本が帝政ロシアの領土を占領しておく方が講和条約締結に有利であるという判断から、急遽占領され、条約によって北緯五〇度以南の領有権が認められた。樺太は、初期は軍政時代、その後は、総理大臣直轄もしくは内務大臣直轄の地であったが、敗戦直前、内地に統合されている。ここで関係する大正六（一九一七）年以降は、内閣総理大臣の指揮監督を受ける地であった。

樺太は南北に長く、脊梁山脈がはしり、長く厳しい冬の気候のため農業が発展せず、炭鉱業、林業、パルプ製造業、漁業が主たる産業で、この点、他の植民地とは異なる。日本領になったとき、数万のロシア人がいたが、大部分は本国に引き揚げ、先住民で狩猟を生業とする、アイヌ・オロッコ・ギリヤークらが居住していた。**表9—1**に、大正中期の樺太人口の基本数値を示した。

この表から、樺太の人口についていくつかの特徴を挙げることができる。第一に、夏期の人口と冬期の人口にかなりの差のあることで、内地人人口は、冬期には夏期の一割以上少なくない。漁業を中

表９—１　樺太の人口〔1916年—1920年〕

年代	種族		夏期(6月末) 戸数	人 男	人 女	人 合計	冬期(12月末) 戸数	人 男	人 女	人 合計	出生数 男	出生数 女	出生数 合計	出生率 ‰	死亡数 男	死亡数 女	死亡数 合計	死亡率 ‰
大正５年	本邦人	内地人	13927	46067	28305	74372	14142	36056	27934	63990	1106	1012	2118	30.6	1111	734	1845	27.1
		朝鮮人	12	30	2	32	12	33	2	35								
		先住民	437	1105	1083	2188	438	1069	1064	2133	28	15	43	19.9	24	16	40	22.1
	外国人	計	35	80	33	113	32	82	40	122	2	1	3	25.4				
	総計	合計	14411	47282	29423	76705	14624	37240	29040	66280	1136	1028	2164	30.3	1135	750	1885	26.9
大正６年	本邦人	内地人	15144	48866	31925	80791	15611	40502	31015	71517	1269	1134	2403	31.6	1137	804	1941	25.4
		朝鮮人	12	29	5	34	18	207	7	214					1			
		先住民	429	1114	1054	2168	428	1091	1037	2128	16	25	41	19.1	32	25	57	29.0
	外国人	計	33	86	45	131	32	79	41	120					1			
	総計		15618	50095	33029	83124	16089	41879	32100	73979	1285	1159	2444	31.1	1169	829	1998	25.4
大正７	本邦人	内地人	16488	53995	34618	88613	16085	43767	33418	77185	1291	1176	2467	29.8	1582	1149	2731	32.4
		朝鮮人	20	298	4	302	25	338	6	344					13		13	40.9
		先住民	447	1123	1049	2172	439	1110	1036	2146	20	19	39	18.1	47	41	88	42.1
	外国人	計	34	77	39	116	36	80	40	120		1	1	8.5	1		1	12.7
	総計		16989	55493	35710	91203	16585	45295	34500	79795	1311	1196	2507	29.3	1643	1190	2833	32.6
大正８年	本邦人	内地人	17043	54276	36733	91009	17588	46189	36220	82409	1224	1160	2384	27.5	1604	1116	2720	31.9
		朝鮮人	32	316	5	321	39	345	10	355					11		11	33.3
		先住民	420	1022	1019	2041	410	986	979	1965	11	11	22	11.0	41	32	73	40.8
	外国人	計	33	76	39	115	35	78	38	116	2	0	2	17.2	2		2	26.0
	総計		17528	55690	37796	93486	18072	47598	37247	84845	1237	1171	2408	27.0	1658	1148	2806	32.1
大正９年	本邦人	内地人	18217	56987	38777	95764	18816	49840	38907	88747	1621	1548	3169	34.4	1901	1178	3079	35.6
		朝鮮人	38	505	14	519	49	489	21	510					7	1	8	14.1
		先住民	411	1033	997	2030	357	895	846	1741	28	20	48	25.5	25	16	41	25.9
	外国人	計	35	83	41	124	38	90	48	138	2	1	3	22.9	3		3	34.5
	総計		18701	58608	39829	98437	19260	51314	39822	91136	1651	1569	3220	34.0	1901	1195	3096	34.6

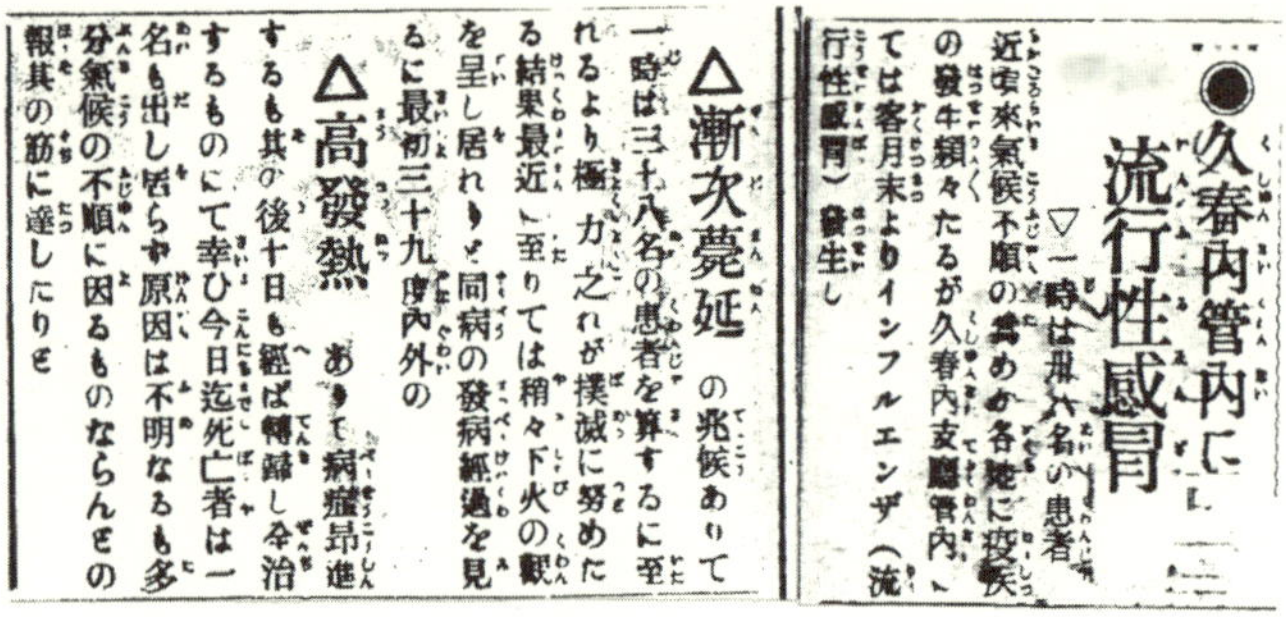
久春内管内に流行性感冒

▽一時は卅六名の患者

近来氣候不順の爲めか各地に疾病の發生頻々たるが久春内支廳管内にては客月末よりインフルエンザ（流行性感冒）發生し

△漸次蔓延 の兆候ありて一時は三十八名の患者を算するに至れるより極力之れが撲滅に努めたる結果最近に至りては稍々下火の觀を呈し居れりと同病の發病經過を見るに最初三十九度内外の

△高發熱 ありて病癥昂進するも其の後十日も經ば轉歸し全治するものにて幸ひ今日迄死亡者は一名も出し居らず原因は不明なるも多分氣候の不順に因るものならんとの報其の筋に達したりと

写真９—１　『樺太日日新聞』1918年5月20日付

心とする出稼ぎ労働が夏期に集中したからである。第二に、全人口の九五パーセントを占める内地人人口において、男子の人口が女子を著しく上回っていることである。とくに夏期にはその差が大きく、徐々に縮小傾向にあったとはいえ、性比は当初一六二・八、大正九（一九二〇）年でも一四七・〇である。

先住民人口は、減少傾向にあったが、この時期になお二〇〇〇人以上を数え、それに対して朝鮮人人口が増えつつあった。先住民の性比はバランスがとれているが、朝鮮人では非常にアンバランスだった。独身男子の出稼ぎが多かったからであろう。

出生と死亡を示した部分をみると、大正七（一九一八）年から死亡者数が増加し、翌年にかけて出生数を上回った。つまり自然増減はマイナスになったのである。にもかかわらず樺太における内地人人口が減少していないのは、内地からの移民が多かったからにほかならない。

このような樺太に、大正七（一九一八）年五月、流行性感冒の「春の先触れ」が訪れた。『樺太日日新聞』五月二〇日の紙面（**写真９—１**）に、「久春内管内に流行性感冒」という見出しで、西海岸の久春内での患者発生を伝えている。高熱を発するが、死亡者は出なかった。本格的な流行は内地より遅れ、一一月五日の紙面で、流行性感冒患者発生のため、豊原小学校休校と報じている。七日には、豊原、大泊、真岡に蔓延し、九日の紙面では流行性感冒による死亡（三十歳台の男子）が初めて伝えられている。一三日にも、豊原町の同じく三十歳台の男性が、一四日には豊原管内の巡査がともに流行性感冒から肺炎に変じ、死亡した、との記事が掲載された。一一月下旬になると、死亡者は続々発生したが、年内にいったん終息したかにみえる。

「湾内（亜庭湾――速水注）感冒下火」（一一月二七日付）、「豊原小学校の児童感冒　日に増し減少してくる」（同日付）と伝え、一二月七日の紙面では、東海岸北部の敷香、泊居警察署管内でも流行は下火になった。

結局、大正七（一九一八）年一〇月の発生以来、患者四〇六三名、死亡者一四四名を出している（一九一九年三月一九日付）。

ところが翌大正八（一九一九）年三月になると、樺太の西海岸南端に近い海馬島で流行性感冒が爆発的に流行した。海馬島は、オットセイや鰊の好漁場で、漁期になると北海道や北日本各地から漁業従事者が集まり、活況を呈する。その海馬島で、三月一五日には患者一三〇名となり、同島駐在の公医も罹患、治療ができなくなった旨を伝えてきた（三月一八日付、**写真9―2**）。翌日の紙面では、郵便局も病魔に冒され、事務も電信も処理不能となった。二八日の紙面では死亡者は一五名に達した、とある。四月になると終息に向かい、一〇日の死亡者二〇名を出したという最後の記事をもって終息した。

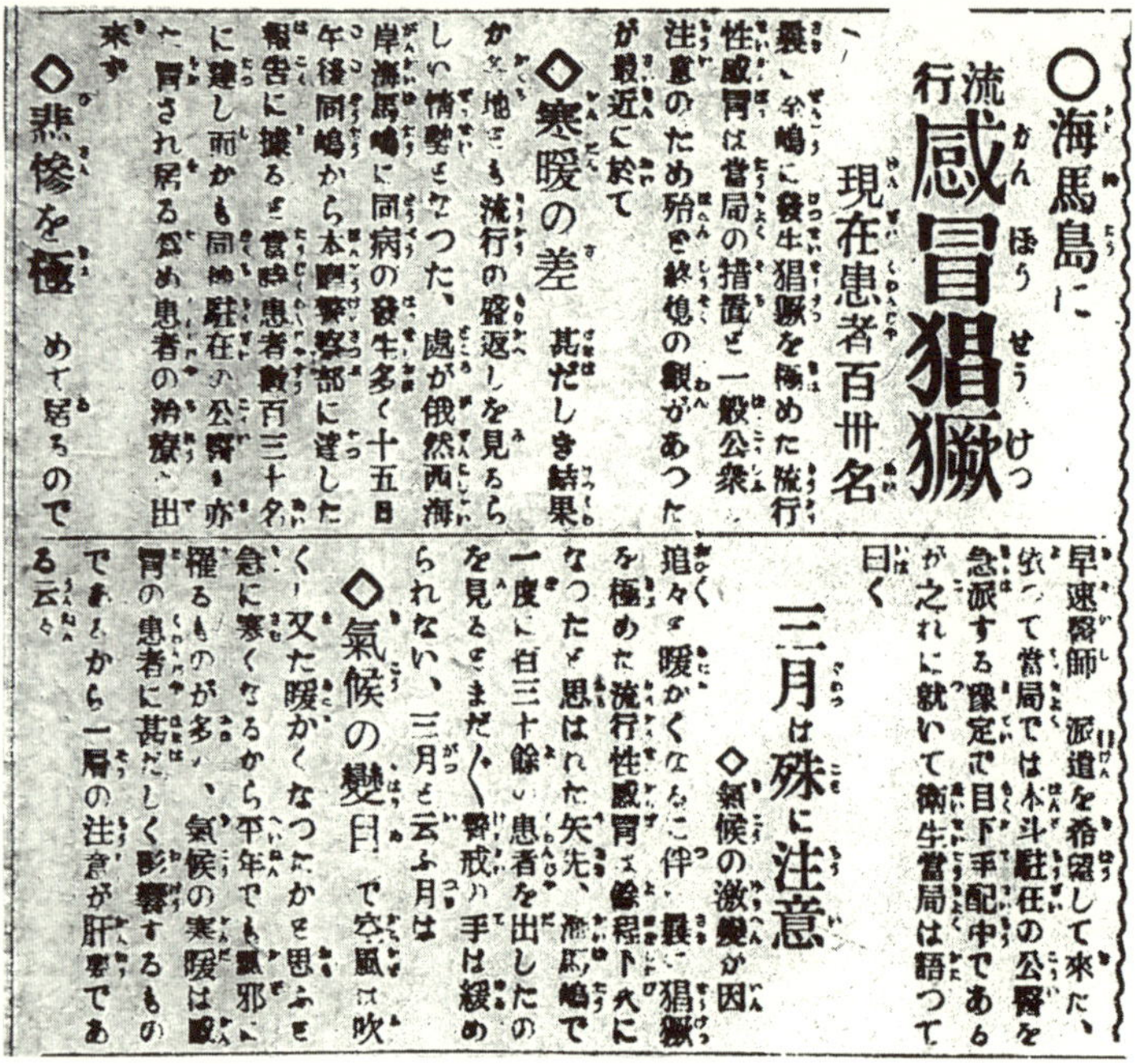

○海馬嶋に
流行感冒猖獗
現在患者百卅名

最近全嶋に發生猖獗を極めた流行性感冒は當局の措置と一般公衆注意のため殆ど終熄の觀があつたが最近に於て
◇寒暖の差 甚だしき結果か各地とも流行の盛返しを見るらしい情勢となつた、處が俄然西海岸海馬嶋に同病の發生多く十五日午後同嶋から本廳警察部に達した報告に據ると當時患者數百三十名に達し而かも同地駐在の公醫も亦冒され居る爲め患者の治療に出來ず
◇悲慘を極 めて居るので早速醫師派遣を希望して來た、依つて當局では本斗駐在の公醫を急派する豫定で目下手配中であるが之れに就いて衛生當局は語つて曰く

三月は殊に注意

◇氣候の激變が因 追々暖かくなるに伴ひ最近猖獗を極めた流行性感冒は餘程下火になつたと思はれた矢先、海馬嶋で一度に百三十餘の患者を出したのを見るとまだ〱警戒の手は緩められない、三月と云ふ月は
◇氣候の變目 で空風は吹くし又た暖かくなつたかと思ふと急に寒くなるから平年でも風邪に罹るものが多く、氣候の寒暖は感冒の患者に甚だしく影響するものであるから一層の注意が肝要である云々

写真9―2　『樺太日日新聞』1919年3月18日付

しかし、樺太本島では、五月になって流行性感冒再発が報じられ、六日には敷香警察署より散江（樺太東海岸最北に位置）において患者九〇名、死亡二名の出たこと、七日には、久春内、鵜城（いずれも西海岸北部）および敷香での患者再発生を伝えている。そして流行性感冒は再び豊原に戻ってきた。学校の休校が始まり、三月上旬の海馬島における発生から五月八日までに、四四六〇名の患者、二四七名の死亡者を出している。死亡者の多かったのは、真岡（九五名）、豊原（八七名）、本斗（三三名）、海馬島（二四名）で、豊原と西海岸の特定のところに集中している。

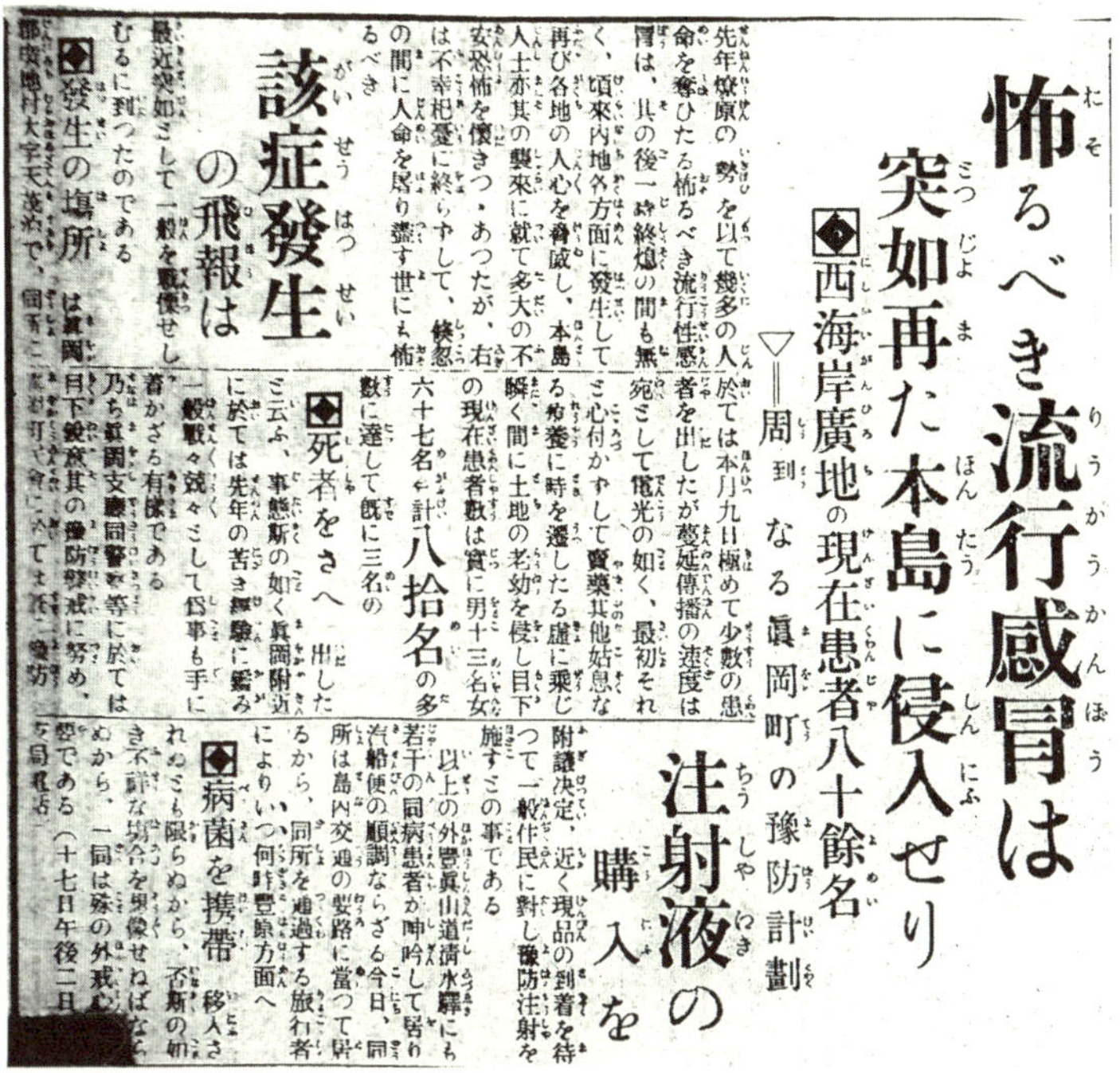

怖るべき流行感冒は
突如再た本島に侵入せり
◆西海岸廣地の現在患者八十餘名
▽＝周到なる眞岡町の豫防計劃

先年燎原の勢を以て幾多の人命を奪ひたる怖るべき流行性感冒は、其の後一時終熄の間も無く、頃來内地各方面に發生して再び各地の人心を脅威し、本島人士亦其の襲來に就て多大の不安恐怖を懷きつゝあつたが、右は不幸杞憂に終らずして、倏忽の間に人命を屠り盡す世にも怖るべき

該症發生の飛報は

最近突如として一般を戰慄せしむるに到つたのである

◆發生の塲所 は眞岡郡蘭泊村大字天淺[illegible]で、同所[illegible]に於ては本月九日極めて少數の患者を出したが蔓延傳播の速度は宛として電光の如く、最初それと心付かずして賣藥其他姑息なる療養に時を遷したる虚に乘じ瞬く間に土地の老幼を侵し目下の現在患者數は實に男十三名女六十七名合計八拾名の多數に達して既に三名の

◆死者をさへ 出したと云ふ、事態斯の如く眞岡附近に於ては先年の苦き經驗に鑑み一般戰々兢々として啻事も手に着かざる有樣である乃ち眞岡支廳同警察署等に於ては目下鋭意其の豫防警戒に努め、[illegible]

注射液の購入を

附議決定、近く現品の到着を待つて一般住民に對し豫防注射を施すとの事である

以上の外豐眞山道清水驛にも若干の同病患者が呻吟して居り汽船便の順調ならざる今日、同所は島内交通の要路に當つて居るから、同所を通過する旅行者によりいつ何時豐原方面へ

◆病菌を携帯 移入されぬとも限らぬから、否斯の如き不詳な場合を想像せねばならぬから、一同は殊の外戒[illegible]警である（十七日午後二時[illegible]

写真９―３　『樺太日日新聞』1920年1月18日付

亜庭湾沿岸も蔓延を免れず、西能登呂岬の灯台では、灯台員や通信員が倒れ、通信不能になったので、樺太庁より応援が派遣される始末であった。北部の敷香・泊居警察署管内では、五月末になっても流行は続き、罹患者は六八五名、死亡者四二名に達した。その終息は、六月一九日、夏至に近い頃であった。

「後流行」に関して、大正九（一九二〇）年一月、「怖るべき流行感冒は突如再た本島に侵入せり」という見出しで、西海岸真岡付近に八〇名の患者と、すでに三名の死者を出したことが報じられている（一月一八日付、**写真９―３**）。ついで大泊に飛び火し、豊原は二つの流行地域に挟まれ、いつ「流行猖獗」になっても不思議ではなかったが、結局このときは無事で、しかし三月になって患者を出した。三月の主な流行地は西海岸で、真岡・本斗方面では、患者の死亡率が七パーセントにも達した（一九二〇年三月二五日付）。流行の「最大原因は同方面各漁村に鱈釣人夫其の他の入り込みたる為なるべし」としている。豊原のすぐ北にある川上炭坑の被害も大きく、四月以降に限っても、坑工や家族で死亡者四〇名以上と報じている（四月七日付）。

四月中旬を過ぎても、西海岸漁場の流行性感冒は衰えず、ある漁場では漁夫五〇名中重態二六名という惨状を呈した。各地から集まった漁夫の「集団的雑居者」から流感患者の発生を見る、と紙面は述べている（四月二一日付、**写真9—4**）。前年紙面を賑わした海馬島は今年も患者三九八名、死亡者二四名を出した（四月二九日付）。西海岸についで、亜庭湾沿岸、さらに東海岸沿岸も流行地となったが、「後流行」では大泊の被害が大きく、三月以来、四月三〇日までの死亡者は三〇〇名に達し、最高では一日に一七名の葬儀があった。

豊原には、最も遅く、五月になってから患者が続出したが、死亡者は少数にとどまっている。

樺太における流行性感冒蔓延の特徴は、内地とやや流行期が違い、厳寒の頃より、むしろ春三月から五月末に流行のあることで、これは、漁期と一致しているから、樺太外から罹患者によってウイルスが持ち込まれたのである。特に海馬島のように狭い小島に、各地から人の集まる場所では感染が拡がるのは、むしろ当然であった。

スペイン・インフルエンザの統計については、大正七（一九一八）年以降から病因別・月別の死亡統

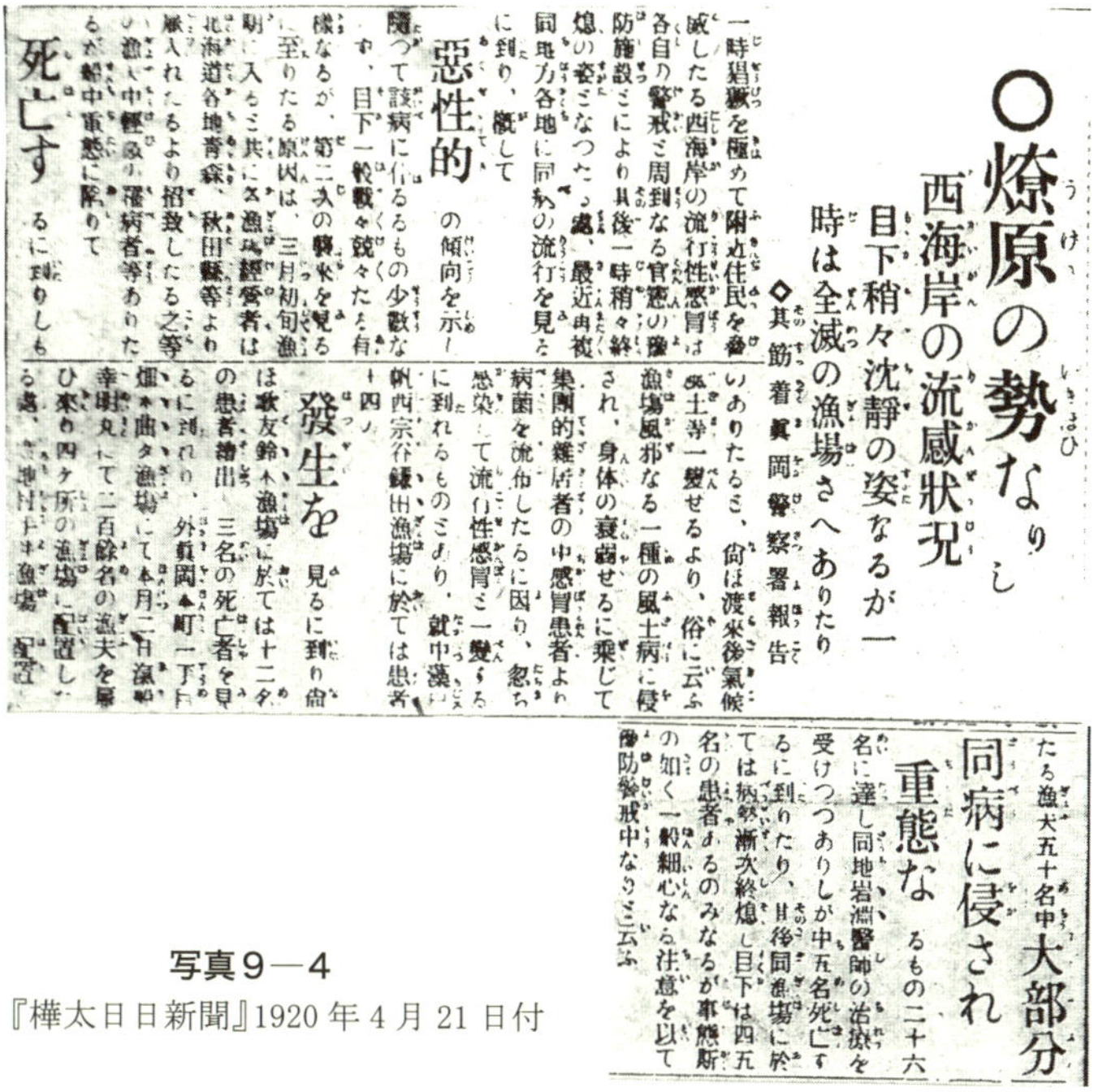

○燎原の勢なりし
西海岸の流感狀況
目下稍々沈靜の姿なるが一時は全滅の漁場さへありたり
◇其筋着眞岡警察署報告

一時猖獗を極めて附近住民を脅威したる西海岸の流行性感冒は各自の警戒と周到なる官憲の豫防施設とにより其後一時稍々終熄の姿となつたるも、最近再び同地方各地に同病の流行を見るに到り、概して

惡性的の傾向を示し

隨つて該病に仆るるもの少數ならず、目下一般戰々兢々たる有樣なるが、第二次の襲來を見るに至りたる原因は、三月初旬漁期に入ると共に各漁場經營者は北海道各地青森、秋田縣等より雇入れたるより招致したる之等の漁夫中に輕症の罹病者等ありたるが船中重態に陷りて

死亡するに到りしもありたると、尚は渡來後氣候風土等一變せるより、俗に云ふ漁場風邪なる一種の風土病に侵され、身体の衰弱せるに乘じて集團的雜居者の中感冒患者より病菌を流布したるに因り、忽ち感染して流行性感冒と一變するに到れるものとあり、就中藻州西宗谷鰊出漁場に於ては患者十四ノ

發生を見るに到り尚は歌友鈴木漁場に於ては十二名の患者續出三名の死亡者を見るに到れり、外眞岡本町一丁目畑本曲タ漁場にて本月二日漁船幸運丸にて二百餘名の漁夫を雇ひ來り四ケ所の漁場に配置したる處、地村上漁場配置たる漁夫五十名中大部分

同病に侵され

重態なるもの二十六名に達し同地岩淵醫師の治療を受けつつありしが中五名死亡するに到りたり、其後同漁場に於ては病勢漸次終熄し目下は四五名の患者あるのみなるが事態斯の如く一般細心なる注意を以て豫防警戒中なりと云ふ

写真9—4
『樺太日日新聞』1920年4月21日付

計があるので、これを用いることができる。まず**図9—1**は、内地人の呼吸器関係の死亡者数を[2]、大正七（一九一八）年一月から大正九（一九二〇）年一二月まで追ったものである。この図を見ると、樺太においてもスペイン・インフルエンザの猖獗が二回あったことが分かる。一回目は大正八（一九一九）年五月、二回目は大正九（一九二〇）年四月をピークとする流行である。

内地と違って、ピークが四月、五月に来るのは、すでに述べたように、樺太における漁業盛期の季節と関連している。とくに鰊漁は、三月に西海岸で始まり、北海道や本州から多くの出稼ぎ漁業労働者が集まった。彼らは条件の悪い小屋に集団居住したから、感染

図9―1　樺太の呼吸器関係月別死亡者数（内地人）〔1917年―1920年〕

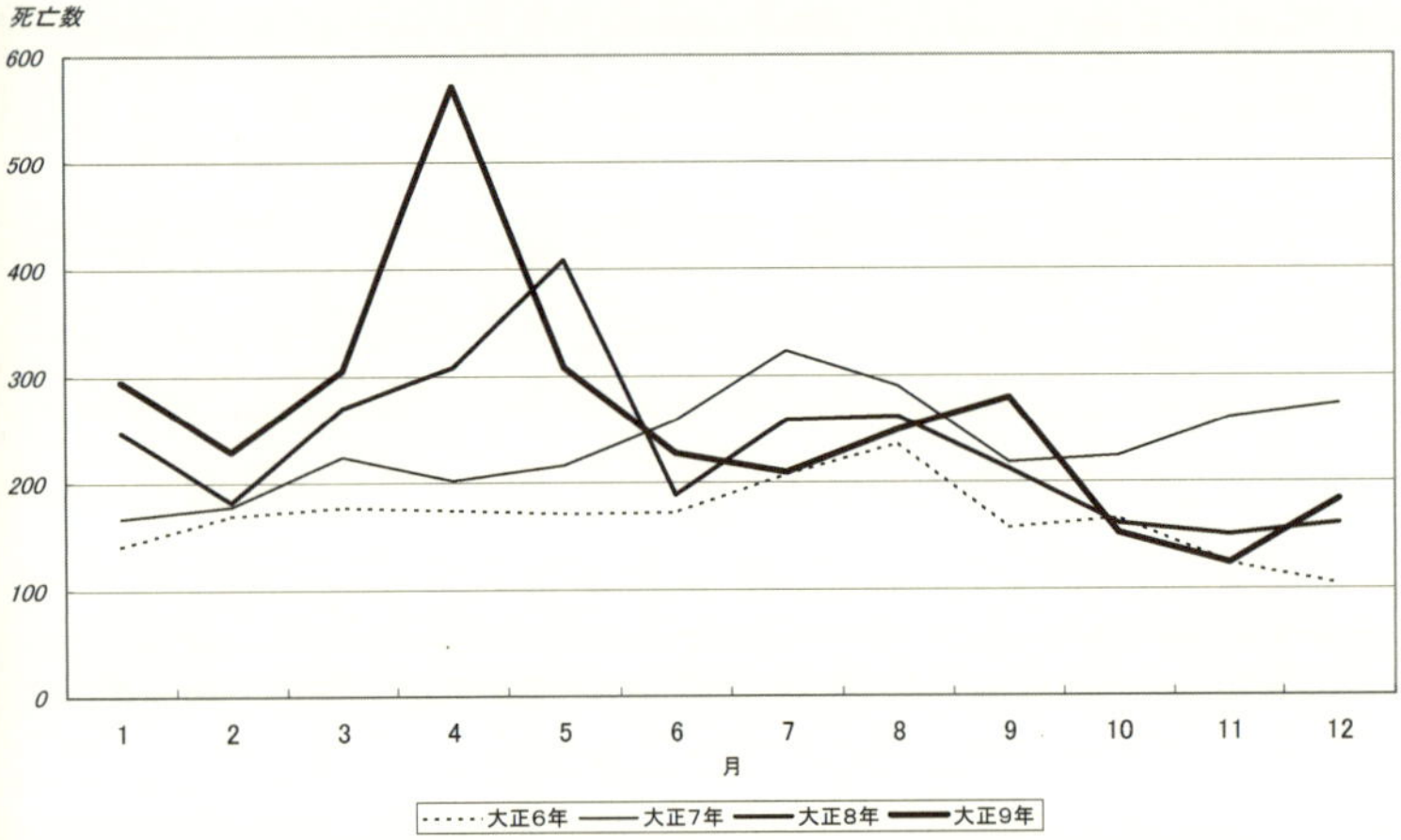

の危険性は非常に高かったのである。

最も高い対人口死亡率

超過死亡の計算であるが、統計が大正七（一九一八）年一月から始まるので、平常年をどこにとるか、という問題が生じる。そこで、**図9―1**から判断し、大正七（一九一八）年の一月から九月までと、大正九（一九二〇）年の一〇月から一二月までを繋ぎ、「平常年」とした。「前流行」に相当する第一回の流行期間を、大正七（一九一八）年一〇月から翌大正八（一九一九）年五月まで、「後流行」に相当する第二回の期間を、大正九（一九二〇）年一月から六月までとし、この二つの流行期における毎月の超過死亡者数を示したのが**図9―2**である。ただし、内地人に限っている。これをインフルエンザ流行による死亡に最も近い数値としてよいだろう。死亡者数は、第一回六六七名、第二回七八七名、計一四八一名となる。当時の樺太における内地人の人口は、

図9―2　樺太のインフルエンザ死亡者数（内地人）〔1917年―1920年〕

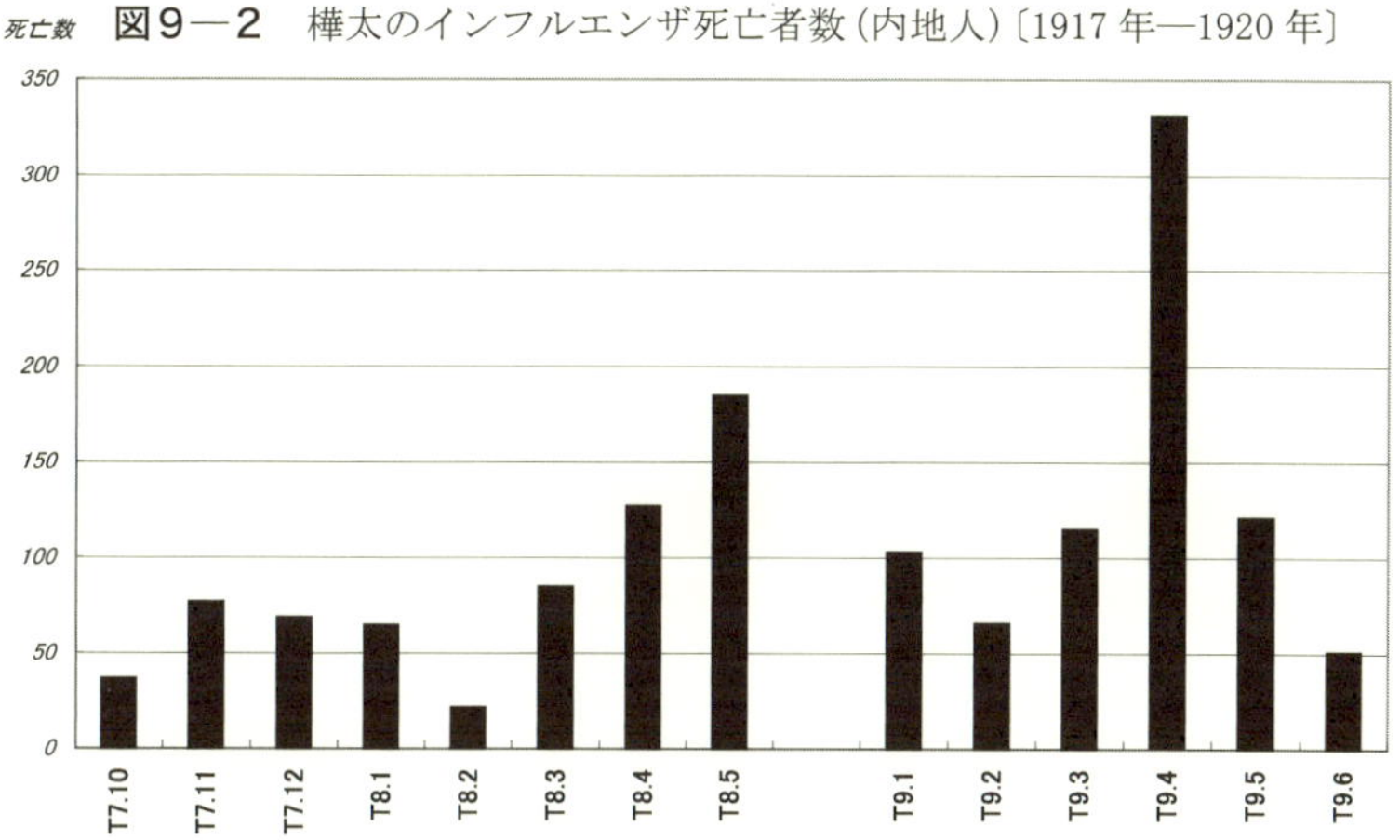

表9―1に示すように、大正八（一九一九）年末で八万二四〇九人なので、対人口死亡率は約一八パーミル[3]となり、日本内地や外地を通じて最も高かった。

次に、全死亡者中に占める呼吸器病関係の死亡者の割合をみると、平常時には三〇―四〇パーセントなのが、流行期には五〇パーセント以上に跳ね上がる。第一回のピーク、大正八（一九一九）年五月には、一八五人の超過死亡を見たが、死亡合計の六一・二パーセントの死因が呼吸器関係であった。第二回では、最大の超過死亡を出したのは大正九（一九二〇）年四月であったが、そのときの率は六七・二パーセントに達した。

先住民にも多くの死者

樺太には当時約二〇〇〇人の先住民が住んでいた。その中でアイヌ族は南部、オロッコ、ギリヤーク族は五〇度線に近いところに生活していた。スペイン・インフルエンザ・ウイルスは彼らにも襲いかかり、大正五（一九一六）年と大正九（一九二〇）年とを比較すると、表9―1にみるように、その人口は、約四〇〇人、二〇パーセント近く減少している。狩猟、漁猟を生計とした彼らの土地に、大規模な漁業や鉱工業が入り、工場建設や鉱山開発が進み、生活の場が狭められていったから、それだけでインフルエンザが来なくてもその人口は減少していた。しかし、表9―1にみるように、大正七（一九一八）年一年だけをとっても八八人の死亡があり、死亡率四二・一パーミルという高率である。毎月の死亡統計によると、死亡が最も多く発生したのは、大正八（一九一九）年五月の二七人で、ついで多いのが大正七（一九一八）年一二月の二〇人となっている。これらの月は、内地人のインフルエンザ死亡も多く、先住民の間にも同様な感染があったことを示している。

樺太に限らず、どこでも先住民は感染症に、より敏感に反応した。たとえば、ニュージーランドのマオリ族は、スペイン・インフルエンザに際して、死亡率は四二・三パーミルという高率だった。[4] 日頃、他民族と接触したり、都市生活によって知らず知らずのうちに、ある種のウイルスに対する抗体を持つ機会がない先住民の場合、スペイン・インフルエンザは余計に猛威を振るったのであり、樺太先住民の場合も例外ではなかったのである。

朝　鮮

朝鮮におけるスペイン・インフルエンザ流行の資料は、記述資料として『京城日日新聞[5]』、数量資料として『朝鮮総督府統計書[6]』がある。以下これらの資料に基づいて観察を進める。

内地と同時に流行

流行性感冒の報道は、大正七（一九一八）年一〇月一七日の『京城日日新聞』（写真9―5）が「流行性感冒蔓延す」と題して、京城中学の生徒や官吏講習会講習生を襲ったことを報じた記事が最初である。

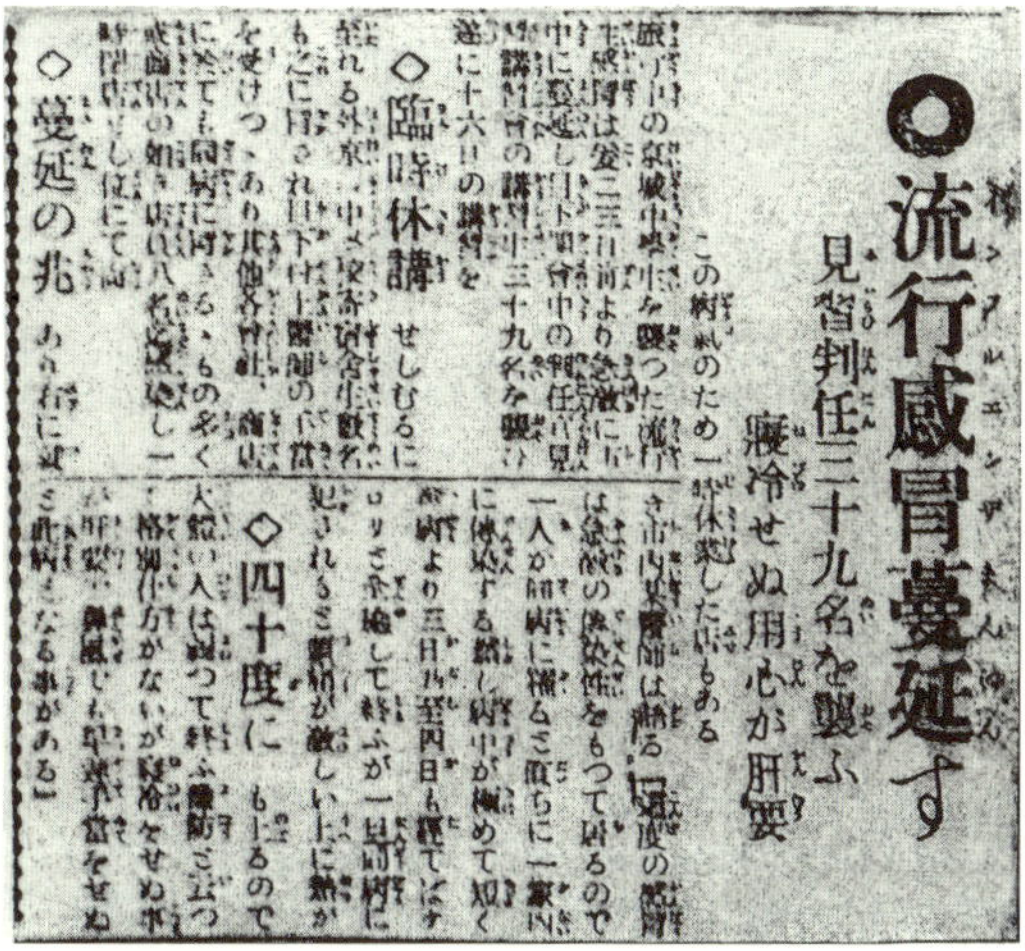
流行感冒蔓延す
見習判任三十九名を襲ふ
寝冷せぬ用心が肝要
臨時休講
四十度に
蔓延の兆

写真9―5　『京城日日新聞』1918年10月17日付

二一日には京城を始め、朝鮮全土に拡がり、多数の患者を出した。インフルエンザ・ウイルスは、内地人も朝鮮人も平等に襲った。『京城日日新聞』は、内地人中心に報道しているが、時折、朝鮮人の間での流行についても伝えている。流行性感冒は、仁川（インチョン）、大邱（テグ）、さらに平壌の聯隊で罹患者が発生し、市民数百人も罹患したこと（一〇月二五日付）を報じている。日本内地の流行とほとんど同時であったが、どこから入ったのか、見当もつかない。咸鏡南道（ハムギョンナムド）の咸興（ハムフン）や元山（ウォンサン）では、多数の罹患者発生のため、鉄道建設工事ができなくなった。学校の休校も始まり、一〇月三一日の紙面では遂に京城（現・ソウル）の鐘路（チョンノ）警察署管内において、患者二

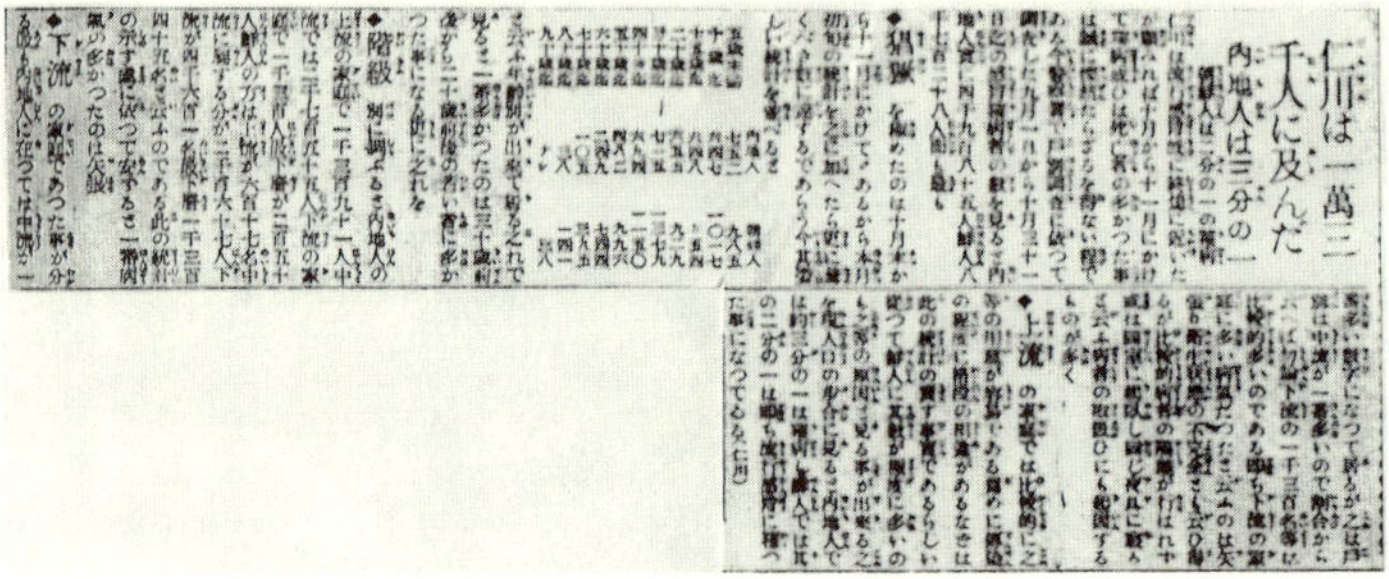
仁川は一萬三千人に及んだ
内地人は三分の一

写真9—6　『京城日日新聞』1918年11月22日付

万六〇〇〇名、うち死亡者、内地人一〇名、朝鮮人一三八名が出たことを伝えている。同じ日付の紙面で、国境の新義州においても四、五日前から死亡者の発生をみたことが報じられ、釜山（プサン）の患者一三〇〇名との報道もあり、流行性感冒は朝鮮全土を覆った。

一一月中の記事は、各地の流行性感冒猖獗と、死亡者発生の記事で溢れている。京城では内地人、朝鮮人合わせて一日平均五〇名の死亡者を出したが、これは平常月の二倍以上であった。「死亡者の大多数は今回の悪性感冒か或はそれが変症した肺炎や気管支加答児（カタル——速水注）等によって倒れし……」と的を射た記事もみられる。

一一月の流行の特徴は、それが次第に地方村落部に拡がっていったことで、平安北道（ピョンアンブクド）から慶尚南道（キョンサンナムド）に至るまで燎原の火のごとく拡がり、人々は「戦々恐々として恐れる」以外になかった。罹患者は平壌の郡部で人口の約半数、そのうち一〇〇名以上が死亡している。内地でも起こったことだが、アスピリン等の感冒薬、解熱剤は、価格が騰貴し、入手も困難になった。仁川における調査では、内地人も、朝鮮人も、罹患者の「一番多かったのは三十歳前後から二十歳前後の若い者」であった（一一月二二日付、**写真9—6**）。流行は、交通の不便なところではゆっくり進み、京城では下火になりつつあった一一月下旬になっても、咸鏡道の奥地では猖獗の盛りであった（一一月二五日付）。

南部でも、慶尚南道晋州郡（チンジュグン）は、なぜか非常に死亡者が多く、二一日までに死亡者一〇〇〇名以上を出した。なお、慶尚南道における全罹患者は、内地人一万三四二二名、朝鮮人四万八六三六名であった。折りしも農作物の収穫期で、流行性感冒のため収穫が遅れることが多かった。

その後、しばらく流行は小康状態に入ったのだろうか、蔓延の記事はなくなるが、一二月二六日には、流行性感冒罹患者が、なぜ朝鮮人に多かったか、という記事を載せている。それによれば、朝鮮人の性格として、冬季には部屋を密閉して大勢が雑居し、風邪を引いたときも密閉した部屋で発汗させるという方法に頼る。このことが流感の大量発生を招いたのではないか、と新聞にある。

死亡率の高い後流行

新聞には朝鮮における「前流行」後半の記事は出てこない。世界や日本内地、外地における状況を伝えることに終始している。次の流行は「後流行」であった。内地の新聞にもしばしば出ているが、大正八（一九一九）年一一月の上海における流行の記事が載り、警戒が叫ばれたが、一一月二二日の紙面で「悪感冒京城に入る」と遂に朝鮮に流行が始まったことが報じられた（**写真9—7**）。前年と同じように、北は安東（アンドン）県から全土に拡がっていったが、この年の記事で目立つのは、軍隊における流行性感冒の発生である。京城郊外の竜山（ヨンサン）に師団があったが、一二月一〇日の記事は「死亡率案外多し」として、軍隊のみならず、市中にも蔓延し、注意を促している。実際、竜山の聯隊では死亡者が続出した（一二月一一日付）。やはり内地同様、初年兵入営と関係があったのだろう。

「後流行」は一二月に熾烈を極めた。京城市内では、「日に六十名の死者」が出て、平常の三倍に達した。平壌の流感も「死者多し」とあり、「後流行」は死亡率が高かったようである。京城市内は、一五日は八九名という最多の死亡者を出し、もちろん各学校は閉鎖、監獄にも侵入したウイルスは、四人五〇名罹患、三名死亡という結果を招いている（一二月一八日付）。そのほか、元山、仁川などでの蔓延状況が報じられている。

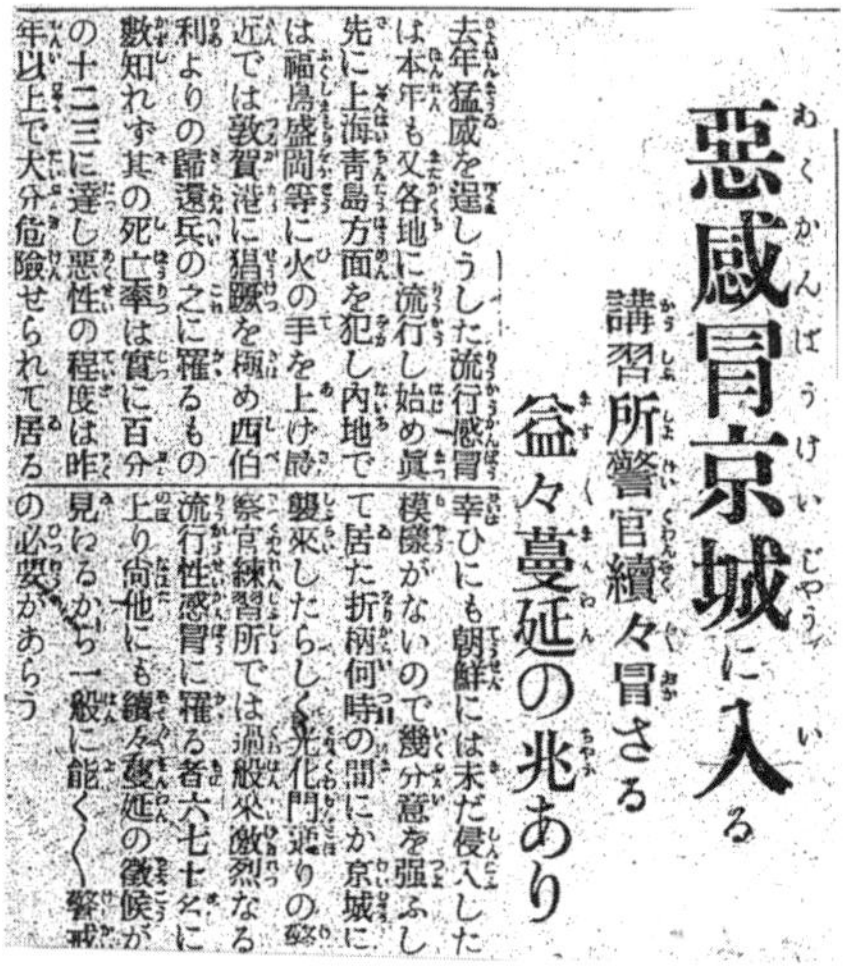
惡感冒京城に入る
講習所警官續々冒さる
益々蔓延の兆あり

去年猛威を逞しうした流行感冒は本年も又各地に流行し始め眞先に上海青島方面を犯し内地では福島盛岡等に火の手を上げ最近では敦賀港に猖獗を極め西伯利よりの歸還兵の之に罹るもの數知れず其の死亡率は實に百分の十二三に達し惡性の程度は昨年以上で大分危險せられて居る幸ひにも朝鮮には未だ侵入した模樣がないので幾分意を强ふして居た折柄何時の間にか京城に襲來したらしく光化門通りの警察官練習所では過般來激烈なる流行性感冒に罹る者六七十名に上り尚他にも續々蔓延の徵候が見ゆるから一般に能く〳〵警戒の必要があらう

写真9—7
『京城日日新聞』1919年11月22日付

行政は何をしたのか？

行政は何もしなかったのだろうか。事実上、有効な手段が見つからず、手を拱いている以外になかったのであるが、一二月二三日の紙面（**写真9—8**）で、京畿道（キョンギド）行政府は、「遅蒔きながら」と揶揄されながら、市内の全戸に注意書を配布したり、救護班の巡回、予防接種の励行、マスクの実費配布など

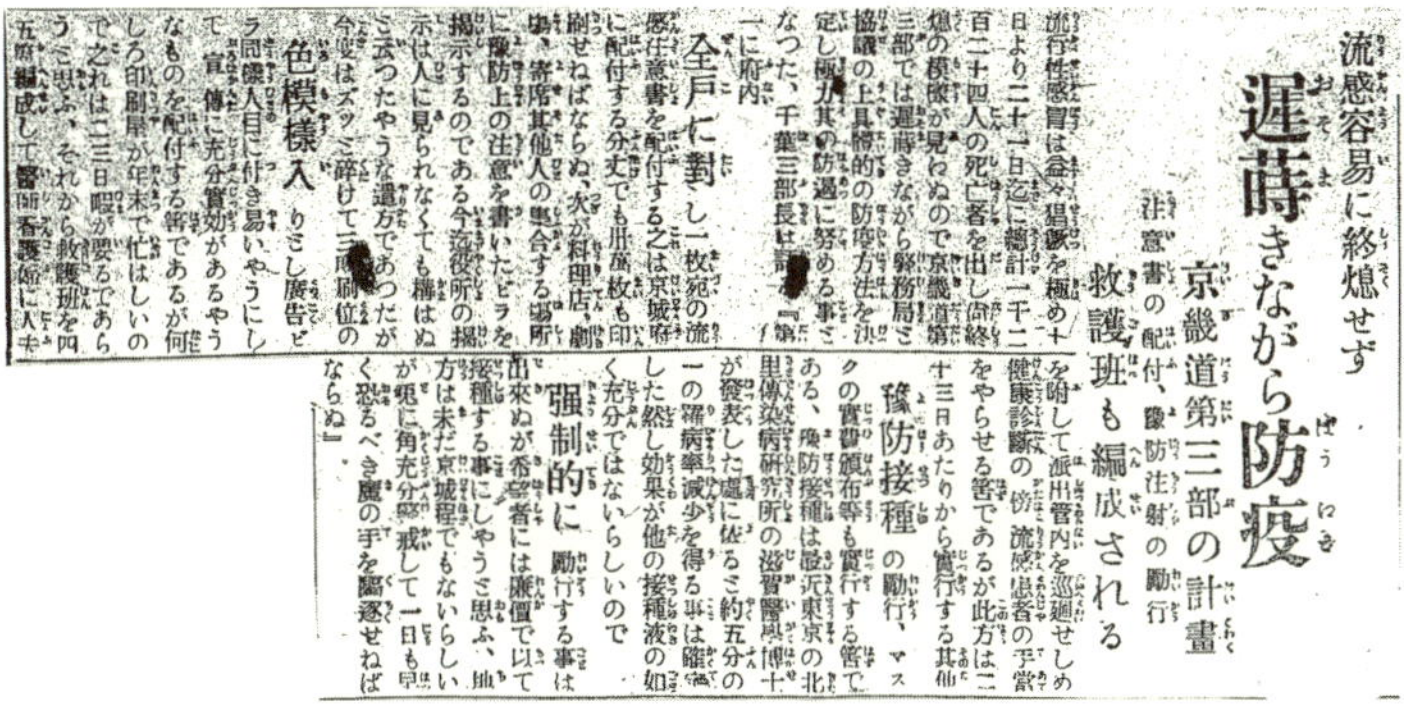

流感容易に終熄せず

遅蒔きながら防疫

京畿道第三部の計畫

注意書の配付、豫防注射の勵行

救護班も編成される

流行性感冒は益々猖獗を極め十日より二十一日迄に總計一千二百二十四人の死亡者を出し尚終熄の模様が見えぬので京畿道第三部では遅蒔きながら醫務局と協議の上具體的の防疫方法を決定し極力其の防遏に努める事となつた、千葉三部長は語る『第一に府内

全戸に對し一枚宛の流感注意書を配付する之は京城府に配付する分丈でも卅萬枚も印刷せねばならぬ、次が料理店、劇場、寄席其他人の集合する場所に豫防上の注意を書いたビラを掲示するのである今府役所の掲示は人に見られなくても構はぬと云つたやうな遣方であつたが今度はズツと砕けて三[illegible]刷位の

色模様入りとし廣告ビラ同樣人目に付き易いやうにして宣傳に充分實効があるやうなものを配付する筈であるが何しろ印刷屋が年末で忙はしいので之れは二三日暇が要るであらうと思ふ、それから救護班を四五個編成して醫師看護婦に人夫を附して派出管内を巡廻せしめ健康診斷の傍ら流感患者の手當をやらせる筈であるが此方は二十三日あたりから實行する其他

豫防接種の勵行、マスクの實費頒布等も實行する筈である、豫防接種は最近東京の北里傳染病研究所の滋賀醫學博士が發表した處に依ると約五分の一の罹病率減少を得る事は確實した然し効果が他の接種液の如く充分ではないらしいので

強制的に勵行する事は出來ぬが希望者には廉價で以て接種する事にしやうと思ふ、地方は未だ京城程でもないらしいが兎に角充分警戒して一日も早く恐るべき魔の手を驅逐せねばならぬ』

写真9—8　『京城日日新聞』1919年12月23日付

「防疫」を行なった。しかも予防注射は流行性感冒には効き目がない上に、十分な保有量もなく、果たして「防疫」の名に値する措置だったのだろうか。そういったなか、今度は「朝鮮人の死亡率多き理由」と題する記事が出た（一二月二五日付）。それによれば、昨今薪炭の価格が高騰し、家計の貧しい者は十分購入できず、オンドルの火も夜中には消えてしまい、寒さが室内でも厳しく、流感に罹りやすく、いったん罹ると肺炎を併発し、死に至る場合が多いのだ、としている。つまり、貧困がその理由だ、としている。

内地同様、聯隊のある竜山では、聯隊内および一般市民の間の流感は、長くかつ激しく続いた。暮の二八日の紙面では、二六日に内地人四名、朝鮮人一二名、軍隊内で一名の死亡者を出した、と報じている。平壌も激しく、二二日から二七日までの六日間に、死亡者二〇九名を出した（一二月三〇日付）。この頃が流行性感冒蔓延のピークで、翌大正九（一九二〇）年一月七日の紙面では「流感稍下火に向ふ」という見出しで、暮の降雪も手伝い、一月四日以来、死亡者は一〇〇名以下となり猖獗期の半数となった、とある。しかし、死亡者の累計は、三一一八名という多数で、このほか、暮までに軍隊内の死亡者が一五名いた。

しかし平壌、大邱では、依然として死亡者が絶えず、京城においても郵便物は配達されず山積みになっていた（一九一九年一月七日付）。釜山も同様であったが（一月九日付）、前年、高い死亡率を経験した晋州では、当年も同様一日一〇名以上の死亡者を出している（一月一四日付）。一五日の紙面では、竜山の大正八（一九一九）年一二月一一日から、大正九（一九二〇）年一月一〇日にかけての統計が掲載されている。竜山の人口は、内地人一万六四三二人、朝鮮人二万一〇〇七人であったが、死亡者は、内地人一四二名、朝鮮人三八九名に達し、その四分の三は、流行性感冒によることを知らせている。

免疫現象の確認

中央都市における蔓延が下火に向かう頃、今度は地方都市で蔓延が始まり、釜山では再発を伝える一月一五日の紙面から二月四日の「漸く下火」の見出しが出るまで約三週間、猛威にさらされた。

この間、「流感と免疫現象」と題する興味深い記事が一月一五日の紙面（**写真9—9**）に掲載されている。それは江原道（カンウォンド）の春川（チュンチョン）の慈恵医院の医官談として伝えられたものであるが、春川は「前流行」にも「後流行」にも襲われ、大きな人的被害を受けたが、「本病には完全なる免疫現象を認めたり。即ち春川慈恵医院内科の調査によれば一昨年罹患せるものに本年発病せしもの殆どなし。之を以て見れば少くも一年以上の免疫を得ることは確実にして面白き証明なりと云ふべし」とする。

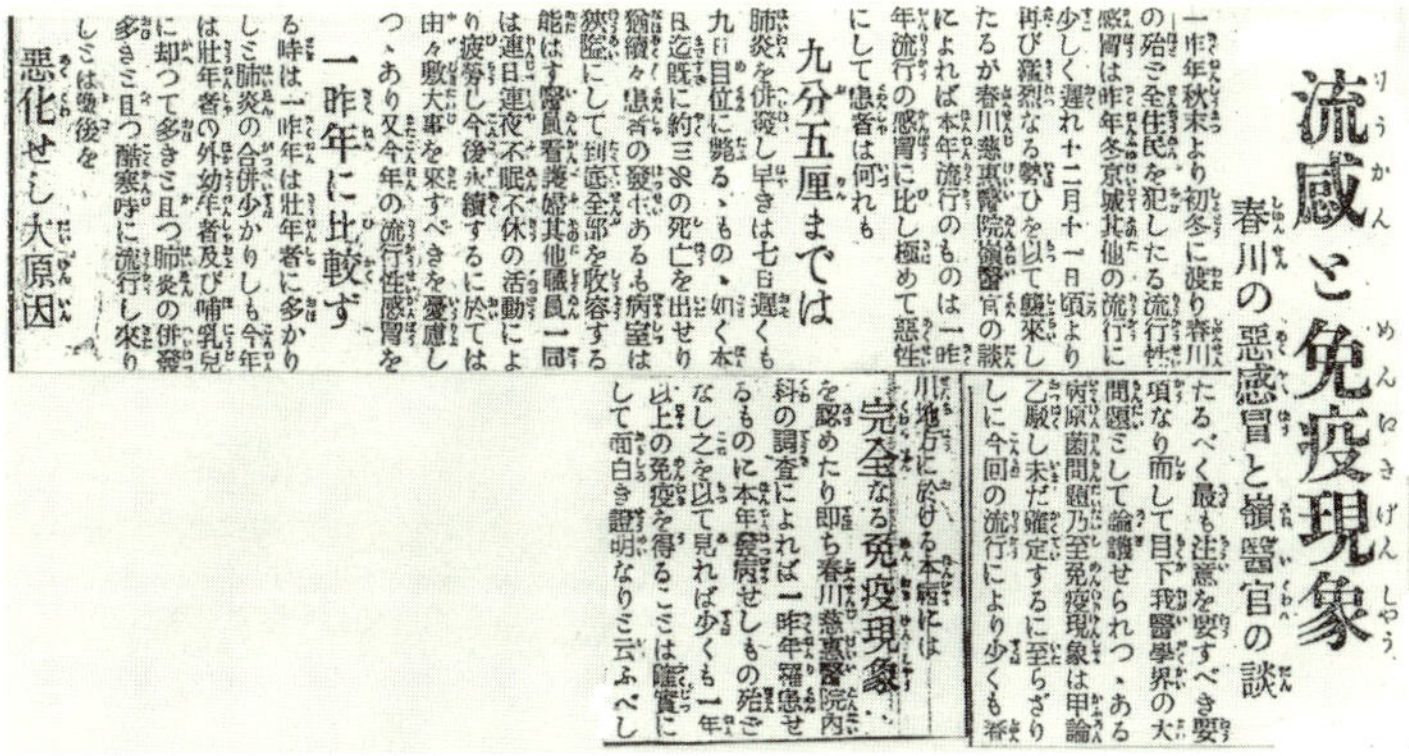

流感と免疫現象

春川の悪感冒と嶺醫官の談

一昨年秋末より初冬に渉り春川の殆ど全住民を犯したる流行性感冒は昨年冬京城其他の流行に少しく遅れ十二月十一日頃より再び猛烈なる勢ひを以て襲来したるが春川慈恵醫院嶺醫官の談によれば本年流行のものは一昨年流行の感冒に比し極めて悪性にして患者は何れも

九分五厘までは

肺炎を併發し早きは七日遅くも九日目位に斃るゝものゝ如く本日迄既に約三%の死亡を出せり猶續々患者の發生あるも病室は狭隘にして到底全部を収容する能はず醫員看護婦其他職員一同は連日連夜不眠不休の活動により疲勞し今後永續するに於ては由々敷大事を来すべきを憂慮しつゝあり又今年の流行性感冒を

一昨年に比較す

る時は一昨年は壮年者に多かりしと肺炎の合併少かりしも今年は壮年者の外幼年者及び哺乳兒に却つて多きこと且つ肺炎の併發多きこと且つ酷寒時に流行し来りしことは最後を

悪化せし大原因

たるべく最も注意を要すべき要項なり而して目下我醫學界の大問題として論議せられつゝある病原菌問題乃至免疫現象は甲論乙駁し未だ確定するに至らざりしに今回の流行により少くも春川地方に於ける本病には

完全なる免疫現象

を認めたり即ち春川慈恵醫院内科の調査によれば一昨年罹患せるものに本年發病せしもの殆どなし之を以て見れば少くも一年以上の免疫を得ることは確實にして面白き證明なりと云ふべし

写真９―９　『京城日日新聞』1920年1月15日付

二月に入ると、各地方都市の流行「下火」、「終息」が伝えられたが、最後まで残ったのは農村部で、二月八日の紙面で全羅南道（チョルラナムド）での蔓延が伝えられ、三月八日の終息の報までの間に、死亡者六〇〇名以上を出した。

その後、四月に内地からやってきた初年兵が、ウイルスを持ち込み、五月にかけて、あちこちの聯隊で数名の死亡者を出したが、「後流行」は終息した。

統計資料の問題

『朝鮮総督府統計』は、有用な統計書であるが、スペイン・インフルエンザの資料としては欠陥を持っている。それは、大正八（一九一九）年以降の人口動態統計の不備で、月別の死亡統計を欠いていることである。そのため、内地で行ったような超過死亡による死亡者数の計算は、限られた範囲でしかできない。大正七（一九一八）年までは、営々と記録されてきたのが、なぜこの年から姿を消したのか。『統計書』には断り書きはないが、おそらくこれには、大正八（一九一九）

年三月一日に始まる「三・一運動」が影響しているものと思われる。この朝鮮独立運動は、約六カ月間続いたが、平穏を前提とする人口調査ができなくなったものと思われる。翌大正九（一九二〇）年一〇月の第一回国勢調査も、当初は朝鮮も対象となっていたが、結局見送りとなった。大正八（一九一九）年以降、出生や死亡に関する統計も列記されているが、大正七（一九一八）年との間の差が大きく、大正八（一九一九）年以降の数値との間に段差があり、[7]死亡者数を連続的に捉えることができないのである。しかし、朝鮮に関するスペイン・インフルエンザの研究文献は皆無に等しく、[8]たとえ不完全な統計でも、何とか活用して流行の実態に迫りたい。

表9―2は、朝鮮の人口に関する基本的な数値である。動態統計には段差があったのに、静態統計にはそれがないのは、この表の数字が、戸別調査によるものではなく、内地でいえば戸籍上の「現住人口」に相当するものであった可能性が強い。人口は「インフルエンザ流行期」も増加し続けているが、大正八（一九一九）年以降の増加の勢いは明らかに低下した。

表9―3は、同じ期間の出生と死亡である。ここでも、大正八（一九一九）年以降の数値は、あまりに低い数値を示しており、これを前提にインフルエンザによる死亡者数を計算することはできない。ただし、大正九（一九二〇）年の内地人の死亡者数は、この期間の最高値であり、インフルエンザによる死亡者数増大の結果に違いない。

何とかして、この時期の朝鮮における超過死亡を計算できないだろうか。わずかに残されている痕跡から検討してみよう。

表9—2　朝鮮の人口〔1916 年—1920 年〕

	種族	戸数	人口		
			男	女	合計
1916 年	内地人	90350	171713	149225	320938
	本地人	3072092	8387343	7921836	16309179
	外国人	4920	16109	1903	18012
	合計	3167362	8575165	8072964	16648129
1917 年	内地人	93357	177646	154810	332456
	本地人	3107219	8552392	8065039	16617431
	外国人	5191	16877	2233	19110
	合計	3205767	8746915	8222082	16968997
1918 年	内地人	93626	179686	157186	336872
	本地人	3139140	8589661	8107356	16697017
	外国人	5195	20938	2205	23143
	合計	3237961	8790285	8266747	17057032
1919 年	内地人	97644	185560	161059	346619
	本地人	3152228	8632605	8150905	16783510
	外国人	5679	17552	2228	19780
	合計	3255551	8835717	8314192	17149909
1920 年	内地人	94514	185196	162654	347850
	本地人	3191153	8701988	8214090	16916078
	外国人	7312	21939	3122	25061
	合計	3292979	8909123	8379866	17288989

表9—3　朝鮮の出生と死亡〔1916年—1920年〕

		出生数			出生率	死亡数			死亡率
		男	女	合計	(‰)	男	女	合計	(‰)
1916年	内地人	4395	4009	8404	26.2	3957	3123	7080	22.1
	朝鮮人	292377	260443	552820	33.9	203090	160466	363556	22.3
	計	296772	264452	561224	33.8	207047	163589	370636	22.3
1917年	内地人	4433	3948	8381	25.2	3629	3177	6806	20.5
	朝鮮人	297304	266468	563772	33.9	218250	184160	402410	24.2
	計	301737	270416	572153	33.8	221879	187337	409216	24.1
1918年	内地人	4394	3978	8372	24.9	4473	3619	8092	24.0
	朝鮮人	299657	270538	570195	34.2	269603	245640	515243	30.9
	計	304051	274516	578567	34.0	274076	249259	523335	30.7
1919年	内地人	4298	3801	8099	23.4	4060	3540	7600	21.9
	朝鮮人	248123	218152	466275	27.8	206113	178392	384505	22.9
	計	252421	221953	474374	27.8	210173	181932	392105	22.9
1920年	内地人	4311	3776	8087	23.3	4753	4312	9065	23.3
	朝鮮人	251286	217435	468721	27.7	205844	189142	394986	27.7
	計	255597	221211	476808	27.6	210597	193454	404051	27.6

朝鮮での前流行の犠牲者は約一三万人

『総督府統計書』には、病因別の各年の死亡統計が、大正八（一九一九）年以降も継続して掲載されているが、毎月の死因統計が利用可能な、大正六（一九一七）年と大正七（一九一八）年の統計から、内地人と朝鮮人の呼吸器関係の病因[9]による死亡者数をみたのが、図9—3—1・図9—3—2である。内地人、朝鮮人とも大正七（一九一八）年一一月に平常月の数倍に達する大量の死亡者を出した。これは、内地のみならず、世界の至るところで見られたスペイン・インフルエンザ猖獗の結果に他ならないし、記述資料の語るところと一致する。しかし、よ

図9—3—1　朝鮮の月別死亡者数（内地人）〔1917年・1918年〕

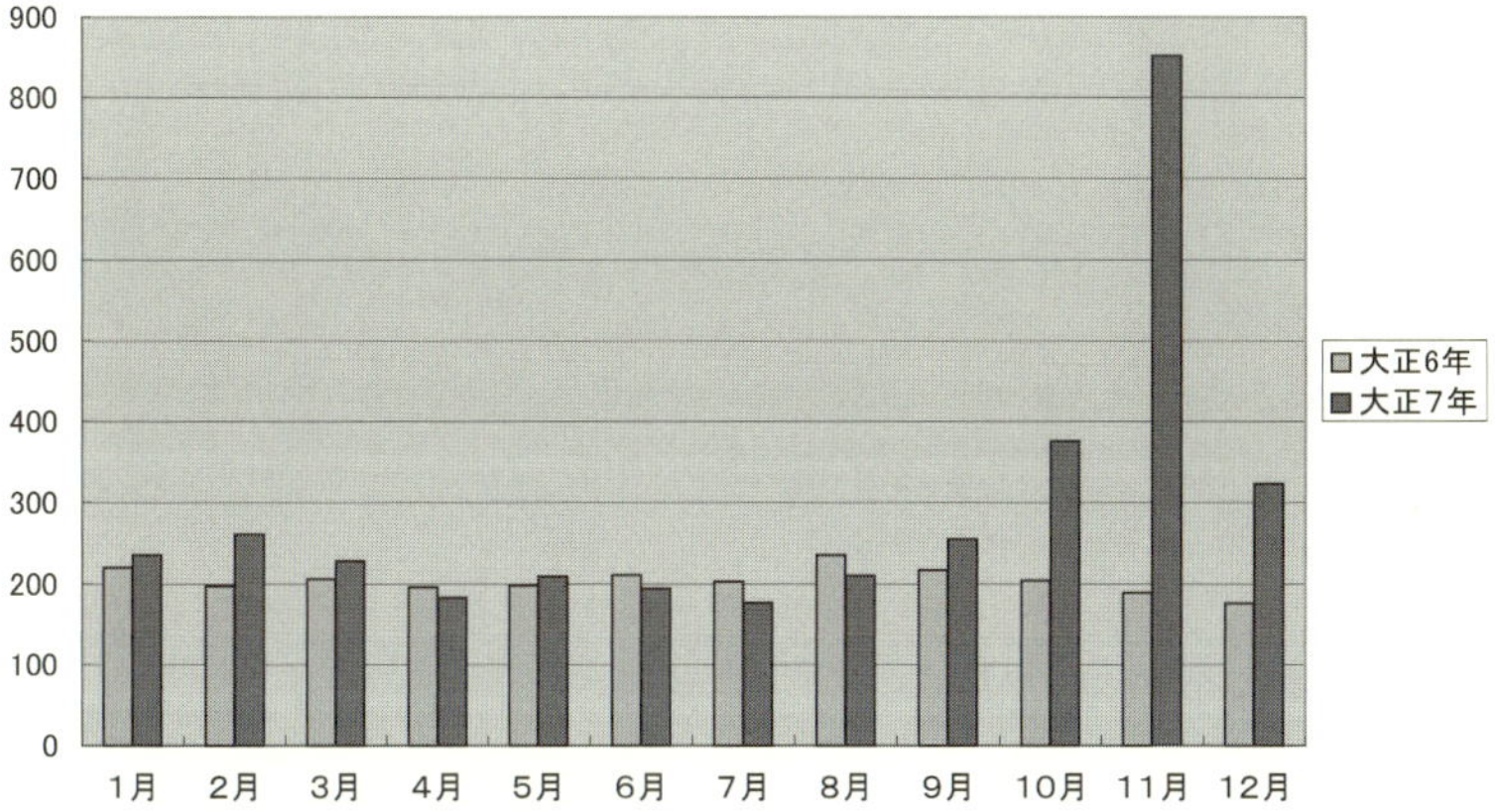

図9—3—2　朝鮮の月別死亡者数（朝鮮人）〔1917年・1918年〕

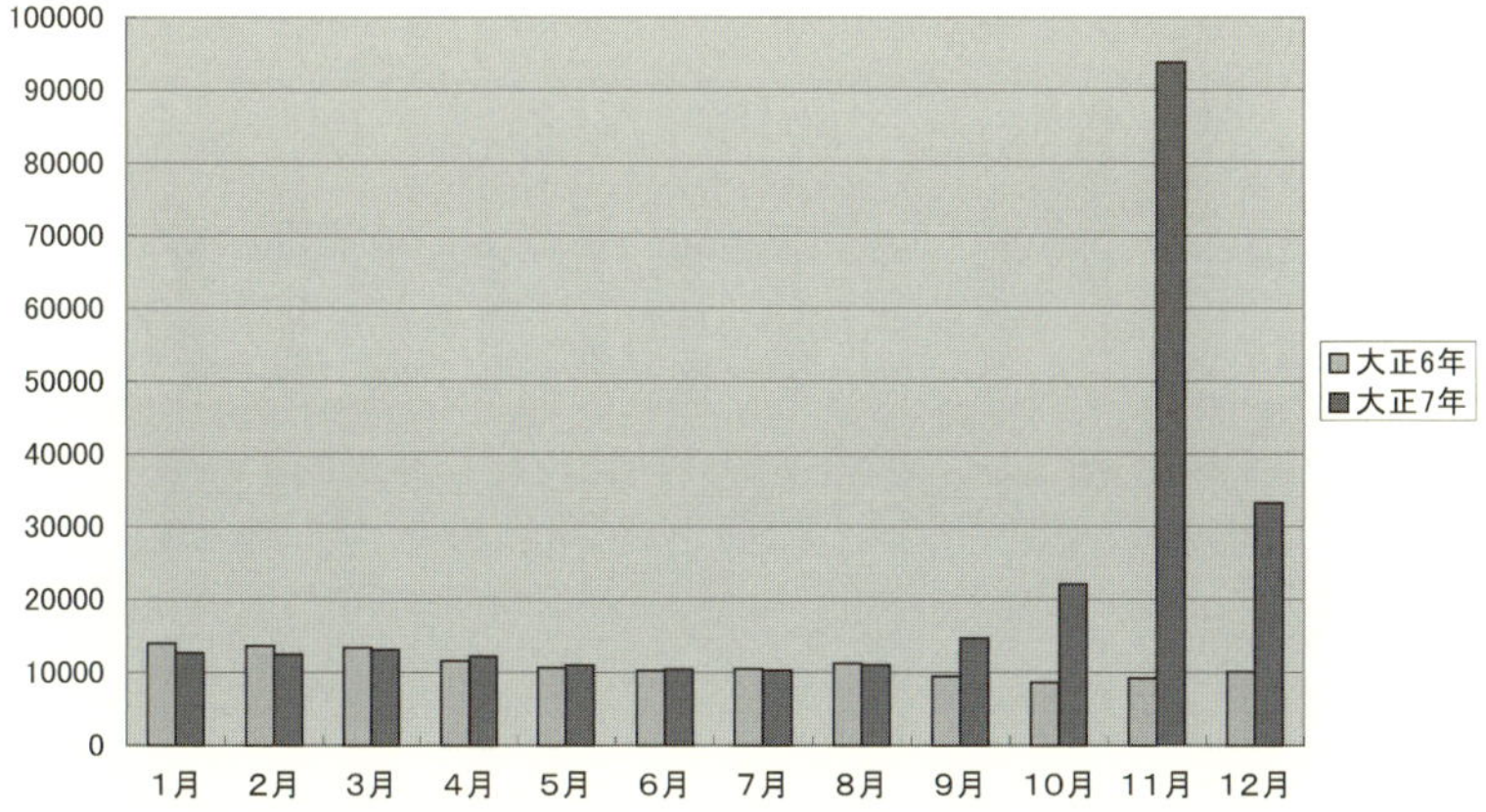

く見ると、死亡者増大の徴候は、九月頃から始まっている。これは、朝鮮のスペイン・インフルエンザに関する唯一の文献、スコフィールド（Frank W. Schofield）らの報告内容とも一致する。[10] 一〇月には死亡者数は平常月の二倍となり、一一月には一挙にはね上がり、一二月はある程度下がったが、平常年よりかなり高かった。

残念ながら、「月」を単位とする観察はここまでしかできないが、大正六（一九一七）年を平常年とし、大正七（一九一八）年との比較を八月—一二月の毎月についてみることで、月別の簡単な「超過死亡」を計算してみる。結果は、**表9—4**の通りである。

表9—4は、大正六（一九一七）年の各月の呼吸器系病類による死亡者数を、平常年の数値とみなし、大正七（一九一八）年の同月の死亡者数との差を求めたものである。八月はマイナスなので、インフルエンザの影響はなかったとしていい。九月になると、やや大正七（一九一八）年の方が多くなり始め、一〇月にはかなり、そして一一月には極大に達する。結局、九月から一二月までの数字を合算すると、内地人一〇二〇名、朝鮮人で一二万六四六五名が「超過死亡」として計算される。これがスペイン・インフルエンザ流行による死亡者として考えられる人数である。

病類の内容をみると、内地人と朝鮮人では異なり、内地人で最も多いのは呼吸器病であるが、朝鮮人では伝染性病もかなり多い。この伝染性病が呼吸器系の伝染性病であるか否かについてはにわかに決めがたい。しかし、呼吸器病、感冒における死亡者の増加を考えると、伝染性病には、すべてではないにしても、かなりの程度、呼吸器系の病因による死亡者が含まれていたことは否定できないだろ

表9－4　朝鮮の超過死亡〔1918年〕

内地人		呼吸器病	感　冒	伝染性病	不明診断	A. 小計	B. 死亡合計	A/B(%)	超過死亡数
1917年	8月	71	3	160	2	236	748	31.6	
	9月	84	8	125	0	217	624	34.8	
	10月	62	4	134	4	204	583	35.0	
	11月	84	12	91	2	189	512	36.9	
	12月	102	5	65	4	176	473	37.2	
1918年	8月	85	14	110	1	210	675	31.1	-26
	9月	114	15	123	3	255	739	34.5	38
	10月	192	40	142	2	376	824	45.6	172
	11月	396	132	322	2	852	1256	67.8	663
	12月	173	39	109	2	323	596	54.2	147
								（合計）	1020
朝鮮人		呼吸器病	感冒	伝染性病	不明診断	A. 小計	B. 死亡合計	A/B(%)	超過死亡数
1917年	8月	5426	1290	4307	220	11243	41117	27.3	
	9月	4671	1362	3261	190	9484	34312	27.6	
	10月	4596	1416	2404	187	8603	29158	29.5	
	11月	5098	1543	2385	151	9177	27954	32.8	
	12月	5754	1753	2366	167	10040	27228	36.9	
1918年	8月	4658	1770	4397	208	11033	33638	32.8	-210
	9月	5315	3553	5563	240	14671	35993	40.8	5187
	10月	5843	4573	11461	210	22087	42741	51.7	13484
	11月	11487	13223	68750	335	93795	121941	76.9	84618
	12月	6211	5846	20974	185	33216	50824	65.4	23176
								（合計）	126465

う。筆者は、この伝染性病の内容が不明であるという留保を付けた上で、これをインフルエンザ死亡者とみなすことにする。

そうすると、朝鮮では、大正七（一九一八）年の秋、スペイン・インフルエンザ流行の第一撃で、内地人、朝鮮人合わせ、一二万七四八五人の犠牲を出したことになる。これは、人口の七・五パーミルに相当し、一度だけの流行としては死亡率はかなり高かったことになる。

朝鮮での死者の累計は約二三万人

次に、同じような作業を、大正七（一九一八）年以降について試みよう。大正七（一九一八）年以降については、病類別の死亡者数の統計は利用可能である。しかし、その死亡者数の総計はかなり低いから、実際の死亡者数とは言えないだろう。無理を承知で「年」を単位とした超過死亡を計算すると、**表9―5**のごとくである。ここでは大正四・五・六（一九一五・一六・一七）年の三カ年の平均死亡者数を平常年の死亡水準とし、大正七年・八年・九（一九一八・一九・二〇）年の死亡者数との差を求めた。内地人では二四六九人、朝鮮人では一二万七八一一人が平常年の死亡水準である。流行年の呼吸器系の病因による死亡者数からこれを引くと、超過死亡が求められる。この方法で求めた大正七（一九一八）年の超過死亡は、内地人も朝鮮人も、**表9―4**の数値と極めて近接しており、ほとんど同数といっても差し支えない。

このことに勇気を得て、大正七（一九一八）年とともに大正八・九（一九一九・二〇）年の超過死亡を計

表9—5　朝鮮の超過死亡〔1918年—1920年〕

内地人	呼吸器病	感冒	伝染性病	不明診断	A. 小計	B. 合計	A/B (%)	超過死亡
1915年	933	66	1116	145	2260	5984	37.8	
1916年	1254	67	1326	48	2695	7080	38.1	
1917年	1148	77	1191	37	2453	6806	36.0	
					7408	2469		
1918年	1810	307	1352	35	3504	8092	43.3	1035
1919年	1016	221	2210	101	3548	7600	46.7	1079
1920年	716	248	2734	41	3739	8409	44.5	1270
								3383
朝鮮人	**呼吸器病**	**感冒**	**伝染性病**	**不明診断**	**A. 小計**	**B. 合計**	**A/B (%)**	**超過死亡**
1915年	50754	21890	32415	14658	119717	336936	35.5	
1916年	59905	20864	43047	7470	131286	363556	36.1	
1917年	68273	19578	42209	2371	132431	402410	32.9	
					383434	127811		
1918年	75361	39689	139152	2699	256901	515243	49.9	129090
1919年	48658	22915	92338	4241	168152	384505	43.7	40341
1920年	42035	23321	119692	4114	189162	394986	47.9	61351
								230781

算した。そうすると、この三年間の超過死亡の累計は、内地人三三八三人、朝鮮人二三万七八一人となり、合計すると二三万四一六四人である。これは、人口約一七〇〇万人の朝鮮においては対人口一三・八パーミルとなり、内地をかなり上回っている。

さらにこれを朝鮮人と内地人に分けると、**表9―3**のように、内地人は、大正七（一九一八）年末の時点で、人口三三万六八七二人であり、死亡率は一〇・〇パーミル、朝鮮人は、人口一六六九万七〇一七人、死亡率は一三・八パーミルとかなりの差があったことが分かる。

また、死亡者の総計のなかで、呼吸器系疾患による死亡者の割合をみると、平常年においては三〇パーセント台であったのが、流行年では四〇パーセント台となり、大正七（一九一八）年の月別の数値では、一一月の朝鮮人の場合、その割合は実に七六・九パーセントに達した。

三・一運動とスペイン・インフルエンザ

最後に死亡者の年齢をみると、呼吸器系病因による死亡のうち、十六―五十歳の死亡者数が、全体に占める割合は、平常年の大正六（一九一七）年では二六・三パーセントであったのが、流行年になるとほぼ四〇パーセントに、総死亡者数の八・七パーセントから二〇パーセント近くに上昇した。やはり、スペイン・インフルエンザはこの年齢層を目標としたかのように襲ったのである。

留保付きであるが、朝鮮では、スペイン・インフルエンザによる死亡率がかなり高かったと言えるだろう。これは、朝鮮が流行期に寒冷であり、貧困な者はオンドルの燃料にも事欠いたほどで、罹患者・死亡者が多かったに違いない。また、内地人と比べて、治療・入院等の措置は、朝鮮人には十分ではなかっただろうから、この点でも被害を大きくさせた。目の前で日本人は厚遇され、朝鮮人に死亡者が続出する状景は、三・一運動として、朝鮮の人々が、大正八（一九一九）年三月に蜂起したことの一つの前提となったと考えられないだろうか。

関東州

本地人により大きな被害

関東州は領土ではなかったからか、独立した統計書は作成されず、『日本帝国統計年鑑』に含まれる外地統計を利用し得るのみである。しかし、記述資料としては、大連発行の『満州日日新聞』[11]が利用可能で、以下これらによって関東州および南満州におけるインフルエンザの流行状況を見ることにしよう。

関東州の人口統計には、州内[12]・州外[13]が別記されている年もあれば、そうでない年もあり、統一されていない。大正七（一九一八）年末の人口は、**表9―6**のごとくである。州内をとれば、全人口五八万人あまりのうち、日本人（内地人）が一〇パーセント、本地人（中国人）が九〇パーセント近くを占め、他に一握りの外国人がいた。表にも見られるように、この人口の特徴は性比のアンバランスで、植民地の常として男子が多かったが、中国人では男子がもっと多い。

新聞による流行性感冒の最初の報道は、大正七（一九一八）年五月一八日のもので、奉天（現・瀋陽）における中国人の間での感冒猖獗を伝えている。「春の先触れ」の到来であろう。翌日には日本人にも

表9—6　関東州の人口〔1918年〕

内地人	男	女	計	性比
州内	32539	27703	60242	117.5
州外	28890	23640	52530	122.2
計	61429	51343	112772	119.6
本地人	**男**	**女**	**計**	
州内	298288	224859	523147	132.7
州外	76292	10218	86510	746.6
計	374580	235077	609657	159.3
外国人	**男**	**女**	**計**	
州内	57	57	114	100.0
州外	142	83	225	171.1
計	199	140	339	142.1
合計	**男**	**女**	**計**	
州内	330884	252619	583503	131.0
州外	105324	33941	139265	310.3
計	436208	286560	722768	152.2

伝染し、さらに遼陽にも拡がり(五月二六日付)、小学校は休校となった。

しかし、本格的な流行は一〇月に入ってからで、二五日の紙面は「月の十日頃から大連市の各方面に伝播して」とあり、月末には各地の学校休校が伝えられ、旅順では死亡者を出した(一〇月二七日付)。関東州を治める関東都督府は、一〇月三一日午後より、一切の興行物を禁止した。これは、内地ではとられなかった措置である。

一一月も一〇日になる頃から流行は下火となり、一〇日には興行物の閉鎖も解除され、学校

図9―4　関東州の住民別月別死亡率〔1918年〕

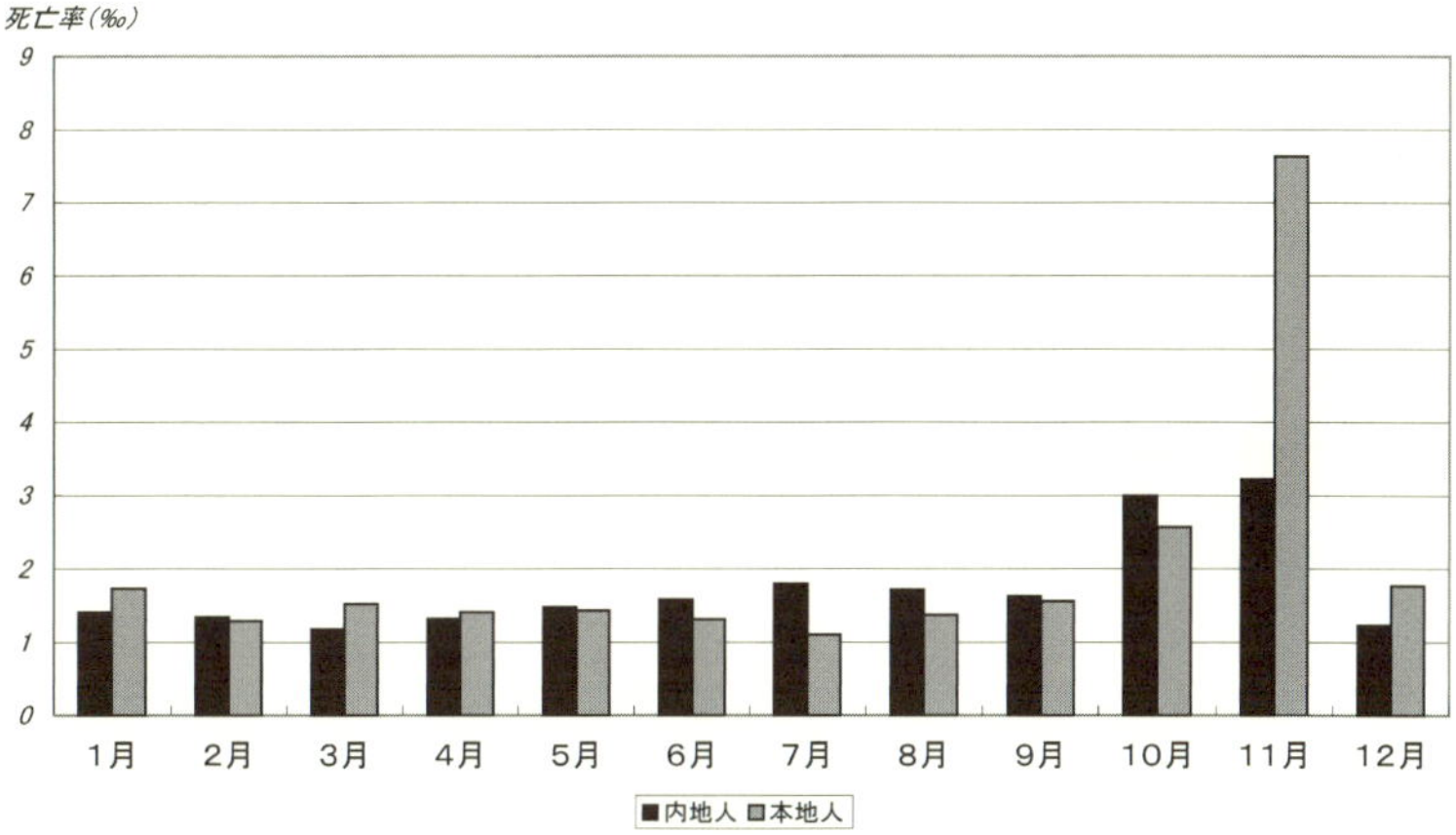

も授業が開始された。一一月七日までの人的被害は二一三名、旅順だけで、患者八三〇〇名、死亡者一三三名に達した（一一月一一日付）。

『日本帝国統計年鑑』掲載の関東州の月別死亡統計は大正七（一九一八）年で終わっており、「前流行」の前半を垣間見るに過ぎないが、**図9―4**は、大正七（一九一八）年の月別・住民別死亡率で、スペイン・インフルエンザ以外の病因による死亡も含まれているが、やはり一〇月、一一月が高いのは、インフルエンザによるものであろう。内地人と本地人（中国人）との間には、非流行月には大きな差はないが、一一月の「前流行」期には、本地人は内地人の二・五倍近い死亡率であった。効果の程度は別として、内地人には病院の利用機会があっただろうし、インフルエンザ・ウイルスが住民を平等に襲ったとしても、罹患後の処理は平等ではなかった。このことが図にみるような大きな差になって表れるのである。

大正八（一九一九）年三月、再び流行性感冒が関東州から南満州を襲ったが、大きな被害は与えなかったようである。四月六日の記事を最後に、「前流行」の記事は新聞から消える。

関東州でも死亡率の高かった後流行

大正八（一九一九）年一〇月頃より、再び悪性感冒の来襲の兆あり、と警鐘を鳴らしていたが、一一月一九日の紙面で、「新患者一日百名」と「後流行」の開始を報じている。

軍隊内の流行も内地と同様で、一二月二七日の紙面では、一二月一日に内地から入営した旅順聯隊に患者が発生し、現在患者八〇名、二五・二六両日の死亡者は一〇名に達したことを伝えている。

正月の五日間で、流行性感冒および肺炎による死亡者は一六名（全体で四〇名の内）を達した（一月一〇日付）。大連では「昨今漸く流行の様を加へ将に猖獗を極めんとするの勢ひを示し日に日に新患三四十名の多きを出しつつある……今度流行るのは前年来のものより悪性で患者に取っての痛苦は大抵ではない云々」（一月一五日付、**写真9―10**）としている。翌日の紙面に掲載された各師団、守備隊別の流行性感冒患者・死亡者数の表によれば、関東州守備隊は患者数一〇〇二名、死亡者六四名で、いずれも全二〇師団、五守備隊中二位である。

一月二一日には、大連市における元日から一二日までの発生患者二二九名、死亡者三一名と、発生患者の一割以上が死亡する事態となったことが報じられている。前年に比べ「罹病者数は非常に少ない」が、いったん罹患すると死亡率が高いことも、内地における「前流行」後期や「後流行」期の状況と同様であった。しかし、一月末になると、「大連の流感愈々下火」という見出しの記事で、「新春以来廿五日までの患者は九百三十九名であるが……廿五日の如き僅々二十四名の患者が発生したに過ぎぬ」との衛生局長談を掲載している。

関東州における「後流行」の記事は、大連市に流行性感冒が襲来し、一部の小学校が休校になった三月一一日の記事をもって終わった。

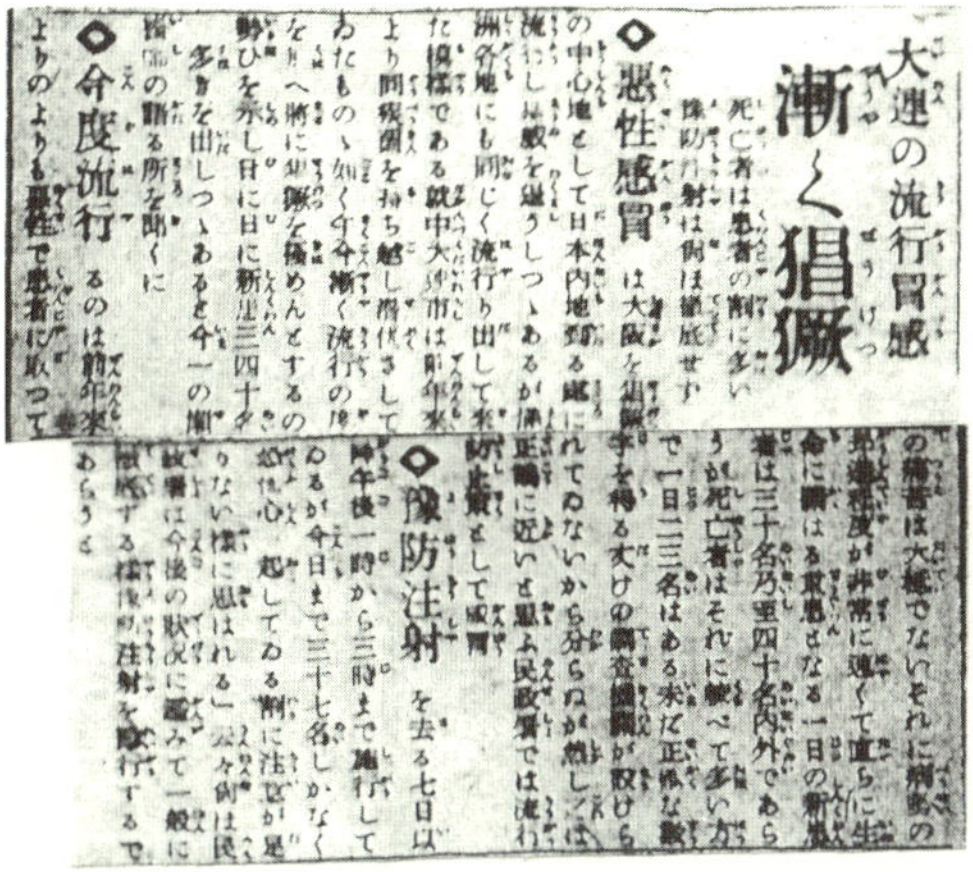
大連の流行冒感
漸く猖獗
◇悪性感冒
◇予防注射
◇今度流行

写真９—10　『満州日日新聞』1920年1月15日付

台　湾

台湾についても、記述資料として『台湾日日新聞』[14]、統計資料として『台湾総督府統計書』[15]がある。

台湾中に拡がり先住民も罹患

『台湾日日新聞』は、大正七（一九一八）年三月四日、東京通信というコラムで東京に流行しているインフルエンザについて報道しているが、これとスペイン・インフルエンザの関係は今のところ不明である。四月には、角力興行で死亡者まで出した病気の流行があった。これも確証はないが、逆にインフルエンザではないと言い切ることもできない。六月二〇日の紙面では、「不思議な熱病現はる　伝染性流行と為せり」という見出しで、デング熱と異なり発疹がなく、高熱、腰痛、倦怠痛を伴い、約五日間で鎮静化すると伝えている。症状の特徴からして「春の先触れ」だったという可能性が非常に高い。この病気は、まず北部の港湾都市基隆（キールン）に発生（六月二〇日付）、翌日の中国語の頁では、対岸の香港に流行、基隆以外に澎湖島にも発生したとある。

一〇月になると、再び基隆に流行感冒が発生し、二七日には山砲中隊に患者が出た。歩兵隊にも流行が始まり、衛戍病院には多数の兵士が入院している。

一一月になると、流行性感冒患者のうち、肺炎を併発して死亡する者の出たことが報じられ（一一月一日付）、また流行は台湾中部にまで拡がった（一一月三日付）。台中、嘉義などに罹患者が出た。台湾医学会では、興行の閉鎖を勧告している（四日付）が、実施には至らなかったようである。五日には、台湾日日新聞社の編纂員や工芸員に多数の患者が出たので、発送が遅れることもある、と了解を求める「社告」が出ている。台北市内の小学校も休校となり、氷が飛ぶように売れた。嘉義では死亡者も出始め（八日付）、南部の台南、打狗（タークー）（高雄）、東海岸の花蓮（ファーリエン）港にも流行は拡がった（同日付）。薬価が高騰し、死亡者が増えるにつれ、火葬場が多忙となり、普段の三倍の火葬をしなければならなくなった（一四日付、**写真9—11**）。一一月を通じて、流行は北部から南部へと台湾中に拡がり、澎湖島でも多くの罹患者を出した。

しかし一二月になると、いったん終息に向かったようで、「（台北）市内は近く終息」（一二月八日付）とか、猖獗を極めた嘉義でも「漸く減退」（一八日付）、「打狗の感冒殆ど終息せり」という記事がみられる

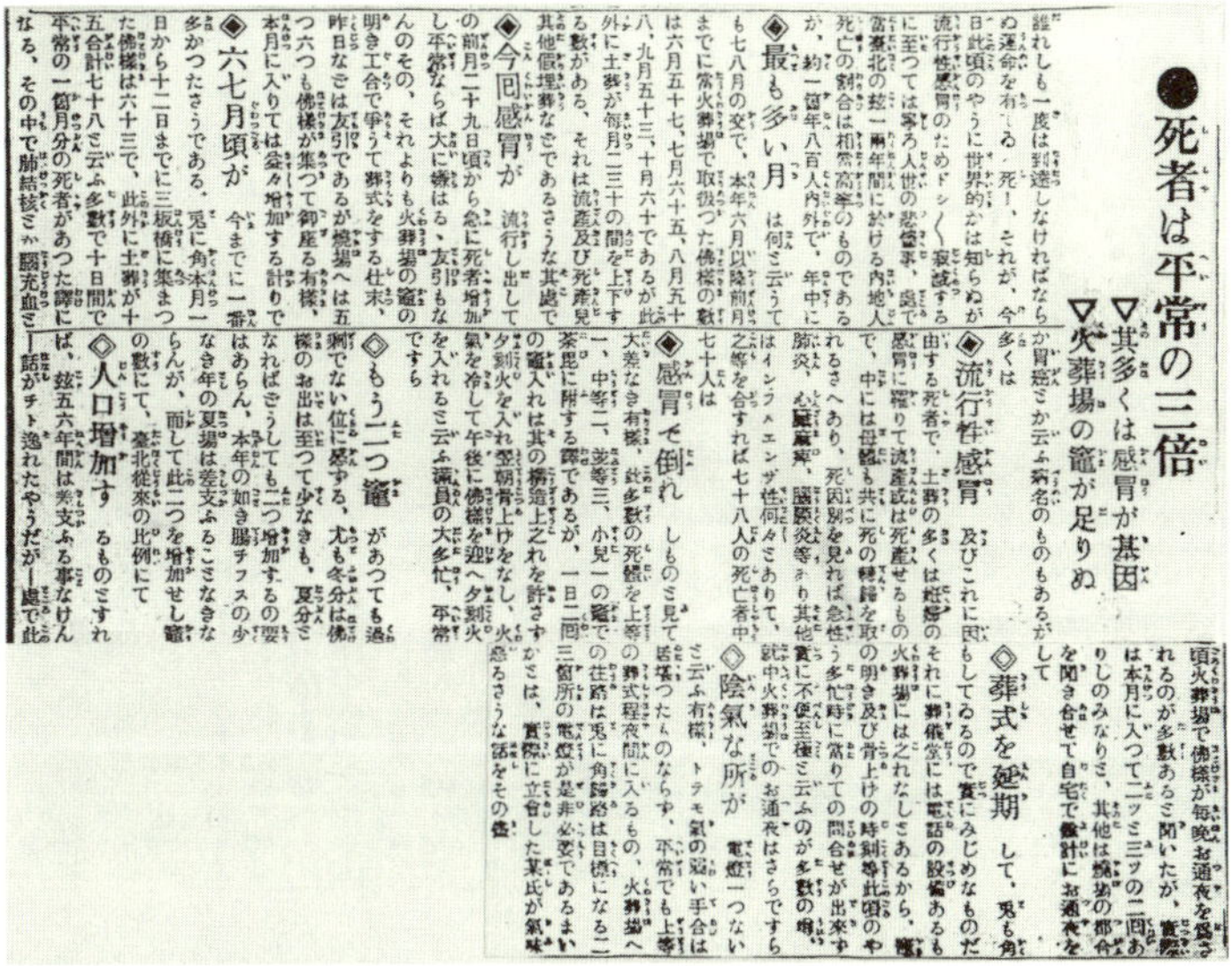

●死者は平常の三倍
▽其多くは感冒が基因
▽火葬場の竈が足りぬ

誰れしも一度は到達しなければならぬ運命を有る「死」、それが、今日此頃のやうに世界的かは知らぬが流行性感冒のためドシ〳〵寂滅するに至つては寧ろ人世の悲惨事、島で臺北の茲一兩年間に於ける内地人死亡の割合は相當高率のものであるが、約一箇年八百人内外で、年中に

◈最も多い月 は何と云うても七八月の交で、本年六月以降前月までに常火葬場で取扱つた佛様の數は六月五十七、七月六十五、八月五十八、九月五十三、十月六十であるが此外に土葬が毎月二三十の間を上下する數がある、それは流産及び死産兒其他假埋葬などであるさうな其處で

◈今回感冒が 流行し出しての前月二十九日頃から急に死者増加し平常ならば大に賑はる、友引もなんのその、それよりも火葬場の竈の明き工合で爭うて葬式をする仕末、昨日などは友引であるが燒場へは五つ六つも佛様が集つて御座る有様、本月に入りては益々増加する計りで

◈六七月頃が 今までに一番多かつたさうである、兎に角本月一日から十二日までに三板橋に集まつた佛様は六十三で、此外に土葬が十五合計七十八と云ふ多數で十日間で平常の一箇月分の死者があつた譯になる、その中で肺結核とか腦充血とか胃癌とか云ふ病名のものもあるが多くは

◈流行性感冒 及びこれに因由する死者で、土葬の多くは姙婦のそれで感冒に罹りて流産或は死産せるもので、中には母體も共に死の轉歸を取るさへあり、死因別を見れば急性肺炎、心臓麻痺、腦膜炎等あり其他はインフルエンザ性何々とありて、之等を合すれば七十八人の死亡者中七十人は

◈感冒で倒れ しものと見て大差なき有様、此多數の死體を上等の一、中等二、並等三、小兒一の竈で茶毘に附する譯であるが、一日二回の竈入れは其の構造上之れを許さず夕刻火を入れ翌朝骨上げをなし、火氣を冷して午後に佛様を迎へ夕刻火を入れると云ふ議員の大多忙、平常ですら

◈もう二つ竈 があつても過剰でない位に感ずる、尤も冬分は佛様のお出は至つて少なきも、夏分となればどうしても二つ増加するの要はあらん、本年の如き腸チフスの少なき年の夏場は差支ふることなきならんが、而して此二つを増加せし竈の數にて、臺北從來の比例にて

◈人口増加す るものとすれば、茲五六年間は差支ふる事なけん—話がチト逸れたやうだが—處で此頃火葬場で佛様が毎晩お通夜を為さるるのが多數あると聞いたが、實際は本月に入つて二ツと三ツの二回ありしのみなりと、其他は燒場の都合を聞き合せて自宅で徹夜にお通夜を

◈葬式を延期 して、兎も角もこれに因もしてゐるので實にみじめなものだそれに葬儀堂には電話の設備あるも火葬場には之れなしとあるから、[illegible]の明き及び骨上げの時刻等此頃のやう多忙時に當りての問合せが出來ず實に不便至極と云ふのが多數の嘆、就中火葬場でのお通夜はさらですら

◈陰氣な所が 電燈一つないと云ふ有様、トテモ氣の弱い手合は居堪つたものならず、平常でも上等の葬式程夜間に入るもの、火葬場への往路は兎に角歸路は目標になる二三箇所の電燈が是非必要であるまいかとは、實際に立會した某氏が氣味惡るさうな話をその儘

写真9—11　『台湾日日新聞』1918年11月14日付

ようになった。一方、注目すべきは、流行性感冒が先住民の住む「蕃界（ばんかい）」に侵入したことで、一二月二〇日には、新竹（しんちく）庁の「蕃界」で罹患者、死亡者の出ていることが報じられた。

台湾では「前流行」の後半に関する記事はほとんどなく、その代わりに脳脊髄膜炎発生に関する記事が散見する。これも軍隊内が最初であったが、三月には終わっている。

台湾でも軍隊を起点に流行

「後流行」は一二月初旬、例によって新入営兵の間での流行性感冒患者の続出の記事で始まった（一九一九年一二月五日付）。一二月一六日には、台北市内の流行が報じられ、すでに死亡者も出ている。流行は年内に東海岸の花蓮港に駐屯する大隊を襲い、基隆、阿里山（アーリーシャン）、嘉義、台中、打狗などで猖獗を極め、学校の休校が相ついだ。「蕃地」にも流行し、新竹庁において調査したところ、ある集落（シイガオ社）で患者百余名、死亡者八名のあることを見出した（一九二〇年一月一四日、一八日付、**写真9―12**）。

一月一六日には、遂に列車の一部運転休止が報じられたが、この頃が流行のピークで、二三日には「流行は先づ下火」となったが、二九日に、前年一二月一日以降の流行性感冒による死亡者五六九〇名あまりと報じられた。

これ以降の記事は散発的となるが、新竹庁内「蕃地」の患者合計四八〇名、死亡四〇名という報告を掲載している（二月五日付）。そして、三月には、猛威を振るった流行性感冒も、紙面から姿を消した。

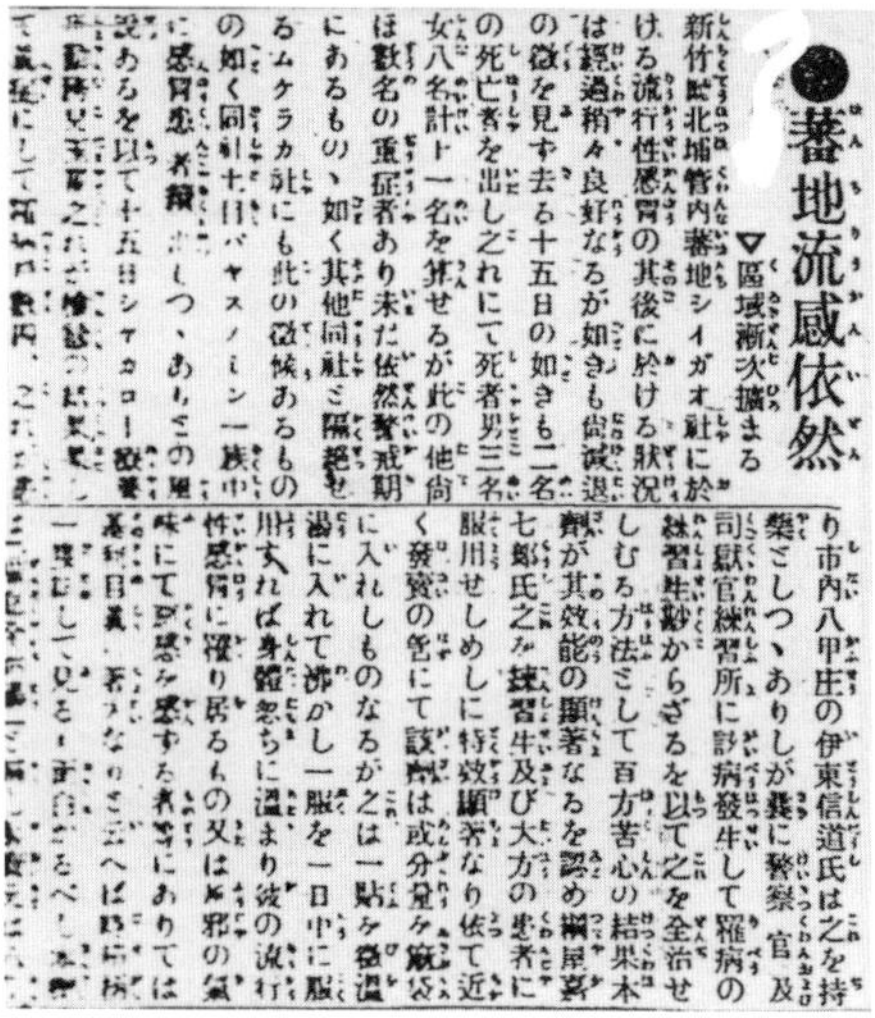
●蕃地流感依然
▽區域漸次擴まる
新竹廳北埔管内蕃地シイガオ社に於ける流行性感冒の其後に於ける狀況は經過稍々良好なるが如きも尚減退の徴を見ず去る十五日の如きも二名の死亡者を出し之れにて死者男三名女八名計十一名を算せるが此の他尚ほ數名の重症者あり未だ依然警戒期にあるものゝ如く其他同社と隔絶せるムケラカ社にも此の徴候あるものゝ如く同社十日バヤスノミン一族中に感冒患者[illegible]しつゝありとの[illegible]説あるを以て十五日シナカロー[illegible]
[illegible]
り市内八甲庄の伊東信道氏は之を持薬としつゝありしが曩に警察官及司獄官練習所に診病發生して羅病の練習生尠からざるを以て之を全治せしむる方法として百方苦心の結果木[illegible]が其效能の顯著なるを認め網屋喜七郎氏之を練習生及び大方の患者に服用せしめしに特效顯著なり依て近く發賣の筈にて該劑は成分[illegible]に入れしものなるが之は一貼を微温湯に入れて沸かし一服を一日中に服用すれば身體忽ちに温まり彼の流行性感冒に罹り居るもの又は風邪の氣味にて悪寒を感ずる者等にありては[illegible]

写真9―12　『台湾日日新聞』1920年1月18日付

本地人と内地人（日本人）の間の被害の差

台湾の人口に関する統計も、内地人（日本人）、本地人または本島人（台湾人）、外国人、それに一部では先住民（当時は「蕃族」と呼ばれていた）の「種族別」に分類されていた。この項では、原資料の表記を用いているので表記は統一されていない。**表9―7**は、大正五年―九（一九一七―二〇）年の種族別の人

表9—7　台湾の人口〔1916年—1920年〕

	種族	男	女	合計
1916年	内地人	79200	63252	142452
	本地人	1796054	1685905	3481959
	外国人	15302	3321	18623
	合計	1890556	1752478	3643034
1917年	内地人	80180	65052	145232
	本地人	1794067	1688017	3482084
	外国人	15583	3630	19213
	合計	1889830	1756699	3646529
1918年	内地人	81772	67059	148831
	本地人	1800794	1698912	3499706
	外国人	16908	4242	21150
	合計	1899474	1770213	3669687
1919年	内地人	83968	69362	153330
	本地人	1819167	1719514	3538681
	外国人	18102	4786	22888
	合計	1921237	1793662	3714899
1920年	内地人	93802	72819	166621
	本地人	1789508	1692325	3481833
	外国人	19480	5356	24836
	合計	1902790	1770500	3673290

口を示している。「蕃族」については人口の把握はできていなかったのだろうか、記されていない。内地人の人口は、本地人の四―五パーセントで、他に外国人が二万人ほど居住していたが、性比のアンバランスから、独身男子の移民と考えられる。

動態統計に移り、出生と死亡をみると、**表9―8**のごとくであり、出生率に関しては台湾人が非常に高く、平均四〇パーミルに達している。内地人もかなり高く、三七から三三パーミルの間であった。この高出生率については一考の余地があるが、本書の趣旨からいって、ここでは死亡に焦点を絞りたい。

死亡率の特徴は、内地人は低く、インフルエンザ流行年でも二〇パーミルを越えず、一方、台湾人では非流行年でも二八―二九パーミル、流行年では三〇パーミルをかなり越えていることである。

図9―5において、内地人と台湾人の普通死亡率を比較した。その差は、インフルエンザ非流行年で一〇パーミル、流行年では一五パーミルに達していること、大正七（一九一八）年と大正九（一九二〇）年は、内地人も台湾人も高く、この両年に流行があったことを示している。それでも、内地人では二〇パーミルを越えることはなく、三五パーミル近い死亡率を出した台湾人との間の差は、朝鮮の場合と同様に大きかった。この差は、それぞれが享受している医療・予防といった直接の理由、日常の生活水準、および台湾に居住する内地人の年齢構成などによるものであろう。

死者は多いが、短期間で過ぎ去った流行

ここで、インフルエンザによる死亡者数の計算に入ろう。まず、大正六（一九一七）年一月から大正

表9—8　台湾の出生と死亡〔1916年—1920年〕

		出生数合計	出生率（‰）	死亡数合計	死亡率（‰）
1916年	内地人	4766	33.5	2282	16.0
	台湾人	128605	36.9	99924	28.7
	計	133371	36.8	102206	28.2
1917年	内地人	5426	37.4	2393	16.5
	台湾人	142414	40.9	95216	27.3
	計	147840	40.8	97609	29.9
1918年	内地人	5267	35.4	2916	19.6
	台湾人	139465	39.9	121303	34.7
	計	144732	39.7	124219	34.1
1919年	内地人	5098	33.3	2571	16.8
	台湾人	136707	38.6	95944	27.1
	計	141805	39.2	98515	27.3
1920年	内地人	5458	32.8	3182	19.1
	台湾人	141313	40.6	115740	33.2
	計	146771	40.1	118922	32.5

九（一九二〇）年一二月までの四年間、病因が呼吸器病の死亡者[16]を図示すると図9—6—1および図9—6—2のようになる。これには、「不明の診断」は含まれていない。一目して、台湾におけるスペイン・インフルエンザが、大正七（一九一八）年の一〇月頃から始まり、一一月にピークを有する第一波と、大正八（一九一九）年一一月頃から始まり、翌大正九（一九二〇）年一月にピークを有する第二波からなっていることが明らかである。ウイルスは台湾を急激に襲い、短期間で過ぎ去っていったようである。それは、この図の流行時のピークの尖度から明らかである。とくに内

図9―5　台湾の内地人と台湾人の死亡率〔1916年―1920年〕

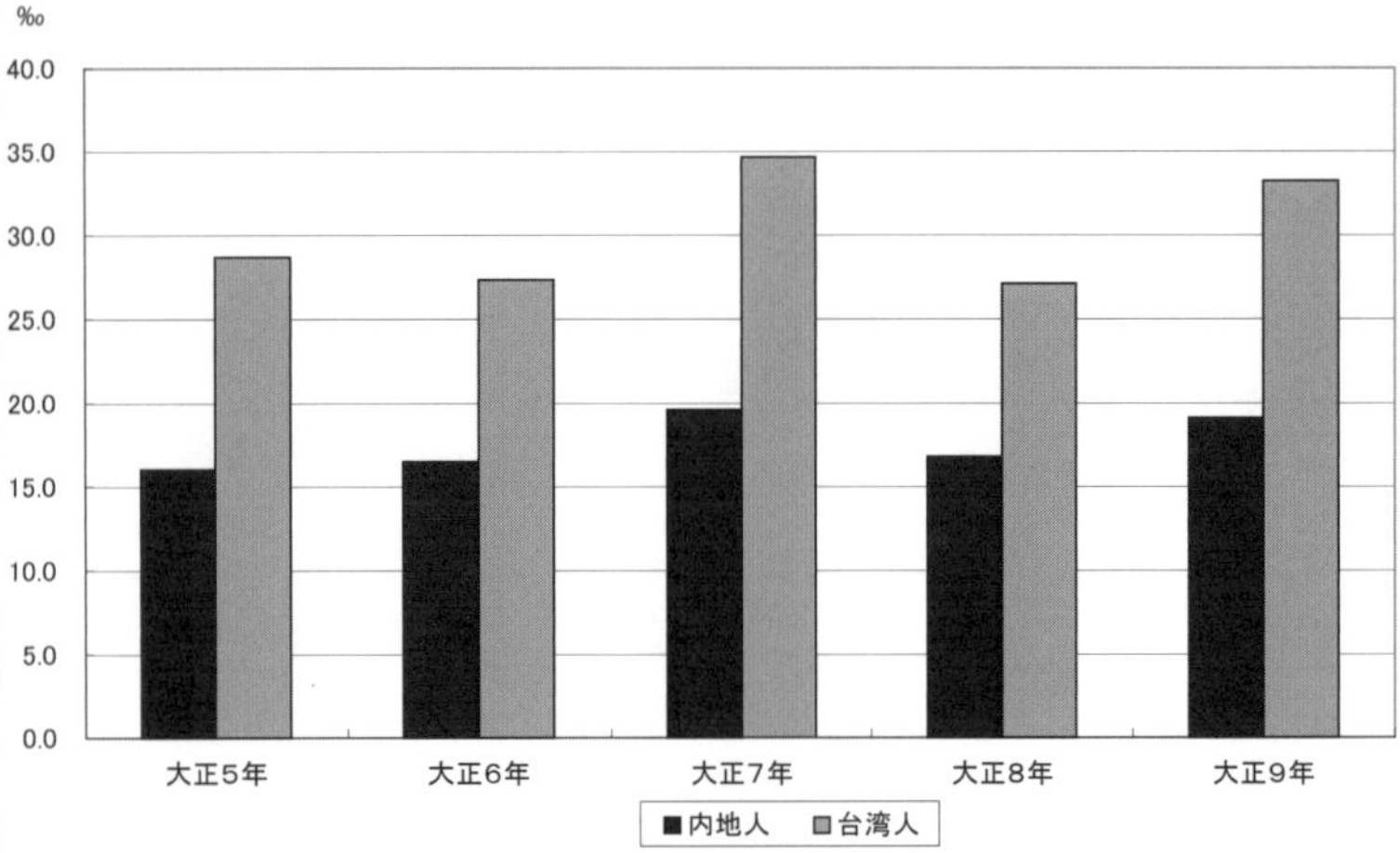

地人においては、流行はほとんど大正七（一九一八）年一一月と大正九（一九二〇）年一月に集中していた、と言っていいほどである。他方、本島人については、同じ時期に突出しているが、内地人に比べればやや尖度は低い。これは死亡者が暦の上で、大正七（一九一八）年一一月と一二月に分散したからかもしれない。

さらに観察の焦点を絞るべく、時代上の範囲を、流行のあった二つの時期に定め、超過死亡を内地人と本島人について、それぞれ月ごとに求めたのが、**図9―7―1**および**図9―7―2**である。求め方は、内地の場合と同様であるが、大正六（一九一七）年後半から大正七（一九一八）年前半にかけての時期を平常年とし、第一波、第二波の流行期の月ごとの呼吸器系疾患の死亡者数を求めた。

図9―7―1と**図9―7―2**を比較すると、本島人の死亡のピークは、二カ月にわたっていたことが分か

図9—6—1　台湾の呼吸器関係死亡者数（内地人）〔1917年—1920年〕

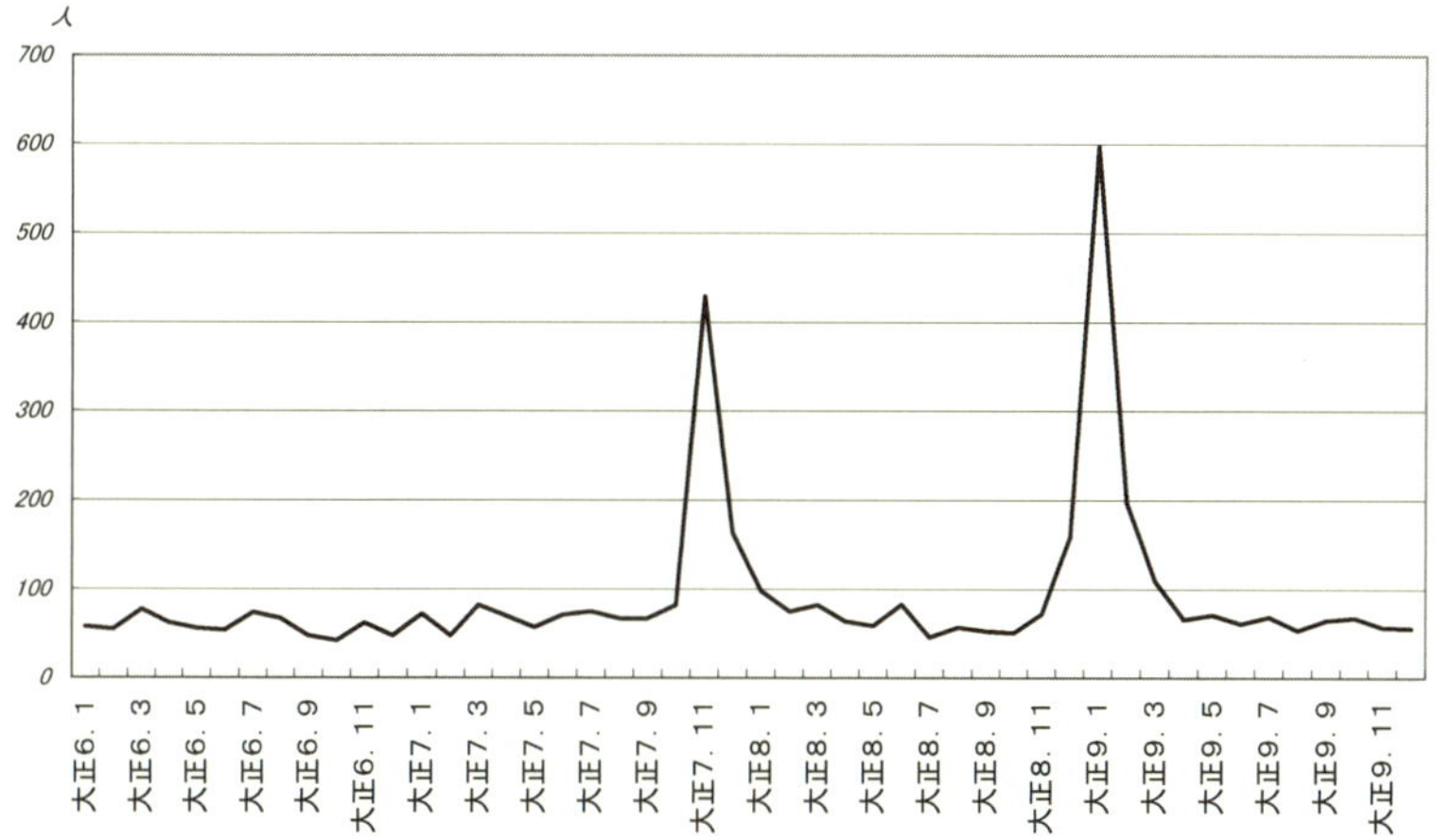

図9—6—2　台湾の呼吸器関係死亡者数（本島人）〔1917年—1920年〕

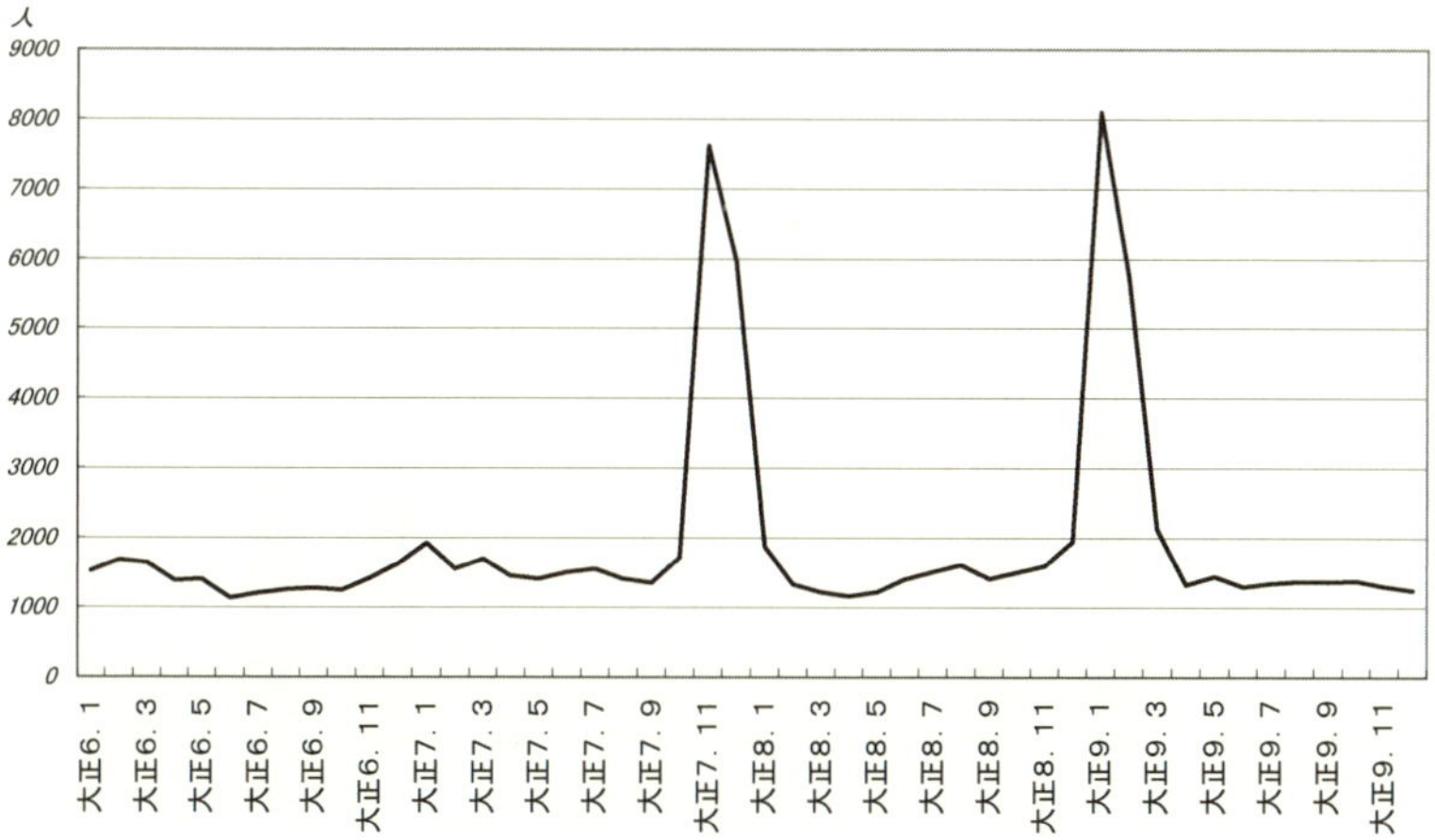

図9—7—1　台湾のインフルエンザ死亡者数（内地人）〔1918年—1920年〕

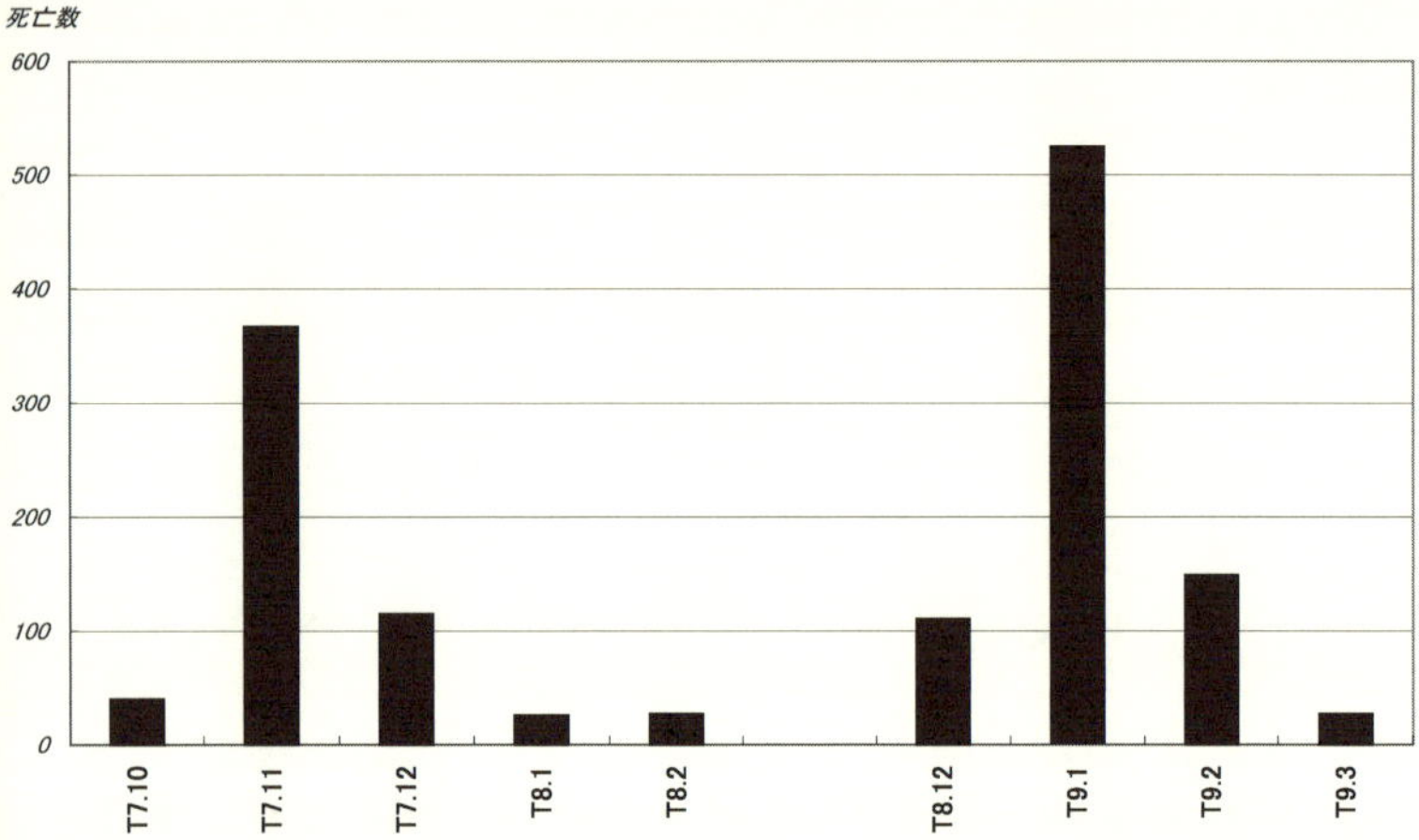

図9—7—2　台湾のインフルエンザ死亡者数（本島人）〔1918年—1920年〕

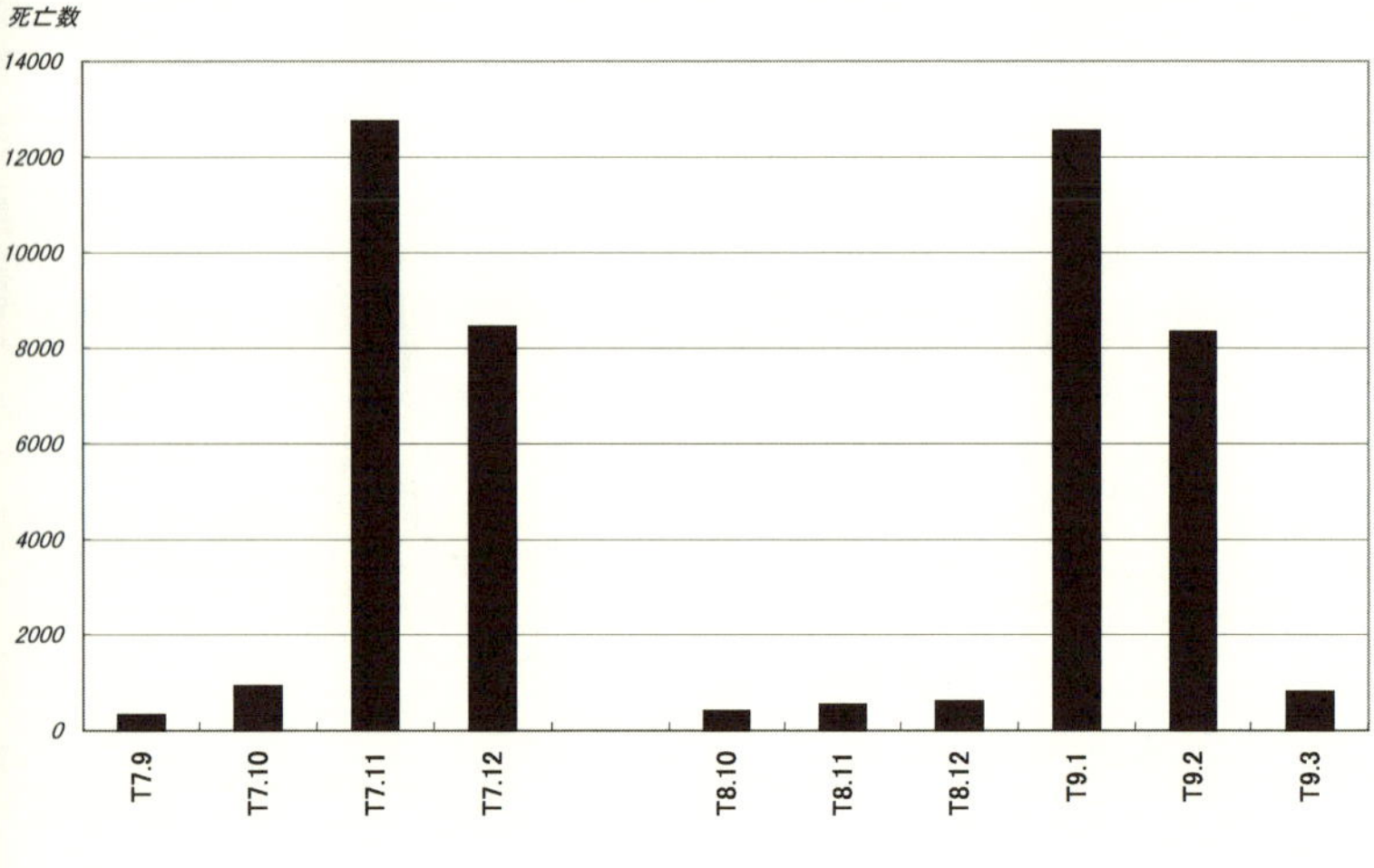

表9—9 台湾のインフルエンザ死亡者数〔1918年—1920年〕

	1918年秋−19年春	1919年暮れ−20年春	計	死亡率（‰）
内地人	575	812	1387	9.6
本島人	25136	22343	47479	13.6
計	25711	23155	48866	—

る。内地人も、若干その気配はあるが、際立ってはいない。これは、月を単位としたための単なる統計上の問題か、あるいは現実の違いを反映しているかのどちらかであるが、後者の場合だとすれば、内地人の多くは都市に居住していたのに対し、本島人の居住は農村に拡がっており、インフルエンザの伝播に時間を要した可能性が考えられる。

結局、二つのインフルエンザ流行期における超過死亡、およびそれぞれの人口に対する割合は**表9—9**のごとくであった。二つの流行を通算した死亡率は、内地人が九・六パーミル、本島人が一三・六パーミルで、内地に比べてやや高い。これは、インフルエンザ流行が、より短期間で済んだことと関係がある。**図9—7—1**および**図9—7—2**に見るように、死亡者数の多かったのは、一カ月かせいぜい二カ月の間で、内地で生じたような大正八（一九一九）年まで持ち越す「前流行」はなかった。しかし、外国人や先住民を含めれば合計五万人に達したと思われるインフルエンザによる死亡者数は、流行期の台湾の人口が**表9—9**に見るように、三七〇万人前後であったことを考えるならば、決して少なくはなかった。平常年の死亡者は、**表9—8**に見るように、一〇万人前後であったので、累計約五万人というのは、二年にわたる数とはいえ、インフルエンザ死亡者はその半分に達していたのである。

表9—10　台湾の先住民死亡者数〔1917年—1920年〕

	熟蕃	生蕃	計
1917年	1313	1414	2727
1918年	1778	2722	4500
1919年	1436	2532	3968
1920年	1625	1717	3342

先住民の被害

最後に台湾先住民について、かすかな統計情報を示そう。ただし、その総人口数が分からず、また、ここに示した数値については、その信憑性に疑問が残る。

先住民は「熟蕃」(帰順した先住民)と「生蕃」(帰順しない先住民)と二つの集団からなっていたが、「生蕃」については、死因のほとんどが「不明の診断」で、たとえば流行のあった大正七(一九一八)年には、死亡者二七二二名中、二四八三名がそうであった。これは「生蕃」先住民が医師の診断を受けることなく死亡したことを意味すると考えられる。

そういった不備を承知の上で、先住民の死亡状況を示したのが、**表9—10**である。やはり流行年は高く、とくに「熟蕃」においては内地人、本島人と同様のパターンを示している。ただし繰り返しになるが、統計としての、その精度については確定的とはいえない。

小　括

この章では、外地をそれぞれ一括して扱ったが、関東州以外では、「支庁」

や「道」別の統計が揃っている。これらを積極的に利用して、各外地のスペイン・インフルエンザによる死亡者数の計算が可能であり、記述資料とともに詳細な検討ができる。現地の研究者との共同作業によって将来、旧日本帝国領だった地域のスペイン・インフルエンザや病気の研究が進むことを期待したい。

外地におけるスペイン・インフルエンザの流行は、基本的には内地同様「前流行」、「後流行」の二回あり、「春の先触れ」が報じられているところもあった。統計書の有無、記録の年代が不揃いで、統一した統計作成はできなかったが、関東州を除いては超過死亡の計算が可能で、スペイン・インフルエンザによる死亡者数の推計ができた。それを通じて言えることは、内地人と現地人の死亡率の間に、ある程度の較差があったことである。これは、直接には、医療や予防の面で、また間接には、日常生活の水準において、日本人が現地人よりはるかに恵まれた環境にあったことを示しているだろう。歴史を知るとは、このような事実を直視し、その意味を問うことにほかならない。

注

（1）記述資料として『樺太日日新聞』、統計資料として樺太庁編『樺太一斑』を用いた。
（2）『樺太一斑』の病因分類は、明治期の「大分類」で、その中から、「伝染性病」、「呼吸器病」、「原因不詳」をとった。
（3）夏季人口を母数とすると、一六パーミルと下がるが、日本のなかで最も高かったことには変わりない。
（4）Geoffrey Rice, *Black November. The 1918 Influenza Epidemic in New Zealand.* Wellington. 1988. p. 103. Table 6.1.

（5）日本語による、日本人のための新聞である。

（6）人口統計のうち、月別死亡統計は大正七（一九一八）年までしか掲載されていない。大正八（一九一九）年三月一日の朝鮮独立運動勃発と関係があるのかもしれない。なお、この運動勃発のため、予定されていた大正九（一九二〇）年の朝鮮における国勢調査は実施できず、大正十四（一九二五）年に延期された。統計は地方単位である「道」ごとの数値を掲載しているが、本書では一括して朝鮮全土を扱った。しかし、北は満州国境の咸鏡道・平安道から南の慶尚道・全羅道までを一括りにして扱うことは、内地の例を見ても分かるように適切ではない。しかし、細部を見れば、それだけで一冊の著書になる。ここでは、不十分であることを知りつつ朝鮮全土の統計を取り扱う。なお、地名表記は、当時の新聞によったが、このことは、筆者がソウルを京城と称することを認めているわけではない。ただ、植民地時代、そのように名付けられていた、という事実は隠しようがない。

（7）たとえば、大正七（一九一八）年の出生数は、内地人、朝鮮人あわせ五七万八五六七人であるが、翌大正八（一九一九）年は四七万四三七四人と約一〇万人少なく、これはスペイン・インフルエンザのためとは考えられない。

（8）わずかに当時、ソウルにいた医師の短い報告があるに過ぎない。Frank W. Schofield and H. C. Cynn, "Pandemic Influenza in Korea, with special reference to the etiology." in *Journal of the American Medical Association*, vol. 72, no. 14,1919. pp. 981-983.

（9）『統計書』の病類区分から、「呼吸器病」「感冒」「伝染性病」「不明診断及不詳」をとって合計した。

（10）Frank W. Schofield et al. *op. cit.* は、ソウルにおける最初のインフルエンザ患者は九月後半にみかけられたこと、一〇月中旬にはピークになっていたことを述べている（p. 981）。

（11）後藤新平が創立した日本人向けの日本語新聞で、関東州だけではなく、日本が利権を持った南満州鉄道附属地にも配送された。

（12）狭義の「関東州」。

(13)「関東州」外の南満州鉄道附属地。
(14)『台湾日日新聞』は日本語とともに、中国語の頁を含んでいた。
(15)『台湾総督府統計書』も人口統計を「庁」ごとに記しているが、本書では、台湾を一括して取り扱った。
(16)『台湾総督府統計書』には、内地を対象とする『日本帝国死因統計』とほぼ同様の分類による死亡の月別統計が、内地人、本島人、外国人ごとに記載されている。本章では、外国人は少数なので取り扱わず、内地人と台湾人との間にあり得る差異を考慮し、それぞれ別個に取り扱う場合が多い。インフルエンザによる超過死亡計算に用いた病因は、流行性感冒、肺結核、急性気管支炎、慢性気管支炎、肺炎及び気管支肺炎、その他呼吸器の患者、不明の診断、の八項目である。

終章　総括・対策・教訓

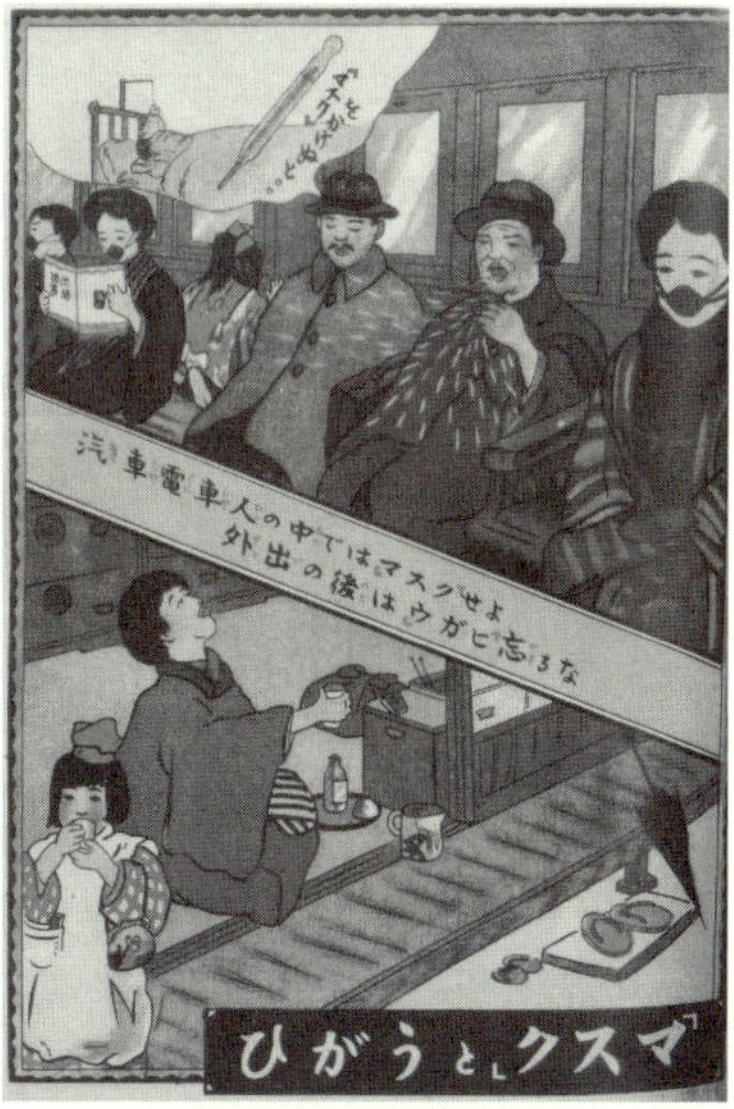

「汽車電車人の中ではマスクせよ」
「外出の後はウガヒを忘るな」
（内務省衛生局作成のポスター）

総括

内地四五・三万人、外地二八・七万人、合計七四万人の死者

結局、スペイン・インフルエンザによる死亡者は、内地四五・三万人、外地二八・七万人で、合計七四万人（ただし、関東州は除く）の生命が失われた。これは「日本帝国」の人口の〇・九六パーセントに当る。〇・九六パーセントというと、一パーセント以下であり、少ないように聞こえるが、平常年の内地・外地における死亡率は合算してパーミルで表わせば、二二・六パーミルだから、その四割に当たる。つまり、スペイン・インフルエンザによって失われた人命は、全体として平常年の「帝国日本」の死亡者の約四〇パーセントに相当する。

表10―1に、内地・外地のインフルエンザ死亡者数と人口に対する割合、すなわちインフルエンザ死亡率を示した。本書は、内地における「流行性感冒猖獗」の報道に多くの頁を割いたが、外地におけるその人的被害は、内地をはるかに越えていたことを知るべきであり、この点において、いっそうの検討が望まれる。

一方、内地に焦点を絞り、**表10―2**に、この時期の人口、出生率と死亡率を示した。人口に二つの系列があるのは、一つは内閣統計局による推計人口[1]、もう一つは国勢調査に基づいてなされた報告[2]によっている。確たる人口数が国勢調査を通じて測定される直前であり、推計人口は一致していないし、内地、外地を合わせた観察を行うため、この章では『日本帝国統計年鑑』を資料としたが、前章までの

表 10—1 「帝国日本」のインフルエンザ死亡者数〔1918 年—1920 年〕

	人口（千人）	死亡数	死亡率（パーミル）
日本内地	55963053	453452	8.1
樺太	105765	3749	35.4
朝鮮	17284407	234164	13.5
関東州	687316	—	—
台湾	3654398	48866	13.4
合計	77694939	—	—
計除関東州	77007623	740231	9.6

表 10—2 インフルエンザ流行前後の日本内地の人口〔1916 年—1921 年〕

	人口A	人口B	人口C	出生数	出生率	死亡率	死亡率	人口増加率
1916 年		53496	55235	1805	33.7	1188	22.2	11.5
1917 年		54134	56035	1812	33.5	1200	22.2	11.3
1918 年		54739	55663	1792	32.7	1493	27.3	5.5
1919 年		55033	56253	1779	32.3	1282	23.3	9.0
1920 年	55963	55473		2026	36.2	1422	25.4	10.8
1921 年	56666			1991	35.1	1289	22.7	12.4

(注)人口・出生・死亡とも単位は,1,000 人。率は,すべてパーミルで示している。人口Aは,国勢調査に基づく人口。人口Bは,1930 年の内閣統計局推計人口。人口Cは,毎年の『人口動態統計』末尾に記載されている推計人口で「乙種現住人口」。

数値と若干の差のある場合も出てくる。

日本内地の総人口は減少せず

表10—1も**表10—2**も、全国合計値であり、日本内地のどこでも同じような死亡率を示したわけではない。ごく大まかにいって、京阪神と西日本におけるインフルエンザ死亡率が高く、その人口数を減少させたが、他の地方はそれほどでもなかった。このことについては、すでに述べているので繰り返すことは避けるが、ここでインフルエンザによる死亡が、人口数の変化にどのように影響したかを簡単に述べておこう。

多数のインフルエンザによる死亡者を出したにもかかわらず、全国人口は増大し続けたとする統計系列が多い。そのなかで**表10—2**にみるように、表の系列「人口C」、乙種現住人口に関するかぎり、大正七(一九一八)年末の人口は、大正六(一九一七)年末の人口より四〇万人近く減少している。乙種現住人口は、本籍人口に入寄留人口を加え、出寄留人口を引いた甲種現住人口に手を加え、本来同数であるべき入寄留人口と出寄留人口の差を、按分比例法によってゼロにしたものである。これによって、入寄留人口と出寄留人口が、実際に近くなったとはいえ、机上計算であり、どこまで信頼を置けるか疑問も残る。したがって、その数字で人口の減少が計算されていても、実際そうだったとはいえない。現に、表に示した出生と死亡の統計を見ると、どの年次も出生が死亡を上回っている。この時期、日本の人口総数に影響するような大量の移民があったとは考えられず、やはり、インフルエンザ流行は、その時期の日本の人口を減少させるものではなかったことは確認できそうである。

流行終息後の第一次「ベビーブーム」

しかし、人口増加率に目をやると、年一〇パーミルを越えていた人口増加率が、大正七年・八（一九一八・一九）年には大きく落ち込み、階段の「踊り場」に近い状態であったことがわかる。そして、注目されるのは、未だ流行が終息していない大正九（一九二〇）年の「ベビー・ブーム」である。出生率三六・二パーミルという水準は、『動態統計』のなかでも最も高い。翌大正十（一九二一）年とともに、この二年間は異常ともいえる出生数の上昇を経験した。[3] これは、大正七・八（一九一八・一九）年の、相対的な低出生率への反動で、戦後起こったベビー・ブームのミニチュア版ということができないだろうか。戦争や大災害の後、しばしば見られる人口の「補償的回復」の一つの例である。

なぜ忘却されたか？

ところで、このように甚大な人的損失をもたらしたスペイン・インフルエンザは、なぜ忘れられてしまったのだろうか。忘れられたのは日本だけでなく、アメリカでもそうだった。クロスビーは、このことについて「憶測であるが」としながら、次のように述べている。箇条書きにすると、

一、第一次世界大戦に対する関心が、スペイン・インフルエンザより勝っていた。

二、スペイン・インフルエンザによる死亡率は、高いとは言えなかった。
三、スペイン・インフルエンザは突然やってきて、人々をなぎ倒しはしたが、あっという間に去り、戻ってこなかった。
四、スペイン・インフルエンザは、超有名な人物の命を奪わなかった。(4)

といった理由である。

このことは日本にもあてはまるが、とくに日本の場合、スペイン・インフルエンザ流行の時期が、日本の歴史のなかでも特別の意味を持つ時期と一致していた、という点を忘れるわけにはいかない。大正中期、日本は、精神的にも、社会的にも、物質的にも大きな曲がり角にあった。海外から入ってくる社会主義思想と、それに対抗する日本の伝統に立つべしとする考え方とが正面から衝突し、ひとびと、とくにインテリ層は、自分の位相をはっきりさせる必要に迫られていた。「米騒動」に象徴される社会運動は、これに都市の労働運動も加わり、騒々しさを増していった。日本の工業生産額が、農業生産額を上回ったのも、まさにこの時期のことであった。電力生産量が増え、一般家庭に電灯が行きわたり、夜の生活が一変した。夜なべ仕事や読書が従来よりはるかに容易にできるようになった。

日本は、大した犠牲も払わずに第一次世界大戦の戦勝国となり、国際聯盟の理事国にさえなったのである。日本の国際的地位が上がるとともに、日本の大陸侵出が本格的に始まり、内戦中で有効な対抗手段を持たなかった中国へは、要求、借款、資本進出が相ついだ。これに対して、大戦中または大戦直後のヨーロッパ諸国は、自国の再建に忙殺され、ひとりアメリカのみが日本のアジア侵出を警戒し、そのことに対する日本の対応が、結局、その後の太平洋戦争をもたらす素因となるのである。

国内政治では、男子に限られていたとはいえ、制限付きで普通選挙法が治安維持法と抱き合わせのような形で施行され、大学令によって、私立大学も大学の仲間入りをした。識字率の上昇は、大衆に文字文化を伝え、雑誌、書籍の発行点数が非常な勢いで上昇した。

こういった身の回りの大きな変動が、スペイン・インフルエンザを「軽い」病気に見せたのだろうか。いずれにせよ、スペイン・インフルエンザは、多数の罹患者を出しながら、割合で言えば、罹患者のせいぜい二パーセント、人口の〇・八パーセントという死亡率で、ペストやコレラのように罹患者の数十パーセントが死亡するような（ただし、めったに罹患しない）病気より「軽く」見られることとなった。そのことは「スペイン風邪」という呼称によこう示されていよう。しかしすでに述べたごとく、インフルエンザは「風邪」とは全く異なる恐ろしい病気なのである。数十万に達する人びとの生命が奪われたことは、何ともいまいましい凶事だったはずである。とにかく早く忘れてしまいたい、という気持ちが底に流れていたのかもしれない。

そして流行後まもなく、東京・横浜を灰燼に帰した関東大震災が来た。大震災による死亡者は、最近の調査で約一〇万人とかなり減ったが、物的被害の大きさはスペイン・インフルエンザの比ではない。この二つの事件を並べると、人的被害と物的被害が対照的であることに気づく。スペイン・インフルエンザによって、日本の景観は少しもかわらなかったが、関東大震災は、東京・横浜を中心に焼野原を作りだした。本書を記すにあたって、スペイン・インフルエンザ流行期の写真を探したが、ほとんど見つからなかったのも、スペイン・インフルエンザが「絵にならなかった」からであろう。

ともかく関東大震災の一撃によって、スペイン・インフルエンザは記憶の片隅に追いやられてしまった。さらに、昭和期に入ると、日中戦争、太平洋戦争とスペイン・インフルエンザより、もう一桁多い戦死者や一般市民の犠牲者を出す出来事があいつぎ、その思い出は忘却のなかに薄らいでしまった。ようやく、九〇年近くを経て、いま、再び新型インフルエンザの到来の危険が叫ばれるようになり、スペイン・インフルエンザが人々の話題に登場するようになったのである。

対　策

人々はインフルエンザにどう対したか？

未曾有の大量の死者をもたらしたスペイン・インフルエンザに対し、政府や医学界は何も対策を講じなかったのか。

答えはイエスでもあり、ノーでもある。イエスというのは、政府や地方自治体、警察、医学界、病院は、予防ワクチンの注射を勧め、通告を出して、マスクの使用、うがいや手荒いの励行、人ごみをさけることなどを、繰り返し促していた。小学校や中等学校では、罹患者が出れば休校となった。こういった注意は、すでに述べてきたように、現在でもわれわれが唯一とり得る対処法であり、呼吸器系の感染症対策の基本である。軍隊が演習を中止したり、鉄道や通信は人手不足で機能を低下させたが、全面ストップにはならなかった。何とかやりくりして、最悪の事態を回避した。何の準備もなかった当時のことを考慮すれば、これには「天晴れ」印を付したいくらいである。スペイン・インフルエンザによる死亡者数が、人口の〇・八パーセントでとどまったのも、いく分かはこういった対策が効いたのかもしれない。

しかし、そういった対策は、決して徹底されていたわけではなく、すべてに効果があったわけでもなかった。興行の閉鎖は関東州だけで、他のところではなされなかった。神仏に救いを求めて殺到する満員電車の乗客には、車内での罹患の危険性が非常に高かったにもかかわらず、何の規制も加えられなかった。新聞にも、同様の注意が府県、著名な医者の談話として始終掲載され、具体的に、予防ワクチン注射の予定も発表されているが、これはスペイン・インフルエンザ自身に対してなんら効果はなかった。

謎だった病原体

当時の人々が、スペイン・インフルエンザをいかに怖れていたかは、内外における病原菌の「発見」が、全国各地の新聞に同時に掲載されたことからもうかがえる。本格的流行の前から、フランスの医学者が「病原菌」を発見したという報道[5]、大正八(一九一九)年三月に英国の軍医三人が「病原菌」を発見したが、うち一名は感染して死亡した、という報道[6]が、紙面を通じて全国を駆け巡った。国内でも、大正七(一九一八)年一一月に、九州大学や香川県衛生課で病原体を発見したという記事が掲載されている。[7]

もちろん、これらはウイルス発見以前のことであり、すべて「誤報」であったが、人々が病原の発見とそれに基づく予防や治療を渇望していた証拠である。

なかでも華々しく紙面を飾ったのは、大正七（一九一八）年一一月二四日に行われたスペイン・インフルエンザの病原体をめぐる東京帝国大学衛生学講堂での発表会であった。当時、病原をプファイフェル菌にあり、とする北里柴三郎[8]一派、それを否定する東京帝国大学の医学部と伝染病研究所のメンバーがそれぞれの主張をぶつけ合い、大論争となった。[9] 今日の視点からすれば、どちらの考え方も根底で間違っていたので、研究史上の意味は薄い。しかし、当時の状況を伝え聞いている慶應義塾大学医学部のメンバーは、「あの時は大変だったということを聞いています」と語っている。

国際的には、日本の医学者も治療法を紹介している。今に続くロンドン発行の医学情報誌 *The Lancet* に山内教授ら三名が、彼らの行った実験結果を報告している。[10] その記事によれば、インフルエンザ患者から採取した唾液と血液に含まれる病原体を分離し、それを、被実験者の鼻先に噴霧する、という現在では考えられない実験で、プファイフェル菌病原説を否定している。

この実験は、病院の医師および看護婦五二名を被実験者とし、本人の同意を得て行った、としているが、この種のことは、当時は各国で行われていた。アメリカでは、軍で犯罪を犯した者と一種の司法取引を行い、無罪とすることを条件に実験台とする例が報告されている。[11]

しかし、どうやっても病原体は見つからなかった。光学顕微鏡や、細菌の濾過、培養といった技術の発達によって、一九世紀後半、医学者たちは次々に人類を脅かしてきた致死性の高い細菌を発見、治療法も確立し、これらの恐怖から解放された人々は安心感をあたえられていた。だが、スペイン・インフルエンザは、一九世紀の技術で解決できる代物ではなかった。実際には、ブタ・インフルエンザ・ウイルスの分離に成功したのが、流行後一〇年以上を経た一九三五年のことであり、アメリカのショウプ博士によってなされた。ヒトのインフルエンザ・ウイルス分離は、もっと遅れ、一九七〇年代のことである。スペイン・インフルエンザの病原が、細菌であるという考え方に立つかぎり、その発見は不可能で、光学顕微鏡の代わりに電子顕微鏡が発明され、細菌よりもっと小さいウイルス学が発達することなくしては、発見できないのも当然であった。

教訓

以上のように、スペイン・インフルエンザの病原体は、当時の専門研究者にとっても想定し得る範囲外のものであり、そうである以上、流行を食い止める方法を見つけることは不可能であった。ただ、何としてもこれを見出そうとした一握りのアメリカの研究者によって、まずブタ・インフルエンザ・ウイルスが発見され、何十年という長い月日と弛まぬ努力の末に、ヒト・インフルエンザ・ウイルスの発見にたどり着いた。しかし、この過程に、日本の研究者はなんら関与していない。

先進工業国で、スペイン・インフルエンザの流行から何も学ばなかった国も少なくない。医学上、病原体を見つける努力を続けるのは、豊富な研究資金、そして卓抜し、かつ忍耐心のある研究者群が必要であり、かつそれを支持する政府、マスコミ、世論も必要であるが、日本にはそのどれもがかけていた。

ただ、強いて言えば、日本では、国民病といわれた結核に対する対策が、この頃から本格化し、患者数や死亡者数は減少し始める。また、スペイン・インフルエンザは壮年層ばかりでなく、乳幼児層にも大きな打撃をあたえたが、乳児の保護・生育に対する官民の関心を引きつけ、乳児死亡率は、大正九（一九二〇）年の一八〇パーミル[12]を峠に、大正十五（一九二六）年には一三〇パーミル、昭和戦前期には五〇パーミルに低下した。もっとも、スペイン・インフルエンザの襲来がなくても、このような低下は起こったかもしれないが。

結論的にいえば、日本はスペイン・インフルエンザの災禍からほとんど何も学ばず、あたら四五万人の生命を無駄にした。「天災」のように将来やって来る新型インフルエンザや疫病の大流行に際しては、医学上はもちろん、嵐のもとでの市民生活の維持に、何が最も不可欠かを見定めることが何より必要である。つまり、まずスペイン・インフルエンザから何も学んでこなかったこと自体を教訓とし、過去の被害の実際を知り、人々がその時の「新型インフルエンザ・ウイルス」にどう対したかを知ることから始めなければならない。なぜなら、人類とウイルス、とくにインフルエンザ・ウイルスとの戦いは両者が存在する限り永久に繰り返されるからである。

注

（1）内閣統計局編『明治五年以降我国の人口』一九三〇年。
（2）『人口の動向　人口統計資料集　二〇〇五』八―九頁。
（3）多少うがった見方をすれば、同時的に起こった乳児死亡率の低下もあり、大正九（一九二〇）年以降出生の第一次「団塊の世代」は、一九三〇年代後半から工業労働力人口となり、四〇年代には軍事兵力となった。「昭和史」を考える際、このことを見落とすことはできないのではなかろうか。
（4）A・W・クロスビー『史上最悪のインフルエンザ』西村秀一訳、みすず書房、二〇〇四年、三九四―三九九頁、「第一五章　人の記憶というもの――その奇妙さについて」の「忘却の理由」から。
（5）大正七（一九一八）年一〇月一九日付の全国各紙に掲載。
（6）たとえば、『京都日出新聞』一九一九年三月九日付。
（7）『福岡日日新報』一九一八年一一月一三日付。
（8）伝染病研究所の文部省管轄に反対し、所長を辞任、慶應義塾大学医学部・病院創設に関わった。その考え方から、北里研究所製の予防ワクチンには、プファイフェル菌、肺炎菌のワクチンが含まれていた。
（9）『時事新報』大正七（一九一八）年一一月二五日付。なお同紙は、翌日も北里研究所の志賀博士の談話を掲載している。
（10）T. Yamanouchi et al, "The Infecting Agent in Influenza. " in *The Lancet*, June 7,1919. p. 971.
（11）クロスビー『史上最悪のインフルエンザ』三二九頁。
（12）この率は、現在の世界のどの国よりも高い。欧米では、当時、すでに五〇パーミル程度になっていた。

あとがき

筆者にとって「出来事の歴史」を書くのは実は初めての経験である。しかも「スペイン・インフルエンザ」という、人が日本だけでも何万、何十万と死亡した事件の歴史である。日ごろ携わっている「歴史人口学」でも、死亡を取り扱うが、なぜかそれを客観化して研究することができた。しかし、本書のように、何十万もの人が苦しめられ、死んでゆくことを書くのは、正直いって辛い仕事である。統計では死亡ｘｘ人とあっても、実際にはその人の死は家族や友人にとってかけがえのない人との永遠の別れである。その理由が、スペイン・インフルエンザという、当時の人にとって未知の流行病によるものであったことは、周辺の人々をして、世をはかなみ、運命を呪わせたであろう。本文でも書いたように、この事件は、一方では人々の記憶に留まったかもしれないが、どちらかといえば早く忘れてしまいたい凶事であった。こういう感情移入をすると、筆が止まってしまい、病気罹患から始まり、火葬場の混雑や、葬儀の様子までが眼に浮かんでしまう。しかし、その思いを振り切らなければ著述は進まない。資料収集を終わり、原稿を書き始めてから三―四カ月で成稿する予定が、大幅に遅れてしまった。以下に本書執筆の動機を記しておきたい。

筆者はさきに『大正デモグラフィ』（文春新書、二〇〇四年一月、共著者小嶋美代子）を出版したが、執筆に際して一つ奇異の感を持ったことがあった。それは、同書第六章に「スペイン・インフルエンザ」を充てたのだが、記録されている限り、平時で最大の死者を出したこの流行病に関する日本語文献がないに等しいことである。もちろん、インフルエンザに関する著作で、スペイン・インフルエンザに触れていないものはない。しかし、それ自身を表題または対象とする文献はない、と言っていい。

昨今、「新型インフルエンザ」の脅威が取り沙汰されている。この稿を書いている二〇〇五年一二月末時点で、そのウイルスは幸いまだトリからヒトへの感染でとどまっている。しかし、いつそれがヒトからヒトへの感染に変わり、ジェット機時代のおかげで、瞬く間に世界中に拡がるか分からない。すでに、現在のトリ・インフルエンザ・ウイルスのタンパクの一部が、ヒトに取り付きやすいように変異した、と専門家は警告している。そして、人類が遭遇したことのないウイルスに曝され、高い死亡率で驚くべき多数の人間の命が奪われることは必定だ、との意見が多いのである。そのとき、必ずといっていいほど引き合いに出されるのがスペイン・インフルエンザである。一九一八年の人々にとっては、スペイン・インフルエンザがまさに「新型インフルエンザ」だったのだ。そのスペイン・インフルエンザに関する著作が、驚くべきことに日本では書かれていない。

人類とウイルスは、お互いが存在する限り戦い合うだろう。過去にも何度かあったが、筆者はあえてスペイン・インフルエンザを、「人類とウイルスの第一次世界戦争」とよびたい。それは、第一次世界大戦と密接にかかわっていたし、世界中に拡がって、二五〇〇万から四五〇〇万もの人々の命を奪ったからである。過去にも流行はあったが、一八九〇年代のインフルエンザは、世界的に流行したが、具体的なことを詳しく知ることができない。相当程度、記録や資料があり、死亡者数も、かなり幅があるとはいえ、推定できるのは、このスペイン・インフルエンザを以って嚆矢とする。

ところで、本書の対象となったスペイン・インフルエンザについて知っても、それがそのまま現在の「新型インフルエンザ」に対し何らかの直接的な対策になるわけではない。もちろん、「新型インフルエンザ・ウイルス」の襲来、罹患者の頻出に備え、可能な措置を出来るだけ講じなければならないが、本書で繰り返し述べてきたように、新型インフルエンザの流行それ自体を防ぐのは不可能と思われる。それは忘れようが、忘れまいが「天災」のように必ずやってくる。我々にできるのは「減災」であり、それには歴史を知らなければならない。

本書は来るべき新型インフルエンザに医学・公衆衛生の立場から備えるものではない。現在のウイルス学の発達は日進月歩であり、医学者はスペイン・インフルエンザを振り返って時間を割く暇もないほどである。歴史の出来事を叙述する筆者の願いは、とにかくスペイン・インフルエンザと、それに曝された人々の悲鳴を聞き、状況を知って欲しい、という一言に尽きる。当時の人々は、そのような事態に直面して、どう対応したのか、政府は何らかの手を打ったのか、そして、なぜ忘れ去られたのか、これらのことをじっくり噛みしめて戴きたい。

本書は、現在のような事態が起こった後に書き始めたものではない。一〇年ほど前から、大正期の人口に関心を持ち始め、その一環で自分がスペイン・インフルエンザに「罹患」してしまったと言っていいだろう。『大正デモグラフィ』執筆準備中にこのテーマの重大性に気付き（そのことを刊行後、指摘して下さった方もいたが）、その刊行以前からスペイン・インフルエンザ自身を主題とした著作の刊行を考えていた。それが流行した大正七―九（一九一八―二〇）年から、すでに九〇年近くを経過し、聞き取り調査は到底できない。そこで文献資料に依らざるを得ないのだが、まず当時の新聞記事から収集を始めた。対象を全国各府県の新聞にまで広げ、首都圏でこの時期の新聞（マイクロフィルム版）を保有する機関を訪れ、中央で出版されたもの以外に、一県一紙を原則に、外地の新聞を含め、マイクロフィルムになっている当時の新聞のなかから、スペイン・インフルエンザ関係の記事をプリントし、これをスクラップ・ブックに貼ってゆく作業に取り掛かった。とくに二〇〇四年の夏は厳しかったが、汗を流しながら、新聞マイクロフィルムを所蔵する図書館・博物館を廻った。

しかし、当初の目的に完全に到達するにはほど遠いのが実情である。現在の収集状況は、日本内地・外地の新聞三〇紙になったが、マイクロフィルムがなかったり、所在情報はあっても、遂に行けずに終わったところもある。けれども集めてみると、いままで知らなかった事実が次々と明らかになり、物語としては十分なほどである。本書の執筆に取りかかってからは、資料収集は次の機会とし、とにもかくにもそれを記述資料の中心として利用した。なお収集した新聞名は巻末に示してある。

記述資料は、何も新聞ばかりではない。何よりも、内務省衛生課の手によるスペイン・インフルエンザの調査報告書『流行性感冒』が、海外の状況を含め、浩瀚な情報を提供してくれる。また、他府県でも作成されたかもしれないが、神奈川県の調査書も利用できた。ニュージーランドのライス氏（G. Rice）とパーマー氏（E. Palmer）のお二人によって国際的に紹介されている栃木県矢板町に住む五味淵医師の診療活動、軍艦「矢矧」に起こったスペイン・インフルエンザ流行事件の報告などは、当初、筆者が全く知らなかった貴重な記録であり、巻末に資料として掲載した。

それに本書では一部を除いてとりあげられなかったが、他にも当時の医師や病院の記録、書簡、日記などが、個人宅か各地の図書館に存在するに違いない。これらが発掘されれば、本書の内容は簡単に越えられてしまうだろう。

数量資料としては、『日本帝国人口動態統計』、『日本帝国死因統計』を基本としたが、該当年度をコンピュータ入力し、統計資料情報データを整備した。この作業には、沼崎徳子さん、宇野澤正子さんの協力を得た。

ところで、スペイン・インフルエンザの流行期、大正七―九（一九一八―二〇）年当時、日本は「大日本帝国」であり、樺太（南部）、朝鮮、関東州（租借地）、台湾を支配領域として有していた。これらの地におけるスペイン・インフルエンザ流行に関して、内地同様の観察をすべきであると考え、新聞などの記述資料と統計の得られるところは双方を利用し、流行の状況や対策を叙述した。千島は北海道に含まれ、関東州には統計書がないが、他では記述資料と、数量資料の双方が揃っており、内地と同様の叙述ができた。しかし、利用資料は、いずれも当時の日本政府の手による調査、あるいは在留日本人向けの日本語新聞であり、自ずと限界があるだろう。また、叙述自体も、内地のそれと比べると簡単なものになってしまった。将来、現地の研究者と共同して、それらの地域のインフルエンザ流行の状況を検討したい、と考えている。

また、スペイン・インフルエンザが、現在、国際的に研究トピックとなっていることを知り、海外の文献を利用する必要も生じた。この点で慶應義塾大学図書館のレファレンス担当の方々のご助力は大きい。ただし、本書においては、海外のスペイン・インフルエンザ流行については、他の日本語文献で読むことのできるところはなるべく避けている。

これらの作業については、この書の出版に当たっては、財団法人・二十一世紀文化学術財団が理解を示され、研究費を交付された。出版に関しては、藤原書店が引き受けて下さり、特に編集の西泰志氏は、遅筆で要領の悪い筆者の文章書き、図表作りを我慢して待ち、手伝って下さった。また、いくつもの助言も下さった。この時期に本書を刊行することができたのは、協力・援助を惜しまれなかった同氏の賜物である。

ここで、どうしても述べておかなければならないのは、『大正デモグラフィ』の共著者小嶋美代子さんの協力である。大学職員という時間的制約のある職務にもかかわらず、小嶋さんは本来の職責以外の時間のほとんどを、本書執筆に必要な資料収集・整理、原稿の下読みに充てて下さり、また、いくつものアイディアを出して下さった。その助力がなかったら本書は生まれなかっただろうし、その固辞がなかったら、本書の共著者となって戴きたかった方である。

また、統計資料の図形化、コンピュータ処理に関しては高橋美由紀さんの絶大な協力を得た。費やされた労力・時間は実に大きく、かつ長期間に及んだ。また、新聞収集、整理には、吉岡拓さん、目黒香苗さん、外地関係の統計作成には川合玲子さん達の協力を得た。本書は、これらすべての方々との共同作業の結果であるが、もちろん、あり得る間違いはすべて著者に責任がある。

この時期の日本の時代背景については、汗牛充棟、多数の文献があるが、人口に関して触れている著作はほとんどない。いささか手前味噌になるが、筆者の前著『大正デモグラフィ』と合わせ読んでいただければ幸いである。

なお、本書で取り扱った時代は「大日本帝国」の時代であり、今日では使うべきでない地名や件名が出てくる。これらは、当時のこととして取り扱う限り、そのまま訂正せずに使った。そのような表現がなされたこと自体は、歴史上の事実であり、それを受け入れるべきである、と考えたからである。

最後に付け加えたいのは、本書は、日本のスペイン・インフルエンザに関する最初の著書であり、不足や誤謬が少なからずあるだろう、ということである。むしろ読者のご指摘によって、より完全なものにしていきたい、というのが筆者の願いであり、また、これを契機に、日本においてスペイン・インフルエンザの本格的研究が始まることを強く希望する。本書に盛られた筆者の考えや解釈は、その「始めの始め」に過ぎないのであり、肯定されるにせよ、否定されるにせよ、誰かがそれらを越えて下さるなら、その喜びはこれ以上ない。

二〇〇五年一二月

速水　融

＊本書は、奥付の裏頁で紹介されている財団法人・二十一世紀文化学術財団主宰の〈二十一世紀叢書〉の一冊として刊行されたものである。

資料1　五味淵伊次郎の見聞記

五味淵伊次郎述
大正七八年ノ世界的流行性感冒ノ見聞録
並ニ之レニ「ヂフテリア」血清ヲ應用セル治療実験

大正七八年ノ世界的流行性感冒ノ見聞録　並ニ之レニ「ヂフテリア」
血清ヲ應用セル治療実験ニ就テ

栃木県矢板町
五味淵伊次郎

疾病来ノ予想

大正六年ヨリ大正七年ニ亘ル冬期ハ数十年来ニ稀レナル非常ノ厳寒ナリト老人ハ語リ気象台又例年ヨリ温度ノ底下ヲ報ゼリ。且ツ我栃木県塩谷郡地方降雨雪ノ量少ク旱魃甚ダシク此季珍シクモ例年ヨリ寒冒性疾患少ク若葉緑ニシテ陽光長閑ニ百鳥梢ニ囀ズル春ノ候ニ至リ丘北傾斜面ノ杉檜苗等丈余ニ達セシモノモ大半枯死シテ紅ニ化セリ。此季一種ノ肺炎及結膜炎流行セリ。其期間大約五十日コノ肺炎ハ従来ノ「クルプ」性肺炎或ハ加答児性肺炎ノ症候ナルモ一般ニ症状ハ軽ク胸痛少ク銹色痰ヲ喀出スルモ□□□□□□□ナカリ□結膜炎ハ一家ニ侵入スレバ家族全部相次デ侵サレタルモ重症ナルモノ少ク従テ医治ヲ乞ヘルモノ稀ナリシ。其家族中ニ往々肺炎ヲ見タリ。コノ肺炎ト結膜炎ハ同種ノ病原菌ナリシモノノ如シ。以上ニヨリ推定スルニ生物タル動植物ノ受クル自然ノ害ハ出現スル時マデ同一ニシテ其影響ノ異ナルノミナルヲ知レリ。夏季ニ入リ砂焼ク炎熱ハ殊更酷烈ナリシモ炎熱ノタメニ生ズル日射病熱射病小児大腸加答児霍乱等暑気ニ反シテ至テ少カリキ。コノ時ニ感ズ。過グル冬期ノ酷寒ニ疾病少ナカリシモ若葉ノ春ニ至リ肺炎結膜炎流行セリ然ラバ今夏ノ害ハ今秋落葉ノ候ニ出現センモノト。而シ其疾病ノ何タルヲ知ル能ハザリキ。

疾病来

秋季落葉ノ候ニ入ルヤ飛電新聞紙上ニ「スペイン」感冒ノ世界的大流行ヲ報ズ。欧州ニ米大陸ニ南洋ニ東亜ニ頻々タリ。拾数日ヲ出デズシテ我国土ニ侵襲シ間モナク東京ニ流行ヲ報ジ弐旬ナラズシテ我栃木県矢板町地方ニモ伝染セリ当時欧州西部戦線ニテ独軍ノ罹病者甚大ナルヲ報ゼリ

最初当地ニ侵入セシハ矢板農林学校生徒東京ニ遠足シテ帰ルヤ続々トシテ発病者アリ余ノ診察ヲ乞ヘル最初ノ患者ハ拾月弐拾六日ニシテ同校生徒ナリ次デ同月弐拾八日矢板駅員ト役場員各一人ノ患者ヲ診シコノ時初テ流行性感冒タルヲ知レリ。其後相次デ諸所八方ニ同病者アリ。是役場員ハ茨城県方面ノ旅行ヨリ帰リタルモノナリキ。当時小学校生徒モ秋季旅行ニヨリ帰校後続々トシテ罹病者ヲ出セリ。

伝染状態及其性質ノ変化

当時新聞紙上ニ東京ニテハ死亡者多ク火葬場ノ混雑名状スベカラズト。然ルニ当地方ノ患者ハ外来ニテ体温三十八度乃至三十九度脈良好ニシテ頭痛気管部ノ疼痛ヲ訴ヘ軽咳ニテ発病後二日位ニテ診ヲ乞フ。二日後ニ来ルトキハ解熱シ強キ腰痛ヲ訴フルノミニテ何等重態ナル症状ナカリキ。又其家族多クハ伝染セズ。故ニ伝染力モ甚薄弱ナルモノト思ヒケリ。然ルニ日ヲ経ルニ従ヒ各学校ハ生徒間互ニ伝染シ生徒ヨリ其家族ニ伝染シ欠席者相踵ギ遂ニ一週間内外ノ閉校ヲナスモノ日々紙上ニ新ナリ。然レドモ十一月中旬マデ近隣ニ一人ノ死亡者ナカリシモ是迄

外来ナリシ患者ハ大抵宅診ヲ乞フニ至リ稍々疾病ノ重態トナレルヲ感ジ一家数人枕ヲ並べ始メタリ。然レドモ未ダ散在的ナリキ。当時我家ニ本病患者日々出入セシモ伝染セズ。故ニ伝染ハ免ルルナラント語リ居タリ。此頃二里許西方大宮村方面ニテ罹病者甚シク而モ疾病重悪ニシテ肺炎ニヨリ死亡相次ギ甚シキハ夫婦共ニ斃レ愛児三人ヲ残セリト悲報頻々人心恟々タリ。適々十一月中旬依頼ニヨリ大宮村大字田所ニ往診セルニ戸毎ノ如ク患者ハ枕ヲ並べ三人五人累々トシテ瓜田ノ如シ。其内約二割ノ肺炎重症者ヲ認メタリ。ソレヨリ大宮村大字山田及ビ大宮等ヘモ十二月下旬マデ殆ド隔日位ニ往診シ該地方ノ実況ヲ見聞セリ。始メ肺炎ハ「クルプ」性ト加答児性トノミト思ヒ而モ一般対症療法ニテ能ク奏効セリ。然ルニ十一月下旬ニ至リ余ガ居宅直前ノ家族ヲ侵襲シ皆罹病セリ。コノ家族中ノ一人ハ十月下旬罹病シ同月二十六日余ノ許ニ来レル矢板駅員ナリ。此間約一ヶ月ニシテ彼ノ家族罹病セリ。ソレヨリ数日内ニ其前家ト後家ノ我家ヲ侵襲シ互ニ全家族ヲ罹病セシメ我家族十二人約一週間ヲ出ズシテ相次デ枕ヲ並ブルニ至レリ。之レ等ノ患者ハ肺炎様徴候過半数ニ及ビ症状モ亦重態ニシテ一般対症療法即チ塩規アスピリン、カンフル、ヂキタリス製剤等ノ内用注射安静温湿布等ニテハ奏効思ハシカラズ。且ツ嘔吐下痢ヲ来スモノヲ生ズルニ至リ早期ノ起床ニヨリ容易ニ重悪ニ変化スル性質ヲ帯ビ三軒共肺炎ニヨリ各一人ツヾノ死亡者ヲ出セリ。此時余ハ疾病状態ノ観察ヲ充分ニナスコトヲ得。又是ニ「ヂフテリア」血清注射ヲモ断行スルニ至レリ。此頃ヨリ肺炎ノ「クルプ」性及ビ加答児性ト異ナレルコトニ心付キタリ。コレヨリ日ヲ追テ近隣ニ伝染シ之レト同時ニココニ曩ニ学校生徒ナドニヨリ伝染セラレ居タル病毒ハ猛毒トナリ近隣村落ニモ同様重症続出セリ。一家ニ侵襲スルヤ全家族ヲ侵シ又一村落ニ侵入スレバ其村落全部相次デ犯サズンバ止マズ。或ハ村落ヨリ半里ヲ隔ツル山中ノ採炭ノ孤屋マデ侵襲セラレ或ハ高原山脈中ニ散在セル多数ノ鉱山ニモ侵襲セリ。コノ鉱山ハ人里ヨリハ数里ノ山中ニアリシモアリ。概シテ十月下旬ヨリ十一月中旬マデハ病症軽ク十一月下旬ヨリ重症ニ変化セリ。故ニ早時ニ伝染セル市街地ハ後期ニ伝染セル村落ヨリ軽症ナリシモノ、如シ。村落ニテモ早期ニ伝染セル所ハ軽症ナリキ。

惨状

片岡村大字安澤ハ戸数約百十戸ノ村落ナルガ十一月及十二月ノ二ヶ月間ニ於テ死亡者約三十名ヲ生ジ毎四軒ニ約一名ノ死亡者ヲ出セル割合ニテ大宮村方面ヨリモ惨状甚シカリシ。余ノ居所ヨリ約一里ニシテ隔日位ニ往診シコレ又其悲惨ノ状況ヲ目撃セリ。今其一斑ヲ記サンニ十二月十一日午前十時頃ヨリ初雪降リシモ早期此安澤ニ二軒往診ノ依頼ヲ受ケ居リシヲ以テ降雪後間モナク自転車ニテ出発シ途中二軒回診シ午後三時頃安澤ニ入ルヤ降雪ノタメ人家ハ大抵戸ヲ閉ヂテ物寂氏シキヲ感ゼリ。此時或家ノ軒下ニ人力車アリテ如何ニモ医ノ来診中ナルカヲ推察セシム。之ヲ外ニ見テ予定ノ病家小口某方ニ至レバ二三日前若キ嫁ハ妊娠ノ身ニテ罹病シ為ニ流産シテ死シタルモ病人アルガタメニ其里方ニ依頼シテ葬式ノ了ヘタルノミナリ。然ルニ三十九歳ノ妻又肺炎ニ苦ムコト数日ニシテ各医者皆匙ヲ投ズト。余之ヲ診スルニ又今宵ヲ保タザルベキヲ察ス。ソレヨリ診ヲ乞フモノ先ヲ争ヒ前後八軒ノ診察ヲナシタル時ハ暮色暗々タリ。乃チ七時白雪ヲ踏ンデ帰途ニ就キ小酒屋ノ前ヲ過グ。此時障子越シニ火気炉ニ満チ酒肴紛々トシテ談笑頻リニ余ヲシテ流涎禁ゼザラシムル。私ニ思フ医ヲ業トスルノ故ニコノ雪中ヲ歩行ス。若シ他ノ業ニ従事センカ必ズヤ余モ亦此ノ楽境ニ在ランモノヲト。又歩ムコト一丁ニシテ前ノ人力車雪中ノ路傍ニ佇メリ。同業豈独リ雪中ニ佇ムモノ余ノミナランヤ。生霊ノ尊キヲ思ヒ身命ヲ忘レテ病者ヲ救フノ念慮ニテ今此寒夜雪中ニ彷徨ス。誰カ同情ノ念ナキモノアランヤト暗中意中ニ敬意ヲ表シテ過グレバ前ニ人力車ノアリシ家ハ珍シクモ雨戸ヲ開キ障子ニ人影多キヲ見ル。思フニ先ノ病者ハ遂ニ黄泉ノ客トナリ四円ノ人々集リ弔ヒセルナラント。又行クコト三丁ニシテ森後ノ墓中ニ物淋シキ仏堂アリ雪中寂トシテ音ナキ折シモ瀕死ノ人ヲ呼ビ返ス婦人ノ叫声耳底ニ達スルコト縷ノ如ク其物凄キコト云ハン方ナカリキ。此等ノ状況ニヨリテ察スルニ必ズヤ三人ハ死スベシト語りタルニ翌朝四人ノ死ヲ伝フ。豈惨ナラズヤ。夜ノ八時帰宅セシニ余ガ家ノ児守阿久津ヤストテ十一月二十八日発病後肺炎ヲ起シ重態ナリシモノヲ診セルニ既ニ脈絶エ居タリ。其夜注射ヲ反復セシモ翌朝十五歳ヲ一期トシ不憫ニモ不帰ノ客ト化セリ。曩ニ此女ニ「ヂフテリア」血清注射ヲ試ミントセシモ他人ノ子如何ニ思ヒテモ動物試験的ニテ注射ヲ決行スルコトヲ得ザリキ。今二三日生延ビタランニハ或ハ九死ニ一生ヲ得タリシカ今注射ヲ試ミザリシヲ憾ム。

此頃ナリキ。田所方面ニ往診スル途中近村ノ一老母和気某氏ニ会フ。曰ク本年三十四歳ノ他家ニ嫁ギシ娘両側肺炎ニテ罹病後十数日ニテ数人ノ子供ヲ遺シテ死亡シ看病ノ疲レヲ休ム暇モナク葬式ヲ了シ今帰リ来ルナリト。又曰ク大宮村大字上澤ニテハ父子共ニ重症ナリシガ子先ヅ死亡シ今ヤ父モ亦危篤ニ瀕シテ医ヲ望ム切ナルタメ馬糧ヲ馬ニ負ハシメ先ヨリ先ヘト医ヲ訪ネ廻リツヽアリト。又我ガ娘ノタメ約三里半ヲ隔ツル某医ヲ頼ミタルニ娘ノ死亡シタル翌日来診セリト。之レニヨリ如何ニ病者多クシテ医師ノ欠乏ニ困難セシカヲ知ルニ足ラン。此辺平時ハ左迄医ノ不足ナキ所ナリキ。

一家八人大宮村田所ニ一家八人枕ヲ並べ病床ニ苦メルアリ。又安澤ニモ一家八人屋内所狭キマデニ臥シタルアリキ。

何故ニ一村落ニノミ多クノ死亡者ヲ出セシカ

考フルニ一人重症トナルヤ軽症ノ親ハ其身ヲ忘レテ愛児ノ看病ヲナサントシテ遂ニ重症ニ陥リ夫ノ苦ムヤ妻ハ己レヲ捨テテ看護ニ勉メ計ラズ反ツテ重症ニ変ジテ死ス。茲ニ於テ葬式ヲ執行スルヤ近隣ノモノ皆病ヲ犯シテ手伝ヲナシ思ヒ乍ラ相次デ重症者トナリ死亡者続出セルガ如シ。故ニ稀ニハ二三十戸ノ村落ニテ一人ノ死者ナキ所サヘアリ。要スルニ我地方ハ軽症ノ村落ニテ全人口ノ一プロセント重症ニテ六プロセントノ死亡者アリシガ如シ。

矢板町及大宮村ノ人口ト死亡

矢板町ハ町ト十六大字ヲ有シ其戸数千四百十六戸人口男三千六百六十七人女三千八百八十五人ニテ町ニ二千八百六十人村落ニ四千六百九十二人ナリ。其内大正七年十一月ヨリ同十二月三十一日マデノ死亡四十五人大正八年一月一日ヨリ大正八年二月二十八日マデノ死亡三十七人ナリ。

大宮村ハ戸数六百七十四戸人口五千百四十二人ナリ。其内大正七年十一月一日ヨリ同十二月三十一日マデノ死亡八十五人大正八年一月一日ヨリ大正八年二月二十八日迄ノ死亡十三人ナリ。之レハ大正八年三月上旬調査(但シ此死亡ハ疾病ノ如何ニ関セザルモノナリ)。

次回ノ流行

次回ノ侵襲ハ何時ナルカ。今回ノ流行ハ以前ノ流行ヨリ二十八年九ヶ月目ニシテ数十年ノ間隔ヲオキテ来ルモノナリト云フ。然ラバ次回ハ向後三四十年後ナランカ。

原因

病原菌ハ未ダ確定ヲ見ザル如クニシテ学者間互ニ論争中ナリ。「パイヘル」氏「インフルインザー」菌説肺炎双球菌説ヲ称フルモノアリ。又「ヂフテリア」菌ヲ発見セリト云フモノアリ。誘因冒寒不眠疲労等ハ最モ本病ヲ誘発セリ。伝染力ハ甚ダ強烈ニシテ病原菌空中ニ煙霧ノ如ク飛散シ之レニヨリ伝染セルカヲ想像セシメタリ。

余ハ本病ヲ左ノ如ク観察セリ。

一、本病諸症候ハ従来ノ「ヂフテリア」ニ類似スルコト。「ヂフテリア」ハ粘膜ニ加答児ヲ起シ或ハ義膜ヲ形成スル事ト全身症候。

二、好ンデ呼吸器系ヲ侵スコト。

三、空気伝染ヲナスコト。

四、重症者ニ「ヂフテリア」血清注射後ノ喀痰ハ普通気管「ヂフテリア」ニ血清ヲ用ヰタルトキトノソレト同一様ノ喀痰ナルコト。

五、血清注射後ノ経過ハ両者同一様ナルコト。

六、喀痰ヨリ推察スルトキハ重症者ハ気管又ハ気管枝毛細気管枝肺胞等ニ義膜ヲ形成スルモ軽症者ハ加答児ナラン。

七、肺炎様症候ヲ呈スルモ普通ノ肺炎ト症状経過等ノ異ナルコト。

八、初生児及老人ヲ侵スコトナキガ如シ（之レハ誤リナランカ）

九、寒冷ニヨリ症候憎悪スルコト。

十、義膜ノ軟キ事及空気伝染ノ強キ事ニヨリ病原菌ハ至テ微細ナル細菌ナルヲ想像ス。

之レ等ノ点ヨリ考フルトキハ「ヂフテリア」類族ノ菌類ノ疾患ナラント思ハシム。

症候

潜伏期数日乃至数時間。

前駆期之レ又数日乃至数時間ニシテ又全ク之レ等二期共ニ認ムルコト能ハザルモノアリキ。之ノ期ニハ頭重頭痛咳嗽食気不振倦墮等アリ。且ツ顔貌一種特異ナル暗紅色無力状ヲナセリ。故ニ流行劇烈ナル頃ハ既ニ此ノ顔貌ニヨリ本病初期ナルコトヲ知レリ。十一月下旬ヨリ肺後面特ニ肩胛下部ニ一側或ハ両側ニ浸潤状ヲ呈シ呼吸音微弱ナル部ヲ認メタルコト多シ。之レニヨリ推察スルニ肺炎ハ本病ノ続発症ナランカ。

次デ発熱気管部ノ疼痛関節痛等ヲ訴ヘ前駆期ノ諸症候ハ増悪ス。

一般ヨリ判定スルトキハ軽症ハ気管及気管枝加答児症候ニテ重症ハ肺炎ノ症候ヲ呈セリ。

熱多クハ悪寒ヲ伴フテ上昇シ三十八度或ハ四十度以上ニ達シ二三日乃至一週間位ニテ解熱シ或ハ一時下降シテ再上昇シ数日連続スルコトアリ。

脈頻数ナルハ重症ナリ。

頭痛及腰痛軽症ニテ解熱スルヤ頭痛去リテ頭重ヲ残シ強キ腰痛ヲ訴ヘ数日ニシテ消散セリ。

咳嗽既ニ前駆期ヨリアリ強キアリ弱キアリテ不定ナリ強キハ安眠ヲ妨ゲラレタルモノアリ。

喀痰軽症気管枝加答児ト認ムルモノハ粘調ニシテ少量ナルモノ多シ。重症ニシテ気管肺胞等ニ重義形成ト認ムルモノハ咳嗽喀痰一時減少シ二三日後ニ咳嗽再ビ増加シ灰白色膿様痰ヲ喀出シ次デ純血痰ヲ交ヒ数日後粘調帯青色痰ニ変ズ或ハ泡沫痰ナルアリ。死期ニ近クトキハ喀痰ハ著ク減少シ又ハ全ク消失セリ。

胸部ノ理学的変化軽症者ハ終始何等変状ヲ認ムルコト能ハザリキ。然レドモ十一月下旬ヨリハ加答児性又ハ「クルップ」性肺炎ニ類似セル理学的変化ヲ呈セシモノ増加セリ。

視診胸患部ノ浮腫状腫脹多クハ肩胛下部ニアリ。

打診患部弱抵抗及濁音アリ。

聴診患側ハ既ニ前面ニテ呼吸音ノ微弱ナルモノ多カリシモ後面ニ著シク治癒スルニ従テ恢復シ或ハ僅ニ強盛ナリ

シコトアリ。僅微ノ乾性湿性水泡音ヲ聞キ或ハ稍々多量ナルアリ。或ハ全ク終始欠如セルアリ。或ハ二三ノ例ニテ発病五六日後ニ「クルップ」性肺炎ノ第三期ノ如ク多量ノ有響性水泡音ヲ発セシモノアリ。アル時ハ気管枝呼吸音ヲ聞ケリ。響音振蘯患部ハ健側ニ比シ稍々強盛ナルアリ。確定困難ナルモノアリテ不定ノ如シ。稀レニ気管「ヂフテリア」様症候ヲ呈セルモノアリ。

之レ等ノ理学的変化ハ解熱ト共ニ漸次消失セルモノアリシモ亦解熱後数十日ニ亘リ消散セズ恰モ肋膜炎ノ如ク或ハ肋膜肺炎ノ如キ症候ヲ呈シ健康恢復セズ。起床或ハ冒感ニヨリ一般症候ヲモ増悪シ易キモノ多カリキ。数度反復セル再発患者ハ皆之レニ基因セルガ如シ。

腹痛心窩部ニ胃痛ノ如ク或ハ側復ニ疝痛或ハ鈍痛ヲ訴ヘタリ。之レハ胸部ニ理学的症候ヲ有セシモ反テ之レヲ主訴トシテ診ヲ乞フモノ多カリキ。

発汗発熱中ハ著シキ発汗ヲ伴ヘタルモ起床ナドニヨリ反テ発汗止ミタルモノハ不良ノ徴タリ。

特異ノ脱力痩削。本病経過中重病又ハ早時起床ヲナシタルモノハ発汗忽チ止ミ痩削無力状ヲナシ皮膚ニ皺避ヲ生ジ弛緩乾燥シ顔貌ハ汚穢蒼白ニシテ一種特異ノ状ヲナシ躯幹ノ皮膚又枯燥状ニヨリ本症ナルヲ推察スルヲ得タリ。

嘔気嘔吐。本病流行初期ノ発熱時ニハ嘔気或ハ一弐回ノ嘔吐ハ必発的症候ナリシモ長ク嘔吐ヲ継続セルモノハ十一月下旬ヨリ間々重症者ニ認メタリ。

下痢。十一月下旬ヨリ六七人ニ一人位ノ割合ニ水様下痢又ハ大腸加答児様粘液便ヲ見タリ。多ク単純ニ来ラズ肺炎症候ヲ有セリ。

四肢ノ痺麻。重症者ニ間々存在セルモ間モナク消散セリ。

年齢。初期流行中ハ幼児老人ハ免レタルモノ多キモ一月頃ヨリハ漸次罹病者ヲ出セリ。

心臓麻痺。最モ恐シキ変化ハ心臓麻痺ノ容易ニ起レルコトナリ。

出血。衂血喀血下血等アリシ故ニ出血傾向増加シ妊婦罹病スルヤ流産早産ヲナシ分娩時多量ニ出血シタルハ妊婦ノ罹病者ニ死亡時ニ多カリシ一原因ナランカ。

其他ハ略ス。
予後単純気管枝加答児ノ如キハ良好ナリシモ容易ニ症状増悪ノ傾向アリシヲ以テ判定困難ナリシ。概スルニ高熱頻発ノ嘔吐下痢不眠呼吸困難脈搏百弐十至ヲ超ユルモノ安静ヲ守ラザルモノ妊婦褥婦等ハ不良ナリキ。
経過ハ初期ノ流行中ハ数日ニシテ治スルモノ多カリシモ十一月下旬頃ヨリ多クハ一週乃至拾数日ヲ要シ又ハ数十日ニ亘レルアリ。之レ再発傾向甚ダシカリシ故ナリ。
治療法。一般対症療法ヲ行ヘリ安静ハ厳守ヲ要シ起居ヲ決シテ許スベカラズ。解熱剤ヲ有害ト説キシモノアリ。又必要ナリト力説セシモノアリ。何レガ是ナルヤ。余ハ多ク解熱剤ヲ用ヰタリ。塩規、アスピリン、等初期強心剤興奮剤ヲ配合スルハ一般ニ称用セラレ「カンフェル」、「カフェイン」、「ヂキタリス」製剤等又?痰剤トシテ摂根吐根剤多ク用ヰラレタリ。之レニ鎮痰剤トシテ軽量ノ「モヒ」剤ハ有効ナリシ。余ハ左ニ配スル如キ「ヂフテリア」血清注射ヲ併用シテ確効ヲ見タリ。其他人ニヨリ種々ノ治療ヲナセルモ余ハ見聞不確ナルヲ以テ略ス。

「ヂフテリア」血清注射治療ノ実験

(省略)

注射開始ノ理由ノ理由

(省略)

一般注射ノ状況

(省略)

結論

以上ノ理論ト実験ニヨルトキハ「トイリール」氏ノ眼科ニ於テ報告結論セル血清治療ハ必ズシモ其細菌ニ対スル固有ナル血清ヲ求ムルコトヲ要セザルヲ以テ吾人ハ容易ニ手ニ入リ易キ「ヂフテリア」血清ヲ以テ非ジフテリア性ノ種々ナル疾患ニ試ミ多数ノ場合ニ於テ信ズベキ良好ナル成績ヲ得タリ。経験シタル例症ハ吾人ニ教示セリ。
血清ノ使用ハ決シテ危険ナルモノニアラズ。而シテ「ヂフテリア」血清ハ有効ナリ。多ク皮下注射トシテ十乃至弐十立方「センチメートル」ヲ使用シ症ニ従ヒテ反復セリ。結膜下注射ハ良好ナラズ。点眼亦恐クハ良好ナル結果ヲ得ベシト詳細ハ久保田氏輓近眼科治療法参照セラレタシ。余ハ之レ等ノ説ハ益々確実ニ眼科ノミナラズ他ノ種々ナル疾病ノ治療剤トナシ得ベキヲ信ズ。彼ノ「ベーリング」氏ノヂフテリア血清ハヂフテリアニノミ有効ナリト信ゼラレタルハ誤ナリ。又「アルノゾアン」北里両氏ノ恩恵ハ如何ニ人類ニ幸福ヲ与フルカ無辺ナルベシ。終リニ御報告ヲ賜リタル諸氏ニ深謝ス。願クバ大方諸賢ノ御実験ヲ望ム。

大正八年三月十四日脱稿

（奥付）
大正八年五月一日印刷
大正八年五月五日発行

正価　金参拾銭

述者兼発行者　栃木県塩谷郡矢板町大字木幡　五味淵伊次郎
印刷者　東京市本郷区湯島切通坂町五十一番地　加藤晴吉
印刷所　東京市本郷区湯島切通坂町五十一番地　合資会社　正文社
発売元　東京市本郷区湯島切通坂町　南江堂

資料2　軍艦「矢矧（やはぎ）」の日誌

（表紙）

矢矧機密第一四三号ノ二

大正八年一月二十五日於佐世保

矢矧艦長　山口伝一

海軍軍令部長男爵島村速雄殿

一、軍艦矢矧流行性感冒ニ関スル報告　一通

右提出ス

（別紙添付）

軍艦矢矧流行性感冒ニ関スル報告

一、流行前ノ情況及当時執リタル処置

本艦ハ千歳ト交代ノ為メシンガポールニ回航ノ命ヲ受ケ十一月九日シドニーヨリ同地ニ来着セリ。恰モ同方面ニ於テ僚艦対馬最上第十三駆逐隊等流行性感冒ノ為甚シク悩マセレタルノ後ニシテ当時陸上病勢大ニ衰ヱ居タリシト雖之カ艦内侵入防止ニ就キテハ細心ノ注意ヲ払ヒ下士卒ノ上陸ヲ禁止シ公用其ノ他止ムヲ得スシテ上陸スル者ニハ其ノ前予防薬ヲ服セシメ含嗽ヲ行ハシメ外来人ノ艦内ニ入ルヲ禁シ又屡々訓示ヲ与ヘ或ハ副長軍医長等ヲシテ機宜必要ナル注意講話等ヲナサシメ情況ノ推移ヲ観望スルコト約二週間陸上ノ病勢モ殆ント終息シ益々好況ニ僚艦モ上陸等ヲ許可シ何等異状ナキヲ以テ十一月二十一日及二十二日下士卒ニ対シ約四時間宛下士卒集会所ニ限リ半舷上陸ヲ許可セリ。

十一月二十四日突如四名ノ熱性患者発生ス。未タ流行性感冒タルノ確証ナキモ現下ノ情勢ニ鑑ミ直ニ之ヲ上甲板第一区兵員室ヲ隔離所トシ警戒ヲ厳ニシ日々軍医官ヲシテ各員ニ対シ最モ慎密ニ検診行ハシメ居タルニ同二十八日至ル間約十名ノ熱性患者アルノミニシテ其後増加ノ模様ナク経過良好ナリ。依テ右ハ単ニ上甲板ニ就寝シタル事実アリタルヲ以テ普通ノ風邪ナルヘシト軍医官ノ意見ヲ参照シ此上蔓延ノ虞ナキモノト信セリ。

二、艦内蔓延ノ情況

十一月三十日千歳シンガポール来。着任務ヲ同艦ニ引継キ同日午後四時マニラニ向ケ出港ス。同日夕食後総員ノ検診ヲ行ヒタルニ約二十五名ノ軽易ナル熱性患者ヲ発見シ翌十二月一日数回ノ検病ヲ行ヒ毎回十数名ノ患者ヲ出シ同日午後ニハ通計六十九名ニ達シ情況甚タ憂フヘキモノアリ。乃ハチ流行性感冒ト診定シ之ヲ旗艦ニ報告スルト共ニ之カ防遏ニ務ム。而シテ時已ニマニラニ至ル航程ノ半ニ近ク且罹患者並ニ疑ハシキ有熱者ハ之ヲ隔離ノ他ハ頻繁健康診断ヲ施行シ消毒ヲ厳行セハ同病艦内ノ蔓延ヲ防止シ得ヘシト確信シ又仮令流行性ノモノニモセヨ初発以来患者ノ病勢甚タ緩慢ニシテ発熱後五六日ヲ経過スルモ尚流行性感冒ノ症状ヲ呈セサル程ナリシヲ以テ其性質甚タ軽キモノ（シンガポールニ流行セシモノハペナンインド等ニ流行セシモノノ如ク毒悪ナラストノ調査ヲ得タルニモ基因ス）ニシテ一両日ノ内ニハ交番寝ニ就キ新陳代謝シテ何ンナク航海ヲ続行シ得テ結果ハ決シテ驚異スヘキモノニアラスト信シ現患者療養ノ為シンガポールニ帰港スルヨリモ寧ロ極力伝染ノ防遏ニ努メツツ却ッテ陸上病院及医薬等ニ余裕アルト信セルマニラニ向フ(此間医薬ノ補給入院療養等ニ関シ附近都市ニ無電問合セタルモ何レモ余裕ナシ)ヲ得策トシ断然航路ヲ続行セリ。然ルニ二日午前ニ至リ実ニ五十余名ノ新患者ヲ発生シ艦内隔離モ遂ニ之ヲ施スニ由ナク二日午後ニハ二名ノ看護部員罹病就床シ軍医長ハ一名ト半ハ罹病セル看護手ヲ指揮シ診療ニ従事シツツアリシモ三日ニ至リ右看護手モ起ツ能ハス四日ニハ僅少ノ士官ト三〇、四十ノ下士卒ノ外殆ント全員罹病シ軍医長モ遂ニ就床スルニ至リ診療ニ対シテハ独リ便乗中ノ菅大軍医僅少ナル士官下士卒ト共ニ患者ノ治療看護ニ従事セリ。右ノ如キ状態ナルヲ以テ患者ノ診察投薬及看護意ニ任セズ艦内至ル所患者転顛シ呻吟苦悩ノ声ヲ聞クモ又如何トモスル能ハズ惨澹タル光景ヲ呈セリ

又一方患者ノ増加ト共ニ艦航海ニ支障ヲ及ホシ機関部員ノ如キ五直ヨリ四直三直トシ尚減員ヲ以テ操縦シツツアリシカ之モ及ハス遂ニハ減速スルノ止ムヲ得サルニ至リ或ハ重要ナル配置ニアルモノノ如キ他ノ適当ナル交代者ナキニ至リ身ノ重態ナルヲモ省ミス高熱苦痛ヲ忍ビテ連直当直スル如キ或ハ水兵部員ノ如キモ機関部員ノ補助其他航海ニ必要ナル配員僅カニ充タサレ得ルニ過キス。又烹炊員ノ如キモ一、二ニ減員シ他ハ補助ヲ得テ時ニハ僅ニ飯ト塩トヲ以テ空腹ヲ凌クノ有様ニ陥ル等航路辛苦ヲ極メ同月五日正午辛シテマニラニ入港シ得タル時ノ如キ漸ク錨ヲ投シタルノミニシテ揚錨機ニ就クモノナク容易ニ舷梯ヲ出スヲモ得ス。数名ノ便乗者及明石ヨリ乗艦セル僅カ下士卒(同艦ニテ已ニ罹病済ノ為今回罹病セス)ニテ僅ニ衛兵等ヲ編成シ得タリ。此間ニ於テ一等機関兵谷広数雄ハ種々手当ヲ尽シタルモ遺憾ナカラ四日午後八時十五分同病ノ為死亡セリ

三、マニラ入港後ノ情況

マニラ入港ニ先タチ予メ同地領事ニ入院並医師看護人招聘等ニ関シ万般準備ヲ依頼シ置キ入港ト共ニ不取敢重態患者准士官以上十一名下士卒三十五名ヲ陸上「セントポール」病院ニ入院セシメ艦内ニ対シテハ医師日本人四名其他看護人ヲ招聘且ツ陸上ヨリ医薬氷等ヲ補給シ患者ノ手当ニ従事セシメ重態ノ者ハ七日ヨリ十四日迄ノ間ニ総

計准士官以上二十二名下士以下百六十一名前記病院及「ゼネラルホスピタル」ニ入院セシメタリ。一方艦内患者ハ菅大軍医陸上医師六日以後ハ軍医長軽快離床セルヲ以テ各診療ニ努力セシモ十一日迄ニ五名ノ死亡者ヲ出セルモ、日々若干軽快者ヲ生シツツアリテ十四日ニハ重キモノハ総テ病院ノミトナリ艦内患者ハ殆ント全部軽快シ他方病院ニ於テハ死亡者続出シ入港後二十日迄ノ間ニ普門中佐岡本機関兵曹長外下士以下四十六名ノ死亡者ヲ出セリ。二十日以後ハ状況良好日々全治退院者ヲ増シ八年一月十日迄ニ五名ノ傍症発生者ヲ除キ全部退院続イテ十三日患者全部ヲ艦内ニ収容スルコトヲ得タリ。

尚十二月五日以後電報報告セルモノヲ一括セハ次ノ如シ。

大臣　呉鎮長官　軍令部長　第一特務艦隊司令官宛（十二月五日於マニラ）

十二月一日以来本艦ニ流行性感冒患者続発シ乗員殆ント全部罹病行動ニ支障アリ。目下漸時軽快者ヲ生スルモ出動シ得ル迄ニハ今後十日乃至二週間要スル見込。

海軍大臣　呉鎮長官　一特司令官宛（十二月六日於マニラ）

シンガポール出港後流行性感冒患者発生逐日増加シ四日午後ニハ殆ント乗員全部之ニ侵サレ航海頗ル辛苦ヲ極メ五日正午辛シテマニラニ入港スルヲ得タリ。一等機関兵谷広数雄四日午後八時死亡セリ。重症患者准士官以上十一名下士卒三十五名不取敢入院セシメ尚若干入院ヲ要スルモノアル見込。最モ重態ナルモノ目下ノ処三名軍医官及看護部員全部罹病シタルヲ以テ入港後直ニ医師及看護人ヲ雇傭シ大臣ニ之カ承認ヲ乞ヘリ。

（註）海軍大臣ニハ医師及看護人ヲ雇傭セリトシ以下省略ス

海軍大臣　呉鎮長官　一特司令官宛（十二月七日於マニラ）

一、其ノ後ノ状況

全員罹患シ伏臥セザルモノ僅々二三アルノミ。五日患者送院後更ニ本日士官一名下士卒九名ノ重症者ヲ入院セシメシモ尚高熱者約四十名内最モ重キ者下士卒五名アリ。其ノ他ハ恢復極メテ遅々ナレトモ辛シテ就業シ得ルモノ漸次増加シツアリ。二、四日以来便乗中ノ菅大軍医単独ノ昼夜間断ナキ努力ト入院当地領事外在留同胞諸員ノ熱誠ナル援助ヲ得ツツアリ。

呉鎮長官　軍務局長　一特司令官宛（十二月十日於マニラ）

七日以後ノ状況。

五日当地入港以来十日ニ至ル間米官民ノ同情ト在留同胞ノ熱誠ナル援助ニ依リ総計准士官以上十五名下士卒百一名ヲ当地「セントポール」病院ニ入院セシメ加療ニ手ヲ尽シタルモ病院ニテ死亡セルモノ七日下士卒一名八日下士卒六名九日副長及下士卒三名十日下士卒四名又艦内ニテ十日五名ノ下士卒及一名ノ傭人ヲ失ヒ計十七名ニ及ヘリ。患者ノ状況ハ重態ノ者尚約五十名ニシテ元来病症ノ変化急激実ニ予測シ難キ感アリ。甚タ気遣ハシ。一方陸上ニテハ更ニ療養所ヲ借リ受ケ之ニ軽快者ヲ収容スルト同時ニ「セントポール」病院ニモ尚三四十名ヲ収容スルコトヲ得ル手配中。然ル上ハ艦内ニハ患者先ツ百名ニ減スルヲ得ル見込ナリ。

病人ノ看護ニ就テハ同胞男女諸氏ハ勿論官民ノ援助ヲ受ケツツアリ。

病人ノ恢復ハ極メテ遅々ニシテ目下艦内ニテ漸ク就業シ得ルニ至リタルモノ軍医長外士官四名下士卒約四五十名ニ過キス。右ノ如ク尚憂慮ニ堪エスシテ最上等ノ前例ニ鑑ミ今後ノ成行キニヨリテハ人員ノ補欠ヲ要スル場合モアルヘシト思考スルモ患者ニ対スル手当ハ先ツ適当ニ行届キアルモノト認ム。

一特司令官　呉鎮長官　軍務局長宛（十二月十二日於マニラ）

十日以後ノ状況。引続キ献身的在留同胞諸員ノ斡旋ト米官民ノ好意トニ依リ其後就寝患者ハ総テ陸上「セントポール」及「ゼネラルホスピタル」ニ入院セシメ通計二百名ニ及ヘリ。其内軽快者士官一名下士卒二十名ハ之ヲ療養所ニ収容シ艦内ハ漸ク一通消毒掃除ヲ行ヘリ。艦内ニ於ケル就業シ得サル軽快者約百名辛シテ就業シ得ル者約五十名就業ニ差支ナキモノ五六十名トナリ二三日後ニ至ラハ漸ク本艦汽艇一隻位ハ使用シ得ル見込ニテ日々恢復者准士官以上一、二名下士卒約二十名アリテ漸次好況ヲ呈シツツアルモ極メテ遅々タリ。患者病勢ハ十日十一日ヲ以テ絶頂ナルカ如ク死亡者十日夜ヨリ十二日午前迄下士卒十七名最初ヨリ死亡者累計副長及下士卒三十五名ニ及ヒ実ニ死亡率ノ多キハ本艦カ永ク海外ニ在リテ多少身体衰弱ノ度多キモ其ノ一因ナルヘシト言フハ一般ノ認ムル所ナリ。尚目下已ニ肺炎ヲ起シ到底望ミナシト認メラルル重態ノ下士卒十余名アリ。其他モ病勢ノ急変一旦殆ント下熱セルモノ突如上昇不測不幸ヲ見ルモアリテ病気ノ長伸ヒル程衰弱ヲ伴ヒ実ニ憂慮ニ堪エサルモノアリ。

呉鎮長官　一特司令官　軍務局長宛（十二月十四日於マニラ）

十二日以後ノ状況。目下病院ニ在ル患者百十名療養所ニ在ルモノ約四十名ニシテ病院ニ在ルモノノ内日々軽快ノ下士卒約十名ハ之ヲ療養所ニ移シ其ノ恢復ニ従ヒ漸次帰艦セシムル予定ニシテ好況ヲ呈シツツアルモ重態者ハ未タ快方ニ向ヘリト言フヲ得ス。其数約十名アリ入院中ノ士官ハ尼子少佐以下十五名准士官四名ニシテ内高熱者士官一名ナルモ先ツ目下ノ処危険ト認ムルモノナシ。日本医六米国医及フィリッピン医若干ト共ニ手ヲ尽シ居ルモ病症急変予想外ノモノノ夥ルルコトアル如キ実ニ遺憾ニ堪エス。死亡者十二日午後ヨリ十四日午前ニ至ル間准士官一、下士卒三ニシテ漸次其数ヲ減シ累計上長官一、准士官一、下士卒傭人三十八ナリ艦内ニテハ休業者下士卒五、六名受診者約三十名アルモ不日全治ノ見込其ノ他ノ在艦下士卒ハ全快ノモノト軽快ニ服シ得ルモノト合計約百五十名ヲ算スルニ至ル。准士官以上ハ艦内休業二名其他差当リ艦務ニ服シツツアリ。今回ノ病気ハ其伝染急激猛烈ナレトモ一度軽易ナルモノニテモ同病ニ罹リタルモノハ伝染セサルモノノ如シ。而シテ今度ノ出来事ニ関シ在留同胞諸員ト米官民ノ援助ハ勿論便乗者三善機大佐新田機中佐菅大軍医外三四名ノ士官下士卒四五名ノ熱誠ナル助力ヲ得タルコト多大ニシテ実ニ感謝ニ堪エサル処ナリ。又殊ニ秋津洲十三日当方ニ進発ノ報ニ接シ感激ノ至リニ堪エス。

呉鎮長官　一特司令官　軍務局長宛（十二月十八日於マニラ）

十四日以後ノ状況。陸上ニ在ル患者下士卒約百五十名中重態者七八名ノ外ハ漸次快方ニ向ヒ二十四名ハ十七日全治帰艦セシメ両三日中ニハ尚約二十名ヲ退院セシメ得ル見込ナリ。但シ就業シ得ル程度ニ恢復スルニハ退院後平均約一週間ヲ要スルモノノ如シ。重態者ハ病気ノ長伸ヒルト共ニ衰弱ヲ伴ヒ憂慮ニ堪エス。目下内四名ハ殊ニ不良ナリ准士官以上ハ日々二三ノ全快者アリテ尼子少佐以下十七名ノ入院者ノ外ハ漸ク艦務ニ服シ得ル程度ニ至リ入院者モ先ツ気遣ハシキ者ナク経過良好ニシテ一名ハ明日退院ノ予定。十六日以後秋津洲及馬公要港部立川大監以下陸上官民ト合同一層ノ治療ヲ加ヘラレ感激ニ堪エス。死亡者ハ十四日午後ヨリ十八日午前迄ニ下士卒六名ニシテ総計四十六名ニ達セリ。艦内ハ過般来三四回石炭酸消毒ト連日釣床乾燥ヲ行ヒ二百ニ近キ艦内兵員ハ休業患者約十名ノ外日に増シ元気ヲ恢復シツツアリテ専心陸上患者ノ看護ニ従事スル外艦内日課並ニ軽易ノ業務ニ服シ得ル程度ニ至レリ。

呉鎮守府長官　第一特務艦隊司令官　軍務局長宛（十二月二十三日於マニラ）

十八日以後ノ状況。二十日以後死亡者ナク退院者日々其数ヲ増加シ受診患者約二十名其内休業者八名。他ノ在艦者ハ体力漸次恢復シ略ホ艦務ニ服シ得ル程度ニ至リ入院中ノ者現在士官一、准士官一、下士卒傭人六十名内重態者五、六名。皆先ツ生命ハ取止メ得ル見込ナリ。重態者ノ外ハ一週間乃至十日間ニハ漸次退院セシメ得ル見込ニシテ帰艦後療養等見計ヒ一月十日頃迄ニハ一段落ヲ見ルニ至ルモノト思考ス。但シ今後多少ノ偶発者ヲ見ルヘキヲ虞ル。

大臣、軍令部長　呉鎮長官　一特司令官宛（十二月二十三日於マニラ）

本艦流行性感冒ノ為尚来ル一月十日頃迄行動ニ支障アリ。（十二月二十三日）

呉鎮長官　一特司令官　軍務局長宛（十二月二十八日於マニラ）

本日ノ在院患者准士官以上ナシ。下士卒二十九名内重態者四名。其他ハ経過良好又艦内ハ漸ク常態ニ復シツツアリ。

呉鎮長官　一特司令官　軍務局長宛（一月十日於マニラ）

一、其後入院患者ハ恢復ノ程度ニ従ヒ漸次収容シ十日ノ在院者稍重キモノ五名トナリタルモ経過良好ナルニ付十三日ニハ全部収容シ得ル見込ミ。

二、在艦者ハ一般ニ常態ニ復シツツアルモ時々予想外ノ高熱者ノ突発スルコトアリ。尚警戒中又病後衰弱ノ為メ航海勤務ニ堪エサルモノ尚約五十名アリテ多数ノ欠員アル際是非共其ノ恢復ヲ待タサルヘカラサル状態ニアルヲ以テ其静養期間ヲ見計ヒ本月二十日出港ノコトニ予定セリ。行動予定ハ追テ報告ス。

三、海軍次官ヨリ呉帰港ノ途次佐世保ニ於テ充分ナル消毒ヲ行フ様指示アリタリ。

（註）三、ハ呉鎮長官、一特司令官ニノミ電報

大臣、軍令部長、呉鎮長官、一特司令官宛（一月十一日於マニラ）

流行性感冒患者予後ノ恢復遅ク尚航海勤務ニ堪エサル者五十余名アリテ欠員多キ際其ノ回復ヲ待タサルヘカラサル状態ニアリ。本月二十日頃迄出動ニ差支アリ。

呉鎮長官　大臣　一特司令官　軍令部長宛（一月二十五日於佐世保）

本艦マニラ発後一同無事。尚稍重カリシ数名ノ患者モ経過愈々良好御安心アリ度。

四、罹病者数、入院者数及び死亡者数

（イ）罹病者数

月	日	士官以上	特務士官准士官	下士卒傭人
十一月	三十日			一七（三十日現在患者数）
十二月	一日	一		五二
	二日	二	三	五五
	三日	五	二	六三
	四日	六	一	九九
	五日	一	二	九三
	六日	六	一	五七
	七日	三		一
	八日	一		三
	十日			一
計		二五	九	四〇八

現員数士官以上二七名外ニ便乗七名特務士官准士官一〇名下士卒傭人四二一名外ニ便乗四名。

右ハ軍医官ノ診察ヲ受ケタル者ニシテ右以外ノ者ト雖モ感染有熱ノ者殆ント皆然リ。

（ロ）入院者数

月	日	士官以上	特務士官准士官	下士卒傭人
十二月	五日	一〇	一	三五

六日				セントポール病院ニ入院
七日	一		九	
八日			五	
九日			一〇	
十日		二	四二	下士以下四二名中送院ノ途次死亡者一名ヲ含ム
十一日	一		二八	
十二日	二		三〇	
十三日	三	二		ゼネラル病院ニ入院
十四日			二	
計	一七	五	一六一	

（八）死亡者数

月日	士官以上	特務士官准士官	下士卒傭人	
四日			一	艦内ニテ死亡
五日				
六日				
七日			一	
八日			二	
九日	一		三	
十日			一四	内五名ハ艦内ニテ死亡一名ハ送院ノ途次死亡

十一日			五	
十二日			八	
十三日			四	
十四日		一		
十五日			一	
十六日			一	
十七日			二	
十八日			二	
十九日			一	以上セントポール病院ニテ死亡
二十日			一	ゼネラル病院ニテ死亡
計	一	一	四六	

五、症状及経過

十一月二十日二十一日本艦半舷上陸ヲ許可シタルヨリ考フルニ其潜伏期ハ二、三日間ニシテ本病ノ一般潜伏期ニ一致ス。突然悪寒戦慄ヲ以テ発病シタルモノヨリハ寧ロ初メ頭痛咽頭痛食欲不振腰痛身体違和咳嗽等ノ軽微ノ前駆症状ヲ以テ発病シタルモノ多ク斯ク軽微ノ症状ヲ訴フルモノハ体温三十七度乃至三十八度ニシテ他覚的症状ヲ認メズ斯ク前駆症状ヲ以テ約三時間乃至六時間ニシテ悪寒或ハ悪寒戦慄ヲ以テ三十八度以上ニ達ス。悪寒ハ一回或ハ数回反復シテ来ル。熱発ト共ニ熱ニ伴ヘル症状アリ。高熱ハ多クハ稽留性ニシテ固有ノ熱型ヲ呈セス。軽症ナルモノハ二日乃至五日頃ヨリ弛張シ三日乃至一週ニシテ下熱ス。重症ナルモノハ高熱稽留シ或ハ一度下熱ヲ始メタル熱型ノ併発症ニ依リテ再ヒ上昇シ三十九度以上ニ達シ毛細気管支管加答児性肺炎ノ症状ヲ呈シ其後ノ経過ハ弥毛細気管支管或ハ加答児性肺炎ノ如キ不整ノ熱型ヲ示セリ。

呼吸器ノ徴候中鼻粘膜ノ加答児ハ発病初期ニ於テ発ス。炎症ノ欧支管ニ波及セルモノ割合ニ多ク耳鳴重聴耳内疼痛ヲ訴フカカル症状ハ一過性ニシテ二、三日ニシテ治療シタルモノ多キモ又炎症中耳ニ波及シテ化膿性中耳炎ヲ発シ排膿多量ニシテ治癒遅々タルモノアリ。咽頭ハ発病当初軽度ノ疼痛異物ノ感アリ漸次其ノ度ヲ増シ疼痛激甚トナリ乾燥ノ感ヲ訴ヘ著明ニ潮紅腫脹ス。

気管支炎ノ症状ハ割合ニ遅レテ発シ咳嗽ハ痙攣性咳嗽ニシテ喀痰ハ咳嗽ノ初期ハ少量ナルモ漸次粘調ナル粘液痰ヲ喀出ス。

肺炎ヲ惹起シタルモノニ在リテハ血痰ヲ喀出シ或ハ淡紅或ハ錆色ヲ呈セリ「インフルエンザ」性肺炎ハ其性質格魯布性肺炎ヨリモ寧ロ加答児性肺炎ニ属セシムヘキモノナランモ今回ノ如キ悪性ニシテ急激ナル症状ヲ呈スルモノニアリテハ其症状反ッテ格魯布性肺炎ニ類似シタル所アルヲ見ル。打診上ノ変化ハ肺炎ヲ起シタルモノニアリテモ割合ニ僅微ニシテ聴診上ノ変化ハ毎常著明ナリ。

脈拍ハ体温ニ一致シテ頻数トナリ通常一分間ニ百乃至百二十ヲ算ス脈搏強実ニシテ整然タルモノモ急変シテ不整トナリ死ノ転帰ヲ致シタルモノ多シ。心臓ノ変化ハ予後不良ナルモノニアリテハ疾駆調節ヲ現ハシ次ニ心臓衰弱ヲ来セリ。

消化器ノ症状ハ割合ニ僅微ニシテ食慾欠損口臭便秘嘔吐等熱ニ伴ヘル症状ヲ呈セリ。

神経系ノ徴候ハ頭痛背痛腰痛肢痛関節痛頑固ナル不眠症譫語錯覚知覚麻痺運動等ニシテ麻痺ハ多ク経過ノ中頃ヨリ多ク下肢ニ発セリ。

胎後症ヲ列挙スレハ心悸亢進浮腫神経不全麻痺及胸膜炎ナリ。

六、衛生部状況軍艦秋津洲救護来航後及び陸上病院ノ状況

十一月三十日シンガポール出港後ニ流行性感冒患者続出シ十二月一日乗組横田中軍医先ツ罹病シ二日看護部員二名三日先任看護手倒レ四日遂ニ本艦軍医長又休業スルノ止ムナキニ至リ便乗中ノ菅大軍医主トシテ診療ニ従事シ

タリ。十二月五日マニラニ入港スルヤ重症患者四十六名ヲマニラ市「セントポール」病院ニ送リ爾後十一日迄ニ百四十六名ヲ入院セシメタリ同病院ハ当地開業医ノ共同病院ニシテ各開業医ハ自己ノ患者ヲ同病院ニ入院治療シ得ルナリ。

同病院ニ於ケル治療ハ主トシテ在留医師岡部武田ノ両氏之ニ当リ在留邦人（一直約十五名）米国陸軍省看護卒（一直四名）終始ヨク看護ニ従事シタリ。艦内ノ治療ハ中山奥間志村ノ三医及薬剤師一名菅大軍医ヲ助ケテ診療ニ尽シタリ。中山志村両氏ハ十二日本艦患者ノ大半入院スル迄診療ニ務メタルモ奥間氏ハ七日罹病スルニ至レリ。是レヨリ先キ七日頃ヨリ本艦軍医長野梢病勢減退シタルヲ以テ診療ニ従事シタルモ乗組中軍医及び看護部員ハ相次テ入院シ兵員ノ中経験アルモノヲ選ヒテ看護ニ従事セシメタリ。

十二月十四日シンガポールヨリ来航ノ最上乗組高田中軍医本艦乗組ニ転シ翌十五日乗艦シ十六日軍艦秋津洲救護ノ為メ馬公ヨリ来航同要港部ヨリ軍医長立川軍医大監押田中軍医及看護手看護各一名同艦ニテ来援スルヤ十七日陸上ノ治療ヲ立川軍医大監ニ一任シ工藤秋津洲軍医長押田中軍医看護一名及本艦兵員数名ヲ以テ前期医師在留邦人及米国陸軍看護卒交代全力ヲ尽シテ診療ニ従事シ艦内治療ヲ本艦軍医長及高田中軍医ヲシテ当ラシメ茲ニ診療手配一層整然タルニ至レリ。

十二月十七日看護手看護各一名全治退院シ（先任看護手十三日死亡）同十九日横田中軍医退院スルヤ艦内衛生部員充実シタルヲ以テ二十一日ヨリ本艦軍医長亦陸上病院ノ診察ニ努メタリ。

入院患者ノ状況ハ経過重篤ナルモノ多ク十二月七日一水秋賢治郎遂ニ斃レ其ノ後死者相次テ同月二十日迄ニ総数四十一名ニ達セリ。然レトモ百方治療ニ手ヲ尽シタル結果十三日頃ヨリ病勢軽快セルモノヲ見ルニ至リ経過漸次良好トナリ二十一日以後死者ナク屡々重篤ヲ伝エラレタル者アリシモ幸ニ漸次快癒スルニ至リ八年一月十三日遂ニ全員退院帰艦スルニ至レリ。

其他十二月十二日ヨリ十四日迄ニマニラ市「ゼネラル」病院ニ三十七名ヲ送リタルモ此等ハ比較的軽症者タルヲ以テ僅ニ一名ノ死亡者ヲ出シタルニ過キス。

七、艦内消毒

五日入港後患者送院日ニ継キ艦内患者僅少トナリシヲ以テ十二月十一日午前比較的健康者ヲ集メ5％クレゾール石鹸水ヲ以テ第一回艦内消毒並ニ掃除ヲ施行シ最初ヨリ隔離病室タリシ上甲板一二区下甲板一区ハ特ニ叮嚀ナル消毒掃除ヲ行ヘリ。翌十二日以来四日間引続キ総員寝具乾方ヲ伴ヒ十四日第二回艦内消毒（前回同様）掃除十五日第三回艦内消毒主トシテ隔離病室タリシ区劃ノ消毒ヲ行ヒ十六日ニ至リテ全ク艦内ヲ常態ノ居住ニ充テタリ。

八、死亡者ノ葬儀及墓碑ノ建設

死亡者ハ尽ク火葬ニ附シタリ。葬儀ハ普門中佐ハ南大寺。其他ハ bureráriapazchapel ト称スル公設ノ場所ニテ行ヒ葬儀時刻ニハ艦長以下健康士官及昵懇下士卒若干名参列領事日本人会長以下数十名参列法人僧侶二名ノ読経参列者ノ焼香ヲ終テ公設火葬場ニ運布コトトセリ。火葬立合ニハ在留邦人ノ有力者数名之ニ当リ遺骸ハ火葬後二三日ニシテ領事館経由艦内ニ送リ艦内特設祭壇ニ安置スルコトトセリ。尚其終焉ノ地ニ於テ病没者ノ英霊ヲ祭リ永久ニ其勲功ト追悼ノ念ヲ喚起セシメンカ為マニラ郊外「サンペトロマガチ」英国墓地ニ合同遺骨（一部宛）ヲ埋葬シテ左図ニ示スカ如キコンクリート製ノ墓碑ヲ建設シ本艦同地出港前日即一月十九日墓前ニ於テ本艦並秋津洲ノ士官下士卒及在留同邦人百有余名参列ノ上荘厳ナル納骨式ヲ施行セリ。

（図・写真略）

墓碑背面ニ刻セル誌銘次ノ如シ

銘

這次坤輿ノ大戦ニ方リ本艦太平印度両洋ニ策動スル二年漸ク任務ヲ了エシンガポールヨリ凱旋ノ途殆ント全員流行性感冒ニ侵サレ航海困苦ヲ極メ客月五日辛シテ当港ニ入ルヲ得タリ爾後在留同胞及当地官民ノ熱誠ナル援助ト軍艦秋津洲及軍医等ノ特派ヲ受ケ極力治療看護ニ努メシモ十二月四日ヨリ同廿日ニ亘リ副長以下四十八士ヲ失フ

ニ至レリ通婚何ニ勝ヘシ或ハ病篤フシテ配置ヲ離レス病苦ヲ顧ミスシテ戦友ヲ看護シ或ハ終焉ニ臨ンテ職務ヲ語リ脈搏絶エテ陛下ノ万歳ヲ唱フ皆之レ忠勇義烈ノ士永久ニ帝国ノ戦史ヲ飾リ国民精神ヲ指導スヘシ諸子瞑スヘキナリ茲ニ遺骨ノ一部ヲ合葬シ謹テ諸士ノ忠魂ヲ弔フ

紀元二千五百七十九年

大正八年一月十九日

矢矧艦長　山口伝一

九、マニラ官憲ノ好意及在留邦人ノ義侠並ニ之レニ対スル謝礼ノ方法

マニラ官憲ハ本艦今回ノ病疫ニ対シ大ニ好意ヲ表シ諸種ノ便益ヲ与ヘタリ。則ハチ本艦ヨリ副領事宛ノ無電ヲ傍受シ本艦マニラ港口ニ達スルヤ直ニ軍医官ヲ患者救護ノ為特派乗艦セシメ其後モ数回軍医ヲシテ来援セシメ其他海軍病院ノ提供（其ノ必要ナカリシト且ツ遠路ナル為謝辞セリ）陸軍看護人ノ派遣「ゼネラル」病院入院ニ関スル奔走斡旋等多大ナル援助ヲ蒙リ至大ノ便宜ヲ得タリ。又同地在留邦人ハ病院ノ準備医薬ノ蒐集医師看護人ノ特志診療及看護其他諸物品見舞金ノ寄贈等患者ノ療養慰安ニ努メ又有志者ハ日夜其家族ヲ患者ノ看護其他ニ従事セシメ献身的ニ努力シ赤心感スルニ余リアリ。マニラ以外ノ在留邦人ト雖モ或ハ見舞金ヲ寄贈シ或ハ見舞ノ書状若ハ電報ヲ寄セ間接的ニ援助ヲ与ヘタリ。

如上内外人ノ厚意援助ニ対シ本職ハマニラ官憲帝国領事館其他有力邦人ヲ歴訪シテ謝意ヲ表シ寄贈金品等ニ対シテハ其ノ都度礼状ヲ差出シ仍ホ患者漸次快癒シ艦内ノ整頓スルニ及ヒ内外人ヲ茶話会若ハ午餐ニ招待シ或ハ看護婦等ニ対シテハ艦内ノ観覧ヲ許可スル等先方ノ斡旋奔走ニ対シ聊カ献ユル所アリタリ。尚フィリッピン総督代理ニ対シテハ前後二回文書ヲ以テ各官憲ヨリ受ケタル厚意ヲ叮重ニ謝礼セリ。殊ニ特志治療看護物件の提供其他諸事務ニ労ヲ執リタル等ノ人ニ対シテハ相当金品ノ謝礼ヲ行ヘリ。

（終）

提出先　海軍大臣、第一特務艦隊司令官、呉鎮守府長官

新聞一覧

＊（　）内は当時の発行地。

北海タイムス（札幌区）
東奥日報（青森市）
岩手日報（盛岡市）
秋田魁新聞（秋田市）
山形新聞（山形市）
河北日報（仙台市）
下野新聞（宇都宮市）
上毛新報（前橋市）
東京朝日新聞（東京市）
読売新聞（東京市）
時事新報（東京市）
都新聞（東京市）
横浜貿易新報（横浜市）
新潟新聞（新潟市）
富山新報（富山市）
北国新聞（金沢市）
信濃毎日新聞（長野市）
新愛知（名古屋市）
京都日出新聞（京都市）
大阪毎日新聞（大阪市）
神戸新聞（神戸市）
香川新報（高松市）
海南新聞（松山市）
高知新聞（高知市）
福岡日日新聞（福岡市）
鹿児島新聞（鹿児島市）
樺太日日新聞（豊原町）
満州日日新聞（大連市）
京城日日新聞（京城市）
台湾日日新聞（台北市）

表９－３　朝鮮の出生と死亡〔1916年―1920年〕…… *398*
表９－４　朝鮮の超過死亡〔1918年〕…… *401*
表９－５　朝鮮の超過死亡〔1918年―1920年〕…… *403*
表９－６　関東州の人口〔1918年〕…… *406*
表９－７　台湾の人口〔1916年―1920年〕…… *413*
表９－８　台湾の出生と死亡〔1916年―1920年〕…… *415*
表９－９　台湾のインフルエンザ死亡者数〔1918年―1920年〕…… *419*
表９－10　台湾の先住民死亡者数〔1917年―1920年〕…… *420*

第10章
表10―１　「帝国日本」のインフルエンザ死亡者数〔1918年―1920年〕…… *427*
表10―２　インフルエンザ流行前後の日本内地の人口〔1916年―1921年〕…… *427*

図8－5　東京市電気局月別感冒患者数〔1918年―1920年〕… 356
表8－1―1　神奈川県・各郡市罹患者数・死亡者数〔1918年10月初―1919年1月15日〕…… 339
表8－1―2　神奈川県・各郡市罹患者数・死亡者数〔1918年1月16日―3月末〕…… 339
表8－1―3　神奈川県・各郡市罹患者数・死亡者数〔1918年10月初―1919年3月末〕…… 340
表8－1―4　神奈川県・各郡市罹患者数・死亡者数〔1919年10月上旬―1920年6月末〕…… 340
表8－1―5　神奈川県・各郡市罹患者数・死亡者数〔1918年10月初―1920年6月末〕…… 341
表8－2　神奈川県郡部の罹患率と死亡率〔1918年初―1919年3月末〕…… 342
表8－3　三井物産社員死亡者数〔1918年―1920年〕…… 349
表8－4　大角力協会各場所（東京）休場者数〔1917年―1920年〕…… 358
表8－5　慶應義塾大学学生の中途退学者数と死亡者数〔1917年―1921年〕…… 360
表8－6　帝国学士院総会出席状況〔1918年―1920年〕…… 362

第9章
図9－1　樺太の呼吸器関係月別死亡者数（内地人）〔1917年―1920年〕…… 386
図9－2　樺太のインフルエンザ死亡者数（内地人）〔1917年―1920年〕…… 387
図9－3－1　朝鮮の月別死亡者数（内地人）〔1917年・1918年〕… 399
図9－3－2　朝鮮の月別死亡者数（朝鮮人）〔1917年・1918年〕… 399
図9－4　関東州の住民別月別死亡率〔1918年〕…… 407
図9－5　台湾の内地人と台湾人の死亡率〔1916年―1920年〕…… 416
図9－6－1　台湾の呼吸器関係死亡者数（内地人）〔1917年―1920年〕…… 417
図9－6－2　台湾の呼吸器関係死亡者数（本島人）〔1917年―1920年〕…… 417
図9－7－1　台湾のインフルエンザ死亡者数（内地人）〔1918年―1920年〕…… 418
図9－7－2　台湾のインフルエンザ死亡者数（本島人）〔1918年―1920年〕…… 418
表9－1　樺太の人口〔1916年―1920年〕…… 379
表9－2　朝鮮の人口〔1916年―1920年〕…… 397

図6－2　月別インフルエンザ死亡率（全国•男女別）〔1918年—1920年〕……242
図6－3　年齢別インフルエンザ死亡率（全国・男女別）〔1918年—1920年〕……243
図6－4－1　月別インフルエンザ死亡率（九州）〔1918年—1920年〕……244
図6－4－2　月別インフルエンザ死亡率（中国•四国）〔1918年—1920年〕……244
図6－4－3　月別インフルエンザ死亡率（近畿）〔1918年—1920年〕……245
図6－4－4　月別インフルエンザ死亡率（中部）〔1918年—1920年〕……245
図6－4－5　月別インフルエンザ死亡率（関東）〔1918年—1920年〕……246
図6－4－6　月別インフルエンザ死亡率（北海道•奥羽）〔1918年—1920年〕……246
図6－5　11都市のインフルエンザ死亡率〔1918年—1920年〕……249
図6－6　インフルエンザ死亡者数の全死亡者数に対する割合〔1918年—1920年〕……250
図6－7－1　府県別インフルエンザ死亡率（前流行）……258
図6－7－2　府県別インフルエンザ死亡率（後流行）……259
図6－7－3　府県別インフルエンザ死亡率（全期間）……259
図6－8　府県別前流行の死亡率と後流行の死亡率の相関……260
表6－1　大都市のインフルエンザ死亡者の割合（前流行・後流行）……252
表6－2　府県別インフルエンザ死亡者数（前流行・後流行・合計）……253
表6－3　府県別インフルエンザ死亡率（前流行・後流行・全期間）……256

第7章
表7－1　「矢矧」の死亡者数と入院者数……274
表7－2　「矢矧」機関部員入院後の動静……276
表7－3　陸軍病院の病名別患者数・死亡者数〔1917年—1921年〕……295
表7－4　陸軍病院治療患者の転帰〔1917年—1921年〕……296
表7－5　陸軍兵員師団別死亡者数〔1917年—1921年〕……300
表7－6　海軍病院の病名別患者数・死亡者数〔1917年—1920年〕……302
表7－7　海軍病院治療患者の転帰〔1917年—1920年〕……304
表7－8　海軍軍人死亡類別〔1917年—1920年〕……305
表7－9　高田第13師団流行性感冒患者数・死亡者数……315

第8章
図8—1　インフルエンザ前流行と後流行の対人口死亡率……344
図8－2　横浜市日別肺炎死亡者数〔1917年—1920年〕……346
図8－3　三菱各社社員の月別死亡者数〔1917年—1920年〕……352
図8－4　三菱鉱業労働者月別死亡者数〔1918年—1920年〕……354

図表一覧

第1章
図1－1　インフルエンザ・ウイルスの構造 …………………… 025

第2章
図2－1　「春の先触れ」の伝播〔1918年春〕 …………………… 058

第3章
図3－1　ロンドンの週別呼吸器病病因別死亡者数〔1918年5月—1919年5月〕 …………………… 083
図3－2　ロンドンの週別呼吸器病年齢別死亡者数〔1918年5月—1919年5月〕 …………………… 083
図3－3　本格的インフルエンザの伝播〔1918年秋〕…………… 091
表3－1　アメリカ主要都市のインフルエンザ死亡者数〔1918年秋〕… 073
表3－2　パリの週別死亡者数〔1918年9月—1919年5月〕 … 090

第4章
図4－1　各府県の前流行初発の時期 …………………… 105
表4－1　福岡県・市郡別罹患・死亡率〔1918年12月15日まで〕 …… 115
表4－2－1　京都市警察署管内別流感死亡者数〔1918年秋〕……… 131
表4－2－2　京都府流感罹患者数・死亡者数・罹患者死亡率〔1919年冬・春〕 …………………… 132
表4－3　長野県・市郡別罹患・死亡率〔1918年秋—1919年冬〕… 141

第5章
図5－1　各府県の後流行初発の時期 …………………… 186
表5－1　長野県の患者数・死亡者数〔1920年〕………………… 204
表5－2　東京市の患者数・死亡者数〔1920年〕………………… 214
表5－3　群馬県の患者数・死亡者数〔1919年—1920年冬〕 … 217
表5－4　青森県の流行性感冒死亡累計〔1920年〕……………… 227

第6章
図6－1　月別インフルエンザ死亡者数（全国）〔1918年—1920年〕………240

著者紹介

速水 融（はやみ・あきら）

1929年生。1950年慶應義塾大学卒業。慶應義塾大学名誉教授，国際日本文化研究センター名誉教授，麗澤大学名誉教授，文化功労者，日本学士院会員。経済学博士。経済史・歴史人口学専攻。著書に『近世農村の歴史人口学的研究』（東洋経済新報社）『近世濃尾地方の人口・経済・社会』（創文社）『歴史人口学で見た日本』『大正デモグラフィ』（文春新書）『歴史人口学と家族史』（編訳，藤原書店）他多数。

日本を襲ったスペイン・インフルエンザ
——人類とウイルスの第一次世界戦争——

2006年2月28日　初版第1刷発行©

著者　速水　融

発行者　藤原良雄

発行所　株式会社 藤原書店

〒162-0041　東京都新宿区早稲田鶴巻町523
TEL　03（5272）0301
FAX　03（5272）0450
振替　00160-4-17013

印刷・製本　図書印刷

Printed in Japan
ISBN4-89434-502-1

〈二十一世紀叢書〉の発刊に当たって

日本は，経済，社会，政治，文化のすべての分野において，第二次世界大戦後最大の危機を迎えている。この危機的状況を超えて，新しい発展の契機をいかにして形成するかが，私たちにとって最も緊急度の高い課題である。この，日本の選択において基本的な役割を果たすのが，ジョン・ステュアート・ミルに始まり，ジョン・デューイによって一つの哲学的体系として集大成されたリベラリズムの思想である。

このとき，戦後の復興期から高度経済成長期を経て，低経済成長期への調整過程を通じ，常にリベラリズムの立場に立って，日本の選択を主導してきた木川田一隆の思想と行動から私たちは学ぶべきものが大きい。木川田一隆は，一方では，新渡戸稲造，矢内原忠雄，河合栄治郎のアカデミックな系譜に属するとともに，他方では，福沢諭吉，松永安左右衛門の流れを汲む実践的経営者として活躍した。

もし，私どもがリベラルな立場でこの困難な時代を克服し将来を選択すれば，二十一世紀における日本の新しい発展の可能性について明るい光を投げかけるに違いない。

本叢書は，木川田一隆の思想と行動に象徴されるリベラルな選択のあり方について，経済，社会，政治，文化をはじめとして，人間活動のあらゆる分野における日本の可能性を探り，二十一世紀における日本の新しい発展の契機形成に資するために刊行されるものである。

平成 15 年 7 月

財団法人　二十一世紀文化学術財団

歴史観・世界像に革命をもたらした新たなグランドセオリー

エマニュエル・トッド（1951-　）

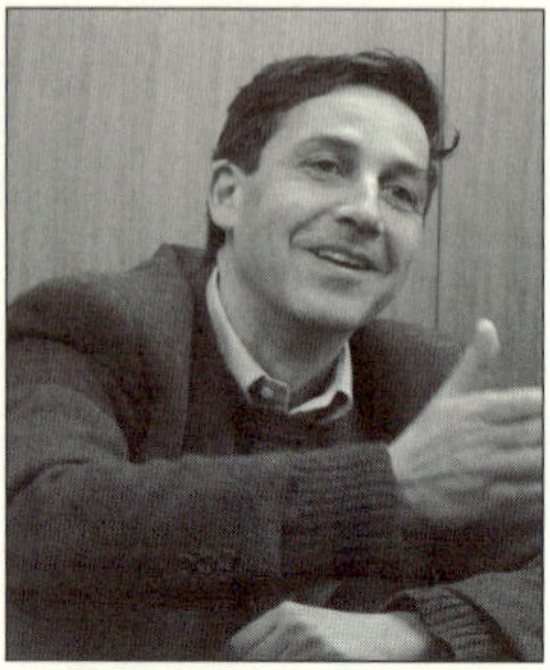

世界中の家族制度の緻密な歴史的統計調査にもとづいて、従来の「常識」を覆すかずかずの問題提起をなす、今もっとも刺激的な知識人。実証的知見に裏づけられた分析から、ヨーロッパ統合やグローバリゼーションなどのアクチュアルな問題にもシャープに回答し、ジャーナリズムの論客としても活躍中。

「今やアメリカなしでやってゆくすべを学びつつある世界に対し、アメリカはもはや世界秩序の守護者ではなく、世界の安定の攪乱要因でしかない。……」

「9・11」一周年に合わせ出版された『帝国以後』は、たちまち全世界でベストセラーとなり、現在世界28ヶ国語で出版。04年1月の来日は、TV、新聞など各メディアで大きく報道され、話題を呼んだ。

衝撃的ヨーロッパ観革命

新ヨーロッパ大全 I・II

E・トッド
石崎晴己・東松秀雄訳

宗教改革以来の近代ヨーロッパ五百年史を家族制度・宗教・民族などの〈人類学的基底〉から捉え直し、欧州の多様性を初めて実証的に呈示。欧州統合の問題性を明快に示す野心作。

A5上製
I 三六〇頁 **三八〇〇円**（一九九二年一一月刊）
II 四五六頁 **四七〇〇円**（一九九三年六月刊）
I◇4-938661-59-4　II◇4-938661-75-6

L'INVENTION DE L'EUROPE
Emmanuel TODD

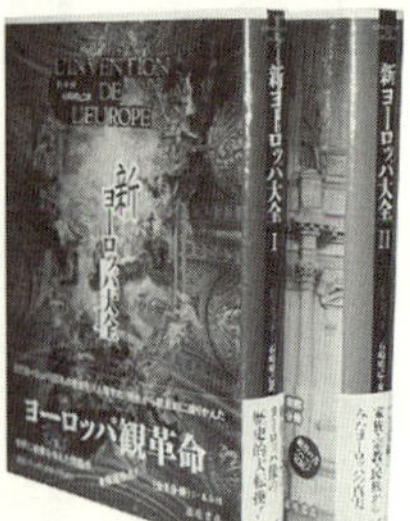

グローバリズム経済批判

経済幻想

E・トッド
平野泰朗訳

「家族制度が社会制度に決定的影響を与える」という人類学的視点から、グローバリゼーションを根源的に批判。アメリカ主導のアングロサクソン流グローバル・スタンダードと拮抗しうる国民国家のあり方を提唱し、世界経済論を刷新する野心作。

四六上製　三九二頁　**三二〇〇円**
（一九九九年一〇月刊）
◇4-89434-149-2

L'ILLUSION ÉCONOMIQUE
Emmanuel TODD

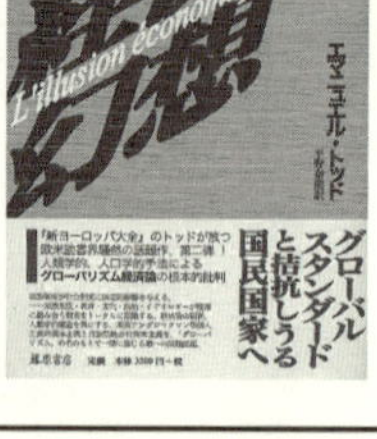

開かれた同化主義の提唱

移民の運命
〈同化か隔離か〉

E・トッド　石崎晴己・東松秀雄訳

家族構造からみた人類学的分析で、国ごとに異なる移民政策、国民ごとに異なる移民に対する根深い感情の深層を抉る。フランスの普遍主義的平等主義とアングロサクソンやドイツの差異主義を比較、「開かれた同化主義」を提唱し「多文化主義」の陥穽を暴く。

Ａ５上製　六一六頁　**五八〇〇円**
（一九九九年一一月刊）
◇4-89434-154-9

LE DESTIN DES IMMIGRÉS
Emmanuel TODD

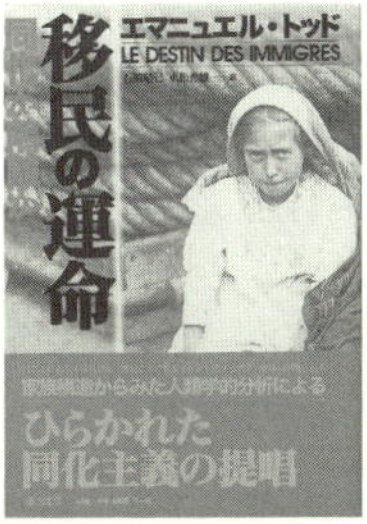

エマニュエル・トッド入門

世界像革命
〈家族人類学の挑戦〉

E・トッド
石崎晴己編

『新ヨーロッパ大全』のトッドが示す、「家族構造からみえる全く新しい世界のイメージ」。マルクス主義以降の最も巨視的な「世界像革命」を成し遂げたトッドの魅力のエッセンスを集成し、最新論文も収録。**対談・速水融**

Ａ５並製　二二四頁　**二八〇〇円**
（二〇〇一年九月刊）
◇4-89434-247-2

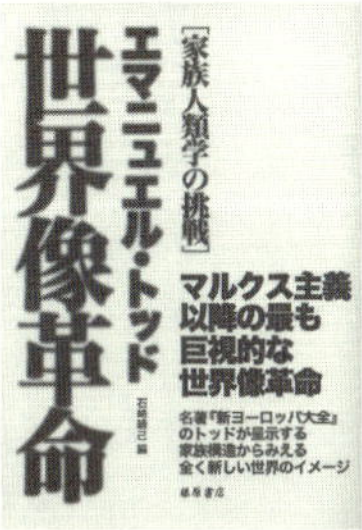

全世界の大ベストセラー

帝国以後
〈アメリカ・システムの崩壊〉

E・トッド
石崎晴己訳

アメリカがもはや「帝国」でないことを独自の手法で実証し、イラク攻撃後の世界秩序を展望する超話題作。世界がアメリカなしでやっていけるようになり、アメリカが世界なしではやっていけなくなった「今」を活写。

四六上製　三〇四頁　**二五〇〇円**
（二〇〇三年四月刊）
◇4-89434-332-0

APRÈS L'EMPIRE
Emmanuel TODD

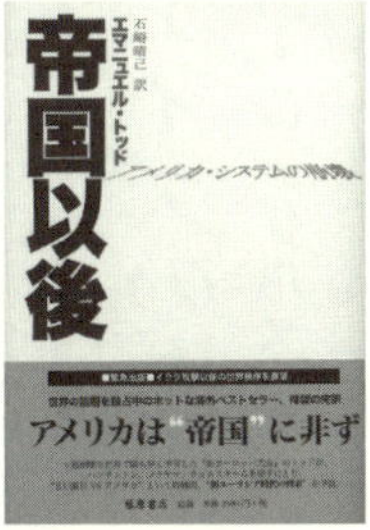

斯界の権威が最重要文献を精選

歴史人口学と家族史

速水融編

歴史観、世界観に画期的な転換をもたらしつつある歴史人口学と家族史に多大に寄与しながら未邦訳の最重要文献を精選。この分野の資料・手法・目的と社会科学としての先進性を鮮やかに提示する必備書。

Ａ５上製　五五二頁　**八八〇〇円**
（二〇〇三年一一月刊）
◇4-89434-360-6

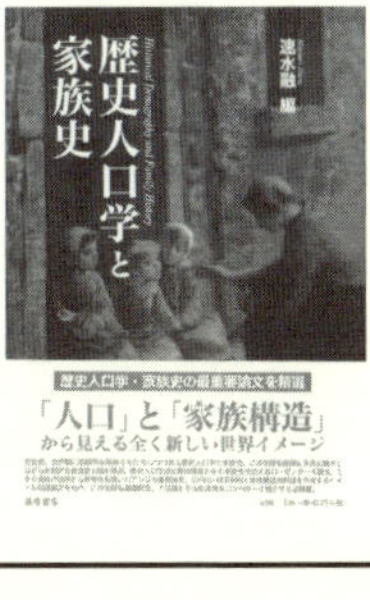

新しい性の歴史学

性の歴史

J-L・フランドラン
宮原信訳

性の歴史を通して、西欧世界の全貌を照射する名著の完訳。愛／性道徳と夫婦の交わり／子どもと生殖／独身者の性生活の四部からなる本書は、かつて誰もが常識としていた通説を、綿密な実証と大胆な分析で覆す。アナール派を代表する性の歴史の決定版。

A5上製　四四八頁　**五四〇〇円**
（一九九二年二月刊）
◇4-938661-44-6

LE SEXE ET L'OCCIDENT　Jean-Louis FLANDRIN

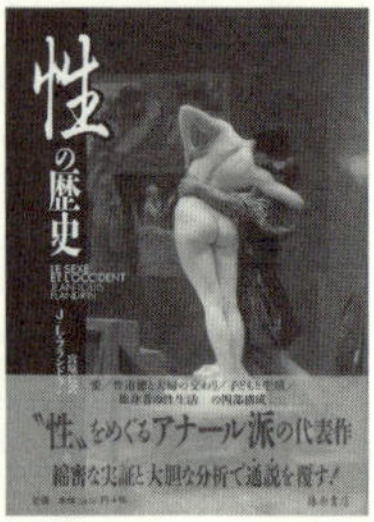

「愛と恐怖」の五百年物語

梅毒の歴史

C・ケテル
寺田光徳訳

エイズの歴史は梅毒の歴史を繰返す。抗生物質ペニシリンの発見により、我々にとって今や恐るべき性病ではなくなった梅毒の五百年史が、現在我々がエイズに対して持つ恐怖と問題の構造を先どりしていたことを実証的に明かした、医学社会史の最新成果。

A5上製　四八〇頁　**五八〇〇円**
（一九九六年九月刊）
◇4-89434-045-3

LE MAL DE NAPLES　Claude QUETEL

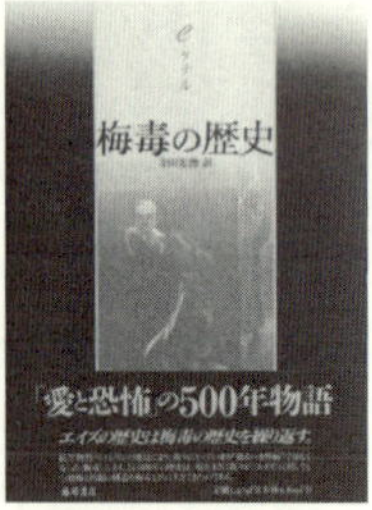

総合的視角の初成果

エイズの歴史

M・D・グルメク
中島ひかる・中山健夫訳

アナール派の医学史家が、ウイルス学・感染学・免疫学ほか、最新の科学的成果を駆使して総合的に迫る初の「歴史」書、決定版。「ウイルスを前にしたシャーロック・ホームズ」と世界で絶賛。〔附〕解題・用語解説・索引・年表・参考文献

A5上製　四八六頁　**五六三一円**
（一九九三年一一月刊）
◇4-938661-81-0

HISTOIRE DU SIDA　Mirko D. GRMEK

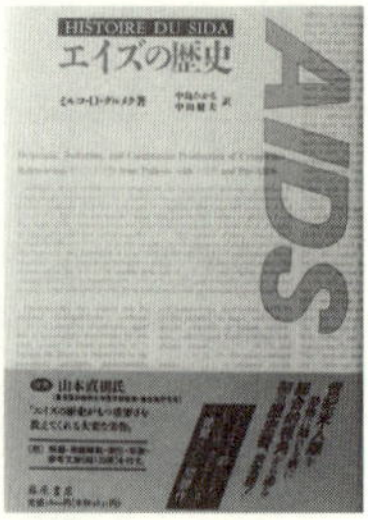

近代医学の選択を問う

世界史の中のマラリア

（一微生物学者の視点から）

橋本雅一

微生物学の権威であり、自身もマラリア罹患歴のある著者が、世界史の中のマラリアの変遷を通して人間と病の関係を考察し、病気の撲滅という近代医学の選択は正しかったか、と問う。マラリアとエイズの共存する現代を、いかに生きるかを考えさせる労作。

A5変上製　二四〇頁　**三一〇七円**
（一九九一年三月刊）
◇4-938661-21-7

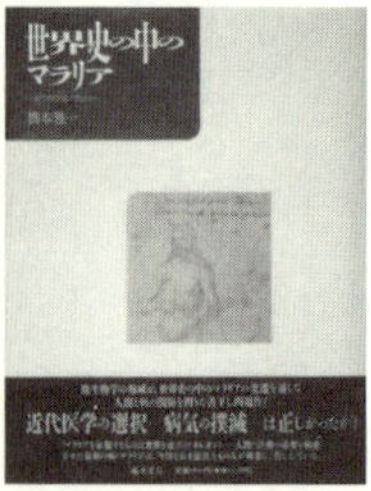